U0936410

大川芎片现代药学研究

主 编 富 力 孟宪生

科学出版社
北 京

内 容 简 介

中成药大品种二次开发研究是中药创新研究的重要内容，是继承和发展中医药理论，突破制约中医药理论和中药产业发展瓶颈的重要路径。本书是大连富生天然药物研究院与辽宁中医药大学孟宪生教授科研团队，针对企业治疗偏头痛特色中成药品种——大川芎片的二次开发，经多年产学研合作的成果。

本书以大川芎片为研究对象，以化学物质组学、血清药物化学、组分中药、系统生物学等中药现代化研究理论为基础，结合传统中医药理论与现代多学科交叉技术，系统阐释了大川芎片治疗偏头痛的药效物质基础和作用机制，建立了大川芎片的药材与成品的质量控制体系。并通过上述研究，建立了“从整体到组分再到整体”的中成药大品种二次开发研究思路与策略，形成了规范化、可推广的研究模式。研究成果为该品种品质的提升、临床应用范围的扩大及其现代化、国际化发展奠定重要的理论和实践基础，同时也为国内其他中药大品种的二次开发研究提供参考。

本书可作为医药院校相关师生的学习参考书，也可作为制药企业及科研院所从事中药研究与开发、药品生产和质量管理、中医药现代研究等相关专业技术人员和科研人员的技术指导参考书。

图书在版编目（CIP）数据

大川芎片现代药学研究 / 富力，孟宪生主编. —北京：科学出版社，2021.6

ISBN 978-7-03-069217-7

Ⅰ. ①大… Ⅱ. ①富… ②孟… Ⅲ. ①药材–药物学–研究 Ⅳ. ①R282

中国版本图书馆 CIP 数据核字（2021）第 113040 号

责任编辑：刘 亚 / 责任校对：张小霞

责任印制：肖 兴 / 封面设计：蓝正设计

科学出版社 出版

北京东黄城根北街 16 号

邮政编码: 100717

http://www.sciencep.com

三河市春园印刷有限公司 印刷

科学出版社发行 各地新华书店经销

*

2021 年 6 月第 一 版 开本：787×1092 1/16

2021 年 6 月第一次印刷 印张：20 3/4

字数：474 000

定价：128.00 元

（如有印装质量问题，我社负责调换）

本书编委会

主　　编　富　力　孟宪生

副 主 编　（按姓氏笔画排序）

王　帅　包永睿　李天娇　杨欣欣

郑　莹　赵　琳

参加实验人员　（按姓氏笔画排序）

马　钰　王　帅　王亚楠　包永睿

孙立磊　孙　悦　李天娇　何　磊

罗　曦　孟宪生　唐　爽

序　言

中医药学是中华文明几千年的伟大创造和积累，蕴含着中华民族对健康福祉的向往和追寻。中医药在我国医疗保健体系中占有重要的地位，为中华民族健康繁衍生息和文化传承作出了重要贡献，在国家经济社会发展全局中发挥着重要的价值和作用。实现中医药的创造性转化和创新性发展，是发展中医药产业的必由之路。中药复方是中药防病治病的最主要的用药形式，复方中成药大品种二次开发研究是中药创新研究的重要内容，是继承和发展中医药理论，突破制约中药产业发展瓶颈的重要路径。传统中药复方普遍存在药效物质基础不清、质量控制体系不完善、药效作用机制不明确等共性问题，长期以来都是制约我国传统医药现代化、国际化发展的瓶颈问题，对于解决此类研究重点、难点问题指导性策略的需求广泛且迫切。

孟宪生教授和富力总经理是我尊敬的学长和多年的朋友，孟宪生教授领导其科研团队长期致力于中药大品种二次开发与创新药物研发工作，尤其重视科技成果的实际应用与转化，在中药大品种二次开发方面，与省内外多家企业保持良好的产学研合作关系。复方大川芎片是大连富生制药有限公司 2009 年获批的国家级新药，具有活血化瘀、平肝息风的功效，主治头风及瘀血型头痛，疗效确切、质量稳定、毒副作用小，已广泛应用于临床。

富力教授不仅是大连富生天然药物研究院院长，还担任了吉林大学药学院、吉林农业大学中药学院的教授和博士研究生导师，她与辽宁中医药大学孟宪生教授团队紧密合作，历尽6年时间，以大川芎片的系统性科研实践为基础，整合药效物质组学、血清药物化学、系统生物学、网络药理学等研究手段，总结凝练中药大品种二次开发的研究方法与共性关键技术，形成中药复方从“整体到组分再到整体”的创新研究思路；“组效清晰，系统整合”药效物质筛选技术；“谱效相关，组效对应”中药质量控制技术；“自下而上，上下结合”药物作用机制发现技术等。基本讲清了大川芎片治疗偏头痛的药效物质基础；构建了大川芎片全时段、等基线、多波长融合指纹图谱质量控制方法，提升了产品质控标准；从代谢、基因、蛋白不同层面揭示了复方大川芎片及其有效组分治疗偏头痛的作用机制。通过产学研结合方式，将上述研究成果与企业生产密切联系，并迅速转化为企业实际生产力。

复方大川芎片的现代药学研究成果，在提升企业产品科技含量与市场竞争力的同时，为中药复方科学内涵的解析、关键科学和共性技术问题的解决，为中药现代化研究体系的丰富发展，提供了重要参考，对同类品种研究具有一定的指导与示范价值。

书将付梓出版之际，书语感悟，谨以此言为序。

中国中医科学院中药研究所　所长
世界卫生组织传统医学合作中心　主任
国际欧亚科学院　院士

2020 年 10 月

前　言

中医药是中华民族在与疾病斗争过程中形成的具有中国文化特征的医学，在世界医药发展史上占有重要地位。我国传统的中成药历经上千年的临床应用，有着深厚的临床和市场基础，在中医药学发展的悠久历史中，已经形成自己独特的理论和实践体系。国家《中医药发展战略规划纲要（2016—2030年）》提出加强中医药科学研究。运用现代科学技术和传统中医药研究方法，深化中医基础理论、辨证论治方法研究，开展经穴特异性及针灸治疗机理、中药药性理论、方剂配伍理论、中药复方药效物质基础和作用机理等研究，建立概念明确、结构合理的理论框架体系。

根据国家中医药发展战略规划纲要，中成药特色品种的二次开发具有战略和历史意义，中成药大品种具有确切的临床疗效和良好的患者认可度及市场占有率，从商品学角度讲，这些中成药大品种目前正处于商品生命周期的成熟期。然而，随着时代发展、生活节奏加快、患者疾病谱的变化等诸多原因，这些品种终有一天不能满足临床用药的需求而进入其生命周期的衰退期，被市场所淘汰。如何能够保持这些品种的市场生命活力，就需要医药工作者对这些品种进行二次开发，二次开发技术或将成为中药评价的重要标准，经过二次开发的品种在未来的学术推广等方面会有一定优势，销售额有望提高一个台阶而成为大品种；而有效成分不明、制药工艺落后、难以通过技术验证的品种，未来的市场份额将逐渐萎缩，我国的中药产业集中度将得到提升。

中药方剂是中医药理论应用于临床治疗疾病的主要方式，在数千年的科学实践中积累了数以万计的临床验方，现代中药企业对其中部分验方进行开发制成成药。大川芎片是大连富生天然药物研究院根据《圣济总录》所载原方新研制的中药制剂，用于治疗偏头痛疗效显著。宋代《圣济总录》载有川芎、天麻配伍应用，“芎䓖（即川芎）一斤大者，天麻四两（比例为4∶1）。同捣罗为末，炼蜜为丸，治头风旋晕，目昏眩急，偏正头痛，解身体拘倦，清爽神志，通利关窍”。方中川芎药性升提，活血行气、祛风止痛、引药上行，偏行于外以治标；天麻药性沉降，平肝熄风、定惊止痉，偏行于里以滋阴，川芎天麻相辅相成，同用可增强治疗效果。

随着人们生活节奏的加快和生活习惯的改变，以及工作压力的增大，偏头痛在中国的发病率越来越高。偏头痛，多痛在一侧或两侧，时痛时止，一旦发作可持续数小时甚至数日，才逐渐减轻而至缓解。本病多为慢性，可延至数年或数十年之久，缠绵难愈。中医对偏头痛的认识源远流长，历代医书均有记载。中医学根据病因病机的不同，对其有“头风”“脑风”“首风”“偏头风”“巅顶痛”等名称。本书总结了偏头痛的历史沿革，传统医学对偏头痛病因病机的认识、理论依据，中医治疗偏头痛的药物、针灸、综合治疗方法及常用中药，旨在从传统医学角度深入理解偏头痛的发病规律及治疗方法，为偏头痛的中医药防治奠定理论基础。

本书分为总论和各论两部分，共十二章。总论部分三章，阐述传统中医药学对偏头痛的认识，现代医学对偏头痛的认识，复方大川芎片概述；各论部分九章，对实验室的研究成果进行归纳总结，分别开展复方大川芎片中药材有效组分提取纯化工艺研究，复方大川芎片及其组成药材成分表征，复方大川芎片及其组成药材质量控制研究，复方大川芎片中药材有效组分药效学研究，基于生理、病理状态下复方大川芎片及组成药材有效组分的入血成分分析研究，复方大川芎片及其药材有效组分治疗偏头痛作用机制研究，基于网络药理学的复方大川芎片治疗偏头痛作用机制研究。

本研究突出中医药的优势特色，对相关文献进行整理，对实验内容进行归纳、提炼，面对市场和中成药二次开发的实际需求，将研究内容汇编成册，由于研究者专业知识的局限性，研究内容和实验设计、实验方法难免挂一漏万，但力图体现系统性，将继承和创新相结合，把祖先留给我们的宝贵的中医药学发扬光大。

编　者

2020年10月于滨城大连

目　录

总　论

各　论

总　论

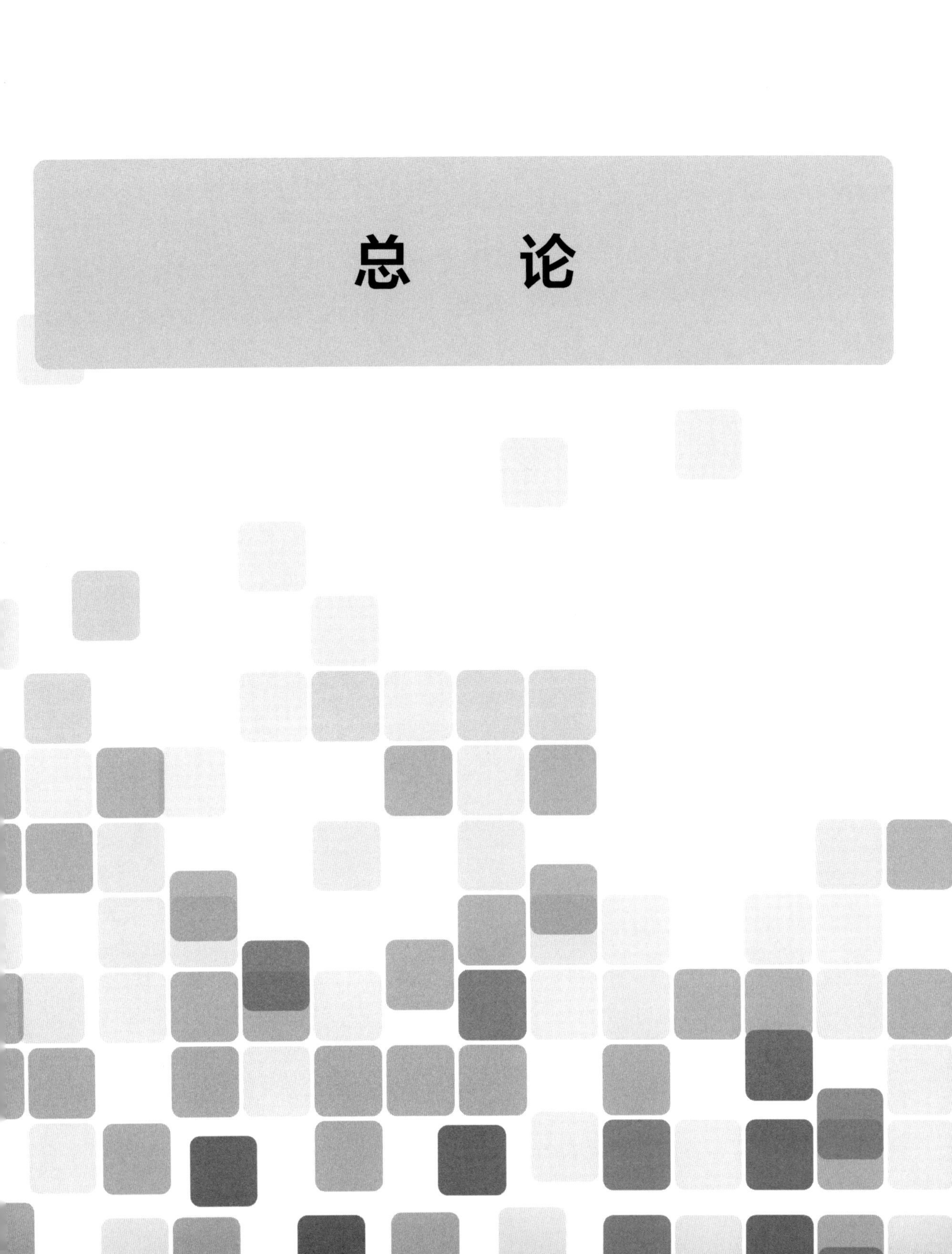

第一章 中医药学对偏头痛的概论

引　　言

随着人们生活节奏的加快和生活习惯的改变，以及工作压力的增大，偏头痛在中国的发病率越来越高。偏头痛，多痛在一侧或两侧，时痛时止，一旦发作可持续数小时甚至数日，才逐渐减轻而至缓解。本病多为慢性，可延至数年或数十年之久，缠绵难愈。中医对偏头痛的认识源远流长，历代医书均有记载。中医学根据病因病机的不同，有“头风”“脑风”“首风”“偏头风”“巅顶痛”等名称。本章总结了偏头痛的历史沿革，传统医学对偏头痛病因病机的认识、理论依据，中医治疗偏头痛的药物、针灸、综合治疗方法及常用中药，旨在从传统医学角度深入理解偏头痛的发病规律及治疗方法，为偏头痛的中医药防治奠定理论基础。

第一节　中医古籍关于偏头痛的记载

一、头 痛 病 名

头痛有“首风”“头风”“偏头痛”“气虚头痛”等之称，且其命名规律与病变部位、发病因素等相关；偏头痛，顾名思义其痛多在一侧。偏头痛在传统医学上被认为其属于“头痛”“偏头风”“厥头痛”等范畴。中医释名偏头痛是反复发作、或左或右、来去突然的剧烈头痛为主要表现的痛病类疾病。

二、偏头痛命名的历史沿革

中医对偏头痛的认识源远流长。偏头痛在历代医书中的命名各有不同。根据其发病的病因病机，以及疼痛的性质、特点、部位、伴发症状等对本病命名有“头风”“偏头痛”“偏正头风”“半边头痛”“风头痛”“偏头风”“头偏痛”等[1]。

战国时期，《黄帝内经》中首次出现了“头痛”一词，将偏头痛命名为首风、真头痛、脑风。《灵枢·厥病篇》记载：“真头痛，头痛甚，脑尽痛，手足寒至节，死不治。头半寒痛，先取手少阳、阳明，后取足少阳、阳明。”《难经》关于偏头痛，其名称为厥头痛、真头痛。《难经·六十难》载：“手三阳之脉，受风寒，伏留而不去者，则名厥头痛；入连在脑者，名真头痛。”

秦汉时期，《神农本草经》相关偏头痛，则有头风之称。“白鲜，味苦寒，生川谷，治头风、黄疸。”至汉代，《华氏中藏经》中有脑痛、头目碎痛之说法。其文曰“胸膈痞满，头目碎痛，饮食不下，脑项昏重，……诊其脉，左右寸口沉结实大者，上实也”。

晋朝时期，王叔和《脉经》中提及“风头痛”。文中载“脉紧上寸口者，中风。风头痛亦如之。”(《千金翼》云：亦为伤寒头痛。)“偏头痛”一词首见于晋皇甫谧所著的《针灸甲乙经》，又称风头痛、厥头痛、风眩头痛。《针灸甲乙经》：“热病偏头痛，引目外眦，悬厘主之。头目瞳子痛，不可以视，挟项强急，不可以顾，阳白主之。”“风眩头痛，鼻不利，时嚏，清涕自出，风门主之。”葛洪的《肘后备急方》(我国第一部临床急救手册)，又有收载多种治疗头风头痛之方。

隋唐时期，巢元方《诸病源候论》中，关于偏头痛的命名，更多联系病因病机。有头风、头风脑眩、膈痰风厥头痛、目眩头痛之称。“膈痰者，谓痰水在于胸膈之上，又犯大寒，使阳气不行，令痰水结聚不散，而阴气逆上，上与风痰相结，上冲于头，即令头痛。或数岁不已，久连脑痛，故云膈痰风厥头痛。”唐代孙思邈的《千金翼方》和《备急千金要方》亦有头风、风眩头痛、头偏痛的相关记载。载“偏头痛，引目外眦而急，颔厌主之。”

宋金元时期，宋时杨士瀛《仁斋直指方》、元代王东野《王氏集验方》中将偏头痛命名为“头风”。王怀隐《太平圣惠方》中将偏头痛命名为“真头痛、风头痛(疼)、头偏疼”。施发的《察病指南》中则谈及风痰头痛。及至金朝，李东垣在《内外伤辨惑论》中更是指出了分为外感头痛和内伤头痛两种头痛类型，并明确的提到了偏头痛的病名：“如头半边痛者……此偏头痛也。偏头痛之病名见张子和《儒门事亲·目疾头风出血最急说》，(头痛不止·三十七)“夫头痛不止，乃三阳受病也。三阳者，各分部分：头与项痛者，是足太阳膀胱之经也；攒竹痛，俗呼为……额角上痛，俗呼为偏头痛者，是少阳经也；如痛久不已，则令人丧目。”元朱丹溪《丹溪心法》文中头风六十六，谈及偏头风，并提出头风有热因、风因、血虚之因之别。并提出治病之君臣佐使之药用。《脉因证治》提及半边偏痛病因，并提及脉象。“伤风头痛，或半边偏痛，皆因冷风所吹，遇风冷则发，脉寸浮者是也。”

明代吴崑的《医方考》，将偏头痛命名为“半边头痛”，文中言“湿热淫于巅顶之上，头目偏痛者……”；戴思恭的《证治要诀》集元前诸家学术经验，将偏头痛命名为“半边头痛”，言明“偏正头风作痛，痛连于脑，常如牵引之状，发则目不可开，眩晕不能抬举……”；李中梓的《医宗必读》亦将偏头痛命名为“偏正头风”，提出透顶散治新久偏正头风，及夹脑风。杨继洲《针灸大成》提及“头风”，谈及疗法，“囟会连于玉枕，头风疗以金针。悬颅、颔厌之中，偏头痛止”。

及至清代，亦有多本医书记载“头风”，如李用粹《证治汇补》、怀抱奇《古今医彻·杂证》、沈金鳌《杂病源流犀烛》、张璐《张氏医通》、刘默《证治百问》、陈杰《回生集》、罗美《古今名医方论》、徐大椿《杂病证治》等。记载“半边头痛”亦有论著如陈修园《医学从众录》、李用粹《证治汇补》。总之，“头风”这一病名为历代医家所认可，直到现在在国家行业标准《中医病症诊断疗效标准》、国家标准《中医临床诊疗术语》《中医病证分类与代码》《中医常见病证诊疗常规》里仍以“头风”作为偏头痛的病名标准。

第二节 偏头痛的病因病机

一、古代医家对偏头痛病因病机概述

中医学者普遍认为偏头痛当属中医学之“首风”“头风”范畴。头乃“诸阳之会”“清阳之府”，五脏之精血，六腑之清气，皆上注于脑。偏头痛，也名半边头痛，《医宗必读》中载，半边头痛，左为血虚，右为气虚。前人又有偏左属风与血虚，偏右属湿痰与热之说。然不宜拘执。

外邪侵袭，可直犯清阳，亦可内伤诸疾致正气内虚，脑脉失养，均可导致偏头痛的发生，因此诸家皆以外感内伤论治。查阅历代医家记载关于头痛论述，梳理头痛的病因病机、临床症状等时发现，外感六淫，起居不慎，风寒湿热之邪外袭，均可致偏头痛。究其病机，外感者，邪壅经脉，气血不畅，经脉绌急；内伤者，久病体虚，脉络失养，经脉挛急；跌扑损伤者，络淤经脉，经气不舒，不通则痛。费伯雄论病因有三：首为"因于风者，肌表不固"，余为"因于火者，肝阳上升"和"血虚头痛者"。

（一）外感六淫

风为阳邪，致病广泛。《黄帝内经》载："重阳者狂。"《诸病源候论》云："狂病者，由风邪入并于阳所为也。"头为清阳之会，外邪侵袭，遏阻清阳，则致头痛。《素问·太阴阳明论》载"伤于风者，上先受之"风邪所致头痛为最多见。风为百病之长，多夹时令为患，若风寒袭击，寒凝血涩，则头痛恶寒；风热上犯清空，则头痛身热心烦；风湿袭表，上蒙清阳，则头痛而重，若湿邪中阻，清阳不升，浊阴不降，亦可引起头痛。《素问·生气通天论篇》中提到"风者，百病之始也"，百病因风而生，风邪为六淫之首，寒、暑、湿、燥等邪气多依附于风邪侵袭人体而致病。《临证指南医案》云："偏者，主乎少阳，而风淫郁为多。"或风邪上窜，清阳被扰所致。《症因脉治》更是指出："伤风头痛或半边偏痛，皆因风冷所吹，遇风冷则发。贼风外袭，上犯巅顶，邪气稽留，风邪入脑，清阳被扰气血不畅，阻遏络道。"偏头痛，无论外感、内伤，均与风证关系密切。风邪常兼他邪，风邪可夹寒、湿、暑、燥、热诸邪侵袭头部，从而形成外感风寒、风湿、风热、风燥诸偏头痛证。《诸病源候论》提出风痰相搏，气逆于上，脑络受阻也是头痛的病机之一。头为诸阳之会，阳虚则寒邪易袭脑。《素问·举痛论》曰："寒气入经而稽迟，泣而不行，客于脉外则血少，客于脉中则气不通，故卒然而痛。"此证临床多表现为一侧或两侧头痛，头部拘紧，疼痛剧烈，反复发作。因此，寒邪是引起偏头痛的一大因素。《诸病源候论》不仅有内经所提的外感风、寒、湿、热病邪，还提出疲饮、饮食不节等引发头痛的内因。《诸病源候论》第六十四痰候，提及人皆有痰，少者不能为害，多则成患。但胸膈饮渍于五脏，则变令眼痛，亦令目眩头痛也。《备急千金要方》和《千金翼方》中重点补充了因风邪侵袭所致的头风及痰浊内阻所致的痰饮头痛。《丹溪心法·头痛》则认为："头属痰者多。有热，有风，有血虚。在左属风；在右属痰；又有血虚；属热，又属湿痰，偏头风，在左而属风者，用荆芥、薄荷。"张子和《儒门事亲》中指出"夫头痛不止，乃三阳手受病也。以三阳受病，皆胸膈有宿痰之致然也。"

（二）脏腑情志失调

头为"诸阳之会""精明之府"，五脏六腑之气血皆上会于头。偏头痛与肝、脾、肾密切相关。百病皆由气生，头痛发作因情志所伤，肝失疏泄，郁而化火，或火盛伤阴，肝阴不足，肝失濡养，肝阳上亢，或肾水不足，水不涵木，导致肝肾阴亏。

偏头痛病发一侧，头偏侧为少阳胆经循行之部位，偏头痛的发病部位为肝胆经脉循行的部位。足厥阴肝经循胁上入颃颡，连目系，上出额，与督脉会于巅，与足少阳胆经相表里。《临证指南医案·头痛》云："头为诸阳之会，与厥阴肝脉会于巅，诸阴寒邪不能上逆，为阳气窒塞，浊邪得以上据，厥阴风火乃能逆上作痛。"李东垣云："胆者，少阳春生之气，春气升则万物化安，故胆气春升，则余脏从之。"位居少阳，肝胆互为表里，故发病与肝胆有关。肝络胆，经络所到之处，布散于头部两侧，而偏头痛发作部位多为头的偏侧或额角，即可见偏头痛部位与肝经循行有关。

肝主疏泄，调畅全身气机，使脏腑经络之气运行畅通无阻。如果肝的疏泄功能正常，气机畅通，在情志方面则心情舒畅，不郁不亢。精神因素是诱发偏头痛的重要因素之一。若脏腑功能失调，肝、脾、肾三脏病变，情志失调，肝失疏泄，饮食不节，脾虚失运，劳倦过度，肾虚精亏，肾水不足，气血失调等均可致偏头痛。肝之疏泄功能失常，可致脾失健运，痰浊中阻，上蒙清窍而致头痛。脾不升清，胃不降浊，出现恶心、呕吐等症状。又与偏头痛伴随症状相契合。《素问·生气通天论》说："大怒则形气绝，而血菀于上"，说明由于情志不调，气机不舒，初病气分，延久及血，血凝成瘀。可见气机不畅、瘀血阻络亦是偏头痛的重要病机。清代医家林佩琴编著的《类证治裁》云："凡上升之气，皆从肝出。"若肝气疏泄不及，肝气郁结，郁积日久，则气滞血瘀，不通则痛而患病。若情志不舒，急躁易怒或长期焦虑抑郁，精神紧张，则肝气郁滞，上犯头窍。肝为风木之脏，体阴而用阳，内藏相火，主升主动，其脉上达于巅顶，故厥阴（肝）头痛较为常见，多为肝火、肝阳、肝风所致，或相互转化为病。"阳顺于上而不逆，则无头痛之患"。肝若素体阳盛，或长期情志不遂，忧思恼怒太过，肝失疏泄，郁而化火，肝火上炎，循经上扰清窍而为偏头痛。内伤七情，脏腑功能失常，肝失疏泄，郁而化火，上扰清空；内伤头痛"有时而作，有时而止"，即与风性善行数变的特点相符，说明偏头痛与肝阴不足、肝阳上亢相关。又肝"为百病之源，五脏之贼"，故凡肝气、肝风、肝火、肝阳之邪皆可循经上达而致此疾。《温病条例》中载"肝风内动上窜少阳胆络之偏头痛"。或气虚清阳不升，或血虚头窍失养，或肾精不足，髓海空虚，均可导致偏头痛的发生。

古人云："久病多虚"，气血亏虚亦多与瘀滞同时存在，明张介宾形容气血之于人，犹如河流之于大地，"少则壅滞"，气虚则血行无帅，"无有不滞"也。《素问·调经论》云："人之所有者，血与气耳"，正常的生命活动有赖于气血源源不断的滋养，气血是维持生命的基本物质，"血脉和利，精神乃居"，此之谓也。因气血生化乏源，或耗伤过多，或年老体虚，脑络失却荣养，易引起偏头痛。《症因脉治·头痛论》云："头痛之证，……如气怯神衰，遇劳即痛，痛连鱼尾，此气虚痛也。五心烦热，时常牵引刺痛，此血虚痛也"，气虚头痛，神疲倦怠，劳则尤甚，血虚头痛，心神失养，头痛隐隐，遇触易发。

"脾土虚弱，清者难升，浊者难降，留中滞膈，瘀而成痰"。若思虑过度、过食肥甘、嗜酒，则脾脏运化不利，津液输部失常，内生痰湿，痰浊上犯头窍，而发偏头痛。《柳选四家医案·评选环溪草堂医案》云："土衰则木横，木横则土益衰"，"土虚木胜，内风动跃"。脾为后天之本，气血化生之源，脾气虚衰，则气血生化无源，无以濡养肝脏，肝失疏泄，则肝风内动，上扰头窍，随之发为偏头痛。换言之若脾失健运，则痰浊内生，清阳不升，浊阴不降；如果脾气运化无力，水湿停留则必酿变成痰浊，若痰浊内阻，则清阳不升，浊阴不降，邪害清窍则可引发头痛。痰浊瘀血，痹阻经脉，致气血壅遏不行，皆可引起头痛。百病皆由痰生，痰浊和瘀血是机体气血津液代谢平衡被破坏产生的病理产物，痰本于津，瘀本于血。由于津血同源，导致痰瘀胶结，共同致病。脾为生痰之源，脾主运化，脾胃受伤，运化无权，痰湿内生，随气血运行，内而脏腑，外而经脉，上蒙清窍，阻遏清阳而发病。

头为精明之府，神明之主，又内藏脑髓，而为髓海。机体诸精，上聚于头，五脏精华之血，六腑清阳之气上注于脑，以滋养脑髓，活跃神机，维持机体的平衡。孙思邈《千金要方》记载："髓虚者，脑痛不安"，"脑为髓之海"，头痛病程迁延反复，久病必虚。指出头痛与髓海亏虚有关。肾为先天之本，若因先天不足或房劳过度，导致肾精亏虚，无法化生脑髓，则髓海亏虚，不荣则痛，《济生方·头痛论治》曰："凡头痛者，气血俱虚"；"脑为髓之海"，头痛病程迁延反复，久病必虚，耗伤气血，致使气血虚衰而症见头痛；气血不足，化生无源，清窍、脑脉失养，乃“不荣”则痛。病程日久，阴损及阳，肾阳衰微，清阳不展，发为偏头痛。简言之若肾虚精亏，则脑失所养；肾水不足，水不涵木，则风阳上扰。肝藏血，肾藏精，精血同源，若肝不藏血，水谷精微不能互化，脑失所主，头窍失养而致头痛。孙思邈《银海精微》中云，肝肾为藏血藏精之脏，肝的疏泄条达和调节血量功能必须依赖肾阴的滋养；肾阴再生，又须通过肝的疏泄而入藏于肾，即所谓“肝肾同源”。

（三）偏头痛与“络”密不可分

对于“络”及“络脉”记载的相关中医传统理论自古就有。所谓“络”，一为广义之络脉，为经脉之外的“络”；二为狭义之络脉，即十五别络；此外，还具连络之意，由于络脉不仅分布于人体的体表，还分布于人体之里，构成多层次的广泛网络系统，所以无论是风、寒、湿、热、火等外邪侵袭肌表，抑或是情志或脏腑功能失调等原因，都可以导致络脉功能的失常而出现络病的相关证候，其病机特点为易滞易瘀、易入难出、易积成形[2]。

二、现代医家对偏头痛病因病机的认识

胡燕灵[3]认为“风邪袭于经脉，上犯于头，清阳之气受阻，气血不畅，阻遏络道，不通则痛”。学者路玉良等研究，“患者偏头痛为伏邪作祟，强调宿疾为病之根，偏头痛是反复发作性的疼痛疾患，属宿疾，为伏邪作祟，其发病是由于脑的气血逆乱、络脉失和所致，多为外感寒邪”而致。符为民教授认为偏头痛多由风邪侵袭，积久入络，脑络痹阻或脑失濡养而发头痛[4]。平大地[5]则认为风邪是头痛主要致病因素，导致头痛反复发作，迁延不愈，是所有头痛的基本特征。宋国平[6]认为若寒自内生，凝滞肝脉，引起肝胆经脉不利，诱发偏头痛。刘静等[7]认为偏头痛为风热之邪上扰清窍，气血逆乱，络脉阻闭，脑脉痹阻，不通则痛。黄粤和丁元庆[8]提出头风是由于焦虑、紧张、抑郁等导致肝气郁结，气滞血瘀，脑络闭阻不通，不通则痛，遂致偏头痛的发生。何杨伟和陈永苗[9]认为偏头痛病因为风邪外袭，迁延不愈，邪滞经脉，春至风气升，或情绪波动，风阳易动，内外相引，迅速发病。赖星等[10]认为偏头痛的发生是内外风共同作用的结果，风邪外袭，引动内风，加之素体亏虚，内外相引，互为因果，而致病情反复，迁延难愈。此外一些医家学者认为偏头痛发生多与脏腑情志失调有关。莫晓枫和裘昌林[11]认为偏头痛由脏腑功能失调，气血逆乱，上犯于脑，瘀阻脑络，脑失所养而致头痛。王爽和赵建军[12]认为肝藏血，肝血亏虚，阴不制阳，肝阳失敛而上亢，则清窍受伤，脉络失养而致头痛。胡穗发等[13]指出偏头痛由患者长期情志不遂，气机不畅，肝气郁结，肝失疏泄，则肝失柔和、气机逆乱，上犯于脑发为头痛。房晓和李文涛[14]认为偏头痛多由情志刺激等而诱发，病机多为肝阳上亢、肝郁化火、肝阳化风挟瘀等，其诸多病因均可引起肝失疏泄，郁而化火，肝火循经上冲而突发疼痛。杨志宏和沈舒文[15]亦认为偏头痛的发生与肝脾肾功能失调、经络瘀滞不通有关。认为风痰瘀滞经络，是导致偏头痛的终端病机，而风痰瘀的产生则是在肝虚的基础上形成的。因此，认为肝虚是偏头痛发病的病理基础，为疾病发生之根本。梅霓清和王幼奇[16]认为头痛是在年老体弱，内伤虚损等内因的基础上，外因作息不规律而感受风寒等外邪，内外因相交致清阳不升、清窍失养发为本病。吴林和李鹏[17]认为本病多因风、寒、湿、痰、瘀及肝、肾、脾、胃等脏腑功能失调，复感外邪而诱发病，导致清阳不升，浊阴不降，甚至气机逆乱，湿邪流注，痰浊内蕴，瘀血阻络，寒凝气滞，脑脉失养，气机不畅而发为头痛；路玉良和丁元庆[18]通过对21篇偏头痛文献的证候类型进行统计，发现内伤中与肝相关的证候约占

1/4，尤以肝阳上亢、肝火上炎、肝郁气滞多见。谢炜等[19]通过对 180 例慢性头痛患者进行证候分类研究发现风证占 72.8%，血瘀证高达 82.8%，这与临床实践及既往文献报道一致。因此偏头痛的核心病机可概括为肝风挟瘀上扰清窍。也有诸多医家曾论述痰在偏头痛发病中的重要作用。如郑晶慧和陈少玫[20]认为痰的产生与脾失健运、肝虚脾弱，气血津液运行阻滞有关。脾失健运，会内生痰湿，痰阻于头窍，则发为头痛。邸玉鹏和王发渭[21]认为痰可随气到达全身各处，而脑聚人体真气，痰浊易阻滞脑窍和经脉，导致清窍上蒙或痰阻经络，而诱发偏头痛。

综合各家所论，我们可以看出，偏头痛是由外感六淫之邪、情志、饮食、生活起居、久病、外伤等多种因素，造成风、火、痰、瘀、虚等病理产物或病理因素，互为因果，相互夹杂，在一定条件下相互转化，并可造成肝、脾、肾等脏腑功能失调，而导致机体气血逆乱，影响脑络，神机受累，清窍不利或不荣发为本病。头面为三阳经分布区域，位于人之顶部，外感致病，每与风邪有关。风性升发、向上，高巅之上，唯风可及，风邪挟杂寒邪、火热、痰浊，以致风寒凝滞、风火上灼、风痰阻滞经络，引发疼痛，而且寒、痰内蕴也易化火生热。内伤所致多与情志不遂、阳明燥热有关。情志不遂，能致肝失条达，肝郁化火，肝火上扰头面，灼伤经络，则见头面疼痛；阳明燥热，循经上扰，亦可见头面疼痛；或因情志不遂，致气滞血瘀，或因病久入络，亦可见有瘀象，偏头痛发生。

第三节　治疗偏头痛的理论依据

一、头痛治疗要点

偏头痛的病因病机复杂，诸多致病因素，如风、火、痰、瘀、虚及肝脾肾等脏腑功能失调受损，复又感外邪而诱使发病，导致清阳不升，浊阴不降，甚至气机逆乱，湿邪流注，痰浊内蕴，瘀血阻络，寒凝气滞，脑脉失养，气机不畅而发为头痛。《景岳全书》“立斋曰：久头痛多主于痰，痛甚者乃风毒上攻，有血虚者，有诸经气滞者，有气虚者，当分虚实寒热兼变而治之。”故临床治疗偏头痛需要辨证施治。辨证论治是中医认识疾病和治疗疾病的基本原则。汉·张仲景在《伤寒论》中首创头痛的分经论治，认为太阳、阳明、少阳、厥阴病均可见头痛，因其证候各殊，故治法各异，如阳明头痛承气汤主之，厥阴头痛吴茱萸汤主之。唐·孙思邈在《备急千金要方》中详细记载了头痛的外治之法，对后人颇有启迪。

宋·陈无择在《三因极一病证方论·头痛证治》中指出治疗时，“当先审其三因，三因既明，则所施无不切中”，并提出了相应的方药，如用芎辛汤“治伤风寒生冷，及气虚痰厥，头痛如破。”后人效法取效者甚多。元·朱丹溪在《丹溪心法》提出的“头痛须用川芎如不愈，各加引经药，太阳川芎，阳明白芷，少阳柴胡，太阴苍术，少阴细辛，厥阴吴茱萸”的经典理论，至今对临床仍有指导意义。清·王清任在《医林改错》篇提出了用活血化瘀法治疗头痛，给临床治疗头痛带来了新思路。

二、从病因病机论治偏头痛

（一）偏头痛之外感型

《太平圣惠方》中有言：“夫偏头痛者，由人气血俱虚，客风入于诸阳之经，偏伤于脑中故也。”《症因脉治》亦指出：“伤风头痛或半边偏痛，皆因风冷所吹，遇风冷则发。贼风外袭，上犯巅顶，邪气稽留，风邪入脑，清阳被扰，气血不畅，阻遏络道。”指出了半边偏头痛的病因病机与贼风有关。风邪客表为偏头痛的病机之一，在本病的发生发展中起着重要作用，故祛风解表是中医药治疗偏头痛的最主要方法。

风邪夹寒证。风邪夹寒会致头痛，人体气血津液得以正常运行，有赖于一身阳气的温煦与推动作用，风寒侵袭，因寒性凝滞，故经脉气血受阻，气血运行不畅，不通则痛。证临床多表现为一侧或两侧头痛，头部拘紧，疼痛剧烈，反复发作，多伴有受冷风后症状加剧，口不渴，舌质淡红，苔薄白，脉弦紧。治疗当以疏风散寒止痛为法。

风邪夹热证。外感风热之邪，或风火瘀热伤阴以致肝阴暗耗，肝阳上亢，风热内动，或肝失疏泄，气郁化热，热随风动，风热炎上，易袭阳位，上扰清窍，气血逆乱，络脉阻闭，脑脉痹阻，不通则痛。临床多表现为一侧或两侧头部胀痛，时轻时重，反复发作，多伴有遇热加重，口渴喜冷饮，舌质红，苔薄黄，脉浮数或弦数。治当以疏风清热并和络为法。

风邪夹瘀证。六淫之邪外袭，侵犯巅顶，或七情内伤，致脏腑功能失调，外感风邪，导致气血失调，脉络瘀滞，出现头痛。临床多表现为一侧或两侧的固定疼痛，痛如锥刺，反复发作，多伴有舌质暗，有瘀斑、瘀点，苔薄白，脉细涩。治当以疏风散邪，活血化瘀，通窍止痛为法。

风邪夹虚证。风邪伤及五脏，则五脏功能衰退。以致脾胃虚弱，气血生化无源而致气血两亏，脑失所养；脾失健运，津液失布而生痰饮，痰浊上扰，清窍不利，清阳被遏；肾气不足，髓海空虚；肝肾阴亏，阳亢于上，阴不制阳，上扰清空，则发为头痛。临床除表现为一侧或两侧的固定疼痛，或搏动性疼痛，反复发作外，兼有脾胃虚弱、肾气不足、肝肾阴虚等证候表现。治以疏风的同时，兼以健脾胃、补肝肾、平肝等。

（二）偏头痛之内伤型

偏头痛其病因不外乎外感和内伤两大类，头痛初期虽可能由外邪所致，但究其实质多属内伤头痛。在内伤头痛的辨治过程中，应该重视从肝辨析，从肝论治是治疗偏头痛的重要方面。偏头痛发病其因在于肝风内动，上扰清窍。而内在经脉的客观联系是偏头痛与肝密切相关的基础，肝主疏泄，主藏血，可流通气血，舒畅情志，调畅全身气机，由于情志不舒，肝失疏泄，导致肝木风动，风阳上扰，故肝风为偏头痛发病的重要病机。偏头痛与肝相关的最多的是肝阳上亢。李克忠[22]认为偏头痛发病急骤，转化迅速，体现了风性善行数变的特点，以及“怒伤肝”“久病入络”和“治风先治血，血行风自灭”的理论，确定熄风通络止痛治法，自拟川芎天麻汤治疗偏头痛疗效显著，作用持久。马智教授认为多因恼怒伤肝，气郁化火，火热耗伤肝肾之阴，阴不制阳，以致肝阳升动太过，上扰清窍而引发偏头痛[23]。《临证指南医案》有载：“若夫偏正头风，属气虚痛者，朝重暮轻，血虚痛者，朝轻暮重……”是故论治偏头痛宜区分气、血虚。“精血衰耗，水不涵木，木失滋荣。故肝阳偏亢，内风时起。”阴虚阳亢，迫使气血亢逆于上，则见头目胀痛，眩晕；肝火偏亢，扰乱心神，可见心烦易怒，夜寐不宁；肾阴不足，虚火上扰，则见耳鸣；肝经布两胁，肝胆郁火，则见胁痛，面红口苦，大便干结；舌红苔黄，脉弦而有力为肝阳亢盛之象。马智教授以肝肾阴虚为本，肝阳上扰为标，以平肝潜阳，息风止痛为治则，选用天麻钩藤饮合头痛汤加减进行治疗，疗效显著。

从肝旺血虚论治偏头痛。身体亏虚，则气血津液不足，脑窍失养，诱发头痛。病程日久，损及肝肾，阴虚阳亢，则头痛愈烈。阴血亏虚，亦必存在风阳上扰，治当以养血平肝为法。

（三）偏头痛从瘀论治

1. 肝风瘀论治

偏头痛累计部位多以偏侧颞部或额角为主，与肝胆经脉循行的区域一致。肝胆相表里，胆附于肝，经脉相连，胆经散布于头两侧。王叔和《脉经 · 头痛》有言："足厥阴与少阳气逆，则头目痛。"气血内乱，气机阻滞，瘀血阻络，闭塞清窍，则发为头痛，而久病入络，头痛日久使络脉不通，瘀血凝滞，阻滞脑窍，而致不通则痛，头痛缠绵不绝，故"瘀"对于偏头痛发作有着举足轻重的作用。由此可见，平肝熄风，化瘀通络为治疗的关键。师会和王磊[24]认为若肝的生理功能失调，必然会影响到其他四脏，故在治疗时应重在调理肝脏，在内伤头痛的辨治过程中，重视从肝辨析，是治疗偏头痛的重要方面。李师亦认为偏头痛主要责之于肝胆，故治疗时主要在于调达肝胆气机[25]。针对肝气、肝阳、肝风、肝火、肝血虚，可采用疏肝、平肝、清肝、补肝之法。

2. 从血瘀论治

临床上偏头痛患者往往有头部刺痛，反复发作，迁延不愈，伴有舌质紫暗或有瘀点等血瘀之象。血瘀，是血液运行不畅或血液瘀滞不通的病理状态。可由多种原因所致，如气滞、寒凝、血热等均可导致血瘀。当脏腑功能失调以及内外环境寒热，影响到气的推动与固摄作用，致使脉道不利，引起血液运行不畅，或致血离经脉而瘀积，均可导致瘀血的形成。如心主血脉，心火旺盛，煎灼血中津液，使血液黏稠而运行不畅可致血瘀；肝阳亢盛而化火，灼血为瘀，或肝失疏泄，或肺失宣降，气机不畅，可见气滞血瘀；诸因伤及脾气，气血生化乏源，可致气虚血瘀。如果离经之血未能排出体外或及时消散，留积于体内则成瘀血；久病入络，亦可导致瘀血内停。《素问 · 举痛论》所说："经脉流行不止，环周不休，寒气入经而稽迟。泣而不行，客于脉外则血少，客于脉中气不通，故卒然而痛。"清代王清任大倡瘀血论，创制血府逐瘀汤，治疗偏头痛在"百方不效"的情况下，用血府逐瘀汤"一剂而愈"。《医林改错》中"瘀血头痛说"因此得彰，体现"疲"在偏头痛致病中的重要影响作用。临床上，偏头痛患者头部有寒邪致瘀，血瘀加重寒凝，互为因果，相互影响，稽留日久，侵伤脑络，络脉空虚，风邪入侵，急性起病，因此，提出了寒凝血瘀挟风病机，确立寒凝血瘀挟风证（偏头痛）。故治当以活血祛风，温经止痛。

偏头痛发病有明显的性别差异，以女性明显多发。叶天士《临证指南医案》有云："女子以肝为天"阐释了女性的生理病理表现与肝关系密切。肝藏血是肝的主要生理功能之一，女子以肝为天，以血为用，以血为本，肝血偏虚或肝阴亏损，厥阴循行头目部位失于濡养，不荣则痛；或因虚而瘀，化风化火上扰清窍，不通则痛，发为头痛。竺星[26]认为偏头痛多由六淫外侵，七情内伤，蔽塞清阳，阻滞脑络，不通则痛而成，以血瘀为标，气虚为本，治以益气活血通络为法。壮医学将偏头痛归为"邦印"（痛症）范畴，称为巧尹[27]，认为是体虚气血不足、气行不畅或风、寒、湿、热、毒等邪毒入侵，或瘀毒内生、瘀阻头部龙路、火路分支，导致人体气血失衡，天、地、人三气不能协调同步运行而使偏头痛发生[28~30]，形成了"疾病并非无中生，乃系气血不均衡"，"诸病瘀滞，皆属于气；……诸病疼痛，皆属于瘀"的理念[31]。在治疗上提出了"调嘘（气）勒（血）、祛邪毒，去壅阻、通道路"的治疗原则[32]。然后依据虚、瘀、毒的部位、深浅程度、缓急，选用壮医外治法或内服外治兼用，相对而言，毒轻病浅者，多用外治，毒重而病复杂者，多内外兼治。

（四）从痰浊论治

中医之痰分广义、狭义两种，狭义的痰，多为肺家之痰，随咳吐而出之痰涎，即西医气管中分泌物。广义的痰，是指由水液代谢失常所形成的病理产物及其病理变化和临床表现，由脏腑功能失调，津液停蓄蕴结而成。痰作为水液代谢失常所形成的病理产物，即凡能影响人体气化功能正常进行，导致水液代谢障碍的因素，均可致水液停蓄凝聚而成痰。痰的形成可与外感六淫及情志、饮食劳逸和脏腑气化功能失调等因素有关。脾气虚弱，或脾胃失和，运化失职，水液不化，则聚而成湿，凝而为痰饮。若肺失宣降，治节无权，津液停聚，则为痰饮。肾主宰津液代谢，肾阳亏虚，气化无权，水湿泛滥，可生痰饮。三焦主决渎、通行水道，膀胱为州都之官，若气化不利，水液代谢障碍，可聚而成痰。肝失疏泄，气机郁滞不畅，水液代谢失常，可为痰饮。心阳不振，或因心气不足，运血无力，湿聚津停，亦可形成痰饮。刘完素认为痰湿多由火热而起。李东垣则提出痰涎生成的关键在于脾胃气弱的理念。朱丹溪认为百病多兼痰，倡导痰瘀同治。明清时期继承前人经验，如张介宾反对百病皆从痰治，提倡固本培元，扶正祛邪。尤怡《金匮翼》中提出攻逐、消导、和、补、温、清、润治痰七法。

《杂病源流犀烛·痰饮源流》云："故其为害，上至巅顶，下至涌泉，随气升降，周身内外皆到，五脏六腑俱有。"痰之为病，随气流行，内至五脏六腑，外至四肢百骸，均可因痰邪停滞而致病，若阻塞气机，浊阴不降，清阳不升，清窍失养，浊阴上蒙，发为头痛。《医宗必读》有云："治痰不理脾胃，非其治也"，指出痰的治疗，当从脾胃着手。《丹溪心法》又云："善治痰者，不治痰而治气"。治痰当理气，而理气当立于肝胆，因为肝胆疏泄失常，则气机不利，水液代谢不畅，则聚而成痰。又肝木乘脾土，若肝气疏泄太过，横逆犯脾胃，影响脾胃消化功能而生痰；或肝郁气滞血脉不通，瘀而生痰等。所以痰浊论治宜兼顾调理肝胆脾胃。痰浊治疗当以健脾燥湿，化痰降浊；痰浊兼有气虚，宜燥湿化痰、益气升清；痰阻经脉，气机阻滞，气行不利，则血行不畅，滞而为瘀，瘀血与痰浊互结阻滞清窍，治以燥湿化痰，活血止痛；痰浊兼有肾虚，治当以燥湿化痰，温阳止痛。

（五）从络论治偏头痛

清·叶天士重视络脉致病这一重要病理机制，提出"久病入络"观点，是中医基础理论发展过程的一个重要里程碑，谓"久痛入络"，即邪气"由经脉继及络脉"，头为"诸阳之会"，五脏六腑之精血与清阳之气皆上注于头，有丰富脉络纵横交错于此，《灵枢小针解》云："节之交，三百六十五会，络脉之渗灌诸节者也"，络脉逐层细分的结构特点，使得气血流速愈缓，及至邪气深入络脉，再出难也，气血运行受阻，久则气滞血疲。叶天士曾在《临证指南医案》中强调"医不知络脉治法，所谓愈究愈穷矣"。络脉的主要功能有渗濡灌注、贯通营卫、互渗津血、沟通表里经脉等，在人体气血津液代谢环境中起着重要的枢纽和桥梁作用。偏头痛的发生有内外因，外因以外感风寒湿为主，内因多为内伤七情、脏腑功能失调，情志不调，致气机壅滞，郁久化火，日久可损伤络脉而导致络病发生，随之产生络气郁滞、络脉瘀阻、络息成积和络虚不荣等病理变化。所以可以说偏头痛的发生是因脉络痹阻绌急或失养，清窍不利而成。《灵枢·经脉》有言："胆足少阳之脉，起于目锐眦，上抵头角，下耳后，循颈行手少阳之前……入缺盆；其支者，从耳后入耳中，出走耳前，至目锐眦后。"足少阳胆经以三线循行于头之侧部。偏头痛其发病部位不定，多发于颞侧三叉神经分布区域，为单侧性。足少阳经经脉循行与该病发病部位密切相关。另外，足少阳胆经位处半表半里，主枢纽，可通达全身阴阳。因此以针刺足少阳胆经腧穴，疏通局部经络气血，以条达阴阳，通则不痛。有研究表明，针刺能调整交感神经的功能，使血管舒缩功能恢复正常，及时解除血管的痉挛状态，使局部组织血液供应恢复正常，微循环活动改善，从而疏通经络，使其“通则不痛”[32]。

第四节 中医治疗偏头痛的方法

从古至今，各个医家对偏头痛的发病原因多认为主要由感受外邪、情志内伤、饮食不节、久病致瘀的基础上造成肝、脾、肾等脏腑功能失调，风袭脑络，痰浊阻滞，瘀血阻络等引起。偏头痛作为临床常见病，中医学的治疗手段也有很多种方法，主要分为药物治疗和非药物治疗，包括用中药、针灸、推拿、耳穴、埋线等方法治疗偏头痛。

一、药 物 治 疗

（一）中药治疗

1. 中药内服

中医治疗偏头痛重在分型论治。辨证论治是中医学治疗疾病的基本准则，根据偏头痛的病因病机进行论治。很多医家将偏头痛分为外感头痛和内伤头痛两类进行分型论治。陈庆通和陈素霞[33]认为偏头痛的病因有外感和内伤之分，外感则应该区别风、寒、热之不同，内伤则应该辨别气虚、血虚、肝阳、痰浊、瘀血之异。以自拟的芎柴丹胡汤（川芎、柴胡、丹参、延胡索、白芷）为主治疗偏头痛。外感风寒者加荆芥、防风、羌活等；外感风热者加金银花、连翘、菊花等；内伤肝郁气滞者加香附、栀子、白芍等；血虚者加当归、黄芪、白芍等；痰浊上蒙者加半夏、天麻、茯苓等；瘀血阻络者加当归、赤芍、红花、桃仁等，并且经验证，疗效确切。史国义[34]治疗偏头痛也区分外感、内伤的不同，以川芎、香附、白芷、细辛、僵蚕、全蝎、地龙、当归、延胡索、甘草等为主方，外感风寒型及风热型分别加荆芥、桂枝、吴茱萸及桑叶、菊花、黄芩；内伤痰湿型及肝阳上亢型则分别加制半夏、竹茹及钩藤、天麻、牛膝等，并且经验证效果亦良。辨病的同时随证的轻重缓急进行加减。

2. 中药外治

通过贴、敷、涂等方法从体外来治疗偏头痛。如尹焕瑾[35]对于外感与内伤偏头痛患者分别采用不同中药研制成粉末，在穴位敷贴。在治疗外感型偏头痛时，药物有细辛、附子、白芷、藁本、川芎、公丁香、皂角刺、延胡索、当归，将以上药研为粉末，以姜汁调成糊状，在风池、风府、头维、太阳穴位敷贴；在针对内伤型偏头痛时，其认为此证型偏头痛痛多有定处，敷贴穴位以痛处为主，药物有水蛭、桃仁、川芎、细心、斑蝥、延胡索，将以上药物研末用温酒调成糊状，临床患者经 1～2 个疗程，治愈 18 例，显效 15 例，有效 7 例。胡献国和李春[36]采用自拟头痛灵搽剂（乳香、没药、白芷、川芎、红花、细辛、血竭、薄荷、冰片、樟脑）外治偏头痛 50 例，对照组采用 5%葡萄糖液 250ml 加复方丹参注射液 16ml 静脉滴注，1 次/d，中药川芎茶调散口服；治疗组在对照组的基础上加用头痛灵外搽，3 次/d，两组均 7d 为 1 个疗程，连续治疗 2 个疗程。两组经统计学处理差异显著，治疗组疗效明显优于对照组。吴钧俊[37]观察加用四生膏（生白芷、生半夏、生川乌、生南星）外用治疗偏头痛的临床疗效。将偏头痛患者 70 例分为两组，治疗组采用四生膏外用与口服正天丸治疗，对照组仅口服正天丸治疗，均以 15d 为 1 个疗程，并随访 1 个月。结果治疗组总有效率为 90%，对照组总有效率为 65%，治疗组的疗效明显优于对照组（$P<0.05$），两组治疗后发作次数比较治疗组少于对照组（$P<0.05$）。

3. 经典方剂治疗

经典方剂是古代医家临床实践的经验总结并流传至今，且现代医家仍在临床广泛应用并验之有效的方剂，这些方剂蕴含有深厚的中医理论和临证精华，众多医家应用经典方剂治疗偏头痛取得很好的疗效。司衍学等[38]应用通窍活血汤加减治疗 24 例顽固型偏头痛疗效显著，韩玉晶和冯莹莹[39]应用通窍活血汤治疗 65 例瘀血型偏头痛均取得很好的疗效。李福章[40]应用天麻钩藤饮加减治疗 69 例肝阳上亢型偏头痛患者，观察患者临床症状和经颅多普勒检查结果改变情况。结果总有效率 88.41%。丛葳观察天麻钩藤饮加减（天麻、钩藤、石决明、栀子、黄芩、川牛膝、杜仲、益母草、桑寄生、夜交藤、朱茯神、白芍、地龙、川芎、全蝎）治疗 35 例肝阳上亢偏头痛患者，1 剂/d，水煎 200ml，早晚口服，15d 为 1 个疗程，治疗 3 疗程，判定疗效。结果总有效率 97.14%[41]。

4. 自拟方治疗

许多医者师承前人，以古方、基本方为基础，结合自己临床经验创造了许多行之有效的自拟方，并且在临床运用中取得了非常显著的疗效。早在我国清代王清任的《医林改错》中详论了瘀血证，以活血化瘀之法治疗各种病症，头痛病症亦在其范围之内，效果甚佳，至今仍有不少内容为医家所遵从。黄戎[42]自拟芎芷桃红汤治疗偏头痛，总有效率达 93.33%。杨建丰[43]自拟四虫镇痛汤结合辨证治疗临床各型偏头痛，效果显著。文宗军和曾祥志[44]选取 100 例瘀血阻络型偏头痛，随机分为两组，治疗组 50 例口服自拟偏头痛方（川芎、天麻、钩藤、当归、牛膝、地龙、细辛、白芷、全蝎）日 1 剂，取汁 200ml，分 2 次口服；对照组 50 例盐酸氟桂利嗪胶囊 10mg，每晚睡前口服。治疗 1 个疗程（14d），随访 3 个月后评定疗效。治疗组与对照组临床疗效为 90.0%与 70.0%。沈烈钧[45]自拟潜阳追风散结汤治疗偏头痛，不仅可以有效地减轻患者的头痛症状，而且其治疗后彩色经颅多普勒检查，脑动脉血液流畅程度均有不同程度改善。

（二）中成药治疗

中成药是以中草药为原料，经制剂加工制成各种不同剂型的中药制品。包括丸、散、膏、丹等各种剂型。其优点为现成可用、适应急需、能随身携带、存贮方便，省去了煎剂煎煮过程，消除了中药煎剂服用时特有的异味。现在越来越多的临床医生在中医辨证的基础上使用中成药治疗偏头痛，并取得了良好的疗效。王小娟等[46]通过临床观察发现正天丸不仅能有效缓解血瘀型偏头痛患者的临床症状，还能明显改善血瘀型患者的血液流变学指标，降低全血黏度及血浆黏度，并能使甲皱壁微循环积分值下降，具有调整脑动脉血流速度的作用。史红逸[47]用养血清脑颗粒治疗偏头痛 68 例亦取得良好疗效。邓苏平等[48]用头痛宁胶囊治疗血瘀型偏头痛 78 例，总有效率 92.30%。

（三）中西医结合治疗

李永生等[49]采用中西药合用方法治疗偏头痛，其中中医药联合治疗如氟桂利嗪加养血清脑颗粒为治疗组共 84 例，单用氟桂利嗪者为对照组共 84 例，治疗 30d，结果治疗组总有效率

94.05%，对照组总有效率 72.62%，两组比较差异有统计学意义（$P<0.05$）。又如王峰[50]应用养血清脑颗粒联合氟桂利嗪治疗偏头痛患者 46 例，与对照组单纯氟桂利嗪治疗偏头痛患者 54 例相比，总有效率 89.13%高于对照组总有效率 75.93%。总有效率差异有显著性意义（$P<0.05$），且观察组不良反应发生率低于对照组，可见联合养血清脑颗粒治疗偏头痛的疗效优于单纯氟桂利嗪治疗。

二、针灸治疗

（一）针灸疗法治疗

针灸是中医学的重要组成部分之一，同时也是我国传统医学中的一种独特的诊治治疗方法。针灸疗法是中医临床上对偏头痛患者进行治疗的常用方法，其强调的是个体化治疗，能够有效改善患者的微循环，对脑血流进行合理调节，促进脑组织血氧饱和度的提高，使机体的血液流变学得到有效改善，从而实现缓解疼痛的效果。针灸治疗本病安全性高、无毒副作用，受到了广大患者的青睐，特别是在缓解疼痛时，常常立竿见影，所以在偏头痛的治疗中应用较为广泛。

1. 普通针刺法治疗

常规针刺法取穴：根据《针灸治疗学》[51]，偏头痛选穴太阳、丝竹空、率谷、风池、阿是、外关。外感头痛配风府、列缺；肝阳头痛配行间、太溪；血虚头痛配三阴交、足三里；痰浊头痛配丰隆、中脘；瘀血头痛配血海、膈俞。邓伟哲和杨志欣[52]采用深刺风池穴为主治疗偏头痛，明显缩短了偏头痛的病程。宁侠和张文[53]通过先刺脑空、风池，用泻法，留针，稍停片刻，再刺列缺、合谷、太渊、解溪，均用平补平泻法，得气后均留针 30min，每隔 10min 行针 1 次。结果发现使用针刺法治疗偏头痛发作期时间明显低于口服西药的对照组。戴晓霄和杜无灏[54]运用调神疏泻法针刺治疗偏头痛。治疗组主穴调神法取内关、人中穴；疏泻法取合谷、太冲穴。配穴取风池、悬颅、率谷、太阳。先刺双侧内关，行捻转补法，后刺人中，行雀啄泻法。余穴以常规进针法、行捻转平补平泻法。对照组口服尼莫地平。结果治疗组临床痊愈 2 例，显效 35 例，有效 20 例，无效 8 例，总有效率 87.96%；对照组临床痊愈 0 例，显效 30 例，有效 18 例，总有效率 73.85%。孟宪慧等[55]局部选取患侧太阳透率谷、头临泣透目窗，远部选取双侧外关、中渚的远近配穴法针刺治疗偏头痛，提示远近配穴组在即刻止痛效果和治疗 4 个疗程后的远期疗效均优于非经非穴组。

2. 针刀治疗

谢奕彬等[56]采用针刀治疗偏头痛，治疗方法以及取穴：以头痛侧风池穴为主，若双侧都有疼痛，则双侧取穴。操作方法：让患者俯卧，患者头部伸出床边，并尽量使颈部向前低头，留给医者开阔的操作区视野。消毒后，刀体垂直皮肤快速刺入，达到枕骨骨面，提起约 2cm，在此厚度范围内松解，切开浅深筋膜及由该处经过的肌组织，切 3～5 刀，再上下纵行疏通，左右横向剥离，待刀下有松动感后出刀。每周治疗 1 次，根据需要治疗 1～3 次。结果 53 例患者中，痊愈 27 例，显效 20 例，好转 5 例，无效 1 例，总愈显率达 88.7%。

（二）其他中医辅助治疗

除以上治法外，还包括中医放血疗法、耳穴疗法、穴位按摩疗法、推拿疗法、埋线疗法、穴位注射疗法、刮痧疗法等。

1. 中医放血疗法又称为刺血疗法、刺络法

刺血疗法是指针刺浅表血络或静脉，从而放出适量的血液，是《内经》中“菀陈则除之”“血实者决之”在针灸临床中的灵活应用，具有开窍泻热、通经活络、消肿止痛和调和气血等作用[57]。该疗法以经络学说为指导，用三棱针、小针刀等器具刺破身体一些浅表血管，放出少量血液以治疗疾病。而实践也证明该疗法具有泻热、止痛、镇静、开窍、化瘀、消肿等多方面作用。偏头痛因其病位多在头的左、右侧，又头侧部为手少阳经脉的分布位置，故此病应属少阳头痛。王非和孙海东[58]依据《内经》中“菀陈则除之”“血实者决之”理论，在临床中灵活运用放血疗法治疗偏头痛。

2. 耳穴疗法

耳穴疗法的相关记载在中国已有两千多年的历史。耳与脏腑经络有着紧密的联系，且各脏腑组织在耳郭部位均有其相应的反应区（耳穴）。耳穴疗法具有适应证广、疗效好、简便易行、毒副作用小等特点，故现今临床上越来越多的使用耳穴疗法治疗各种疾病。耳穴治疗是以中医理论为基础，结合现代医学，在临床实践中逐渐发展和完善的一种疗法，也是一种方便、快捷的中医非药物治疗方法。如陈兴华和江刚辉[59]依据耳穴这一“宗脉所聚”的部位，经刺激可疏通全身经络系统，以使气血调和，达到“通则不痛”，而取耳穴颞、枕、额、脑、神门，通过埋针方法治疗偏头痛。据金晶和孙利华报道通过对偏头痛患者 56 例，给予耳穴压豆治疗 2 个疗程，采用自制积分量表，观察患者治疗前、治疗 1 个疗程、治疗 2 个疗程后头痛程度、持续时间、发作周期及伴随症状的变化与疗效。结果发现 6 例偏头痛患者治疗 2 个疗程后积分值较治疗前、治疗 1 个疗程后的积分值下降；治疗 1 个疗程后总有效率为 91%；治疗 2 个疗程后总有效率为 94%，差异有显著性意义（$P<0.05$）。说明王不留行籽耳穴压豆法治疗偏头痛临床疗效确切，可有效控制偏头痛发作、缩短发作时间、减少发作次数、减轻疼痛程度和伴随症状[60]。吕金丹[61]运用耳尖放血疗法治疗肝阳上亢型偏头痛，可有效避免血管痉挛，从而缓解头痛症状。

3. 穴位按摩疗法

刘斯雅和王燕红[62]研究穴位按摩法治疗偏头痛的效果，以 40 名偏头痛患者为研究对象，取偏头痛患者坐位，有规律地按摩患者太阳穴、风池穴等穴位，频率为 120 次/分，按揉时间为 5min。联合组疼痛评分明显低于药物组（$P<0.05$）。说明穴位按摩法治疗偏头痛有很好的效果[63, 64]。

4. 推拿疗法

临床中在辨证及“以痛为腧”的原则下，运用推拿的手法以消瘀散结、活血止痛、疏经通络，从而缓解偏头痛。如祖明旭[65]用自创的推拿疗法治疗偏头痛，即在患侧疼痛区域以单手拇指指腹压紧太阳穴竖线区，自前向后沿胆经在头侧区域缓慢压推移动，推至耳后再至风池穴，操作者双手十指交叉并反转向外，拇指按压住患者双侧风池穴，自上而下压推至大椎穴平行线，并配合点、按、揉、压双侧太阳、风池、合谷、悬钟等穴，效果良好。

5. 埋线疗法

《灵枢・终始》中说道：“久病者，邪气入深，刺此病者，深内而久留之。”通过埋线疗法可起到“长效针感”作用，延长对经穴的有效刺激时间，故可以用来辅助治疗偏头痛。如王凌云和罗飞[66]取百会、患侧太阳、双侧风池、患侧率谷进行穴位埋针治疗偏头痛，效果良好。

封燕婷[67]对 70 例偏头痛患者分两组进行治疗，其中对照组为常规药物治疗，4 周 1 疗程；观察组进行穴位埋针治疗，主要穴位为百会穴、外关穴、双侧风池穴、合谷穴和太阳穴，对比结果发现，穴位埋针治疗的有效性高于利用常规药物治疗。

三、综合疗法

偏头痛的临床治疗除了可以单纯进行药物治疗或针灸等治疗方法外，通过查阅文献，发现也有一些结合型的治疗方法，这种结合型的治疗方法在原治疗效果上再加上另一治疗的效果不仅可以缩短治疗疗程，还可以提高疗效。

（一）火针与穴位埋线法联用治疗

刑守平[68]认为由寒、热、虚、实引起的偏头痛火针都可用。取阿是穴、百会、悬颅、悬厘等穴点，每穴点刺 2～3 次；甚至还结合锋勾针来提高疗效，取大椎、风池、百会、太阳、悬颅、悬厘、印堂、头维、上星、阿是穴，每次选用 5～6 穴，用锋勾针每穴勾割 3～4 次，以微出血为度；其治疗原理是锋勾针可以刺激肌肉使瘀血得放，具有刺血的作用。穴位埋线则是集合多种效应的治疗方法，利用羊肠线在体内吸收从而对人体腧穴产生作用，也弥补了针刺作用时间短的缺点。

（二）针灸加梅花针叩刺反应点治疗

傅宗浩和赵维杰[69]在文中描述运用针灸加梅花针叩刺反应点治疗偏头痛有较好的疗效。对选取的 43 例偏头痛患者进行针灸加梅花针叩刺反应点治疗。选取丝竹空、太阳、印堂、百会、悬厘、率谷、风池、太冲、侠溪等穴，其中风池穴加灸，悬厘-丝竹空、风池-百会夹电针采用疏密波治疗。针刺结束后用梅花针叩击反应点微微出血为度。7 次为 1 个疗程，中间休息 2d。结果显示 43 例偏头痛患者经过连续治疗 3 个疗程后，痊愈 27 例，显效 10 例，有效 4 例，无效 2 例，总有效率为 95.4%。

（三）针灸结合回医眉心刺血疗法

王顺吉等[70]选取宁夏回族自治区中医院门诊的 90 名偏头痛患者，将这 9 名患者随机分为 3 组，分别为回医眉心刺血疗法结合针灸治疗组、针灸对照组和西药对照组，治疗数周后，比较各组总有效率，治疗组总有效率远高于另外两组对照组，结果差异有显著性意义（$P<0.05$）[71, 72]。

（四）针药并用治疗

崔曼等[73]将 100 例偏头痛患者，随机分为对照组和治疗组，每组 50 例，治疗组患者接受针灸和中药治疗，对照组接受西药治疗，两组患者均以 1 周为 1 个治疗周期，进行 3 个治疗周期后对患者的临床治疗效果进行对比分析。结果经治疗，两组患者的临床偏头痛症状均有较大的改善，治疗组的总有效率是 94%，对照组的总有效率是 68%，两组比较差异具有统计学意义。刘波[74]将确诊为偏头痛的 116 例患者分为对照组和观察组，观察组包含无先兆偏头痛患者和有先兆偏头痛患者。对照组采取阿司匹林联合尼莫地平治疗，观察组在服用阿司匹林联合尼莫地平的基础上行电针治疗，取穴为百会、头维、率谷、太阳、风池、合谷和三阴交。治疗后两组疗效评分自身前后比较，对照组自身前后无差异，观察组自身前后差异明显。结果对照组疗效总有效率为 75.86%，观察组疗效总有效率为 91.38%。

1. 子母补泻配穴法治疗肝阳上亢型偏头痛

子母补泻配穴法是根据脏腑及五腧穴的五行属性，应用虚补母、实泻子的原则，选取有关腧穴进行治疗疾病的一种配穴方法[75~78]。所谓子母补泻，《难经》中载："虚者补其母，实者泻其子""子能令母实，母能令子虚"，所以虚证应补其病变脏腑经脉上的母穴，实证泻其病变脏腑经脉上的子穴。于学平和张月圆[79]将 40 例肝阳上亢型偏头痛患者随机分为治疗组和对照组各 20 例。治疗组采用子母补泻配穴法针刺治疗，对照组采用常规配穴法针刺治疗。因为肝阳上亢型头痛的病变部位在肝经与肾经，属肾虚肝实，按照本经子母补泻，应补肾经的母穴，泻肝经子穴。肝在五行属木，肝经五腧穴中的属"火"的行间穴即为其子穴；肾在五行属水，肾经五腧穴中属"金"的复溜穴即为其母穴。该研究在近部取穴（百会、风池、头维）的基础上，治疗组泻肝经的子穴行间，补肾经的母穴复溜；而对照组按常规辨证采用泻肝经原穴太冲、胆经荥穴侠溪，补肾经原穴太溪。方法：患者取坐位或仰卧位，穴位局部常规消毒后，采用 0.35mm×40mm 毫针进行针刺，百会穴、头维穴平刺进针 13～20mm，风池穴向鼻尖斜刺进针 20～30mm，治疗组行间直刺进针 13～20mm，复溜直刺进针 13～25mm。百会穴、头维穴、风池穴及行间行捻转提插泻法 1～2min，复溜行捻转提插补法 1～2min；对照组太冲穴、太溪穴直刺进针 13～20mm，侠溪穴直刺进针 7～13mm。太溪穴行捻转提插补法 1～2min，其余各穴行捻转提插泻法 1～2min。留针 50min，期间行针 2 次。每日 1 次，连续治疗 4 周后统计疗效。结果两组治疗后头痛症状评分与同组治疗前比较，差异均具有统计学意义（$P<0.05$）。治疗组总有效率和愈显率分别为 90.0%和 75.0%，对照组分别为 85.0%和 35.0%。两组愈显率比较，差异具有统计学意义（$P<0.05$）。可以说子母补泻配穴法是一种治疗肝阳上亢型偏头痛的有效方法。

2. 加味川芎茶调散联合针灸治疗偏头痛

据姚彩华报道[80]，对偏头痛患者采用加味川芎茶调散和针灸联合治疗具有良好的临床疗效，经过对所选取的 80 例偏头痛患者进行分组治疗，予以加味川芎茶调散联合针灸治疗的研究组总有效率为 97.5%，予以针灸治疗的对照组总有效率为 80%。

3. 川芎茶调散加减联合刮痧和针灸治疗偏头痛

据李白云报道[81]，对偏头痛患者用川芎茶调散加减和刮痧针灸联合治疗也有良好的效果。经过对选取的 146 例偏头痛患者进行分组治疗，其中两组都用针灸治疗，观察组加用川芎茶调散加减联合刮痧治疗。结果发现观察组患者临床总有效率 97.26%，显著高于对照组的 78.08%（$P<0.05$）。观察组患者治疗后经颅多普勒超声检查大脑前动脉、中动脉、后动脉血流速度均显著低于对照组（$P<0.05$）。观察组患者经治疗后不良反应发生率低于对照组（$P<0.05$）。

4. 应用穴位注射结合中药汤剂治疗偏头痛

孙黔惠在书中描述应用穴位注射结合中药汤剂的方法治疗偏头痛的效果良好。对 140 例入选病例随机分成两组，实验组和对照组均 70 例。实验组予以穴位注射联合中药汤剂治疗，对照组予以镇脑宁治疗。结果实验组疗效的总有效率为 94.29%，对照组为 82.86%。实验组疗效明显高于对照组，组间差异显著（$P<0.05$）[82]。

5. 热敏灸配合中药治疗偏头痛

张含等[83]为观察热敏灸配合中药治疗偏头痛的临床效果，将 60 例偏头痛患者随机分为观察组和对照组各 30 例，观察组采用热敏灸配合川芎茶调散加减治疗，对照组仅采用川芎茶调散加减治疗。结果观察组总有效率为 96.7%，对照组总有效率为 73.3%。两组间疗效比较，差异有显著性意义（$P<0.05$）。说明热敏灸配合中药治疗偏头痛临床效果确切，优于单纯中药治疗。

（五）刺血疗法配合耳穴治疗肝阳上亢型偏头痛

据陈日兰等报道[84]，将 60 例肝阳上亢型偏头痛患者随机分为治疗组和对照组各 30 例。治疗组采用刺血疗法配合耳穴治疗，对照组采用常规药物治疗。结果两组治疗后及治疗后 1 个月头痛积分与同组治疗前比较，差异均具有统计学意义（$P<0.01$）。治疗组治疗后 1 个月头痛积分与对照组比较，差异具有统计学意义（$P<0.05$）。治疗组治疗后及治疗后 1 个月的总有效率均为 96.7%，对照组分别为 86.7%和 80.0%；两组治疗后及治疗后 1 个月的临床疗效比较，差异均具有统计学意义（$P<0.05$）。证实刺血疗法配合耳穴疗法是治疗肝阳上亢型偏头痛的一种有效方法。

（六）推拿手法结合正骨手法治疗颈源性偏头痛

研究表明，推拿手法结合正骨手法治疗颈源性偏头痛有较为满意的疗效。据报道，尤家军[85]运用推拿手法联合正骨手法治疗 40 例颈源性偏头痛患者，40 例患者经 1～3 个疗程治疗后，临床痊愈 38 例，有效 2 例。痊愈率 95%，有效率 100%。

四、防 治 并 重

“上医治未病”最早源于《黄帝内经》“上工治未病，不治已病，此之谓也”。“治未病”即采取相应的措施，防止疾病的发生发展。其在中医中的主要思想：一是未病先防，强调了预防疾病的重要性；二是既病防变，突出了根据疾病的现状和其发展规律及趋势，于早期进行有预见性的治疗，防止疾病的发展及传变。《素问・四气调神论》中有明确的记载：“是故圣人不治已病治未病，不治已乱治未乱”。《灵枢・逆顺》有云：“上工刺其未生者也”，也提示未病先防的重要性。

偏头痛发作频繁、持续时间长，对人的生活质量影响巨大，严重的头痛甚至会影响到工作或学习。所以在人未发生偏头痛之前，采取各种有效措施，做好预防工作，以防止偏头痛的发生很有必要。对于偏头痛的患者，在未发生偏头痛的情况下，应注意尽量避免各种诱发因素，以防治发作，进行预防。

（一）药物预防性治疗偏头痛

1. 中药预防治疗

长期以来，中药治疗偏头痛的安全性已经得到了广泛认同，针对疗效的随机研究也有所开展，如都梁软胶囊。一项 Meta 分析表明，头痛宁可以有效治疗偏头痛，比单纯西药治疗效果好，与西药合用可能取得更好的效果。蔡银河等[86]对天麻钩藤饮与钙通道阻滞剂在预防性疗效进行对比的 Meta 分析中，发现，天麻钩藤饮预防性治疗偏头痛的疗效优于钙通道阻滞剂，并且在缓解疼痛和远期疗效中均具有显著表现，即具有较好的长期疗效，而且不良反应较少。顾超等[87]以上海中医药大学的 48 例偏头痛患者为研究对象，24 例患者服用丹珍头痛胶囊为治疗组，另外 24 例患者服用盐酸氟桂利嗪胶囊作为对照组，结果显示服用丹珍头痛胶囊 24 名患者的治疗组的治愈率和总有效率均高于盐酸氟桂利嗪胶囊对照组。

2. 其他药物预防治疗

如钙离子拮抗剂，氟桂利嗪用于典型性或非典型性偏头痛的预防治疗；β受体阻滞剂在偏头痛预防性治疗方面效果明确，如普萘洛尔；曲坦类药物在头痛期的任何时间应用均有效，但越早应用效果越好。

（二）针灸预防偏头痛

近年来，针灸疗法对预防性治疗的价值愈加得到重视。2009年Cochrane数据库结论认为，针刺治疗偏头痛至少与阳性预防性药物疗效相当，甚至优于这些预防性药物[88]。治疗偏头痛疗法多样，预防性治疗需要较长周期，针刺治疗次数多，因此不适合采取一些特殊或创伤性大、痛苦大的方法，应该选择比较温和的针刺手段，如毫针法、艾灸法、耳穴贴压法、按摩法等，方法可以根据患者个体差异进行选择，单独或者综合应用均可。

第五节　中医治疗偏头痛常用药物

一、常 用 中 药

《金匮要略》言“五脏元真通畅，人即安和”。经云：“邪之所凑，其气必虚”，清代名医叶天士提出“久病入络”“久痛入络”，顽疾日久，风邪深入，痰瘀胶着，顽痰败血混处络中，络脉阻滞不通，顽疾难愈。通则不痛，是故治疗偏头痛贵在“通”；治疗偏头痛要阴阳兼顾，阴阳相济，气血调和，方可神旺体健。偏头痛患者风邪深入，肝肾亏虚，阴不制阳，水不涵木，内风旋动，风阳上扰，头痛发作，阴阳互根，相互为用，治疗偏头痛要补益阴血，又要平抑肝阳，以求阴阳处于动态平衡，进而维持人体正常的生命活动。祛风平肝、活血通络养阴血，抑亢阳，熄内风，和脑络。

治疗偏头痛的常用中药出现频率较高的有：天麻、川芎、白芷、当归、白芍、柴胡、丹参、钩藤、全蝎、蜈蚣、僵蚕、蝉蜕、白蒺藜、蔓荆子、三七、吴茱萸、细辛、延胡索、何首乌、防风、羌活、柴胡、菊花、半夏、陈皮、茯苓、葛根、生地、熟地、党参、樟脑等。这些常用中药主要分为祛风化痰类，活血养血类，平肝、疏肝解郁类，益气化痰类等。

天麻味甘而微辛，专入肝经，平肝潜阳，熄风止痛，性平，专入厥阴肝木，有熄风止痉，平抑肝阳，祛风通络之功。《本草纲目》言天麻“乃肝经气分之药”，肝为风木之脏，对肝经风证，尤其是虚风内动，非天麻不能治，因此又名定风草，是治风之神药。《本草新编》云：“天麻，能止昏眩，疗风去湿，治筋骨拘挛瘫痪，通血脉，开窍，余皆不足尽信。”古书中记载了许多关于天麻的良方，如《杂病证治》中天麻钩藤饮，主治肝阳上亢所致头痛，《医学心悟》载半夏白术天麻汤，主治痰浊头痛等，组方法度严谨，疗效确凿。

川芎，辛苦，性温，入肝、胆、膀胱、三焦经，功专行气开郁，祛风燥湿，活血止痛，消肿排脓。《本草纲目》言：“芎䓖，血中气药也”，对肝血虚或肝气所致之病症，有良效。《本草汇言》云：“芎䓖，上行头目，下调经水，中开郁结……虽入血分，又能去一切风，调一切气”，本品辛香，善行散，疏肝解郁，行气活血，止头痛，气血和利，风自灭也。与半夏白术天麻汤一起，对改善头痛有较好疗效。有平肝熄风、活血通络止痛之功，研究显示天麻、川芎二药对肝郁络阻型头痛有较强的止痛效果，可作为药对应用。

白芷芳香，有走窜止痛之功，亦为治疗头痛常用药物，可通窍止痛，止眉棱骨痛。李杲云“白芷为疗风通用，能通九窍”；《本草汇言》记载白芷可治头风头痛；《本草求真》中言“白芷为足阳明经祛风散湿主药。故能治阳明一切头面诸疾，如头目昏痛，眉棱骨痛。”

当归可补益心血，滋补肝血，疗瘀血或血虚头痛，《本草蒙筌》言当归，一方面可以“逐瘀血”，又可以“生新血”，使气血流畅。《汤液本草》言当归善补心肝脾血，当归头破血力猛，当归身功专养血，当归尾善于活血。

白芍与当归相类，功专养血柔肝，敛阴止汗，缓中止痛，平抑肝阳。肝体阴而用阳，白芍养血柔肝，肝气得疏，可疗情志不遂、精血亏虚、肝肾不足等。芍药养肝血，滋肝阴，养血柔肝止痛，收敛上亢之风阳，阳亢得制，而使脑络安和。

刺蒺藜，又名白蒺藜，功专平抑肝阳，疏肝解郁，清肝明目，祛风止痒，散结祛瘀，治疗头痛、眩晕等。《本草再新》言蒺藜可“镇肝风”，《本草便读》言其：“善行善破”。白蒺藜治疗头风病，取其平抑肝阳，疏解肝郁，清泄肝火，活血之用。蔓荆子清肝疏风，通络止痛。

甘草缓急止痛，又可调和诸药，常与白芍相配，酸甘化阴，增强滋养阴血之功。

虫类药的应用源远流长，清叶天士尤善用之，虫类药的作用主要体现在两个方面，一为搜风剔络以止痛，二为活血通络以止痛。蝉蜕熄风，僵蚕通络，二者合用，效果相得益彰。虫类药如蝉蜕、僵蚕熄风通络止痛。

白僵蚕，又名僵蚕，《本草思辨录》云：“僵蚕劫痰湿而散肝风”，《本草纲目》言：“散风痰结核，瘰疬，头风……”，《玉楸药解》载：“活络痛经，祛风开痹。治头痛胸痹……”。白僵蚕味辛，可疏风祛痰通络，治疗偏头痛有效。

蝉蜕，《本草衍义》云：“治目昏翳。”《本草纲目》言：“蝉，主疗皆一切风热证。”古书中关于蝉蜕的验方亦多有记载，《儒门事亲》载消风散，用蝉脱、白僵蚕、川芎、羌活、人参、白茯苓、陈皮、厚朴，为细末。本方祛风化痰之功，是治疗偏头痛的良方。《医方选要》中抽刀一字散，制乌头、细辛、蝉蜕、川芎各为末，治头风。

全蝎，疏风通络止痛，尤其是对瘀血疼痛，效果较好。

二、常用中药方剂

古今治疗偏头痛的名方甚多，治法各不相同。治疗偏头痛的代表处方列举如下：

1. 散偏汤

徐长青和付小燕[89]用散偏汤治疗偏头痛 59 例，治疗组 30 例，西药对照组 29 例，结果总有效率为 86.67%，效果显著；又有李香甜[90]用疏肝活血散偏汤治疗偏头痛 98 例，与盐酸氟桂嗪对照，10d 为 1 疗程，1 疗程后随访 6 个月，统计结果治疗组有效率为 92.86%，对照组有效率为 72.96%。

2. 补阳还五汤

燕洪海和范闽香[91]用补阳还五汤治疗血管神经性头痛 60 例，其中偏头痛 42 例，非偏头痛 18 例，15 付为 1 疗程，结果治愈 49 例，好转 8 例，无效 3 例，总有效率 95%。又有任彬彬[92]用补阳还五汤加味治疗气虚血瘀头痛 39 例，尼莫地平对照组 32 例，治疗后，统计结果显示治疗组总有效率为 93.31%，高于对照组，且效果良好。

3. 天麻钩藤饮

王彦芹[93]用天麻钩藤饮加减治疗肝阳上亢型偏头痛 41 例，对照组 42 例用尼莫地平进行治疗，3 个疗程后结果显示，治疗组总有效率为 92.68%，明显优于对照组（69.05%）。

4. 血府逐瘀汤

张波[94]用血府逐瘀汤（当归、生地黄、桃仁、红花、黄芪等）加减治疗偏头痛 25 例，对照组 25 例予尼莫地平治疗，治疗后治疗组总有效率为 88.0%，高于对照组（60.0%）。

5. 头风汤

包立振[95]用头风汤治疗偏头痛 54 例，其中男 18 例，女 36 例，1 个月为 1 疗程，结果治愈 29 例，显效 18 例，有效 6 例，无效 1 例，总有效率为 98.1%。

6. 养血止痛方

宗武三[96]采用养血止痛方治疗偏头痛 218 例，结果临床痊愈 110 例，显效 58 例，有效 33 例，无效 17 例，总有效率为 92.20%。

7. 芎芷羌葛汤

崔杰强和丁红梅[97]用中药芎芷羌葛汤治疗偏头痛 30 例，对照服用尼莫地平治疗偏头痛 30 例，治疗后服用芎芷羌葛汤组总有效率为 90.00%，高于对照组的 76.67%，且组间差异有显著性意义（$P<0.05$）。

8. 羌活胜湿汤

马淑荣[98]用羌活胜湿汤加减治疗偏头痛 45 例，西药对照组 45 例，7d 为 1 疗程，治疗 4 个疗程，结果治疗组总有效率为 95.5%，明显优于对照组。

9. 通窍活血汤

苏成才[99]观察通窍活血汤治疗偏头痛的临床疗效，用通窍活血汤治疗观察组偏头痛患者 34 例，对照组 34 例采用盐酸氟桂利嗪治疗，治疗后观察组总有效率为 91.2%，高于对照组的总有效率 64.7%，且观察组治疗后头痛发作次数、平均持续时间均优于对照组（$P<0.05$），说明通窍活血汤对于减少头痛发作次数，疗效好，效果显著。

10. 桃红四物汤

宋新和张雅芸[100]应用桃红四物汤以其活血化瘀、通窍止痛为功治疗偏头痛患者 81 例，治疗后结果显效 34 例，有效 40 例，无效 7 例，总有效率为 91.36%。

11. 芎蝎头痛宁

崔凯[101]应用芎蝎头痛宁以理气活血，通络止痛法治疗气滞血瘀型偏头痛患者 50 例，总有效率为 90.00%，明显优于对照组用盐酸氟桂利嗪胶囊治疗 40 例偏头痛患者的 72.50%。两组总有效率比较，有显著性差异（$P<0.05$），说明芎蝎头痛宁治疗气滞血瘀型偏头痛疗效明显。

12. 钩蝎止痛散

刘明国[102]以本方治疗偏头痛 96 例，治愈 39 例（占 40.63%），显效 47 例（占 48.96%），有效 8 例（占 8.33%），无效 2 例（占 2.08%），总有效率为 97.92%。

13. 半夏白术天麻汤

通过文献调研，查阅近十年文献，半夏白术天麻汤与偏头痛关联出现 41 次。官国东等[103]为研究半夏白术天麻汤治疗偏头痛痰浊型的医疗效果，将 90 例偏头痛痰浊型患者，分为实验组和对照组各 45 例。对照组采用盐酸氟桂利嗪胶囊医治，实验组采用半夏白术天麻汤治疗，均接受治疗 15 d（1 个疗程）后，观察比较两组的临床效果及药品安全性。结果显示实验组的偏头痛治疗总有效率为 93.3%，明显高于对照组的 75.6%，且两组比较差异有统计学意义，即可证明半夏白术天麻汤治疗痰浊型偏头痛疗效显著。

三、常用中成药

（一）常用胶囊剂

1. 丹珍头痛胶囊

丹珍头痛胶囊可以有效地改善患者的偏头痛症状。霍学文[104]以 150 例偏头痛患者为研究对象，根据随机数字表法将患者随机进行分组，分别纳入对照组和治疗组，每组各 75 例，对照组使用盐酸氟桂利嗪胶囊进行治疗，治疗组使用盐酸氟桂利嗪胶囊和丹珍头痛胶囊治疗。结果显示，服用丹珍头痛胶囊的治疗组的总有效率高于单独使用盐酸桂利嗪胶囊的对照组的总有效率。

2. 双乌镇痛胶囊

郝少君等[105]以中国人民解放军第三七一中心医院的 450 例患者为研究对象，分为双乌镇痛胶囊组、阿司匹林肠溶片组和三七伤药片组三组，各 150 例。各对应组分别给予相应的药物口服治疗，3 组患者疗程均为 2 周，结果发现双乌镇痛胶囊组有效率高于阿司匹林肠溶片组和三七伤药片组；双乌镇痛胶囊组优于阿司匹林肠溶片组、三七伤药片组（$P<0.05$），差异有统计学意义，说明双乌镇痛胶囊治疗偏头痛有较好的疗效，能减少偏头痛患者的发作次数和疼痛持续时间，并降低偏头痛疼痛程度。

3. 头痛宁胶囊

李小玲[106]研究头痛宁胶囊对偏头痛患者的治疗作用，以陕西省延安市疾病预防控制中心的 90 例偏头痛患者为研究对象，并分为治疗组与对照组各 45 例，对照组给予盐酸氟桂利嗪胶囊治疗，治疗组服用头痛宁胶囊治疗。治疗后治疗组的疗效明显高于对照组（$P<0.05$）。

4. 平肝熄风胶囊

于红专和姜林芳[107]应用平肝熄风胶囊，以平肝熄风、活血通络法治疗肝阳上亢型偏头痛患者 36 例，总有效率为 94.44%，对照组用西比灵胶囊总有效率为 86.11%，两组患者总有效率比较，治疗组明显优于对照组，组间比较均有统计学意义（$P<0.05$），说明平肝熄风胶囊对于肝阳上亢型偏头痛有明显的治疗效果。

5. 通心络胶囊

韩国栋和程传浩[108]用通心络胶囊以益气活血、搜风通络法治疗偏头痛 60 例，总有效率为

90.00%，优于对照组口服盐酸氟桂利嗪总有效率 66.67%，两组总有效率比较，差异有统计学意义（$P<0.05$）。通心络胶囊治疗偏头痛疗效确切。

6. 疏风通络止痛胶囊

贾峰[109]应用疏风通络止痛胶囊以疏风活血、通络止痛法治疗偏头痛 24 例，总有效 87.5%，明显优于对照组，具有统计学意义（$P<0.01$）。

7. 红花通窍胶囊

唐海峰[110]将 80 例偏头痛患者随机分为对照组和观察组各 40 例患者。对照组患者使用西比灵进行治疗，观察组患者使用红花通窍胶囊进行治疗。治疗结束后，对比两组患者的临床疗效和发生不良反应的情况。结果：观察组患者治疗的总有效率为 90%，对照组患者治疗的总有效率为 62.5%。观察组患者治疗的总有效率明显高于对照组患者，二者相比差异具有显著性（$P<0.05$）。观察组患者发生不良反应的概率为 7.5%，观察组患者发生不良反应的概率低，用红花通窍胶囊治疗偏头痛的疗效显著。

（二）常用片剂

1. 宁痛片

师会和王磊[111]将 120 例患者随机分为治疗组和对照组各 60 例。治疗组予宁痛片，对照组予尼莫地平片治疗。疗程均为 14d，治疗后治疗组的治愈率和总有效率均明显高于对照组，且组间比较均有显著性差异，说明宁痛片治疗偏头痛有较理想的临床疗效。

2. 天麻素缓释片

廖美媛[112]应用天麻素缓释片治疗偏头痛患者 30 例，总有效率为 86.67%，与对照组给予天麻素普通片治疗，疗效相当，但不良反应明显优于对照组（$P<0.05$）。

（三）常用颗粒剂

1. 养血清脑颗粒

王智兰和孙建[113]研究养血清脑颗粒对偏头痛的治疗效果，将 64 例确诊为偏头痛的患者随机分为治疗组 32 例和对照组 32 例，治疗组服用养血清脑颗粒，对照组给予西比灵胶囊治疗。治疗后的结果，治疗组总有效率达 90.63%，对照组总有效率达 71.87%，两组比较有非常显著差异（$P<0.01$），说明养血清脑颗粒对偏头痛患者头痛发作有良好的治疗作用。

2. 平肝通络颗粒

周慎等[114]观察平肝通络颗粒治疗偏头痛肝风血瘀证的临床疗效，将 120 例偏头痛患者采用随机分组、双盲双模拟对照方法分为甲乙两组，甲组用平肝通络颗粒+安慰剂治疗，乙组用晕痛定片+安慰剂治疗。治疗后两组均有良好的治疗偏头痛肝风血瘀证作用，且甲组偏头痛总有效率、肝风血瘀证总有效率均高于乙组，组间比较均有统计学意义（$P<0.05$，$P<0.01$），平肝通络颗粒的疗效更好。

3. 祛风止痛颗粒

张朝霞和余小庆[115]将 60 例偏头痛患者按随机数字表法分为治疗组和对照组各 30 例，对

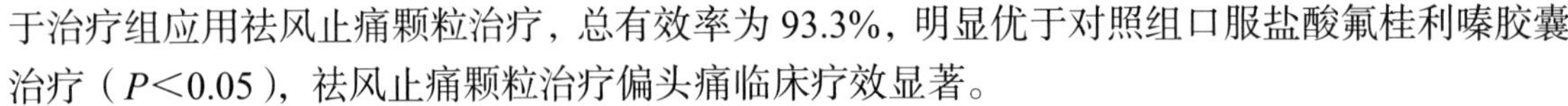

于治疗组应用祛风止痛颗粒治疗，总有效率为93.3%，明显优于对照组口服盐酸氟桂利嗪胶囊治疗（$P<0.05$），祛风止痛颗粒治疗偏头痛临床疗效显著。

4. 川芎清脑颗粒

李燕梅和王新志[116]应用川芎清脑颗粒以祛风止痛，养血活血法治疗偏头痛56例，总有效率89.3%，明显优于对照组给予盐酸氟桂利嗪胶囊进行治疗（$P<0.05$）。

5. 熄风止痛免煎颗粒

有资料显示有用熄风止痛免煎颗粒治疗肝瘀络阻型偏头痛。杨肖[117]对2013年1月至2013年12月就诊于江苏省中医院脑病中心门诊，符合纳入病例标准的患者60例，分治疗组及对照组各30例。治疗组用熄风止痛免煎颗粒进行治疗；对照组则服用天舒胶囊。均服用1个疗程14d。并进行随访，评价熄风止痛免煎颗粒的近期止痛效果及远期疗效。随访结果显示熄风止痛免煎颗粒治疗组与天舒胶囊对照组治疗肝郁络阻偏头痛均有良好效果，其中治疗组30例，无无效病例，总有效率为100%，治愈率为60%，显效36.67%，好转3.33%；对照组总有效率为86.67%，治愈率为36.67%，显效33.33%，无效13.33%。二者疗效相当，在安全性方面，两组患者在观察治疗过程中均未出现与药物相关的明显毒副作用及其他不良事件。但是熄风止痛免煎颗粒在远期疗效方面优于天舒胶囊，且熄风止痛免煎颗粒安全可靠，无毒副作用。

（四）常用丸剂

1. 都梁滴丸

白炜玮[118]选取河北省邢台市第三医院84例偏头痛患者为研究对象，随机分为都梁滴丸治疗组42例和尼莫地平对照组42例。治疗后治疗组的总有效率95.2%，对照组的总有效率69%，经统计学分析$P<0.05$，有显著性差异，说明治疗组疗效好，都梁滴丸治疗偏头痛疗效显著。

2. 复方丹参滴丸

杨曙民[119]选取164例偏头痛患者为研究对象，随机分为两组各82例，复方丹参滴丸治疗组和苯噻啶对照组，治疗后治疗组临床总有效率高；治疗组临床疗效高；用药后副作用比较，治疗组低于对照组（$P<0.01$）。说明复方丹参滴丸治疗组治疗血瘀型偏头痛有效，且副作用小。

3. 天麻消痛丸

袁建平和朱富新[120]将120例偏头痛患者随机分为治疗组和对照组各60例，治疗组给予天麻消痛丸，对照组给予尼莫地平片治疗，结果治疗组总有效率明显优于对照组。

4. 玄归止痛滴丸

邱财荣等[121]为观察玄归止痛滴丸治疗气滞血瘀型偏头痛的临床疗效。将100例偏头痛患者用玄归止痛滴丸进行治疗（治疗组），30例给予元胡止痛片（对照组），治疗后治疗组的总有效率明显高于对照组，组间比较有统计学差异（$P<0.01$），治疗组的起效时间、药效维持时间等方面均优于对照组，且未见明显不良反应。说明玄归止痛滴丸对气滞血瘀引起的偏头痛安全有效。

（五）常用注射剂

1. 益母草注射液

益母草为中医妇科良药，同时又具有活血化瘀作用。巫顺秀等[122]运用益母草注射液治疗月经期偏头痛，疗效优于钙离子拮抗剂。

2. 川芎注射液

川芎注射液中主要成分为川芎，王德学[123]运用川芎性温，具有活血行气、祛风止痛的功效，使风邪祛、寒邪散，清阳得以温，气行而脉络通，清窍得养而头痛止的理论，使用川芎注射液在临床上治疗偏头痛取得良好疗效。

3. 灯盏细辛注射液

莫卫淼等[124]研究灯盏细辛注射液治疗偏头痛发作期的疗效，灯盏细辛组 41 例给予灯盏细辛注射液 90mg 加入生理盐水 250ml 中静脉滴注 1 次；对照组 35 例口服麦角胺咖啡因 0.1～0.2g 1 次。研究结果显示，灯盏细辛组偏头痛初次缓解时间和显著缓解时间均明显快于对照组（$P<0.01$），各时间点的总有效率明显高于对照组，且不良反应少于对照组。由此表明灯盏细辛注射液治疗偏头痛效果较好，对于偏头痛发作起效快，总有效率高，同时不良反应小，耐受性好。

参考文献

[1] 曹孝忠. 圣济总录[M]. 北京：人民卫生出版社，1962：419.
[2] 吴以岭. 络病病机探析[J]. 中医杂志，2005，46（4）：243.
[3] 胡燕灵. 血府逐瘀汤治疗偏头痛临床观察[J]. 光明中医，2009，24（2）：268.
[4] 王国华，潘穆之. 符为民教授中医治疗偏头痛临床经验[J]. 时珍国医国药，2012，23（9）：2375-2376.
[5] 平大地. 浅述头痛的病因病机[J]. 光明中医，2009，24（8）：1555-1556.
[6] 宋国平. 吴茱萸汤加减治疗厥阴头痛[J]. 河南中医，2008，28（9）：25-26.
[7] 刘静，郭珍，李蕾，等. 杨秀清从风热论治偏头痛的经验[J]. 现代中医药，2008，28（1）：5.
[8] 黄粤，丁元庆. 紧张性头痛病因病机探讨[J]. 山东中医药大学学报，2005，25（1）：18.
[9] 何杨伟，陈永苗. 从风论治偏头痛[J]. 时珍国医国药，2000，11（2）：159.
[10] 赖星，杨希茜，刘玲. 刘玲教授从风论治偏头痛[J]. 光明中医，2017，32（2）：185-186.
[11] 莫晓枫，裘昌林. 裘昌林治疗偏头痛的临床经验撷要[J]. 浙江中医药大学学报，2011，35（1）：18-19.
[12] 王爽，赵建军. 正天丸治疗偏头痛（血虚阳亢挟瘀型）40 例临床观察[J]. 吉林中医药，2008，28（1）：31.
[13] 胡穗发，方圆，袁勇. 女性偏头痛治宜柔肝和血[J]. 中国中医药信息杂志，2010，17（3）：94.
[14] 房晓，李文涛. 从肝论治偏头痛的研究进展[J]. 现代中西医结合杂志，2013，22（1）：101-103.
[15] 杨志宏，沈舒文. 沈舒文教授治疗偏头痛临床经验[J]. 世界科学技术，2012，14（5）：1985-1987.
[16] 梅霓清，王幼奇. 王幼奇教授头痛煎为主治疗各型头痛经验[J]. 实用中医内科杂志，2011，25（1）：8-9.
[17] 吴林，李鹏. 偏头痛的中医病因病机分析[J]. 长春中医药大学学报，2009，25（2）：238-239.
[18] 路玉良，丁元庆. 偏头痛的中医证候、病机与治疗现状分析[J]. 河南中医，2010，30（1）：101-103.
[19] 谢炜，陈宝田，赵云燕. 180 例慢性头痛证候分类与病因病机的分析[J]. 第一军医大学学报，1998，18（4）：270.
[20] 郑晶慧，陈少玫. 浅析古代医家论治内伤头痛[J]. 四川中医，2014，32（4）：37-39.
[21] 邸玉鹏，王发渭. 偏头痛痰瘀证的机制与治疗初探[J]. 中华中医药杂志，2007，22（2）：81-83.
[22] 李克忠. 川芎天麻汤治疗肝经风火型偏头痛 35 例[J]. 河南中医，2008，28（12）：48-49.
[23] 刘海艳. 马智教授中医治疗偏头痛经验总结[D]. 沈阳：辽宁中医药大学硕士论文，2013.
[24] 师会，王磊. 浅谈宁痛方从肝论治偏头痛[J]. 天津中医药，2008，25（5）：382-383.
[25] 计妙秋. 李文金教授从肝胆论治偏头痛经验总结[D]. 沈阳：辽宁中医药大学.
[26] 竺星. 补阳还五汤治疗气虚血瘀型偏头痛临床观察[J]. 湖北中医杂志，2009，31（4）：44-45.
[27] 曾振东. 壮医常见病症名称考释[J]. 中同民族医药杂志，2014，20（1）：58-61.
[28] 覃文波，李凯风，邓汝铭，等. 壮医“毒”致痛说浅析[J]. 中国民族民间医药，2013，22（4）：5-6.
[29] 洪宗国，邓小莲. 壮医塞病论[J]. 中南民族大学学报：自然科学版，2012，31（4）：45-50.
[30] 宋宁. 壮医气血理论的理论基础与临床应用[J]. 中华中医药杂志，2013，28（1）：35-37.

[31] 黄瑾明，宋宁，黄凯. 中国壮医针灸学[M]. 南宁：广西民族出版社，2010：14.
[32] 庞宇舟，蒋祖玲. 壮医毒论理论概述[J]. 中国民族医药杂志，2014，20（6）：1-3.
[33] 陈庆通，陈素霞. 芎柴丹胡汤治疗偏头痛 238 例[J]. 中国中医急诊，2007，16（2）：239-240.
[34] 史国义. 分型施治偏头痛 50 例[J]. 中国中医急诊，2006，15（7）：787-788.
[35] 尹焕瑾. 中药外敷治疗偏头痛[J]. 山东中医杂志，2006，25（8）：520.
[36] 胡献国，李春. 头痛灵搽剂治疗偏头痛 50 例疗效观察[J]. 湖北中医杂志，2002，24（8）：31.
[37] 吴钧俊. 加用四生膏治疗偏头痛临床观察[J]. 广西中医药，2003，26（3）：19-20.
[38] 司衍学，乔建华，薛伶俐. 通窍活血汤加减治疗顽固性偏头痛的临床观察[J]. 中国社区医师，2014，30（21）：91-92.
[39] 韩玉晶，冯莹莹. 通窍活血汤治疗偏头痛 65 例疗效观察[J]. 湖南中医杂志，2012，28（5）：45-46.
[40] 李福章. 天麻钩藤饮加减治疗肝阳上亢型偏头痛 69 例临床观察[J]. 中国现代药物应用，2013，7（17）：131-132.
[41] 丛葳. 天麻钩藤饮治疗肝阳上亢偏头痛 35 例临床观察[J]. 实用中医内科杂志，2016，30（10）：15-16.
[42] 黄戎. 自拟芎芷桃红汤治疗偏头痛 30 例临床观察[J]. 长春中医药大学学报，2010，26（4）：527.
[43] 杨建丰. 四虫镇痛汤治疗偏头痛 60 例观察[J]. 四川中医，2003，21（6）：35-36.
[44] 文宗军，曾祥志. 自拟偏头痛方治疗瘀血阻络型偏头痛临床观察[J]. 湖北中医杂志，2015，37（3）：29-30.
[45] 沈烈钧. 自拟潜阳追风散结汤治疗偏头痛临床观察[J]. 上海中医药杂志，2002，36（5）：22-23.
[46] 王小娟，郭建生，汪艳娟，等. 正天丸对血瘀型偏头痛血流动力学及多普勒超声（TCD）的影响[J]. 中成药，2001，23（5）：343-345.
[47] 史红逸. 养血清脑颗粒治疗偏头痛 68 例[J]. 陕西中医，2010，31（8）：1007-1008.
[48] 邓苏平，张建堂，高飞，等. 头痛宁胶囊治疗血瘀型偏头痛 78 例疗效观察[J]. 河北中医，2008，30（5）：527-528.
[49] 李永生，冯英，古丽松. 养血清脑颗粒联合氟桂利嗪治疗偏头痛 168 例疗效观察[J]. 农垦医学，2016，38（3）：252-253.
[50] 王峰. 养血清脑颗粒联合氟桂利嗪治疗 46 例偏头痛疗效观察[J]. 光明中医，2014，29（2）：347-348.
[51] 高树中，杨骏. 针灸治疗学（3 版）[M]. 北京：中国中医药出版社，2012：29-30.
[52] 邓伟哲，杨志欣. 深刺风池穴为主治疗偏头痛临床观察[J]. 中国针灸，2002，22（10）：661-662.
[53] 宁侠，张文. 针刺治疗偏头痛即刻疗效的临床观察[J]. 中国针灸，2004，24（增刊 1）：11-12.
[54] 戴晓霄，杜无灏. 调神疏泄法针刺治疗偏头痛 65 例[J]. 陕西中医 2009，30（9）：1220-1221.
[55] 孟宪慧，于金娜，吴彩凤. 远近配穴针刺对偏头痛患者即刻止痛效应及远期总体疗效的临床观察[J]. 中国中医基础医学杂志，2015，21（8）：1004-1005，1020.
[56] 谢奕彬，郑淑庄，黄荣海. 针刀松解风池穴治疗偏头痛 53 例[J]. 中国针灸，2010，30（6）：456.
[57] 梁繁荣，王华. 针灸学（新世纪 4 版）[M]. 北京：中国中医药出版社，2016：157-175.
[58] 王非，孙海东. 刺络放血疗法治疗偏头痛 94 例[J]. 中医外治杂志，2010，19（5）：42-43.
[59] 陈兴华，江刚辉. 耳穴埋针治疗偏头痛疗效观察[J]. 中国针灸，2000，20（7）：411-412.
[60] 金晶，孙利华. 王不留行籽耳穴压豆法治疗偏头痛 56 例临床观察[J]. 内蒙古中医药，2017，36（17）：83-84.
[61] 吕金丹. 耳尖放血治疗肝阳上亢型偏头痛 65 例[J]. 河南中医，2015，35（1）：162-163.
[62] 刘斯雅，王燕红. 用穴位按摩联合梳头疗法对偏头痛患者进行治疗的效果分析[J]. 当代医药论丛，2016，14（8）：20-22.
[63] 诗红. 梳头养生有讲究[J]. 健身科学，2009，5（3）：33.
[64] 苑庆岭. 按摩治疗偏头痛 96 例[J]. 实用中药杂志，2006，22（6）：6.
[65] 祖明旭. 推经法治疗性偏头痛 40 例[J]. 中国中医药现代远程教育，2011，10（1）：53-54.
[66] 王凌云，罗飞. 穴位埋针治疗偏头痛的临床观察[J]. 湖北中医杂志，2015，37（10）：634.
[67] 封燕婷. 穴位埋线治疗偏头痛的长效性研究[J]. 环球中医药，2015，12（8）：259-260.
[68] 刑守平. 锋勾针火针治疗偏头痛 86 例[J]. 中医外治杂志，2005，14（3）：36-37.
[69] 傅宗浩，赵维杰. 针灸加梅花针叩刺反应点治疗偏头痛 43 例[J]. 云南中医中药杂志，2018，39（5）：69-70.
[70] 王顺吉，冶尕西，刘秀芬，等. 针灸结合回医眉心刺血疗法治疗偏头痛的临床研究[J]. 现代中医药，2016，36（6）：62-64.
[71] 杨晓琳，李平，谭颖颖，等. 针刺治疗偏头痛临床研究进展[J]. 陕西中医，2014，35（5）：634-636.
[72] 李舜伟，李焰生，刘若卓，等. 中国偏头痛诊断治疗指南[J]. 中国疼痛医学杂志，2011，17（2）：65-67.
[73] 崔旻，刘继霞，李秀英，等. 针灸联合中药治疗偏头痛的临床疗效分析[J]. 中国现代药物应用，2015，9（3）：226-227.
[74] 刘波. 偏头痛患者行电针穴位治疗临床疗效探讨[J]. 中外医疗，2016，35（2）：7-9.
[75] 石学敏. 针灸学[M]. 北京：中国中医药出版社，2002：208.
[76] 赵贵林. 子母补泻配穴法治疗肩关节周围炎疼痛期疗效[J]. 中医临床研究，2015，7（1）：48-50.
[77] 蔺晓源，李西林. 浅析“子母补泻取穴法”[J]. 甘肃中医学院学报，2011，28（1）：26-27.
[78] 杨振杰，王锐. 从子母补泻法论肩周炎针灸取穴[J]. 浙江中医杂志，2009，44（5）：348.
[79] 于学平，张月圆. 子母补泻配穴法治疗肝阳上亢型偏头痛疗效观察[J]. 上海针灸杂志，2016，35（1）：11-13.
[80] 姚彩华. 加味川芎茶调散联合针灸治疗偏头痛的效果观察[J]. 医药前沿，2015，5（21）：312-313.
[81] 李白云. 川芎茶调散加减联合刮痧和针灸治疗偏头痛临床观察[J]. 中国中医急症，2014，23（12）：2348-2349.
[82] 孙黔惠. 偏头痛患者应用穴位注射结合中药汤剂治疗的效果研究[J]. 影像研究与医学应用，2017，1（2）：181-182.
[83] 张含，靳雪梅，吕国雄. 热敏灸配合中药治疗偏头痛 30 例[J]. 江西中医药，2014，45（9）：51-52.
[84] 陈日兰，吴思远，甘礼盈，等. 刺血疗法配合耳穴治疗肝阳上亢型偏头痛的疗效观察[J]. 上海针灸杂志，2018，37（5）：507-510.

[85] 尤家军. 推拿结合正骨手法治疗颈源性偏头痛 40 例[J]. 浙江中医杂志，2016，51（5）：376.
[86] 蔡银河，鲁可，孙伟鹏，等. 天麻钩藤饮与钙通道阻滞剂在预防性治疗偏头痛疗效对比的 Meta 分析[J]. 中国中医基础医学杂志，2018，24（7）：949-954.
[87] 顾超，沈婷，袁灿兴，等. 丹珍头痛胶囊治疗偏头痛临床观察研究[J]. 医药论坛杂志，2016，37（10）：121-123.
[88] Linde K，Allais G，Brinkhaus B，et a1. Acupuncture for migraine prophylaxis[J]. Cochrane Database Syst Rev，2009，71（1）：121.
[89] 徐长青，付小燕. 散偏汤加减治疗偏头痛 59 例[J]. 现代中医药，2009，29（4）：22-23.
[90] 李香甜. 疏肝活血散偏汤治疗偏头痛 98 例[J]. 河南中医，2012，32（5）：601-602.
[91] 燕洪海，范闽香. 补阳还五汤治疗血管神经性头痛 60 例[J]. 中国民间疗法，2004，12（9）：41-42.
[92] 任彬彬. 补阳还五汤加味治疗气虚血瘀型头痛 39 例[J]. 光明中医，2008，23（12）：1956-1957.
[93] 王彦芹. 天麻钩藤饮加减治疗肝阳上亢型偏头痛 41 例[J]. 国医论坛，2012，27（6）：29-30.
[94] 张波. 血府逐瘀汤加减治疗偏头痛疗效观察[J]. 长春中医药大学学报，2011，27（3）：424-425.
[95] 包立振. 头风汤治疗偏头痛 54 例[J]. 江苏中医药，2008，40（6）：41.
[96] 宗武三. 养血止痛方治疗偏头痛 218 例[J]. 中医研究，2006，19（3）：33-35.
[97] 崔杰强，丁红梅. 芎芷羌葛汤治疗偏头痛临床观察[J]. 吉林中医药，2009，29（6）：474-475.
[98] 马淑荣. 羌活胜湿汤加减治疗偏头痛 45 例[J]. 甘肃中医，2008，21（8）：29.
[99] 苏成才. 通窍活血汤加减治疗偏头痛 68 例疗效观察[J]. 中国继续医学教育，2015，7（25）：194-195.
[100] 宋新，张雅芸. 加减桃红四物汤治疗偏头痛 81 例[J]. 实用中医药杂志，2006，22（8）：478-479.
[101] 崔凯. 芎蝎头痛宁治疗气滞血瘀型偏头痛 50 例[J]. 中国民间疗法，2014，22（1）：39.
[102] 刘明国. 钩蝎止痛散治疗偏头痛 96 例[J]. 四川中医，2002，20（2）：42.
[103] 官国东，宁为民，谭静，等. 半夏白术天麻汤治疗痰浊型偏头痛的临床效果[J]. 中国当代医药，2016，23（1）：179-181.
[104] 霍学文. 丹珍头痛胶囊治疗偏头痛的疗效及对患者血浆 ICAM-1 和 IL-6 水平变化的影响[J]. 陕西中医，2018，39（10）：1351-1353.
[105] 郝少君，张旭辉，王华民，等. 双乌镇痛胶囊治疗偏头痛临床观察[J]. 河南中医，2018，38（6）：881-883.
[106] 李小玲. 头痛宁胶囊治疗偏头痛 45 例[J]. 陕西中医，2014，35（5）：554-556.
[107] 于红专，姜林芳. 平肝熄风胶囊治疗肝阳上亢型偏头痛 36 例[J]. 光明中医，2014，29（2）：310-311.
[108] 韩国栋，程传浩. 通心络胶囊治疗偏头痛临床研究[J]. 中医学报，2013，28（1）：110-111.
[109] 贾峰. 疏风通络止痛胶囊治疗（风寒夹瘀证）的临床研究[D]. 长春：长春中医药大学硕士论文，2012.
[110] 唐海峰. 用红花通窍胶囊治疗偏头痛的疗效观察[J]. 当代医药论丛，2014，12（9）：28.
[111] 师会，王磊. 宁痛片治疗偏头痛的临床研究[J]. 新中医，2011，43（4）：23-25.
[112] 廖美媛. 天麻素缓释片治疗偏头痛的临床试验研究[D]. 武汉：湖北中医药大学硕士论文，2013.
[113] 王智兰，孙建. 养血清脑颗粒治疗偏头痛 32 例疗效观察[J]. 吉林中医药，2007，27（8）：21.
[114] 周慎，杨维华，卜献春，等. 平肝通络颗粒治疗偏头痛的临床疗效观察及其对 TXA2、PGI2 的影响[J]. 中国中医药科技，2010，17（1）：65-66.
[115] 张朝霞，余小庆. 祛风止痛颗粒治疗偏头痛临床研究[J]. 中医学报，2013，28（10）：1552-1553.
[116] 李燕梅，王新志. 川芎清脑颗粒治疗偏头痛 56 例[J]. 中医杂志，2012，53（4）：339-340.
[117] 杨肖. “熄风止痛免煎颗粒”治疗肝郁络阻型偏头痛临床研究[D]. 南京：南京中医药大学硕士论文，2014.
[118] 白炜玮. 都梁滴丸治疗偏头痛 42 例[J]. 陕西中医，2008，29（10）：1295.
[119] 杨曙民. 复方丹参滴丸治疗血瘀型偏头痛 82 例[J]. 陕西中医，2007，28（10）：1295-1296.
[120] 袁建平，朱富新. 天麻消痛丸治疗偏头痛的临床观察[J]. 吉林中医药，2004，24（9）：12-13.
[121] 邱财荣，逄帅，李新田，等. 玄归止痛滴丸治疗气滞血瘀型偏头痛临床疗效[J]. 中国药师，2009，12（10）：1427-1429.
[122] 巫顺秀，许楚芸，陈显光，等. 益母草注射液治疗月经期偏头痛的临床研究[J]. 辽宁中医杂志，2004，31（12）：1013.
[123] 王德学. 川芎注射液治疗偏头痛 48 例[J]. 河南中医，2006，26（9）：70-71.
[124] 莫卫焱，林翊萍，阎也. 灯盏细辛注射液治疗偏头痛发作期 41 例的疗效观察[J]. 临床神经病学杂志，2005，18（3）：210.

第二章 现代医学对偏头痛的概论

引　言

偏头痛是一种常见的神经性功能障碍疾病，是一种反复发作的、单侧或双侧搏动性的剧烈头痛，一般可持续 4～72h，可伴有恶心、呕吐、畏光、畏声等症状，日常活动可加剧头痛症状。多发病于儿童和青春期，中青年期达发病高峰，患病男女比例约为 1∶3。偏头痛是一种在全球范围内具有较高发病率的神经系统疾患，其患病率一直居高不下，且有逐年增高的趋势。流行病学调查报告显示，目前中国成人偏头痛的患病率达 9.3%，西方国家偏头痛的患病率在 12%左右。世界卫生组织于 2013 年调查全球疾病负担的研究结果表明，偏头痛是人类第 3 位常见疾病，也是世界第 6 位致残性疾病，可引起脑白质病变、认知功能下降、脑梗死等，还可与多种诸如焦虑、抑郁疾病有关。由此可见偏头痛是一种严重影响患者生活质量并带来社会经济负担的致残性疾病，所以偏头痛的发病机制、分类、诊断以及西医治疗概况等都十分有研究意义。

第一节　偏头痛的病因及发病机制

一、病　　因

偏头痛的病因目前尚不明晰，多数研究者认为是多种因素相互作用的多基因、多因素疾病，可能与下列因素有关：①遗传因素。占主要地位，有家族史的偏头痛患者约占 60%。②雌激素水平。与女性雌激素水平改变有关，绝经期与避孕妇女服雌激素可增加头痛发生率。雌激素对偏头痛的肯定作用是增加血小板聚集和引起血管结构的改变。③饮食。含高酪胺（tyamine）等的食物如酸奶油、干酪、巧克力（特别在儿童期）、酒精饮料，还有其他一些含血管扩张物质的食物如硝酸盐、单钠麸氨酸盐也能引起偏头痛。④药物。药物也可引发偏头痛，如利血平可促使血小板释放 5-羟色胺，三硝酸甘油酯属于血管扩张药，麦角胺过量也可引起头痛回跳。⑤其他因素。如脱水、饥饿、睡眠障碍、精神刺激、环境刺激等因素。此外物理刺激或抑郁、中度和严重高血压及胶原性疾病等可增加偏头痛的频度和严重性。某些学者曾认为变态反应是本病的促发因素，但大多数头痛专家给予否定。而且现在人们生活节奏加快，工作压力增大，使用手机、电脑等电子产品时间较长，视功能长期处于近距离调节状态，导致屈光不正，容易引发偏头痛。

二、发 病 机 制

现代医学对偏头痛的发病机制尚未完全阐述清楚，在以往的血管源学说、神经源学说基础上，近些年来的研究偏向于三叉神经血管学说来解释其作用机制，更多相关研究学说如下。

（一）血管源学说

20 世纪 80 年代以前，偏头痛的血管源学说占主导地位，该学说于 1938 年由 Harold Wolff 率先提出，认为偏头痛发作起源于血管[1]，主要是血管舒缩功能异常造成的，包括先兆期累及颅内血管，脑动脉痉挛性收缩，引起局部缺血。由于缺血部位不同，出现的先兆症状也不同，如视觉异常、感觉异常、运动障碍、偏瘫、失语、恶心、呕吐、出汗等神经系统功能紊乱表现；发作期脑血管扩张，主要累及颈外动脉，引起搏动性头痛，呈钻刺样疼痛或搏动样疼痛，首先位于太阳穴附近，然后扩散至整个侧头部，一般持续数小时，严重者可持续数天；后期为水肿期，由于血管持续扩张，导致血管壁局限性水肿，使头痛由搏动性转化为持续性，由于管腔狭窄，头颈部肌肉因缺血、收缩，出现肌肉收缩性头痛，故后期为混合性头痛及其他不适感觉。

1990 年由 Olesen[2]提出，先兆型和无先兆型偏头痛是血管痉挛程度不同的同一疾病。先兆症状的渐进出现是由于血流量降低后，越来越多的神经元机能受到影响，因各种神经元对缺血的敏感性不同，而视觉皮层的神经元对缺血最敏感[3]，因此，最先出现视觉先兆，以后逐渐出现神经系统症状。研究发现，偏头痛发作时部分患者脑血流减少、增多或先减少后增多，脑血流速度异常增快，脑血管扩张或收缩；但这些变化与头痛类型、有无先兆并无恒定的关系；可以后头部为著，亦可以前头部为著，部分患者头痛间歇期亦存在局部低灌注区或脑血流速度增快。关于偏头痛与脑血管功能异常之间的关系尚待进一步阐明。

但自 20 世纪 80 年代以来，随着功能磁共振（functional magnetic resonancce imaging，fMRI）、经颅多普勒及正电子发射计算机断层摄像（positron emission tomography，PET）等技术及仪器的问世，动摇了该学说。如先兆性偏头痛在先兆期会出现局灶性神经系统症状，症状消失后 5～6h，才出现过度灌注，说明该型偏头痛患者的头痛发作、终止与过度灌注导致的脑血流量降低，出现低灌注区，但没有发生相应的脑血流变化无关。fMRI 研究表明低灌注区细胞内无氧代谢率变化，PET 研究表明低灌注区无 pH 值变化[4]，因此，血管学说不能作为偏头痛发作的唯一解释。

（二）三叉神经血管学说

该学说将血管、神经和递质三者结合起来解释偏头痛作用机制，是目前解释偏头痛的主流学说。该学说认为偏头痛发作时的疼痛传入神经是三叉神经，其发病机制涉及中枢痛觉传导的抑制降低以及神经源性炎性反应，其中关键环节是神经源性炎性反应，主要特征是血浆蛋白渗出、脑膜血管扩张及肥大细胞脱颗粒等。颅内疼痛敏感组织主要为脑膜及脑膜血管，当血管周围的三叉神经末梢受到刺激后，诱发三叉神经节神经元合成、释放 P 物质（SP），降钙素基因相关肽（calcitonin gene related peptide，CGRP）以及神经递质等，导致具有消炎、血管活性以及致痛作用的物质，如 β-内啡肽、5-羟色胺（5-HT）、细胞因子、组胺、镁离子及一氧化氮（NO）等增加，进而导致疼痛的产生。它们还会激活血小板、内皮细胞及肥大细胞，导致花生四烯酸代谢产物、细胞外胺类、肽类及离子水平升高，这些物质可反馈性增加包括降钙素基因相关肽在内的血管活性肽的合成与释放，从而引发恶性循环。

该学说认为含有 P 物质、神经激肽 A（NKA）、CGRP 等三叉神经血管系统在偏头痛发作中起重要作用。自 Wolf 提出三叉神经可能是偏头痛时痛觉传导通路后，Moskowitz[5]发现电刺激三叉神经节后能导致硬脑膜血管无菌性炎症，并提出偏头痛的三叉神经血管学说；Goadsby

等[6]发现偏头痛发作时血 CGRP 含量升高，并且发现刺激猫或人的三叉神经后，能导致 CGRP 等物质的释放。

三叉神经血管系统是头痛信号的转换和调节这一通路的关键。这个系统由三叉神经眼区的感觉纤维束及其支配的密集分布硬脊膜血管组成。三叉神经血管反射中疼痛控制通路的部分缺失导致偏头痛的发生[7]，这种缺失引起三叉神经脊神经核部分递质如 SP、NKA、CGRP 和 NO 过渡释放，这些物质作用于血管壁，引起脑脊膜的炎症反应（此又称为神经源性炎症[8]），进而三叉神经的刺激逆行、顺行传导，逆行性传导加强神经源性炎症，而顺行性传导在脑干进入三叉神经核，在此处促进 c-fos 产生，引起恶心、呕吐，经丘脑传至大脑皮层，表现出疼痛[9]。

颅内痛觉敏感组织，如脑膜血管、脑血管、静脉窦分布于来自三叉神经的 C1、C2 纤维，当三叉神经收到激活物质后，具有传递痛觉纤维作用的神经膨大处，受到电化学刺激后，轴浆内具有较强扩张血管作用的 P 物质、CGRP 及其他神经释放的增加等，从而产生神经源性炎症，使血管通透性增加，血管扩张、产生无菌性炎症等，三叉神经血管的血浆内致痛物质渗入组织间隙刺激了三叉神经的神经末梢，经三叉神经上行传导至中枢而产生痛觉。5-HT 受体激动剂曲普坦制剂可以终止急性偏头痛的发作。舒马普坦可与之结合，缓解恶心、呕吐等症状，从而抑制神经源性炎症。

（三）皮层扩散抑制学说

皮层扩散抑制学说[10]认为偏头痛发作是暴发性神经无活动后去极化，并向邻近脑组织扩散，形成扩散性皮层抑制（cortical spreading depression，CSD），CSD 影响部位不同，头痛部位及伴发的神经症状也不同。脑磁图（MEG）所见支持这种假说，会出现扩展性血流量的减少。CSD 是指各种有害素刺激，大脑皮层后部皮质出现的神经电活动抑制带，抑制带以 3mm/min 的速率向周围皮层扩散。最早由 Leao 提出，CSD 及与之相关的血流灌注不足是偏头痛先兆形成最可能的原因。两者均起始于枕叶，以波形方式沿着脑回及通过局部的脑血管慢慢延伸（2～3mm/rain），其时程与先兆同步，并在 5min 内出现 300%脑血流的增加，表明血管扩张和组织氧合过度，这一皮层过渡灌注是由血管周围三叉神经及副交感神经纤维释放的神经递质介导的。而且这种高氧很快传播至视皮层以外，包括黑质、红核及与痛觉相关的区域，并到达对侧[11, 12]。偏头痛的先兆首先是视物明显变形，然后发展至左侧由脸部到手部的偏身麻木，先兆的最后征兆是运动性失语，然后是单侧的搏动性头痛，伴恐声症。这一稳定的模式及持续先兆发展提示皮层扩散抑制在先兆型偏头痛发病机制中扮演有重要角色[13]。

在动物实验中，采用皮质脑电图观察到皮质受到有害刺激后出现枕部大脑皮质后产生电活动抑制，且脑电活动低落，并缓慢向邻近皮质缓慢移动，之后认为与偏头痛相伴随的脑血流的变化，首先是血管充血，然后是血流量减少。多个神经元和胶质细胞的去极化状态[14]，是由神经系统作为中介产生的，提出了皮层扩散性抑制，它向脑底面延伸，并在感受三叉神经痛觉的分支的支配区产生障碍，引起头痛。近年研究又指出皮质扩散性抑制扩散机制与兴奋性氨基酸释放有关，可使周围血管神经末梢释放钙基因相关肽，在神经元的炎症中起着应有的作用[15]。导致多种神经功能的障碍，伴随着神经电活动的抑制，因为偏头痛先兆发病的发生方式类似于皮层性抑制，皮层扩散性抑制可以解释偏头痛先兆的症状产生，并得到了一些专家学者的认可。当 CSD 发生时，其小血管发生腊肠样收缩的相应脑区，钙拮抗剂干预后可以减少 CSD 的产生，说明细胞内钙离子浓度相对增高。CSD 可能是偏头痛先兆发生的基础。

（四）神经源学说

神经源学说认为偏头痛的发源地在中枢神经系统，内分泌改变及血管舒缩障碍是一种继发现象，即偏头痛的血管性变化是继发于神经中枢的“释放”，本病作为一种稳定性的三叉神经——血管反射，伴有疼痛控制通路中的节段性缺陷，使得从三叉神经脊束核的过量放电以及对三叉丘脑束或皮层延髓束来的过量传入冲动发生反应，最终引起脑干与颅内血管间发生相互作用。传入刺激通过皮层和下丘脑（体内生物钟）机制触发，脑干的蓝斑被激活，去甲肾上腺素能神经递质增加，引起脑皮层血流量减少而表现出先兆的神经缺损症状，另外缺血、精神紧张、焦虑、疲劳或其他因素导致脑干的 5-HT 能神经元也被激活，引起脑膜中动脉和脑内大动脉扩张，同时也刺激三叉神经传入纤维末梢释放血管活性物质增加，导致血管更加扩张、水肿及神经元无菌性炎症改变，刺激血管内三叉神经末梢的伤害感受器，传入脑内产生痛感[16]。偏头痛的各种复杂症状是大脑皮质功能紊乱的结果，可能是下丘脑／间脑的兴奋阈下降而引起头痛发作。

（五）与偏头痛有关的生化因素

1. 5-羟色胺（5-HT）学说

5-HT 是公认的在偏头痛发病中起重要作用的神经递质。研究结果表明，偏头痛患者中 5-HT 水平存在明显的波动[17]。5-HT 可以使大血管收缩、小血管扩张，增加毛细血管通透性。其血浆浓度的变化在偏头痛患者发作过程中可以较好地解释出现的血管舒缩障碍[18]。在偏头痛前驱期，血中 5-HT 释放增加，直接作用于脑膜血管上的 5-HT 受体，引起脑膜血管过度收缩，随着 5-HT 的代谢，血中浓度急速下降，使脑膜血管过度扩张，而产生搏动性头痛[19]。

当偏头痛发作时，给予 5-HT 受体激动剂如阿米替林等，它通过刺激颅内的 5-HT_{1B} 受体，引起大脑血管有相对选择性的收缩，因为外周循环的血管收缩由 5-HT_2 受体调节。另外，阿米替林等还可以激活存在于三叉神经初级和次级神经元的 5-HT_{1D} 受体，有效降低能引起血管舒张的神经肽释放减少[20]。5-HT 是通过与其受体结合而发挥作用的。5-HT 受体分为三种亚型，都与偏头痛有关。其中 5-HT_1 受体再分四种亚型，分别为 5-HT_{1A}、5-HT_{1B}、5-HT_{1C}、5-HT_{1D}，尤以 5-HT_{1D} 与偏头痛关系密切。5-HT 受体在脑干的中缝核和大核广泛的分布，因此有学者将脑干称为偏头痛发作的启动点[21]。目前，使用 Sumatriptan 治疗急性偏头痛发作则属选择性 5-HT_{1D} 受体激动剂，美西麦角、苯噻啶则作为 5-HT 受体拮抗剂治疗间歇期偏头痛。

2. 降钙素基因相关肽学说

降钙素基因相关肽是一种强大的血管舒张肽，由 37 个氨基酸组成，在神经系统的三叉神经节中其含量尤为丰富。降钙素基因相关肽通过与其受体结合，阻断 Ca^{2+} 向细胞内流动，引起细胞内 Ca^{2+} 浓度下降，产生扩血管效应，从而影响偏头痛的发病机制[22]。

3. 多巴胺神经能学说

多巴胺能神经元参与偏头痛的发生，并在偏头痛的发作中起到一定的保护作用。多巴胺是中枢神经系统中含量最高的儿茶酚胺类神经递质，主要分布于哺乳动物的中脑黑质、脊髓、纹状体。从多巴胺受体、儿茶酚胺氧位甲基转移酶、多巴胺羟化酶、多巴胺转运体等方面阐述多巴胺与偏头痛的相关性。偏头痛发作前或发作时表现出的恶心和打哈欠等临床表现与多巴胺受体之间是正相关的关系[23]。偏头痛大多数可通过刺激多巴胺能系统而诱发，尤其多巴胺 D2 受体（DRD2）拮抗剂，如氟桂利嗪、氯丙嗪、甲哌氯丙嗪、甲氧氯普胺等药物在治疗偏头痛中均能缓解疼痛及恶心、呕吐等症状。氟桂利嗪为 DRD2 拮抗剂，在偏头痛的预防中起着重要的作用。偏头痛发作时产生的多巴胺受体的高敏感性产生嗜睡、乏力可能是一种保护机制。又成为偏头痛治疗的一个潜在靶点。意大利学者 Giovanni'Andrea 等[24]研究表明，慢性偏头痛患者体内血清中去甲肾上腺素、多巴胺比对照组高出数倍，并且随着慢性偏头痛的发展，这些递质及激素水平持续升高。Barbanti 等[25]研究表明偏头痛多巴胺基因存在变异。增加的多巴胺水平会导致恶心、呕吐和低血压，最后多巴胺水平缓慢回到基础水平，这可能是某些偏头痛发病的重要机制[26]。

4. 一氧化氮（NO）与内皮素（ET）

NO 既是血管内皮舒张因子，又是重要神经递质，近年发现其在偏头痛产生机制中也是一个非常关键的因子，不但可以激发偏头痛，还对保持偏头痛状态非常重要。药理实验[27]发现，NO 可以影响人体的许多功能，可能在中枢和外周的疼痛刺激过程中起关键作用。另有实践发现硝酸甘油能引起或加重具有搏动性、剂量依赖性等偏头痛特点的头痛发作，而硝酸甘油的生物学效应是通过生成 NO 实现的，因此硝酸甘油可视为 NO 的前体。较高剂量的硝酸甘油可引起偏头痛患者的头痛发作，并加重其症状和延长脑动脉扩张时间。NO 是目前所知的最强的扩血管物质，它进入血管平滑肌细胞后，激活鸟苷酸环化酶，使血管舒张，高浓度的 NO 则能使血管过度的扩张产生无菌性炎症。NO 尚能抑制血小板聚集、抑制脑血管自发性收缩、抑制血管对缩血管因子的反应[28]。Olesen 认为 NO 对偏头痛是一个关键性的分子，并发现硝酸甘油引起的头痛并非继发于组胺的释放，而组胺扩张脑动脉的效应是通过内皮细胞生成 NO 实现的。另外，软膜表面局部应用硝酸甘油可引起血管周围神经纤维释放 CGRP。推测偏头痛患者血浆 CGRP 的升高是 NO 形成的继发效应[29]。

ET-1 是内皮素家族中最强的缩血管物质，与 NO 一样主要来源于血管内皮细胞，可引起脑血管强烈而持续的收缩，导致偏头痛发作。研究证实偏头痛患者发作期血浆 ET-1 浓度显著升高[30]。蒋萃等[31]研究显示，急性发作期患者血浆中的内皮素含量比正常人颅内的内皮素高。生理状态下 ET 合成释放极低，通过与血管壁上的 ETA、ETB 两种受体结合发挥作用。当它与 ETB 结合后又能通过增强鸟苷酸环化酶活性介导 PGI2 和 NO 的释放而实现一定的负反馈调节。ET 在发挥缩血管的同时又激活炎症细胞，诱导水肿形成。新近的动物实验又发现局部应用微量（10nmol～1μmol）的 ET-1 也能导致 CSD 的发生，并部分类似于 K^+诱发的 CSD[32]。

ET 与 NO 生物学效应相反，在生理状态下维持在相对恒定的比值，从而维持血管功能的稳定。研究表明[33]，偏头痛急性发作期血浆 NO、ET 水平均显著升高，缓解期血浆 NO、ET 水平均降低，但仍高于正常对照组，ET 仍高于正常人群。ET/NO 值在发作期较正常低，而间歇期增高，提示偏头痛患者体内 NO 与 ET 失衡，打破了血管的基础张力和正常的舒缩功能，引起偏头痛的发作。

偏头痛患者急性发作期血浆 NO 和 ET 含量均显著高于正常对照组（$P<0.05$），偏头痛缓解期血浆 NO 降低，与对照组比较无显著差异（$P>0.05$）。血浆 ET 含量也降低，但仍高于正常对照组（$P<0.05$）。急性发作期血浆 NO 和 ET 含量呈显著正相关（r=0.564，$P<0.01$）。还发现偏头痛患者急性发作期血浆 NO 和 ET 比值较对照组降低（$P<0.05$），而缓解期较对照组增高（$P<0.05$）。偏头痛患者可能存在血浆 NO 和 ET 的动态失衡，影响血管的舒缩功能。

5. P 物质（SP）

SP 最早是由 Von Euler 和 Gaddum 于 1931 年从马的肠和脑内发现的一种具有引起肠平滑肌

收缩、血管舒张和降低血压作用的物质，命名为P物质。多数学者认为SP起镇痛作用的主要机制是其可以促使血管舒张、血浆外渗、肥大细胞脱颗粒等进而引起神经源性炎性反应[34]。SP与疼痛的关系十分复杂，它可以产生与疼痛相关的双向调节作用：既可以镇痛，又可传递痛觉信息、产生疼痛。朱晓凤等[35]研究得出热凝大鼠脑膜中动脉可减轻由硝酸甘油诱发的偏头痛症状，这可能是通过抑制CGRP和SP的释放引起的。

6. 前列环素（PGI2）与血栓烷A_2（TXA_2）

PGI2和TXA_2均为花生四烯酸（AA）的代谢产物，两者有共同的前体。TXA_2在血小板中合成释放，激活腺苷酸环化酶使Ca^{2+}内流，使血管收缩，并加剧血小板的聚集。PGI2在内皮细胞中合成，抑制腺苷酸环化酶活性，扩张血管并抑制血小板的聚集。

7. 与脑脊液中分子物质（MMS）和过氧化脂质（MDA）有关

资料显示，血管神经性头痛患者脑脊液内MMS含量明显高于正常人，提示MMS是造成血瘀证神经系统一系列症状的病理因素之一。MDA是脂质过氧化物（LPO）的分解产物，LPO积聚，可以损伤内皮细胞（EC），抑制前列腺素合成酶（PGI2S），破坏PGI2与TXA_2的平衡，导致TXA_2增多，PGI2合成减少，促进血小板凝聚、血栓形成、血管痉挛[36]。

（六）脑干中枢

已知下丘脑是组成所谓的中央自主网络系统的一部分，调节机体内环境稳定及控制疼痛。尤其是导水管周围灰质、蓝斑和中央髓核都与疼痛感觉的控制有关。下丘脑及脑干尤其是脑桥背侧当偏头痛发作时会被激活[37]。Kruit等[38]发现幕下（特别是脑桥）肾上腺皮质功能亢进在偏头痛患者中患病率增高，进一步加深了对偏头痛患者脑干功能损害的认识，并认为持续的局部缺血可能为其病理机制。

（七）基因学说

多数偏头痛患者都有家族遗传史，Hershey等[39]研究发现，偏头痛患者外周血中血小板基因表达上调，特异性线粒体基因、早期反应基因高水平表达。Sanchez和Reuter[40]研究发现，常染色体lq23新的变异，引起Na^+/K^+通道单倍剂量不足，使胞内钙离子浓度升高。但目前除确定了家族性偏瘫性偏头痛（FHM）的基因位点外，其分子遗传学特性尚无定论。

（八）免疫因素

根据免疫指标的异常，认为偏头痛与免疫因素有关，如低镁、高钾等离子障碍[41]，线粒体机能异常学说[42]等都与偏头痛发作有关。有学者认为镁与偏头痛的关系十分密切，镁对5-HT受体、NO合成和释放、偏头痛各种相关受体和神经递质都起作用。低镁血症可使脑内镁水平下降，一旦降至阈值水平便会引起偏头痛发作。静脉注射硫酸镁可使低镁血症（或与血镁浓度无关）患者急性头痛缓解[43]。

第二节　偏头痛的类型及临床表现

根据国际头痛协会（International Headache Society，IHS）诊断标准，临床上将偏头痛分为两种主要亚型：有先兆偏头痛（migraine with aura，MA）和无先兆偏头痛（migraine without aura，MO）[44]。

一、有先兆偏头痛

有先兆偏头痛又称典型偏头痛，占的比例较少，大约为 10%，常见家族聚集发病，先前的研究已经发现，有先兆偏头痛比无先兆偏头痛具有更强的遗传成分[45]。最显著的特点就是患者偏头痛发作前有先兆症状，例如视觉、感觉和运动等先兆，常见先兆为视觉先兆。诱发因素如身体疲劳、月经来潮、心理紧张、气候炎热、饮酒等都能引起偏头痛的发作，头痛性质多为搏动型钝痛，程度逐渐加大，达到最高峰后持续数小时到一天不等。临床表现为头部不适、嗜睡、烦躁、忧郁、饥饿或小便减少。疼痛可时轻时重，疼痛部位可为双侧或全头，疼痛程度一般比典型偏头痛要轻，头痛发作的持续时间相对较长，可达数小时或数天，头痛发作可有明显的间歇期。

先兆期：表现为头痛发作前 20～30min 出现视物模糊、暗点、闪光、异彩、黑矇、复杂幻觉、畏光等，可有短暂的单眼盲或双眼的一侧视野偏盲，先兆症状常持续 4min 以上，然后迅速消失。视觉先兆常在头痛即将出现之前发展至高峰。先兆还可表现为咽、舌、唇或偏侧肢体感觉异常，偏身麻木，轻偏瘫或言语困难、嗜睡等。头痛期：视觉先兆，头痛多在先兆症状发展至高峰后从对侧的眶后部或额面部开始，逐渐加剧，扩散至半侧头部、上颈部或整个头部，性质为跳痛、胀痛、敲击痛或搏动性疼痛，伴之颞浅动脉搏动增强。压迫时可使疼痛略减，常伴有厌食、恶心和呕吐。患者面色苍白、精神萎靡、畏光、厌声、疲惫不堪；发作持续数小时至十余小时；患者喜卧暗室，疼痛常为睡眠所终止。发作频数不定，可每日或数周、数月甚至数年发作 1 次。每日都发作者为偏头痛持续状态。发作期 TCD 显示血管呈扩张状态；免疫球蛋白 IgG 及补体 C3 明显高于正常值。说明偏头痛变态反应与体液免疫及补体改变有关，此型多在青春期发病。

二、无先兆偏头痛

无先兆偏头痛又称普通偏头痛，是偏头痛中最常见的类型，约占 80%。患者亦常有家族史，头痛的性质同于有先兆偏头痛，但多数患者发作前无明确的先兆症状，头痛的典型特征是局限于一侧的搏动性头痛，呈中度或重度疼痛，可因日常体力劳动而加重，伴随症状有恶心、呕吐、畏声和畏光，头痛程度明显轻于有先兆偏头痛，但持续时间较有先兆偏头痛明显长，往往多天持续发作。

三、特殊型偏头痛

特殊型偏头痛包括眼肌麻痹型偏头痛、偏瘫型偏头痛、基底动脉型偏头痛等类型，这些偏头痛的类型发病率非常低，临床不常见，但是因其发病特殊性，容易与其他疾病混淆，故在此也阐述一下其临床表现：

1. 眼肌麻痹型偏头痛（OM）

临床一般较为少见，发病率较低，占偏头痛的 2%～17%[46]，本病患病人群多见儿童和青年，男性多于女性[22]，一般呈非搏动性眶部或眶周疼痛，放射到偏侧面部，可有反复发作的偏头痛症状，每次头痛发作持续时间长于 7d，比其他类型偏头痛长。眼肌麻痹最多见于动眼神经麻痹，表现为一侧动眼神经完全性或不完全性麻痹，偶有双侧交替出现，少数患者还可出现外展神经麻痹，滑车神经麻痹罕见[47]，因此临床会出现眼睑下垂、瞳孔散大、眼外肌麻痹和复视等症状。

2. 偏瘫型偏头痛

在偏瘫型偏头痛患者的一级或二级亲属中，至少有一人具有肢体无力的偏头痛先兆，则称为家族性偏瘫型偏头痛（familial hemiplegic migraine，FHM）；若无此类亲属，则称为散发性偏瘫型偏头痛（sporadic hemiplegic migraine，SHM）。本病是一种罕见疾病，有报道对丹麦人群进行研究，结果发现，患病率大约为 0.01%[48]，发病的平均年龄为 12～17 岁（1～51 岁均可发病），男女比例约为 1∶2.5～4.3[49]。偏瘫型偏头痛发作大多从儿童期开始，在青年期时停止，而由其他类型的偏头痛代替偏瘫型偏头痛，少数有家族史。偏瘫型偏头痛的标志是运动先兆，运动症状最常见开始于手部，逐渐沿手臂向面部扩散。偏头痛通常发生在先兆期，最常见于视觉先兆后发生，但也有可能会出现在先兆之前。头痛可发生于单侧或双侧，单侧头痛可在先兆症状的同侧或对侧发生[50]。疼痛程度为轻度至极重度不等。偏瘫通常可作为偏头痛的先兆症状之一，表现为一侧上肢或下肢的无力，偏头痛重度发作的先兆除偏瘫外，可伴有构音障碍或失语、惊厥、发热震颤、眼球震颤、视网膜变性、耳聋、共济失调、脑膜刺激征、脑脊液细胞数增多、脑水肿或脑梗死等诸多情况，头痛消退后偏瘫可持续 10min 至数周不等。先兆延长至数天乃至数月后症状才能完全缓解[51]。在罕见的情况下，严重的病例可能导致永久性脑损伤、脑梗死、脑萎缩、全脑或区域代谢减退、认知能力下降甚至死亡[52]。偏瘫型偏头痛的单侧症状可能在偏头痛发作期间或发作时左右互换。然而，三分之一的 FHM 患者可相继或同时出现双侧运动症状。肢体无力的程度可以从轻微到严重不等。

3. 基底动脉型偏头痛

发作是以枕部为主的搏动性头痛，因基底动脉痉挛引起脑干缺血所致，年龄较大的儿童和青春期女性较多见，发作与月经期有显著联系，绝大多数患者有家族史，家族成员可患此型或其他类型偏头痛。主要表现为脑干神经功能紊乱，是最常见的症状。短暂的双侧视野损害，持续 20～30min 出现枕部搏动性头痛以及眩晕、共济失调、意识水平改变等，此外还有构音障碍、耳鸣、短暂遗忘、手足口周麻木、精神错乱等症状。多次发作后可导致基底动脉或大脑后动脉血栓形成。

4. 视网膜型偏头痛

多见于有先兆偏头痛病史年轻人，发作时出现单眼的视觉先兆症状，如视野缺损、闪光或暗点，这就使其区别于其他经典的伴有视觉先兆的有先兆偏头痛的双眼视觉先兆症状。先兆发作的持续时间一般为 5～60min，视觉症状后的 60min 内出现偏头痛，偏头痛也可在视觉症状前出现，非发作期中眼科检查正常，只有排除了短暂性脑缺血发作、视网膜剥离、视神经病变等器质性病变后方能诊断该疾病。

5. 复杂型偏头痛

偏头痛伴先兆症状延长。症状与有先兆偏头痛相同，先兆在偏头痛发作中持续存在，持续时间为 1h 乃至 1 周。该类型偏头痛需做磁共振检查排除脑内病变。

6. 晚年型偏头痛

发作年龄较大，一般于 45 岁后发病，发作性头痛伴反复发作的偏瘫、麻木、失语或言语不清，每次头痛发作神经功能缺失症状相同，持续时间为 1min 至 72h。该类型偏头痛应注意排除短暂性脑缺血发作。

第三节 偏头痛的诊断和鉴别诊断

一、偏头痛的诊断

偏头痛是临床上最常见的原发性头痛类型，其病因和发病机制尚不明确，迄今尚缺乏能确定诊断的特异性实验室检查或影像学改变。所以偏头痛的诊断很大程度上要依赖于详细的病史，或者说病史是诊断偏头痛的主要依据。偏头痛的诊断必须要详细询问病史，根据头痛的起病形式、头痛的部位、性质和严重程度、持续时间、临床特征、伴随症状及体征、影响（诱发或减缓）头痛的因素、既往发作史和家族遗传史等作出初步诊断，并进行相关检查，以排除其他导致头痛的可能疾病。

（一）偏头痛患者的病史资料

医生应该注意了解头痛发作的前驱症状、部位、持续时间、性质、程度和速度，诱发头痛以及缓解的因素，头痛发作时的伴随症状，通过了解患者病史可以对一些头痛作出初步诊断。主要采用国际头痛学会最新修订的偏头痛诊断标准[53]进行诊断。

1. 无先兆偏头痛的诊断标准

诊断标准：①至少发作 5 次，符合标准②～④。②头痛发作持续时间为 4～72h（未治疗或治疗失败）。③头痛至少具有以下特征的两项：单侧头痛；搏动性头痛；疼痛程度为中度或重度，日常体力活动（如走路或爬楼梯）会造成或加剧偏头痛。④在头痛发作期间有恶心或呕吐、畏光或怕声等症状。⑤不归因于其他疾患。

2. 有先兆偏头痛的诊断标准

诊断标准：①至少发作 2 次，符合标准②。②偏头痛先兆表现为发作持续时间为 4～72h，具有单侧头痛，搏动性头痛，疼痛程度为中度或重度，日常体力活动（如走路或爬楼梯）会造成或加剧偏头痛等。③不归因于其他疾患。

（二）常规检查

通过测量血压可判断高血压性偏头痛。高血压已被认为是偏头痛发作慢性转化的重要因素之一，增加了偏头痛患者的脑血管风险。偏头痛和动脉性高血压可能有共同的机制，如内皮功能障碍，缺乏自主心血管调节和肾素血管紧张素系统的参与。Finocchi 和 Sassos[54]研究得出与没有偏头痛的受试者相比，患有偏头痛的受试者患高血压的风险增加了 1.4 倍。Scher 等[55]也得到了类似的结果，并强调有先兆偏头痛患者和女性患者有更高得高血压风险，Mathew[56]的报告指出，从最初的发作性偏头痛转变为慢性偏头痛的患者，患高血压的可能性更高。

（三）脑电图检查

一般情况下，偏头痛患者在发作期或间歇期，脑电图的异常发生率都比正常对照组高，但是，偏头痛患者的脑电图改变具有非特异性，因为它可出现正常波形。可见弥漫性慢波、局灶性棘波、局灶性慢波、局灶性棘慢波综合以及对睁闭眼、过度换气、亮闪光刺激有反应等各种异常波形。一般来说，在6～12岁儿童中偏头痛的发病率为2%～5%，随年龄的增长而逐渐增多。14岁左右发病率为10%左右。小儿偏头痛脑电图的异常率较高，为9%～70%，可出现棘波、阵发性慢波、快波活动及弥漫性慢波。吴玉梅和肖正军[57]研究指出，偏头痛患者脑电波多数呈非特异性表现，且偏头痛患者脑电图异常率较非偏头痛患者高，因此脑电图变化情况可作为偏头痛诊断的一项依据，再结合具体病情及临床表现等进行下一步分析，以保证疾病可获得准确的诊断与治疗。此外动态脑电图结果显示[58]，头痛性癫痫患者的脑电图异常率高于偏头痛患者的脑电图异常率，因此可用于鉴别诊断偏头痛和头痛性癫痫，对医生确诊患者病情也起到重要的参考作用。

脑电图异常诊断标准参照冯应琨编《临床脑电图诊断标准》。①轻度异常：脑电图背景活动改变较为明显。②中度异常：脑电图背景活动的量变加上波形的中等改变，存在少量或中等量棘波或者棘慢综合波。③边缘脑电图：脑电图正常背景活动存在轻度量变，例如两侧波频率调节不佳，波幅相差30%以上；额部中等波幅快、活动多，或有爆发倾向。

（四）经颅多普勒超声

TCD 超声是从电生理和血流动力学的角度来监测脑组织功能和血流情况的，可预防或早期发现可能发生的脑组织病变程度，以便临床有针对性地实施预防治疗措施，从而提高预后效果[59, 60]。

20世纪80年代国外研究和90年代国内研究证实，TCD是诊断颅内动脉狭窄和颈部大血管狭窄的可靠指标[61]。TCD 作为一种脑血流分析技术，具有无损伤性、重复性好、实时显示等特点，对于判断脑动脉硬化、脑血管扩张、脑血管痉挛、脑动静脉血管畸形、狭窄或闭塞、颅内压增高及侧支循环的血流动力学改变具有敏感性和特异性[62]。李永昌和余海[63]采用TCD研究了94例偏头痛患者及38例正常人的脑血流速度（MFV）。结果表明，不同类型的偏头痛（MWO与MWA）的发作期与间歇期，发作时头痛为单侧或双侧，其MFA的变化均不相同。因此 TCD 可用于动态观察偏头痛发作时动脉功能状态的变化以及评估抗偏头痛药物的作用。

（五）神经系统检查

神经系统检查一般分以下几种。①一般检查：先检查精神状态，比如患者有无感知障碍、记忆障碍、情感障碍（焦虑、抑郁等）、智能障碍和意识障碍等；有无嗜睡、昏睡、意识模糊、谵妄甚至昏迷状态，最后要观察眼底，有无视乳头水肿。②语言、运用与认识能力的检查。③十二对颅神经检查。④运动系统检查：先进行肌力检查，检查肌肉收缩力有无肌力减弱和瘫痪，再进行肌张力检查和不自主运动检查，检查有无肌张力增强或减低；观察患者有无不自主运动，如震颤、抽搐、舞蹈样动作、手足徐动征和痉挛性动作等，最后进行共济运动检查，包括可令患者做指鼻试验、指指试验、跟膝胫试验等。⑤感觉系统检查：浅感觉检查包括痛觉、温度觉和触觉，深感觉检查包括位置觉、运动觉和震动觉。⑥反射检查：浅反射检查包括角膜反射、咽反射、腹壁反射、提睾反射和肛门反射，深反射检查包括肱二头肌反射、肱三头肌反射、桡骨膜反射、膝反射、跟反射等，病理反射检查包括霍夫曼征、巴宾斯基征和查多克征等，脑膜刺激征检查包括颈项强直、克氏征和布鲁氏征。

（六）X 线检查、腰穿、脑脊液检查

X 线检查：对疑为鼻窦炎者拍格瓦氏位、颈椎病者拍颈椎侧位和斜位、颅骨病变者拍头颅平片；腰穿、脑脊液检查：可测知颅压的高低，可确诊脑膜炎、蛛网膜下腔出血等疾病。但对眼底视神经乳头明显水肿、剧烈头痛伴呕吐等高颅压征象者应属禁忌，以免发生脑疝。

（七）颅脑 CT 和头部磁共振（MRI）检查

颅脑 CT 和头部磁共振 MRI 检查是针对剧烈头痛又怀疑有颅内器质病变的患者，它对颅内血肿、脑脓肿、脑肿瘤、脑内寄生虫病（如脑囊虫病）、急性脑血管病等都能提供较确切的诊断依据。例如，先兆偏头痛患者具有相较于健康人群与无先兆者更加显著的初级视觉皮层高反应现象[64]，进一步支持皮层扩散抑制学说。

（八）^{133}Xe 吸入法

有研究检测有先兆及无先兆偏头痛患者脑局部血流量（rCBF）的变化，结果显示，无先兆偏头痛组间歇期的 rCBF 呈明显的高血流量状态，而有先兆偏头痛组则呈现明显的低血流量状态，尤其枕区血流量降低明显[65]。Facco 等[66]和 Cavestri 等[67]也检测出相同结果，证明 ^{133}Xe 吸入法测定脑局部血流量是一种无创伤性、简易的检查，可以动态反映血流动力学及血管本身情况。

二、偏头痛的鉴别诊断

头痛是临床的常见症状，分为原发性头痛和继发性头痛。头痛可以是多种疾病的一种表现症状，如颅内压增高、脑出血等，被称为继发性头痛；以头痛为主诉，不伴其他疾病的重要症状及体征，则称为原发性头痛[68]。偏头痛是原发性血管性头痛的一种，原发性头痛还包括紧张性头痛、丛集性头痛、三叉神经性头痛，占全部头痛类型的 90%[69]。因此，对主诉为偏头痛的患者，应该与其他头痛相鉴别。

（一）与其他原发性头痛鉴别

1. 紧张性头痛

紧张性头痛也称肌紧张性头痛或精神性头痛，是最常见的头痛类型。与偏头痛的鉴别要点如下。①头痛部位：多为双侧性发作，常见于颈枕部和双颞部，亦可见于额顶部或全头部，也可局限于帽圈范围内。②疼痛发作时间：具有持续性，一般持续数十分钟至数日，一般发病或加重多见于午后到夜间。③头痛性质：非搏动性痛，主要表现在颈部或头面部肌肉持续性收缩，而产生的双侧束紧样的绞榨性或压迫性头痛，颈部、肩胛部、背部的肌肉压迫痛和僵硬感，可区别于偏头痛的搏动性痛。④疼痛程度：与偏头痛相比较，一般较轻，属于轻—中度头痛，但并不影响运动，而偏头痛属于中—重度头痛。⑤伴随症状：较少，不伴有恶心和呕吐，这点与偏头痛完全不一样，偏头痛则常伴有恶心、呕吐、面色苍白等自主神经症状。⑥诱发因素：精神要素、头颈部肌肉过度收缩等均可加重病情，与一般性体力活动、光线、声音等刺激无关。⑦发病率：紧张性头痛要高于偏头痛[70]。

2. 丛集性头痛

丛集性头痛也称蝶腭神经痛或 Horton’s 综合征，最易与偏头痛混淆。①头痛部位：常固定于一侧，发作部位为单侧眼眶、眶上、额部、颞部，疼痛发作过程是从一侧眼眶至额部的灼热感，到同侧颞部至顶部的剧烈头痛。②疼痛发作时间：具有反复密集发作的特点，不具有持续性，多于夜间到凌晨发作，在连续2～6周内每天发作，可有1～5年的间歇期。每次发作时间较短，一般在10～20min内迅速达到疼痛高峰，难以忍受的剧烈头痛平均持续1h左右，然后便迅速缓解，发作频率从隔日一次到每日八次不等。而偏头痛多为数小时至数日。③头痛性质：为搏动性疼痛。④疼痛程度：表现为刀剜样或者锥刺样难以忍受的疼痛。⑤伴随症状：面部出汗、眼结膜充血、流泪、流涕、鼻塞等自主神经症状。⑥诱发因素：炎热、饮酒、硝酸甘油应激或眩光过敏性鼻炎及性行为等，而偏头痛常与情绪波动、劳累、声、光刺激以及食用富含酪胺的食物等有关。⑦发病率：从集性头痛发病率要低于偏头痛，有报道在各种血管性头痛中偏头痛占85%，而该病仅占10%左右。⑧有无先兆：发作前没有任何先兆，发作突然，而先兆型偏头痛发作前会出现一些先兆现象。⑨有无家族史：该病无或很少有家族史，而偏头痛大多有家族史。⑩性别：多为青壮年男性，而偏头痛发作多为女性。

3. 三叉神经性头痛

三叉神经性头痛具有局限性，与从集性头痛类似。①头痛部位：常固定于一侧，具有明显副交感自主神经特征的头痛，表现为眶周或颞部疼痛，多于头痛同侧或头痛对侧发生，较为剧烈。②疼痛发作时间：持续时间较从集性头痛还要短，一般短于1h，发作频率更密集，一日可频发数次至上百次。③疼痛程度：剧烈。④伴随症状：常伴有结膜充血、流泪、鼻塞、流涕、瞳孔缩小、额面部出汗、眼睑下垂等症状。

4. 慢性发作性半侧颅痛

慢性发作性半侧颅痛是一种临床较为少见的、病因尚不明确的偏侧头痛。①头痛部位：单侧发作，位于三叉神经眼支分布区，也可超出此范围，大部分发作为眼周疼痛，并在较短时间内扩展到上颌部及前额，较少的位于枕部。②疼痛发作时间：发作的持续时间从2min至2h不等，通常为10～30min。③疼痛性质：锐痛或跳痛，也有人将其描述为类似牙痛、钻孔样痛等。④疼痛程度：短暂、剧烈的疼痛。⑤伴随症状：畏光、恶心、呕吐、流泪、鼻塞、结膜充血、面额部出汗等症状。⑥诱发因素：较少，大部分是自然发作的，一小部分发作与饮酒有关。

（二）与继发性头痛相鉴别

原发性头痛原则上无持续性的神经症状，出现神经系统症状则怀疑是存在器质性疾病的继发性头痛，因此要进行鉴别诊断。在诊断过程中，要通过问诊、一般体格检查、神经科检查以及必要的辅助检查，如血液检查、脑脊液检查、神经系统超声检查、X线检查、颅脑CT、头部磁共振、头部MRA、脑电图检查等得到正确的诊断。需要鉴别的继发性头痛有以下几种情况。

1. 因头部和颈部创伤引起的头痛

这种头痛主要是指脑震荡后头痛。

2. 非偏头痛性非血管性头痛

因非血管性颅内疾病引起的头痛主要包括颅内压降低引起的头痛，颅内压升高引起的头痛，颅内占位病变引起的头痛，脑膜炎和其他非血管炎性疾病引起的头痛和头痛型癫痫病。

（1）脊髓膜炎和脑膜脑炎

无突发头痛，通常是伴有发热的急性或亚急性起病。开始头痛较轻，随着病情的发展逐渐加重到难以忍受的程度。脑膜刺激症状阳性，严重者伴有意识障碍、精神症状、癫痫发作、瘫痪和感觉障碍。此时可以认为是有脑实质损害的脑膜脑炎。

（2）脑动脉夹层

40～50 岁年龄段人如果在蹦床、做瑜伽、打高尔夫球、游艇等或交通事故后出现剧烈的头痛而就诊，一定不能忽略脑动脉夹层的可能。此时头痛的部位具有特征性。椎基底动脉系的动脉夹层是患侧枕部或耳后部疼痛，大脑前动脉夹层是患侧前额、太阳穴或眼眶部疼痛。此外，头痛在动脉夹层出现时最为剧烈，数日后逐渐缓解，疼痛剧烈时消炎镇痛药无效。多伴有意识障碍等神经系统症状。

（3）颅神经痛

即使诊断为特发性三叉神经痛，但仍有 90%以上是由于三叉神经根部受到血管压迫或牵拉所致，大多为器质性病变。持续三叉神经痛常表现为瞬间且反复发作，触及特定部位（触发点）可诱发疼痛。如果疼痛呈持续性或者伴有痛觉过敏以外的任何颅神经症状时，要考虑是否有神经根部受血管压迫以外的原因，并进行详细检查。

（4）低颅压症

低颅压症由于腰椎穿刺、脊椎手术、外伤或者无诱因发病，头部抬高时头痛加重为其特点。也可伴有眩晕、听觉症状及其他颅神经症状。只有少数颅压持续极低者可出现卧位性头痛。

3. 非偏头痛性血管性头痛

因头部和颈部血管疾病引起的头痛，主要包括颅内动脉瘤、脑血管畸形、脑动脉硬化症、蛛网膜下腔出血、脑缺血、脑出血、颞动脉炎、慢性硬膜下血肿、高血压或低血压和其他疾病，均可出现与偏头痛类似的头痛症状，但常无偏头痛发作过程，部分患者会出现局限性神经功能缺失、癫痫或认知功能障碍等，测定血压以及颅脑 CT、头部磁共振等检查可发现异常或显示病变。

（1）脑出血

脑出血的皮质下出血，常缺乏头痛以外的局限病灶神经系症状体征，有时与原发性头痛鉴别较困难。所以问诊时要注意头痛发病的状况，是否有类似的头痛病史。如果不完全符合典型原发性头痛，或者出现任何小的神经系统阳性体征，都一定要立即做影像学检查。

（2）蛛网膜下腔出血

典型症状是突然发病，表现为从未经历过的像锤子打一样的疼痛，或者枕部撕裂样的剧烈头痛。伴有恶心、呕吐、脸色苍白、出冷汗，不久会出现意识障碍。在急性期多无颈强直。确定诊断最重要的是 X 射线、CT 检查，CT 检查无明确所见的要进行腰椎穿刺。脑血管造影对于脑动脉瘤的位置、形态、是否多发、侧支循环是否良好等手术相关信息的收集是必要的。其预后取决于颅内压增高的程度（与血肿量有关）、是否再出血（发病 6h 以内多见）、是否脑血管痉挛（包括出血数小时以内的早期痉挛和出血后 3d 至 3 周的迟发性痉挛，后者在临床上是严重问题）。所以应该积极治疗，在发病 3d 以内行开颅根治手术（动脉瘤颈夹闭术、动脉瘤壁被覆术等）或者血管内介入治疗（弹簧圈栓塞术），同时预防迟发性痉挛。

4. 因头部和颈部的结构引起的头痛

这种头痛有从原发器官开始就有的不适症状，器官不同，不适症状也不同。头部和颈部器官引起的疼痛通常与发病器官相邻。

5. 颈动脉痛

这种头痛具如下特征。①头痛部位：常于一侧面部、颈部、下颌或眶周发作。②疼痛发作时间：每次发作可持续数日至数周，有些慢性病例可持续数周至数年。③头痛性质：搏动性、刀割样疼痛，亦可为钝痛。④诱发因素：颈部活动、吞咽或咳嗽等。

6. 痛性眼肌麻痹

痛性眼肌麻痹又称 Tolosa-Hunt 综合征（简称 THS），是一种由原因不明的非特异性炎性病程所致，并且伴有头痛和眼肌麻痹的特发性眼眶和海绵窦炎性疾病。本病主要与眼肌麻痹性偏头痛鉴别。①头痛部位：具有局限性，多发作于单侧眼眶后的疼痛，而眼肌麻痹性偏头痛为眶周疼痛和颞部疼痛。②头痛性质：常表现为眼球后及眶周的顽固性胀痛、刺痛或撕裂样疼痛，头痛数日后出现疼痛侧动眼、滑车或外展神经麻痹，病变多为单侧，表现为上睑下垂、眼球运动障碍和瞳孔光反射消失，持续数日至数周后缓解，数月至数年后又复发。而眼肌麻痹性偏头痛每次头痛发作持续数分钟，且反复发作。③伴随症状：恶心和呕吐。④发病年龄：好发于任何年龄，但多见于壮年，而眼肌麻痹性偏头痛发病年龄较小，多见于青壮年。⑤治疗药物：皮质类固醇治疗有显著疗效，而眼肌麻痹性偏头痛对激素无特殊敏感性。⑥痛性眼肌麻痹常在发病前有感染和发热症状，脑脊液检查有免疫学改变，眼肌麻痹性偏头痛则无此表现。

7. 颞动脉炎

颞动脉炎又称巨细胞动脉炎，或 Horton's 综合征，亚急性起病的肉芽肿性动脉炎，是一种非感染性动脉炎，主要侵袭颈外动脉的分支和眼动脉，也可影响其他大动脉。①头痛部位：多位于一侧或双侧颞部或眼眶周围。②疼痛发作时间：具有持续性，可持续 1d，疼痛多在夜间加重。③头痛性质：头痛是最常见的初发症状，亚急性起病，逐渐加重的搏动性或非搏动性疼痛，多为伴有烧灼感的刺痛。短暂的黑矇、部分或全部视力丧失的视觉障碍是常见表现。④伴随症状：大部分患者血沉增快，急性期会伴有发热、贫血、体重下降等。⑤发病年龄：好发于 50～60 岁或 60 岁以上的老年人。⑥治疗药物：激素治疗效果较好。

（三）特殊类型偏头痛的鉴别诊断

1. 眼肌麻痹型偏头痛

眼肌麻痹型偏头痛是一种伴有头痛和眼肌麻痹的特发性眼眶和海绵窦炎性疾病，可发生于任何年龄，但以壮年多见。主要与眼肌麻痹性偏头痛鉴别。常表现为眼球后及眶周的顽固性胀痛、刺痛和撕裂样疼痛，伴有恶心和呕吐，头痛数日后出现疼痛侧动眼、滑车或展神经麻痹，病变多为单侧，表现为上睑下垂、眼球运动障碍和瞳孔光反射消失，持续数日至数周缓解，数月至数年后又复发。颅脑 MRI 强化可以发现局部硬脑膜异常信号，皮质类固醇治疗有效。

2. 基底动脉型偏头痛

基底动脉型偏头痛（BAM）也称 Bickerstaff 型偏头痛或晕厥型偏头痛，涉及椎—基底动脉循环的短暂性缺血，也可引起类似的偏头痛。

第四节 西医治疗偏头痛常用药物介绍

一、药 物 治 疗

（一）偏头痛急性期常用药物

偏头痛急性发作期治疗的目的是迅速减轻头痛，直至症状消失，减少复发，使患者恢复功能。急性期常用药物如下：

1. 非特异性药物

（1）非甾体类抗炎药（如萘普生等）

非甾体类抗炎药（NSAIDs）是临床较为常用的一类具有解热、镇痛、抗炎、抗风湿作用的药物，包括阿司匹林、布洛芬、对乙酰氨基酚、萘普生等。非甾体抗炎药的作用机制是通过抑制环氧化酶阻碍前列腺素合成，来达到解热、镇痛、抗炎的作用。根据 2011 年《中国成人偏头痛诊断治疗指南》[71]，非甾体抗炎药对于轻度或中度的偏头痛发作和以前使用有效的重度偏头痛的发作，可被视为一线首选药物，并且该类药物在偏头痛发作时早期使用效果颇好。

非甾体抗炎药对成人和儿童均有较好的治疗效果。在昏暗的卧室平卧，同时给予非甾体抗炎药（如阿司匹林等），使其睡眠效果更佳，若伴有呕吐，可以在偏头痛发作时给予甲氧氯普胺 10mg 口服，本药可以促使胃排空从而达到止呕作用，能够有效地减少偏头痛的发作时间。由于使用本药时会产生胃肠道反应，最好与食物同服以减轻不良反应。

布洛芬亦属于非甾体类抗炎药物的一种，属于芳基丙酸类，为选择性环氧化酶（COX）抑制剂，抑制前列腺素合成酶（PGs）的活性，也抑制体内炎症刺激活性物质白细胞和溶酶体的释放，使人体局部组织的痛觉冲动减少，痛觉受体敏感度降低而发挥其镇痛作用[72]。李健华等[73]为评价布洛芬软胶囊治疗偏头痛急性发作的疗效和安全性，采用随机、双盲、安慰剂交叉对照的多中心临床试验的研究方法，发现布洛芬治疗偏头痛安全性较好，可作为治疗偏头痛急性发作的有效药物。Lipton 等[74]为探讨对乙酰氨基酚治疗偏头痛急性发作期的有效性和安全性，进行了一项随机、双盲、安慰剂交叉对照的临床研究，证实了对乙酰氨基酚在治疗偏头痛患者的疼痛、功能障碍、畏光和畏声非常有效，而且安全性和耐受性较好。但是也有研究证实过度使用非甾体类抗炎药增加了发展为药物过度使用性头痛的风险[75]。萘普生、布洛芬等药用于缓解偏头痛时，用量应限制至最低量。其中萘普生是应用最多且不良反应发生率较低的，治疗效果明显优于麦角胺。且萘普生与舒马曲坦联合用药时治疗急性期偏头痛疗效显著[76]。

（2）镇静药（巴比妥类）

因镇静剂有成瘾性，故该药仅适用于应用其他药物治疗无效的严重患者。

（3）解热镇痛类（如阿司匹林）

这类药具有中等程度的镇痛作用。多用于偏头痛发作期，轻度至中度头痛。外周是其主要的镇痛作用部位，阿司匹林是偏头痛患者最常用的药物。许多患者单用镇痛药或联用咖啡因就能安全、有效地治疗偏头痛。有报道表明[77]，赖氨酸阿司匹林与甲氧氯普胺联用可治疗中度或重度偏头痛，与单用舒马曲坦同等效果，而且价格较便宜。

（4）止吐药（如甲氧氯普胺）和促胃动力药（如多潘立酮）

止吐药可促进镇痛药重吸收，治疗偏头痛恶心、呕吐症状。不仅能治疗偏头痛的伴随症状，还有助于其他药物的吸收和头痛的治疗。甲氧氯普胺即胃复安（metoclopramide）口服 10～20mg，栓剂 20mg，肌肉、静脉或皮下注射 10mg，可出现运动障碍等不良反应，孕妇和儿童禁用[78]。多潘立酮口服 20～30mg，不良反应较胃复安小，儿童可用。

（5）阿片类（如哌替啶）

非偏头痛一线治疗药物，北美急诊科普遍应用哌替啶治疗偏头痛。Friedman[79]报道哌替啶治疗偏头痛随机对照分析试验中，强力麻醉镇痛药哌替啶的疗效不及双氢麦角胺，也不及止吐药，与酮咯酸疗效相似。而且会产生明显的副作用，如头晕、静坐不能、胃肠道不良反应等。

偏头痛急性发作期联用镇痛药、止吐药和抗焦虑药，已见成功报道，Griffith 等[80]在止吐药胃复安和镇痛药二氢吗啡酮治疗偏头痛的回顾性队列研究中，将 200 名患者分为二氢吗啡酮组（51 人）、胃复安组（94 人）和其他药物组（54 人）。应用 VAS 疼痛评分表，试验结果分别是 2.3、3.7 和 2.8。此研究认为胃复安是治疗偏头痛的有效药物，而且排泄快，副作用轻微。Friedman 等[81]采用随机、双盲、比较分析的临床试验方法，对比抗精神药丙氯拉嗪和胃复安治疗偏头痛的效果，两组患者均静脉注射苯海拉明 25mg，并在 15min 内分别静脉注射丙氯拉嗪 10mg 和胃复安 20mg，结果证明两者均是治疗急性偏头痛的有效药物，少部分患者出现副作用。

2. 特异性药物

（1）选择性 5-HT 受体激动剂（如曲坦类）

选择性 5-HT 受体激动剂包括舒马曲坦（sumatriptan）、那拉曲坦（naratriptan）、阿莫曲坦（almotriptan）、佐米曲坦（zolmitriptan）、利扎曲坦（rizatriptan）等曲坦类。本类药的作用机制是因其对 5-HT 受体具有高亲和力和选择性，所以能够阻滞三叉神经兴奋时分泌神经激肽、降钙素相关基因肽（CGBP）及其他血管活性神经肽，该类药物的成功研制为偏头痛的临床治疗开辟了新道路。该类药产生的不良反应包括疲劳、眩晕、兴奋、无力、嗜睡和胸部紧迫感等。缺血性心脏病或未给予控制的高血压患者不能使用该类药物。该类药的作用机制是激活 5-HT 受体，有效控制血浆中去甲肾上腺素的释放，起到收缩血管的作用。多应用于偏头痛急性期的治疗。舒马曲坦的剂型有口服、皮下给药、鼻腔给药和直肠给药 4 种。有研究表明[82]，舒马曲坦口服 10mg 后 2h 50%～67%偏头痛症状显著减轻。

成人 25mg、50mg、100mg 口服和速释片，30min 后头痛开始缓解，4h 后达到最佳疗效；直肠栓剂 25mg；皮下注射 6mg（成人），约 10min 起效。症状复发可在 24h 内重复注射 6mg。鼻部给药 20mg，给药方式起效快，副作用很少，可明显改善患者生活质量。Djupesland 和 Docekal[83]对 117 名成年偏头痛患者，采用多中心、随机、双盲、平行、安慰剂对照研究鼻吸入舒马曲坦治疗中度或重度偏头痛的效果：一组口服舒马曲坦 10mg，另外两组分别在偏头痛进展期鼻吸入舒马曲坦和安慰剂 20mg，应用口服或鼻吸入舒马曲坦的患者 2h 疼痛消失率分别为 54%和 57%，对照组为 25%（$P<0.05$），2h 疼痛减轻率分别为 84%和 80%，对照组为

44%（$P<0.001$），且应用舒马曲坦的患者 48h 无复发。结果表明口服或者鼻吸入舒马曲坦都有显著疗效，其中鼻吸入治疗偏头痛效果更好。

（2）非选择性 5-HT 受体激动剂（如麦角衍生物类）

该类药的作用机制是麦角胺和二氢麦角胺与 5-HT 受体结合，起到收缩血管的作用。多应用于中度至重度头痛的偏头痛急性期的治疗。慢性期治疗，在大剂量应用时会出现药物依赖性，并且停药后还出现戒断症状，因此应慎用此药。另外该类药虽能有效缓解头痛，但副作用较大，主要表现为恶心、呕吐、腹痛与痉挛等，合用止吐剂甲氧氯普胺可降低不良反应。口服麦角胺的副作用尤其大。相比之下，二氢麦角胺的效果要比麦角胺好，且副作用小于后者。

对不常发作但发作较剧烈的偏头痛，可在早期给予咖啡因麦角胺（麦角胺 lmg 和咖啡因 100mg），每次 1～2 片，服用后效果欠佳，可每隔 30min 或 1h 追加 1～2 片，每周总量不超过 8 片。孕妇及有严重心血管疾病、肝、肾疾病者禁用。对麦角胺制剂无效的偏头痛患者，可选用英明格治疗。本药物在应用中疗效不及曲坦类药物，药物半衰期长、偏头痛的复发率低，适用于发作时间持续长的患者。本药适用于偏头痛发作早期，如果头痛发作已经达到高峰期，应用则难以达到满意效果。

（二）偏头痛预防期常用药物

偏头痛何时预防用药到目前为止还没有明确的用药指征，一般平均每月发作 2 次以上中度到重度的偏头痛即采取预防性用药。偏头痛预防期治疗的目的是减少预期头痛发作的频率和严重程度。

1. β-受体阻滞剂（如普萘格尔、酒石酸美托洛尔、阿替洛尔、噻吗洛尔等）

β-受体阻滞剂是预防偏头痛的一线首选药物，可减少约 44%偏头痛的发作。有研究[84]将 60 例偏头痛患者进行了双盲对照观察，采用酒石酸美托洛尔治疗后，有效率达 81.25%。无论对改善偏头痛发作的频率还是程度均有效。目前认为普萘洛尔是预防偏头痛的首选药物，它能减轻偏头痛患者的发作次数以及疼痛程度，同时也减轻恶心、呕吐、嗜睡等症状。刘道安[85]用每日 30～60mg 的剂量即有效，双盲法查验，30 例安慰剂组复发率为 24%，普萘洛尔组则为 1.2%，说明普萘洛尔的复发率较低。国外有人使用普萘洛尔治疗严重周期性偏头痛患者 30 例，结果普萘洛尔治疗期偏头痛发作次数明显减少，9 例发作次数减少 50%以上，其中 5 例减少 100%，9 例减少 50%以下，其余 12 例症状无好转或加重。普萘洛尔预防偏头痛的机制是多方面的：①阻滞 β-受体，防止动脉扩张。②阻止因儿茶酚胺引起的血小板聚集。③降低血小板的黏附性。④预防肾上腺素释放时凝血因子升高。⑤使氧离曲线左移，促进氧释放入组织。⑥抑制肾素释放。⑦阻止儿茶酚胺引起的脂肪分解，减少花生四烯酸产生，导致前列腺素合成减少。普萘洛尔的不良反应有恶心、呕吐、低血压、体重增加和视觉障碍等。因此，对心、肺功能不全，哮喘及胰岛素依赖型糖尿病患者应慎用或禁用[86]。

此类药物在偏头痛预防期治疗中应用广泛，报道证实 β-肾上腺素受体阻滞剂能降低交感神经状态或调节血小板聚集能力和 5-HT 的再摄入。某些 β-肾上腺素受体阻滞剂对 5-HT 受体有较高的亲和力。普萘格尔（propranolol）、美托洛尔（metoprolol）、噻吗洛尔（timolol）和阿替洛尔（atenolol）对无先兆和有先兆偏头痛患者，均能减少发作频率。常见副作用包括胃肠道反应和运动耐受性降低[87]。

2. 抗抑郁药物（如三环类药物）

抗抑郁剂[88]如三环类药物阿米替林（amltriptyline）、去甲替林、丙咪嗪、多塞平和普罗替林（protrlptyline）等常用于偏头痛的预防期治疗，它们能通过抑制高亲和力的再摄取，增加去甲肾上腺素或5-HT的利用度。其不良反应与剂量相关，大多与其抗毒蕈碱作用有关，低血压、心律失常、肝功能障碍、青光眼、严重心脏病，前列腺肥大及妊娠早期患者禁用。阿米替林（nortriptyline）75～150mg/d，对偏头痛伴有紧张性头痛患者有效；丙咪嗪、多塞平等也有预防偏头痛的作用。有研究显示[89]，新型非三环类抗抑郁剂氟西汀（fluoxetine）能有效治疗偏头痛，且不良反应轻，耐受性好，是治疗偏头痛的安全有效的药物。这类药尤其适用于同时有抑郁和焦虑障碍的患者。

3. 抗癫痫药物（如丙戊酸）

经证实丙戊酸（sodium valproate）和托吡酯（topiramate，TPA）预防偏头痛有效，与普萘洛尔，氟桂利嗪等效，丙戊酸钠600mg口服。Keyvan对比丙戊酸钠、普萘洛尔和三环类抗抑郁药治疗偏头痛效果研究中，将126名偏头痛患者随机分组进行临床试验，应用两种药后经过大脑摄影图显示，结果证明对于偏头痛的治疗和控制，丙戊酸钠治疗效果要优于普萘洛尔和三环类抗抑郁药[90]。托吡酯50～100mg/d口服，对偏头痛有长期预防作用，与其他药物没有相互作用，Cacabelos等[91]用托吡酯对182名患者进行治疗研究，50mg/d对25%的患者有效，51%的患者需要100mg/d才有效，增加剂量后耐受性略有下降，因此建议托吡酯控释制剂预防偏头痛剂量应由低到高逐渐增加。加巴喷丁为γ-氨基丁酸（GABA）衍生物，通过增加脑内GABA复合物含量，拮抗的NMDA受体作用抑制钙离子内流的机制发挥抗癫痫、抗神经性疼痛作用[92]。雷鸿雁[93]通过临床观察发现，加巴喷丁能够明显改善偏头痛患者脑血流速度，提高偏头痛临床疗效，建议推广。

4. 钙离子通道阻滞剂（如氟桂利嗪、尼莫地平、维拉帕米等）

1个月内发作2次以上偏头痛的患者在用β-受体阻滞剂和三环类抗抑郁药物预防偏头痛不能耐受或无效时，应考虑改用钙离子通道阻滞剂。钙离子通道阻滞剂的作用机制是通过各种途径抑制钙内流，进而抑制偏头痛初期的颅内血管收缩，改正缺血氧状态，达到扩张血管，解除血管痉挛，使过度扩张的血管有所恢复的一类药物。同时可抑制血小板凝集，具有抗凝作用，而且对可能渗入偏头痛的神经介质的受体如5-HT受体有一定作用。陈辉和杨锡馨[94]研究钙离子通道阻滞剂如氟桂利嗪、尼莫地平、维拉帕米、硝本地平等，具有镇痛作用，临床可用于治疗偏头痛。氟桂利嗪（flunarizine）已被证明对预防偏头痛有一定效果。对外周血管疾病、眩晕和癫痫症也有效。氟桂利嗪是唯一能透过血脑屏障的钙通道阻滞剂，能够使血管平滑肌松弛、同时抑制脑血管收缩，从而改善脑血循环、增加血流量，起到止痛的作用[95]。在比较性研究中发现，它和美西麦角之间无明显差异。其消除半衰期较长，获得临床效果的时间增加，但停药后不良反应的消失也需相当时间。不良反应有锥体外系综合征和抑郁症。尼莫地平（nimodipine）为钙离子通道阻滞剂，主要作用机制是抑制被钙超载引起的血管收缩，制止脑血管痉挛，缓解脑细胞缺氧的情况，对脑血管有选择性作用。它对脑血管的选择性作用比其他钙离子通道阻滞剂如硝苯吡（nifedipine）、维拉帕米、氟桂利嗪（flunarizine）、桂利嗪（einnarizine）更高。尼莫地平不良反应主要包括心脑血管意外、神经精神症状、胃肠道反应和皮肤异常反应等[96]。赵学喜等[97]应用尼莫地平20mg，每日3次，口服，临床治疗偏头痛216例，2周后观察疗效，结果临床控制 143 例，有效 41 例，无效 32 例，总有效率为 85.19%。表明尼莫地平治疗偏头痛有好的效果和安全性，能改善患者的症状，延缓其自然病程，具有良好的应用前景。

有学者应用维拉帕米[98]治疗偏头痛 38 例，结果总有效率达 86.9%，表明维拉帕米对偏头痛亦有一定疗效。Yu 和 Horowitz[99]报道了 4 例散发性偏瘫性偏头痛（sporadic hemiplegic migraine，SHM）用维拉帕米口服或静脉注射均有效；同时证实静脉注射维拉帕米对家族性偏瘫型偏头痛（familial hemipligic migraine，FHM）亦有明显效果。Kaniecki[100]也报道称钙离子通道阻滞剂（维拉帕米）对 FHM 的预防有较好的效果。钙离子通道阻滞药可引起便秘、低血压、体液潴留、心痛和恶心等副作用。因此充血性心力衰竭、低血压、心脏传导阻滞和某些心律失常的患者禁止使用钙离子通道阻滞药。

5. 5-HT 受体拮抗剂（如苯噻啶）

用于偏头痛的预防性治疗，其作用机制可能是阻滞 5-HT 作用在脑膜血管床上的 5-HT 受体，去激活花生四烯酸形成的代谢物（如前列腺素、激肽等）参与无菌性炎症反应[101]。苯噻啶（pizotifen，sandomigran）口服，每次 1.5mg，每晚 1 次。具有强大的抗组织胺作用、抗胆碱能，并能抑制缓激肽对神经末梢的作用，防止动脉壁的痛阈降低，从而达到防治偏头痛的目的。适合于典型和非典型性偏头痛，能减轻症状及发作次数，疗效显著。常见的不良反应主要为嗜睡，故驾驶员、高空或危险作业者慎用。其他不良反应如食欲增进、体重增加、口干等。长期服用，适当注意血象变化[102]。

6. 镁剂

根据免疫指标的异常，认为偏头痛与镁离子障碍有关。低镁时，血和尿中的组胺类物质增加，可诱发偏头痛。镁离子可以减少血小板聚集诱导因子的产生，抑制血小板聚集，从而达到治疗效果[103]。

7. 激素替代治疗

西药虽然能有效地减轻偏头痛患者疼痛的程度及次数，但伴随而来的是各种不良反应的出现，如间歇性跛行、末梢血管收缩、心绞痛、肢体苍白、消化不良、上腹部痛等。

二、非药物治疗

（一）神经阻滞疗法

作用机制在于通过在中枢神经与末梢的刺激感受器间的神经通路的任何部位，予以神经内或附近的部位注入局麻药、神经破坏药或应用物理方法阻断神经传导的功能，以达到阻断疼痛刺激，解除肌肉挛缩和血管收缩。此类方法较适用于顽固性、反复发作，一般药物治疗不佳者。常以 1%普鲁卡因、0.5%～2%利多卡因在头痛侧行星状神经节阻滞。副作用有过敏、感染、神经和血管损伤[104]。

（二）高压氧疗法

其作用机制为：①增加氧分压，提高血氧含量，改善脑末梢缺氧状态。防止脑血管痉挛。②阻止血管扩张及血管壁水肿，迅速止痛。③降低血小板聚集率，抑制血小板释放 5-HT，使脑组织新陈代谢旺盛，能量生成增多，纠正植物神经紊乱。有研究者[105]用高压氧治疗 100 例偏头痛患者，镇痛效果优良率为94%，复发率8%，明显优于常规治疗组（$P<0.01$）。马如华等[106]在常规治疗的基础上加用高压氧治疗偏头痛48例，结果总有效率达93.75%，比常规治疗组提高31.53%。

（三）其他

王立法等[107]对214例偏头痛患者，采用额浅动脉夹闭术，结果偏头痛症状明显改善。其他还有穴位注射、外敷中草药等方法，也有较好治疗效果。偏头痛发作时于安静环境中休息，避免吹风受寒，头部可进行适当的手法按摩等；平时生活中注意避免易于诱发偏头痛的各种因素，如忌食冷饮及含酪胺的食物，保证充足的睡眠，避免情绪激动，戒烟戒酒等。合理情绪行为疗法能减少偏头痛发作次数、降低偏头痛疗效评分，近期疗效与药物组相似，远期疗效明显优于药物治疗。

三、新型药物

近年来，随着临床药理学及发病机制的深入研究，临床上陆续发现许多防治偏头痛的有效药物，国内外不断在研发治疗偏头痛的新药。

（一）肉毒毒素

Freitag等[108]采用随机双盲法对A型肉毒杆菌毒素（botulinum toxin type A，BTX）治疗慢性偏头痛进行临床试验，将86名患者随机分为治疗组和安慰剂组，持续4个月应用A型肉毒杆菌毒素药物，研究结果表明，A型肉毒杆菌毒素疗效明显优于安慰剂组，偏头痛发作次数明显减少，且具有良好的耐受性。有学者提出使用A型肉毒杆菌毒素可有效改善患者头痛症状，此药对机体SNARE蛋白水平产生阻断作用，使机体肌肉松弛度提升，从而起到镇痛效果，同时此药能抑制神经肽释放，有效控制神经源性炎症作用，对中枢疼痛调节系统产生一定影响，从而有效改善头痛作用[109]。另有学者研究出A型肉毒杆菌毒素能有效治疗青少年顽固性偏头痛和慢性每日头痛。其副作用主要有眼睑下垂、视力模糊、颈部水肿、注射部位疼痛等[110]。

（二）降钙素基因相关肽受体阻断剂

telcagepant是一种治疗偏头痛的新药，是第一个可以口服的CGRP受体拮抗剂，由默克公司在2007年推出[111]。有报道称偏头痛发作时血降钙素相关蛋白含量升高，降钙素基因相关肽受体阻断剂作用机制就是通过阻断三叉神经和中枢神经系统的降钙素基因相关肽受体，缓解疼痛。该拮抗剂在600mg剂量组中2h内对偏头痛的缓解率达68%，对照组曲普坦类为70%，安慰剂组为46%。一项三期的随机临床试验（n=1380）进一步提示了telcagepant（MK-0974）的疗效，在口服剂量为300mg时2h内对偏头痛的缓解率明显高于安慰剂组，疗效与佐米曲普坦类5mg类似[112]。一些学者[113~115]发现telcagepant 280mg与布洛芬400mg或对乙酰氨基酚1000mg联合应用及telcagepant 280mg单用相比，联合应用较单用的2h头痛缓解率更高，但无统计学差异，以上三组的镇痛效果均较安慰剂组有显著提高，说明telcagepant 280mg单用即能在2h内有效缓解头痛，它与布洛芬400mg或对乙酰氨基酚1000mg联合应用可能产生更好的镇痛效果。telcagepant不会引起像曲坦类药物常见的血管收缩不良反应。另一学者在研究中应用 telcagepant 300mg 与佐米曲坦 5mg 效果相当，但副作用明显减少，耐受性好。遗憾的是 2011 年由于发现 telcagepant 有严重的肝毒性而停产。olcegepant 也是一种治疗偏头痛的新药，在一项Ⅱa 期临床试验中，静脉注射 2.5mg，使 66%的偏头痛患者头痛症状得到有效缓解，而安慰剂组只有 27%的缓解率，获得了最佳疗效。其在 2h 内对伴随症状畏光、恶心等的减轻情况也明显优于安慰剂组，疗效和起效时间与曲普坦类药物相当[116]，但该药物因不能口服而限制了它的进一步发展。

（三）款冬根提取物（蜂斗菜烯碱）

款冬根提取物几乎是无肝毒副作用的药物，治疗偏头痛推荐服用剂量为 75mg，疗效确切[117]。

第五节 偏头痛的中西医结合治疗概况

西医方面偏头痛是一种非常常见的神经系统疾病[118]。对于偏头痛的西医治疗方法是多种多样的，西医多注重对症下药治疗，见效快，但易复发，如麦角胺类等药物，具有一定的防治作用，但是远期治疗效果不理想，且这些药物不良反应较多，不宜长时间使用，尤其是治疗偏头痛的镇痛药、镇静药等，易产生药物依赖性，使患者产生恐惧感，因此患者对西医治疗方法的接受程度并不高，临床使用也受到了限制。中医治疗强调整体辨证论治，治疗方法其实具有很大的优势，许多治疗方法如中药、针灸、推拿、内服、外治等，见效慢，但止痛效果显著，且治本，远期效果好。能大大减少复发率，毒副作用也远远小于西药。西医和中医治疗各有优缺点，一般认为西医治疗见效快，适用于急性期治疗，对于慢性头痛可选用中医治疗。但是，若将中西医有机结合起来，从整体到局部，从宏观到微观，使中西医相辅相成，优势互补，就能更好地达到既治标又治本，标本兼治的目的。且近年来中西医结合治疗偏头痛，已经获得了较为满意的效果[119]。

一、头痛的强度分级及疗效标准

（一）头痛的强度分级

头痛的强度共分为 5 级。0 级-无头痛；1 级-轻度头痛：不影响工作和学习；2 级-中度头痛：影响日常工作和学习；3 级-重度头痛：难以忍受；4 级-剧烈头痛：需卧床休息[120]。

（二）疗效标准

临床痊愈：头痛及伴随症状消失，6 个月以上无复发。显效：疼痛强度减轻 2 级，伴随症状减轻或发作次数减少 75%，或疼痛持续时间减少 2/3 以上。有效：疼痛程度减轻 1 级，或发作时间间隔延长，或头痛持续缩短不足 2/3。无效：疼痛强。

二、西医治疗偏头痛的方案（保守疗法）

（一）注重预防

治疗偏头痛的目的是终止头痛发作、缓解伴发症状以及预防复发。首先是对危险因素的预防，生活规律，增强体质，避免直接日晒、风寒对头部的刺激，避免易诱发头痛发作的食物，如含酪胺的食物等。避免身体和精神方面的过度劳累。偏头痛发作时的治疗，轻者可用各类止痛药，重者可用麦角胺类药物。预防偏头痛发作时，可用β-受体阻滞剂、钙离子通道拮抗剂、5-HT受体激动剂等。

（二）偏头痛的非药物治疗（可补充神经阻滞疗法，如高压氧治疗等）

轻微偏头痛发作时，可采取以下治疗方法，以减轻头痛。①偏头痛发作的急性期：使患者保持安静，解除心理上和精神上的恐惧感。把患者安置在较暗光线的房间里，斜坐在椅子上，冰敷额部和颅部。避免焦虑和紧张，让患者保持适度的睡眠，减少强烈的光照，不做剧烈活动。②寻找头痛发作的诱发因素：女性患者应询问与月经的关系及有无口服避孕药物等病史。注意其头痛发作与饮食习惯的联系；避免进食易诱发头痛发作的食物。③反复发作性偏头痛患者不应服用硝酸甘油、利血平、肼苯达嗪等。④偏头痛发作先兆期持续性用力压迫患者的颞浅动脉的额部分支，可使80%的患者阻断疼痛发作。

目前偏头痛的药物治疗由两部分组成：预防性治疗和急性期治疗。预防性治疗是为了降低头痛发作频率和缓解其疼痛程度；而急性期治疗是在偏头痛发作时对症治疗来缓解头痛，终止病程。

（三）偏头痛的药物治疗

常见治疗方法如下。①预防性治疗：针对偏头痛经常发作的患者，要做好心理疏导和提前预防性给药，以减少发作频率和减轻发作的疼痛程度。可给予β-受体阻滞剂类药物中的心得安10～40mg，2～4次/d，口服；钙离子通道阻滞剂药物中的尼莫地平20～40mg，2～3次/d，口服；或氟桂利嗪5mg，每晚1次，口服。②轻—中度偏头痛：及早给予对乙酰氨基酚，首次0.5～1.0g，2～3次/d，口服，或非类固醇类抗炎剂，如阿司匹林，首次0.6～1.0g，或布洛芬0.6～1.2g，2～3次/d，口服，酌情加服D-受体阻滞剂心得安10mg，2～3次/d，口服，钙离子拮抗剂尼莫地平20mg，2～3次/d，口服，症状减轻后减量；有恶心呕吐者，给予止吐剂；适当给予少量镇静剂可加强镇痛效果。③中—重度偏头痛：宜选用麦角衍生物类，如酒石酸双氢麦角胺10mg，肌肉或静脉注射；阿片类药物，如哌替啶50～150mg，肌肉注射；可待因15～60mg，口服；神经安定剂，如氯丙嗪10mg，静脉注射。

基底动脉型偏头痛一般采用传统的偏头痛预防剂和症状性急性治疗，如镇痛药和止吐药。从预防的角度来看，这类患者对钙通道拮抗剂（如维拉帕米）的反应相当好。偏头痛急性发作期治疗可以选用阿司匹林、对乙酰氨基酚及布洛芬等非甾体类抗炎药和舒马曲坦等曲坦类药物止痛，这类药物越早使用疗效越好，至疼痛完全缓解后停药，在服用非甾体类抗炎药及曲坦类药物之前建议口服甲氧氯普胺或者多潘立酮止吐，偏头痛持续状态可用类固醇或者二氢麦角胺治疗。

三、中西医结合治疗偏头痛的方案

近年来我国中医药凭借安全、有效的优势与西医西药联合治疗偏头痛达到了满意效果[121]。陆文欣等[122]通过临床观察发现，中西医结合治疗组的总有效率显著高于单用西药组，且未发现明显不良反应，起效快，复发率低，说明中西医结合治疗偏头痛较单独的西药治疗更有效。周涛等[123]亦通过临床观察发现清肝活血汤与氟桂利嗪联合应用，可有效调节脑血管平衡功能，解除血管痉挛，扩张脑血管，增加脑血流量，改善脑供血，从而达到治疗偏头痛的目的，疗效优于常规西医治疗。曹金涛[119]通过临床观察发现，升阳定痛汤与英格明片联合治疗偏头痛与单纯西药治疗相比，对偏头痛患者加用中药方进行中西医结合治疗效果更明显，且起效快、复发率低、不良反应少，值得临床推广。雷靖华[124]通过临床试验治疗组予以桃红饮加味并配合西药麦角胺治疗，对照组予单纯西药麦角胺治疗，结果显示桃红饮加味联合西药麦角胺治疗偏头痛能改善偏头痛程度，减少发作时间及发作次数，且不良反应少，值得推广应用。朱明等[125]通过临床试验得知养血清脑颗粒与西医联合治疗偏头痛临床疗效较单独进行西医治疗效果好，可有效缓解疼痛症状，提高患者生活质量，安全性好。李豫川[126]通过临床观察发现，治疗组采用双丹胶囊与盐酸氟桂利嗪胶囊联合治疗偏头痛，对照组采用单纯西药治疗，结果双丹胶囊治疗中重度偏头痛患者的临床疗效比单纯用西药治疗效果更好。张艳[127]通过临床试验将 120 例偏头痛患者随机分为两组，对照组 60 例患者口服盐酸氟桂利嗪治疗；治疗组 60 例口服盐酸氟桂利嗪加以血府逐瘀胶囊治疗；两组均连续治疗 30d。得到结果对照组总有效率为 78.3%，治疗组总有效率为 93.3%，治疗组临床疗效明显优于对照组。张亮[128]通过临床研究 95 例偏头痛患者，将其按照抽签分组的方法分为观察组 47 例和对照组 48 例。对照组进行常规西药治疗，观察组在对照组的基础上给予二十五味珊瑚丸治疗。结果显示，二十五味珊瑚丸联合西医方法治疗偏头痛，可更有效地改善患者的临床症状。李延明[129]通过临床试验将 93 例偏头痛患者随机分成两组，治疗组 46 例和对照组 47 例均口服布洛芬片及盐酸氟桂利嗪片，同时治疗组口服镇脑宁胶囊，每次 5 粒，每日 3 次，2 个月后观察得知治疗组总有效率 85.4%，对照组总有效率 62.5%，所以用中西医结合的方法治疗偏头痛，比单纯的西医治疗效果好，且副作用少，值得借鉴。袁彪玲[130]通过研究发现，西药与中医针灸联合治疗偏头痛具有显著疗效，能减少患者头痛发作次数，缓解患者的偏头痛症状，并且中医针灸方法简单，操作安全、可靠，值得临床上大力应用和推广。吴琴[131]通过临床试验选取 60 例偏头痛患者，将其随机分为对照组和治疗组两组，其中对照组 30 例给予常规的西医治疗，治疗组 30 例全程接受中西医结合疗法，即西医治疗与中医论证，分型对症下药，并辅以针灸疗法。结果对照组有效率达到 60%，而治疗组有效率达到 96.67%。虽然西医治疗效果不错，但相比之下中西医结合治疗偏头痛疗效更为显著。陈崇振[132]通过临床试验将患者分为两组：观察组和对照组，两组均给予盐酸氟桂利嗪胶囊 5mg，1 日 2 次，观察组除给予中药治疗外，还辅以中医按摩、穴位针灸、理疗等。结果表明通过穴位按摩及针灸促进血液循环，改善脑部血供，西医治疗的同时辅以中药治疗偏头痛疗效较好。

四、护 理 工 作

若想保障患者获得最佳的治疗效果，也要针对性地进行细心地护理工作。开始治疗时，要为患者普及偏头痛的相关知识，阐明治疗方法和治疗重点，告知积极参与治疗的重要性；治疗期间要耐心回答患者的疑问。

首先向患者说明偏头痛的症状多反复，多由焦虑、失眠、精神紧张等因素诱发或加剧，而且一旦病发，就会出现头痛、恶心、呕吐、畏光等症状，严重时会加剧头痛，使人难以忍受，因此护理人员应做好患者的心理疏导工作，主动关心患者，了解患者情绪波动的原因，采取针对性的干预手段，帮助患者减轻压力、解除思想顾虑、释放不良情绪，从而更加积极地参与治疗。指导患者正确对待客观事物；同时要做好患者家属的工作，避免暗示作用诱发，使患者心情开朗、精神愉快、积极配合治疗。另应尽量保持病房避光、安静，适当时给予病情严重者适当的镇静剂，减轻患者痛苦，鼓励患者树立战胜病魔的信心。对于患者的生活环境，我们应该要保持空气清新、环境干净整洁；了解患者不良的生活习惯，跟患者沟通保持良好生活习惯的重要性，并帮助患者予以改正；规律作息时间，确保患者睡眠充足；护理人员要根据患者家庭条件和身体需要的不同情况制订合理的饮食计划，确保饮食科学，营养均衡；为患者制订运动计划，鼓励患者有计划的参加运动锻炼，并给患者提供几种适合的运动项目供其选择，以增强体质，增加耐受能力。护理人员应将药物的功效、用法用量、注意事项等详细告知患者，并且协助患者按时用药，要严格执行医生的叮嘱，强调遵医嘱规律、坚持用药的必要性。提醒患者居家自行记录症状发作的时间，以便于医生评估预后、合理调整治疗方案。引起患者对自己病情的重视，更好地避免诱发。也应该注意药物的影响，可诱发偏头痛药物如避孕药、硝酸甘油、组织胺、利血平、肼苯达嗪、雌激素、过量维生素 A 等禁用。另外引起偏头痛的食物主要有：①含高酪胺的食物，如咖啡、巧克力、奶制品。②动物脂肪，其诱发偏头痛占全部食物因素的49.8%，严格控制此类食物可防止偏头痛发作。③酒精和饮品，特别是红葡萄酒、白酒、柠檬汁、柑橘汁、冰淇淋等。④香肠、肉类腌制品、酱油等。

应注意头痛的饮食原则。①实症头痛：饮食宜清淡，除米、面等主食外，可多食青菜、水果类食物。②虚证头痛：可多食富有营养的食物，如母鸡、猪肉、猪肝、蛋类及桂圆、莲子等。③有热者，宜吃新鲜蔬菜、水果、绿豆汤、赤豆汤等。④禁忌烟、酒和公鸡、螃蟹、虾等发物。

参考文献

[1] 杨立民，吕丹. 偏头痛病机与治疗体会[J]. 中华实用中西医杂志，2005，18（5）：743.

[2] Olesen J. The ischemic hypotheses of migraine[J]. Arch Neurol，1987，44（3）：321-322.

[3] 龚耀先. 修订艾森克个性问卷手册[M]. 长沙：湖南科学技术出版社，1983：149.

[4] 赵凌. 基于 fMRI 技术研究循经取穴针刺效应的脑功能连接网络响应特征[D]. 成都：成都中医药大学博士论文，2011.

[5] Moskowitz M A. Basic mechanism in vascular headache[J]. Neurol ClinNorth Am，1990，8：801-815.

[6] Goadsby P J，Edvinsson L，Ekman R. VasoactiVe peptide release in the extracerebral circulation of humans during migraine headache[J]. Ann Neurol，1990，28：183-187.

[7] Lallce J W. Current concepts of migraine pathogenesis[J]. Neurology，1993，43（S3）：11-15.

[8] Buzzi M G，Moskonim M A. The pathophysiology of migraine：year2005[J]. Headache Pain，2005，6（3）：105-111.

[9] 金浩泽，滕伟禹，陈谅. 偏头痛的病理生理及其进展[J]. 日本医学介绍，2000，21（12）：547-548.

[10] 黄如训，梁秀龄，刘焯霖，等. 临床神经病学[M]. 北京：人民卫生出版社，1996：135.

[11] Montagna P. Hypothalamus，sleep and headaches[J]. Neurol Sci，2006，27（S2）：138-143.

[12] Kruit M C，Launex L J，Ferari M D，et al. Brain stem and cerebellar hyperintense lesions in migraine[J]. Stroke，2006，37（4）：1109-1112.

[13] Gages A. Migraine with a combination of aura symptoms as a clinical manifestation of cortical spreading depression[J]. Neurol Neurochir Pol，2005，39（2）：163-165.

[14] Eikermann-Haerter K. Spreading depolarization may link migraine and strake[J]. Headache，2014，54（7）：1146-1157.

[15] 罗丹，代大伟，代亚美. 偏头痛的基因研究新进展[J]. 医学综述，2013，19（13）：2324-2327.

[16] Ganji S，Hellman S，Stagg S，et al. Episodic coma due to acute basilar art ery migraine：correlation of EEG and brainstem auditory evoked potential patterns[J]. Clin Electroencephalogy，1993，24（1）：44.

[17] Dzialek E，Niewodniczy A，Opacka J，et al. Diurnal rhythm of the bioelectrical activity of the brain and blood serotonin level in patients with migraine[J]. Neurol Neurochir Pol，1983，17（1）：63-69.

[18] 胡穗发，孙淑荣，莫新民. 偏头痛发病机制的探讨[J]. 中国中医药信息杂志，2003，10（S1）：7-9.

[19] Raskin N H. Serotonin receptors and headache[J]. N Eng l Med，1991，325（5）：353-354.

[20] Dodick D W. Acute and prophylactic management of migraine[J]. Clin Cornerstone，2001，4（3）：36-52.

[21] Faraci F M，Brian J E. Nitric Oxide and cerebral-circulation[J]. Stroke，1994，25（8）：692.

[22] 刘婷. 头痛宁对电刺激三叉神经节大鼠脑膜血流与 CGRP 的影响[D]. 南京：南京医科大学硕士论文，2010.

[23] 邓玉，陈强，孔敏露. 头痛的多巴胺机制研究进展[J]. 中国疼痛医学杂志，2016，22（3）：210-213.

[24] D'Andrea G，D'Amico D，Bussone G，et al. The role of tyrosine metabolism in the pathogenesis of chronic migraine[J]. Cephalalgia：

An International Journal of Headache，2013，33：932-937.

[25] Barbanti P，Fabbrini G，Ricci A，et al. Migraine patients show an increased density of dopamine D3 and D4 receptors on lymphocytes[J]. Cephalalgia：An International Journal of Headache，2000，20：15-19.

[26] Aoki Y，Nishizawa D，Kasai S，et al. Association between the variable number of tandem repeat polymorphism in the third exon of the dopamine D4 receptor gene and sensitivity to analgesics and pain in patients undergoing painful cosmetic surgery[J]. Neuroscience Letters，2013，542：1-4.

[27] Olesen J，Thomsen L L，Lyersen H. Nitric oxide is a key molecule in migraine and other vascular headaches[J]. Trends Pharmacol Sci，1994，15（5）：149-153.

[28] Faraci F M，Brian J E. Nitric Oxide and cerebral-circulation[J]. Stroke，1994，25（8）：692.

[29] 陈勤. 少阳经穴针刺治疗偏头痛的代谢组学研究[D]. 成都：成都中医药大学博士论文，2009.

[30] 彭良富，杨期明，廖远高. 偏头痛患者血浆内皮素-1 含量的变化研究[J]. 华夏医学，2006，19（2）：252-253.

[31] 蒋萃，方莉，邓竹青，等. 针刺预防性治疗偏头痛的临床研究与展望[J]. 辽宁中医杂志，2011，38（6）：1246-1247.

[32] Dreier J P，Kleeberg J，Petzold G，et al. Endothelin-1 potently induces Leao's spreading depression in vivo in the rat[J]. A model for an Endothelial Trigger of Migrainous Aura Brain，2002，125（1）：102.

[33] 宋玉强，邹宏丽，王文. 偏头痛患者血浆一氧化氮和内皮素含量的相关性研究[J]. 中国疼痛医学杂志，2001，7（1）：36.

[34] 郑淑美，陈玉静，崔海. 基于大鼠中脑 SP 及其受体变化探讨针刺治疗偏头痛作用机制[J]. 世界中医药，2014，9（7）：961-964.

[35] 朱晓凤，韩月臣，熊文萍，等. 热凝脑膜中动脉对硝酸甘油致偏头痛大鼠血 CGRP 和 SP 含量的影响[J]. 临床耳鼻喉头颈外科杂志，2011，25（10）：460-468.

[36] 李柳骥. 冠心病心绞痛古今中医文献整理与研究[D]. 北京：北京中医药大学博士论文，2007.

[37] 唐亚杰. 下丘脑室旁核对病原系统性炎症的响应和调控功能的研究[D]. 武汉：华中农业大学博士论文，2019.

[38] Kruit M C，Launer L J，van Buchem M A，et al. Migraine as a risk factor for white matter lesions，silent infarctions，and ischemic stroke：The evidence for a link[J]. Headache Currents，2005，2（3）：62-70.

[39] Hershey A D，Tang Y，Powers S W，et al. Genomic abnormalities in patients with migraine and chronic migraine：preliminary blood gene expression suggests platelet abnormalities[J]. Headache，2004，44：994-1004.

[40] Sanchez Del Rio M，Reuter U. Migraine aura：new information on underlying mechanisms[J]. Curt Opin Neurol，2004，17（3）：289-293.

[41] Battistini S，Stenirri S，Piatti M，et al. A new CACNA1A gene mutation in acetazolamide-responsive familial hemiplegic migraine and ataxia[J]. Neurology，1999，53（1）：38-43.

[42] 夏经，叶露梅，匡培根，等. 小儿头痛的诊断与治疗[J]. 中国实用儿科杂志，2001，16（2）：67-82.

[43] Demirkaya S，Vural Q，Dora B，et al. Efficacy of intravenous magnesium sulfate in the treatment of acute migraine attacks[J]. Headache，2001，（41）：171-177.

[44] Dodick D W. A Phase-by-phase review of migraine pathophysiology[J]. Headache，2018，58（S1）：4-16.

[45] Ulrich V，Gervil M，Kyvik K O，et al. Evidence of a genetic factor in migraine with aura：a population-based Danish twin study[J]. Ann Neurol，1999，45：242-246.

[46] 李建章. 头痛头晕诊断治疗学[M]. 北京：中国医药科技出版社，1993：45-50.

[47] 赵春哲，郭英伟. 眼肌麻痹性偏头痛 26 例临床分析[J]. 吉林医学，2009，30（12）：1159-1160.

[48] Thomsen L L，Eriksen M K，Romer S F，et al. An epidemiological survey of hemiplegic migraine[J]. Cephalalgia，2002，22（5）：361-375.

[49] Ophoff R A，Terwindt G M，Vergouwe M N，et al. Familial hemiplegic migraine and episodic ataxia type-2 are caused by mutations in the Ca^{2+}channel gene CACNL1A4[J]. Cell，1996，87（3）：543-552.

[50] Thomsen L L，Eriksen M K，Roemer S F，et al. A population-basedstudy of familial hemiplegic migraine suggests revised diagnostic criteria[J]. Brain，2002，125（Pt 6）：1379-1391.

[51] Guedj E，Belenotti P，Serratrice J，et al. Partially reversible cortical metabolic dysfunction in familial hemiplegic migraine with prolonged aura[J]. Headache，2010，50（5）：872-877.

[52] Montani D，Girerd B，Gunther S，et al. Pulmonary arterial hypertension in familial hemiplegic migraine with ATP1A2 channelopathy[J]. Eur Respir J，2014，43（2）：641-643.

[53] 于生元. 最新偏头痛分类及诊断标准[J]. 医师进修杂志，2005，28（4）：1.

[54] Finocchi C，Sassos D. Headache and arterial hypertension[J]. Neurological Sciences Official Journal of the Italian Neurological Society & of the Italian Society of Clinical Neurophysiology，2017，38（S1）：67.

[55] Scher A I，Terwindt G M，Picavet H S，et al. Cardiovascular risk factors and migraine：the GEM-population-based study[J]. Neurology，2005，64：614-620.

[56] Mathew N T. Pathophysiology of chronic migraine and mode of action of preventive medications[J]. Headache，2011，51（S2）：84-92.

[57] 吴玉梅，肖正军. 偏头痛患者脑电图特点及影响因素研究[J]. 现代电生理学杂志，2017，24（12）：95-97.

[58] 李玉芸. 动态脑电图在偏头痛和头痛性癫痫的诊断价值[J]. 青海医药杂志，2017，47（1）：49-50.

[59] 毛俊杰. 经颅多普勒超声诊断短暂性脑缺血发作的应用价值[J]. 河北医药，2008，30（12）：979-980.

[60] 刘冀清，周方，付明，等. 经颅多普勒对糖尿病患者脑血管病变的临床诊断价值[J]. 临床误诊误治，2008，21（7）：15-16.

[61] 黄一宁，高山，王莉娟，等. 闭塞性脑血管病经颅多普勒超声和脑血管造影的比较[J]. 中华神经科杂志，1997，30：98-101.

[62] Hennerici M，Rautenberg W，Sitzer G，et al. Transcranial doppler ultrasound for the assessment of intracranial arterial flow velocity—Part 1. Examination technique and normal values[J]. Sung Neurol，1987，23：439.
[63] 李永昌，王晶，周赛群，等. 不同类型偏头痛发作期及间歇期脑血流速度变化的特点与意义[J]. 北京医学，1994，16（1）：4-7.
[64] Datta R，Aguirre G K，Hu S Y，et al. Interictal cortical hyperresponsiveness in migraine is directly related to the presence of aura[J]. Cephalalgia，2013，33（6）：365-374.
[65] 孔岳南. 不同类型偏头痛局部脑血流量变化的研究[J]. 神经疾病与精神卫生，2005，5（5）：355-356.
[66] Facco E，Munari M，Baratto　F，et al. Regional cerebral bloodflow（rCBF）in migraine during the interictal period：different rCBF patterns in patients with and without aura[J]. Cephalalgia，1996，16（3）：161-168.
[67] Cavestri R，Arreghini M，Longhini M，et al. Interictal abnormalities of regional cerebral blood flow in migraine with and without aura[J]. Minerva Med，1995，86（6）：257-264.
[68] 李拥军，宫朝霞. 经颅多普勒超声对偏头痛的诊断价值[J]. 现代中西医结合杂志，2012，21（7）：757.
[69] 吴江. 神经病学（第 2 版）[M]. 北京：人民卫生出版社，2013：312-326.
[70] 内野诚. 头痛的鉴别诊断[J]. 日本医学介绍，2007，28（1）：17-18.
[71] 舜伟，李焰生，刘若卓，等. 中国偏头痛诊断治疗指南[J]. 中国疼痛医学杂志，2011，17（2）：65-86.
[72] 韩芳，李双，孙凡，等. 偏头痛的现代医学治疗现状[J]. 中西医结合心脑血管病杂志，2016，14（1）：43.
[73] 李健华，顾学兰，许亦群，等. 布洛芬软胶囊治疗偏头痛的临床试验[J]. 药学与临床研究，2005，13（6）：29-31.
[74] Lipton R B，Baggish J S，Stewart W F，et al. Efficacy and safety of acetaminophen in the treatment of migraine：results of a randomized，double-blind，placebo-controlled，population-basedstudy[J]. Arch Intern Med，2000，160（22）：3486-3492.
[75] Starling A J，Hoffman-Snyder C，Halker RB，et al. Risk of development of medication overuse headache with nonsteroidal antiinflammatory drug therapy for migraine：a critically appraised topic[J]. Neurologist，2011，17（5）：297-299.
[76] 陆强彬. 舒马曲坦联合萘普生治疗急性期偏头痛效果分析[J]. 中国误诊学杂志，2012，12（4）：810.
[77] felt-Hansen P，Henry P，Mulder L J，et al. The effectiveness of combined oral lysine acetylsalicylate and metoclopramide compared with oral sumatriptan for migraine[J]. Lancet，1995，346：923-926.
[78] Goadsby P J，Lipton R B，Ferrari M D . Migraine-current understanding and treatment[J]. N Engl J Med，2002，346：257-270.
[79] Friedman B W，Kapoor A，Friedman M S，et al. The relative efficacy of meperidine for the treatment of acute migraine：a meta-analysis of randomized controlled trials[J]. Ann Emerg Med，2008，52（6）：705-713.
[80] Giffith J D，Mycyk M B，Kyriacou D N，et al. Metoclopramide versus hydromorphone for the emergency department treatment of migraine headache[J]. J Pain，2008，9（1）：88-94.
[81] Friedman B W，Esses D，Solorzano C，et al. A randomized controlled trial of prochlorperazine versus metoclopramide for treatment of acute migraine[J]. Ann Emerg Med，2008，52（4）：399-406.
[82] 匡培根，李永昌. 美国头痛学会第 38 届学术会议—偏头痛研究新进展简介[J]. 中华神经科杂志，1997，30（1）：56.
[83] Djupesland P G，Docekal P. Intranasal sumatriptan powder delivered by a novel breath-actuated bidirectional device for the acute treatment of migraine：a randomised，placebo-controlled study[J]. Cephalalgia，2008，30（8）：933-942.
[84] 李萍. β-受体阻滞剂预防更年期偏头痛的双盲疗效观察[J]. 中国实用神经疾病杂志，2006，9（5）：120-121.
[85] 刘道安. 普萘洛尔预防偏头痛[J]. 新药与临床，1991，10（11）：32.
[86] 潘瑞高，吴月关. 偏头痛药物防治进展[J]. 临床荟萃，1995，10（12）：1004.
[87] 杜建红，李亚兰，姜玉. 抗偏头痛药物的研究进展[J]. 西藏医药杂志，1998，19（3）：40-42.
[88] Silberstein S D，Lipton R B. Overview of diagnosis and treatment of migraine[J]. Neurology，1994，44（S7）：6-16.
[89] 王吉梁，伦国爱，王建秋. 氟西汀治疗偏头痛的临床观察[J]. 实用心脑肺血管病杂志，2015，13（5）：296-297.
[90] Keyvan G，Abolfazl M B. Comparison of treatment effect of sodium valproate，propranolol and tricyclic antidepressants in migraine[J]. Pak J Biol Sci，2009，12（15）：1098-1101.
[91] Cacabelos P，Berdei Y E，Rivas M T，et al. Low versus high doses of topiramate in the preventive treatment of migraine[J]. Neurologia，2009，24（9）：808-810.
[92] Bennett M I，Simpson K H. Gabapentin in the treatment of neuropathic pain[J]. Palliat Med，2004，18（1）：5-11.
[93] 雷鸿雁. 加巴喷丁在偏头痛治疗中的价值分析[J]. 中国医药指南，2007，15（36）：159-160.
[94] 陈辉，杨锡馨. 钙通道剂镇痛作用的研究进展[J]. 医学综述，2002，8（2）：120.
[95] 林鹏翥. 偏头痛 32 例疗效观察[J]. 中国中医药咨讯，2011，3（15）：434.
[96] 陈涛，刘凌，陈邓，等. 尼莫地平治疗血管性痴呆的疗效与安全性系统评价[J]. 中国现代神经疾病杂志，2015，15（7）：546-553.
[97] 赵学喜，蔺怀明，商丽霞，等. 尼莫地平治疗偏头痛 216 例分析[J]. 中国实用内科杂志，2004，241（27）：107.
[98] 张望，薛荣汉. 维拉帕米治疗偏头痛的临床观察[J]. 临床神经病学杂志，2000，13（3）：265.
[99] Yu W，Horowitz S H. Treatment of sporadic hemiplegic migraine with calcium-channel blocker verapamil[J]. Neurology，2003，60（1）：120-121.
[100] Kaniecki R G. Basilar-type migraine[J]. Current Pain & Headache Reports，2009，13（3）：217-220.
[101] 李国强. 基于数据挖掘技术探析针刺治疗偏头痛处方规律的研究[J]. 济南：山东中医药大学博士论文，2018.
[102] 刘静，王维和，付燕. 苯噻啶防治偏头痛 203 例临床观察[J]. 滨州医学院学报，2001，24（1）：20.
[103] 寇宏伟. 镁盐在神经系统疾病中的临床应用与研究[J]. 临床荟萃，1998，13（1）：42-43.

[104] 郑方. 神经阻滞在疼痛治疗中的应用[J]. 中级医刊，1993，28（4）：5-6.
[105] 林宪华. 高压氧治疗偏头痛及神经性头痛疗效观察[J]. 临床荟萃，1998，13（8）：363.
[106] 马如华，海荣，韩曼夫，等. 高压氧治疗血管性偏头痛临床疗效及机理分析[J]. 吉林医学，2006，27（1）：43-44.
[107] 王立法，戴光明，费春果. 合理情绪行为疗法治疗偏头痛[J]. 中国临床康复，2005，9（12）：243.
[108] Freitag F G, Diamond S, Diamond M, et al. Botulinum toxin type a in the treatment of chronic migraine without medication overuse[J]. Headache，2008，48（2）：201-209.
[109] 王晋荣，祝海燕，徐艳，等. A 型肉毒毒素颅周肌肉注射治疗慢性偏头痛临床观察[J]. 浙江医学，2013，35（1）：38-40.
[110] Chan V W，McCabe E J，MacGregor D L. Botox treatment for migraine and chronic daily headache in adolescents[J]. Journal of Neuroscience Nursing，2009，41（5）：235-243.
[111] 王飞. 降钙素基因相关肽在偏头痛治疗中的研究进展[J]. 中国当代医药，2018，25（27）：29.
[112] Connor K M，Shapiro R E，Diener H C，et al. Randomized，controlled trial of telcagepant for the acute treatment of migraine[J]. Neurology，2010，74（12）：1007-1008.
[113] Edvinsson L，Linde M. New drugs in migraine treatment and prophylaxis：telcagepant and topiramate[J]. Lancet，2007，376（9741）：645-655.
[114] Ho T W，Ferrari M D，Dodick D W，et al. Efficacy and tolerability of MK-0974（telcagepant），a new oral antagonist of calcitoningene-related peptide receptor，compared with zolmitriptan for acute migraine：a randomised，placebo-controlled，parallel-treatment trial[J]. Lancet，2008，372（9656）：2115-2123.
[115] Ho T W，Mannix L K，Fan X，et al. Randomized controlled trial of an oral CGRP receptor antagonist，MK-0974，in acute treatment of migraine[J]. Neurology，2008，70（16）：1304-1312.
[116] Olesen J，Diener H C，Husstedt I W，et al. Calcitonin gene-related peptide receptor antagonist BIBN 4096 BS for the acute treatment of migraine[J]. N Engl J Med，2004，350（11）：1104-1110.
[117] Anderson N，Meier T，Borlak J. Toxicogenomics applied to cultures of human hepatocytes enabled an identification of novel petasites hybridus extracts for the treatment of migraine with improved hepatobiliary safety[J]. Toxicol Sci，2009，112（2）：507-520.
[118] Dodick D W. Episodic to chronic migraine：the basis for the transformation[J]. Rinsho Shinkeigaku，2012，52（11）：902.
[119] 曹金涛. 中西医结合治疗偏头痛的疗效分析[J]. 中西医结合心血管病电子杂志，2015，3（30）：57，59.
[120] 吴学军，赵艳民. 中西医结合治疗偏头痛 240 例疗效分析[J]. 中国实用神经疾病杂志，2002，5（5）：93.
[121] 封理明. 中西医结合治疗偏头痛 50 例疗效观察[J]. 实用中医内科杂志，2011，25（2）：80-81.
[122] 陆文欣，吴立宽，宋文明，等. 中西医结合治疗偏头痛临床分析[J]. 河北医药，2012，34（11）：1730-1731.
[123] 周涛，陈希源，厉秀云. 中西医结合治疗偏头痛临床研究[J]. 河北医药，2014，36（6）：895-896.
[124] 雷靖华. 桃红饮加味合麦角胺治疗偏头痛 46 例临床观察[J]. 湖南中医杂志，2016，32（10）：62-64.
[125] 朱明，张明忠，杨久云. 养血清脑颗粒联合西医常规治疗血虚肝旺型偏头痛 44 例临床观察[J]. 中医药导报，2016，22（2）：81-84.
[126] 李豫川. 双丹胶囊治疗中重度偏头痛 38 例临床观察[J]. 中医药导报，2014，20（8）：42-45.
[127] 张艳. 血府逐瘀胶囊与西比灵联合治疗偏头痛 60 例临床观察[J]. 中医药导报，2014，20（9）：64-65.
[128] 张亮. 二十五味珊瑚丸结合西医方法治疗偏头痛临床疗效探究[J]. 中国实用医药，2017，12（29）：143-145.
[129] 李延明. 中西医结合治疗偏头痛 41 例疗效观察[J]. 医药产业资讯，2006，3（15）：243.
[130] 袁彪玲. 中西医结合治疗偏头痛的疗效分析[J]. 中西医结合心血管病电子杂志，2014，2（17）：19-20.
[131] 吴琴. 中西医结合治疗偏头痛的疗效观察及护理[J]. 北方药学，2013，10（3）：189-190.
[132] 陈崇振. 中西医结合治疗偏头痛性眩晕 40 例观察[J]. 实用中医药杂志，2016，32（4）：339-340.

第三章 复方大川芎片概述

引　言

大川芎片是大连富生天然药物开发有限公司于2005年申报，2009年获批的国家级新药，来自于《圣济总录》所载的原方，由天麻、川芎两味药材组成。主治首风眩晕胃膈痰饮，专门用于治疗偏头痛。疗效确切、质量稳定、毒副作用小，已广泛应用于临床。天麻为常用名贵中药，其功效为平肝熄风，用于治疗头痛、头晕等症。其主要成分包括天麻总苷类、甾醇类、多糖、鞣质等，其中天麻总苷和天麻多糖类组分能有效的抑制 $Na_2S_2O_4$ 诱导的神经细胞缺氧损伤，对神经细胞缺氧损伤起到保护作用，通过调节与疼痛相关的神经递质和血管活性为临床治疗脑血管疾病及头痛的发生提供参考依据。川芎具活血行气、祛风止痛之功效。主治胸痹心痛、胸胁刺痛、跌扑肿痛、月经不调、经闭痛经、癥瘕腹痛、头痛、风湿痹痛。川芎主要成分有酚酸、挥发油及生物碱，其中川芎酚酸类成分和川芎挥发油类成分对 $Na_2S_2O_4$ 造成的神经细胞缺氧损伤具有一定的保护作用。对大川芎片所含天麻、川芎两味药材的本草考证、化学成分、药理作用、临床应用及该药的配伍比例等文献调研有利于从理论层面深入了解复方大川芎片的组方规律与治病机制。

第一节　天麻药材的本草考证及现代研究

一、天麻药材的本草考证

中药天麻为兰科植物天麻 *Gastrodia elata* Bl.的干燥块茎，在我国有悠久的用药历史，始载于秦汉时期的《神农本草经》[1]，列为上品，是著名的道地药材[2]。

（一）名称考证

天麻为兰科天麻属多年生草本植物，又名赤箭芝、独摇芝、离母、合离草、神草、鬼督邮、木浦、明天麻、定风草及白龙皮等。历代本草中记载的天麻药名，一是以植物形态命名，如赤箭芝、独摇芝、离母、合离草，以根异而命名；二是以性味异而命名，如独摇、定风；三是以功效命名，如神草、鬼督邮。从历代本草对天麻药名的释名、集解、正误，以及历代本草与现代关于天麻的描述的对比，说明古代天麻与今日所用相同[2]。

天麻始载于《神农本草经》《本经》，原名“赤箭”，列为上品，因其茎似箭杆，赤色，端有花，远看如箭有羽，故名赤箭。《本经》载：“赤箭味辛温，……一名离母，一名鬼督邮，生川谷[1]。”《吴晋本草》载：“鬼督邮一名神草，一名阎狗。”《图经本草》载：“合离草，独摇。”宋代的《开宝本草》始载天麻之名，有“久服益气力，长阴，肥健，轻身，增年”的记载，《本草纲目》载："白龙皮，赤箭芝[3]。"将赤箭、天麻合并，称"天麻即赤箭之根"。《抱朴子》又名独孺芝、合离草、合离母，《吴普本草》称神草，《和汉药考》称石箭、分离草。

（二）原植物考证

《新修本草》(《唐本草》）载："赤箭，此芝类，茎似箭簳，赤色，端有花叶，远看如箭有羽。根、皮、叶与天门冬同，惟无心脉。去根五、六寸，有十余子卫似如芋。其实似苦楝子，核作五、六棱，中肉如面，日曝则枯萎也。得根即生啖之。无干服法也[4]。"

《图经本草》："赤箭，今江湖间亦有之，然不中药用。今三、四月采苗，七、八、九月采根。《本经》但云三月、四月、八月采根，不言用苗，而今方家乃并用根苗，各有收采时月，与《本经》参差不同，难以兼著，故但从今法。""天麻，今京东、京西、湖南、淮南州郡亦有之。春生苗，初生若芍药，独抽一茎，直上高三、四尺，如箭簳状，青赤色，故名赤箭芝。茎中空，依半以上，贴茎微有尖小叶，梢头生成穗，开花结子如豆粒大；其子至夏不落，却透虚入茎中，潜生土内；其根形如黄瓜，连生一二十枚，大者重半斤或五六两，其皮黄白色，名曰龙皮；肉名天麻。二月、三月、五月、八月内采。初取得乘润刮去皮，沸汤略煮过，曝干收之。嵩山、衡山人或取生者蜜煎作果食之，甚珍[4]。"

《本草纲目》："《本经》止有赤箭，后人称为天麻，甄权《药性论》云，赤箭芝一名天麻，本自明白。宋人马志重修本草，重出天麻，遂致分辨如此。沈括《梦溪笔谈》天麻子从茎中落下，俗名还筒子。其根曝干，肉色坚白，如羊角色，呼羊角天麻；蒸过黄皱如干瓜者，俗称酱瓜天麻，皆可用者。一种形尖而空，薄如玄参状者，不堪用。"

（三）药用部位考证

《神农本草经》仅记载了天麻的性味、功效及药名，并无药用部位的记载。

《名医别录》始有"三月、四月、八月采根曝干"的记载，历代本草都把块茎作为药用部位。至于天麻苗（茎），《神农本草经》和《名医别录》均无用苗（茎）的记载。

天麻苗（茎）作为药用部位最早的记载是宋代苏颂《图经本草》[5]曰"……而今方家乃三月、四月采苗，七月、八月、九月采根，与本经参差不齐。"

《本草衍义》记载："赤箭，天麻苗也，与天麻治疗不同，故后人分为两条。"北宋陈承《重广补注神农本草并图经》曰"今医家见用天麻，即是赤箭根，有自内达外之理"。明汪机《本草汇编》曰"赤箭，天麻一物也，经分为二，以报与苗主治不同也"。上述几种本草认为天麻茎（苗）是因为药用功效与天麻块茎不相同。但李时珍集历代本草论述认为天麻用茎（苗）是因为天麻原名赤箭，后人根据其名认为天麻用茎（苗）。天麻茎（苗）不再作为药用部位源于何时尚待进一步考证。但古代本草文献中有天麻茎（苗）作为药用部位的记载。李时珍《本草纲目》始称天麻种子名为还筒子，其药用功效与天麻相同，并有附方，但其他本草文献中未见有关于天麻种子药用功效的记载[2]。

（四）功效考证

天麻的功效在我国古代医籍《神农本草经》《本草纲目》中均有记载，其性甘、平，归肝经，有息风止痉、平抑肝阳和祛风通络的功效。《神农本草经》始载天麻的功效："杀鬼精物，蛊毒恶气，久服益气力，长阴肥健。"古代本草文献的记载认为天麻具有补益作用，如《新修本草》（《唐本草》）[6]有"可生睐之"。《图经本草》中有在嵩山、衡山人或取生者蜜煎作果食，甚珍之”。《本草纲目》“上品五芝之外，补益上药，赤箭为第一，世人惑于天麻之说，遂止用于治风，良可惜哉”；“……人得大者，服之延年，按此乃天麻中一神异者，如参中之神参也”等记载，是对历代本草中天麻的补益作用作了总结归纳。历代本草记载认为天麻对凡是肝风动所致的头痛、头晕、目眩、肢体麻木、半身不遂、语言謇涩、小儿惊风、劝风等症都具有奇效。我国古代医家认为天麻“主诸风湿痹，四肢拘挛，小儿风病惊气”，是“治风之神药”。中医认为“诸风掉眩，皆属于肝”。故李时珍说“天麻乃肝经气分之药[7]”。

二、天麻药材的现代研究

（一）现代资源分布及不同产地指纹图谱研究

天麻为名贵中药材，产地分布较广，现分布于吉林、辽宁、内蒙古、河北、山西、陕西、甘肃、江苏、安徽、浙江、江西、台湾、河南、湖北、湖南、四川、贵州、云南和西藏[8]。云南昭通彝良小草坝是全国地道的天麻主产地之一[9]。但是不同产地的天麻品质不同，而且通过外观性状及显微鉴定也难以实现产地溯源。指纹图谱能整体反映中药质量差异的特征，因此现代研究常采用建立起不同产地的天麻指纹图谱的方法来为综合评价天麻的质量提供依据。

毕荣璐等[10]应用 Waters-XBridgeTMC18 色谱柱（250mm×4.6mm，5μm）；流动相为甲醇（A）-0.1%磷酸（B），线性梯度洗脱；柱温为 35℃；进样量为 10μl；检测波长为 270nm 的色谱条件建立不同产地天麻 HPLC 指纹图谱。分析结果表明，不同产地的天麻素含量差异较大，相对峰面积 RSD%高达 95.77%。

杨芝芳等[11]使用 Diamonil C18 柱（250mm×4.6mm，5μm），流动相为甲醇（A）-0.1%磷酸水溶液（B），梯度洗脱，检测波长 220nm，流速 1.0ml/min，柱温 35℃的色谱条件。对 20 批天麻样品的 HPLC 指纹图谱进行相似度评价和聚类分析。确立了 13 个共有峰，建立了天麻药材 HPLC 指纹图谱共有峰模式。数据结果表明，建立的 HPLC 指纹图谱反映了天麻药材中的化学成分信息，同一产地天麻的化学成分趋同，而不同产地的天麻差异较大，表明产地因素对其化学成分的影响较大。

包永睿等[12]建立了 10 批不同产地天麻中天麻总苷的 HPLC 指纹图谱，并对建立的指纹图谱信息进行了多元统计分析，筛选出可能影响天麻总苷差异的指标性成分。天麻总苷 HPLC 指纹图谱共标记了 12 个共有峰，根据聚类分析结果，可将 10 个产地天麻聚为四类，导致差异的原因可能与地理位置和生长环境有一定关系。由 PCA 分析结果可知，筛选出 6 个天麻总苷差异成分，将这 6 个差异成分再进行聚类分析与之前结果基本一致，初步确定了天麻差异的指标性成分。通过对指纹图谱的数据进行深入挖掘，找出了隐藏在众多共性下的差异。为天麻总苷差异成分与药效关联研究提供参考，制定更加合理的质量控制标准，从而为天麻药材的合理应用和新药开发提供了依据。

（二）研究概况

1. 化学成分研究

截至目前，通过对天麻化合物的分析，显示天麻的主要化学成分为酚类、有机酸类、多糖类及甾体类等[13]。随着现代中药色谱分离技术的不断发展，对天麻化学成分的研究逐渐深入，从天麻中分离得到的近百种化合物中，研究重点主要集中在酚类和多糖类化合物[14]。

天麻中酚类成分是天麻已知化学成分中占比最高的成分类群，包括酚类、酚苷类、酚醚类、酚醛类和含硫酚类等，主要成分有天麻素、4-羟基苯甲醇、4-羟基苯甲醛、香草醇、香草醛、巴利森苷、天麻苷元、天麻醚苷、腺苷、对羟基苯甲醛、4-乙氧甲苯基-4′-羟苄基醚、对羟苄基乙基醚、4，4′-二羟基二苄基醚和4，4′-二羟基二苯基甲等；甾醇类化合物主要为β-谷甾醇、豆甾醇和胡萝卜苷等；有机酸类化合物包括柠檬酸、琥珀酸、棕榈酸、L-焦谷氨酸及β-丙烯酸等；糖类为蔗糖和多糖；并且天麻还含有维生素、氨基酸、蛋白质以及大量人体必需的微量元素[15, 16]。

2. 炮制方法研究

天麻炮制历史沿革悠久，炮制方法始载于《雷公炮制论》[17]。天麻的炮制方法多种多样，常见酒制、姜制、蜜制麸制、蒸制、切制等方法，天麻古法炮制，主要以润软切片和蒸制为主，现今常以蒸、润、切为主。不同炮制方法，对其所含生物活性成分含量影响较大，进而影响到药物性能[18]。在对天麻进行加工炮制时，应注意炮制方法对于天麻成分含量的影响。

（1）蒸制

目前，为减少天麻有效成分损失，达到“杀酶保苷”的效果，其炮制多以蒸法为主。研究发现，蒸制法炮制天麻后天麻中的天麻素含量高于煮制法、直接加热烘制法、冷冻干燥法和直接晒干法等加工方法[19~21]。袁胜浩等[22]研究发现，蒸制 1h 后天麻中天麻素的含量为新鲜天麻的 6 倍，并发现天麻素含量随蒸制温度的升高和时间的延长而逐渐升高。

（2）酒制

酒制天麻已有悠久历史，酒制可以借升提之力而引药上行，借宣行药势，活血通络功能而增强疗效。现代研究表明，天麻中主要成分为天麻苷，由于苷易溶于酒中，因此用酒炮制天麻，不仅可以充分溶出其有效成分，而且可以更好发挥其治疗效果[23]。

（3）姜制

天麻经姜制后，可增强其祛风止痛、抗眩晕作用，不仅可提高天麻临床疗效，而且可降低其毒副作用。陆平等[24]比较了姜天麻与其他炮制品中天麻素的含量差异，实验结果表明，以姜制天麻中天麻素含量相对较高，产生这一现象的原因，可能是由于天麻在姜制过程中存在加热这一环节，使得姜汁中的某些易于溶出的成分加速了天麻素的溶出，提高了天麻素的溶出率。

（4）蜜制

左雅敏等[25]研究了不同炮制方法对天麻成分含量的影响，建立 HPLC 法同时测定天麻中的成分含量，并采用雷达图分析及评价其物质基础改变与不同炮制方法的相关性。雷达图结果表明，天麻素的含量在蜜制后较其他工艺高。这是因为蜂蜜中具有还原糖，能够降低天麻素的氧化分解，从而能够提高药物疗效。

（三）药理作用研究

1. 镇静作用

中药天麻能对中枢神经兴奋进行有效抑制，如果患者服用天麻，其脑电图检查则表现为嗜睡波形[26]。有研究显示，天麻水煎剂、天麻素等有效地降低了小鼠在活动中的自发性，另外对小鼠睡眠时间有显著增加[27~29]。天麻多糖能够有效抑制苯丙胺活动，增强氯丙嗪的作用。在临床中经人体脑电图进行检测后发现，健康人群在使用天麻后会形成嗜睡波。游金辉等[30]

经实验发现，天麻素发挥镇静药理作用的机制为天麻素能够顺利通过血脑屏障，在脑组织中被迅速的降解成脑细胞膜苯二氮䓬受体的配基——天麻苷元，从而作用于 γ-氨基丁酸/苯二氮䓬受体上。

2. 抗惊厥作用

中药天麻能对平滑肌痉挛进行显著改善，对心绞痛和胆绞痛症状进行显著缓解。天麻素对戊四氮引发的惊厥具有抑制的效果，同时延长了病症的潜伏期；天麻多糖对戊四氮、士的宁等产生的惊厥均具有抵抗的作用。张素玲等[31]以小鼠为实验对象，为其注射致惊厥剂量的利多卡因，然后再灌喂天麻素，结果发现小鼠的惊厥延迟，从而得出天麻素具有抗惊厥的药理作用。天麻素为一类脂溶性物质，能够通过血脑屏障抑制 Glu（兴奋性氨基酸）的产生和释放，导致 NMDA 受体活性降低，引起 Ca^{2+}浓度下降，阻断了 NMDA-Ca^{2+}-NO 的通路，达到抗惊厥效果。

3. 抗衰老作用

在天麻中含有的锌、锰等微量元素，不仅提升了机体抗氧化的功效更是延缓了细胞老化这一过程。孔小卫等[32]给衰老小鼠喂食 32d 多糖后，结果发现小鼠的肝、脑、血清、心组织中的 CAT 和 SOD 的活性均明显提高，抑制小鼠肝、脑、血清、心组织中脂质过氧化（MDA）形成，增强了衰老小鼠血清 GSH-Px 的活性。陶文娟等[33]通过开展天麻糖复合物抗衰老相关实验，结果发现天麻的根茎中提取的水溶性物质具有增强小鼠血清中 T-SOD 活性和降低小鼠血清中 MDA 的含量的作用。谢学渊等[34]给 D-半乳糖引起的衰老小鼠喂食天麻多糖，结果发现不仅可以改善小鼠的学习记忆能力，恢复其脑组织中神经阻滞，提高小鼠血液中 GSH-Px 和大脑中 SOD 的活性，还能降低脑组织中 MAO 活性并降低 MDA 的水平，有助于脑神经组织的恢复。

4. 降血压作用

天麻素可改善内皮素和血管紧张素Ⅱ，从而达到降低血压的目的。天麻素和天麻苷元作为天麻主要化学成分，二者均能够作用于中枢神经系统，减小血管阻力，扩张小动脉和微血管，降压效果持续时间长达 3h 之久，并且降压不会引起交感神经被激活[35]。陈陆[36]选择正常小鼠、应激性高血压小鼠以及肝阳上亢高血压小鼠作为实验对象，分别给三组小鼠灌喂天麻复方降压胶囊溶液，结果正常和应激性高血压的小鼠血压无显著变化，但是肝阳上亢高血压小鼠的血压显著下降，说明天麻具有降压药理作用。经大量研究发现，在家兔血液中注射天麻注射液之后，有效地降低了家兔的血压，药物持续的时间约 1.5h；在大鼠腹腔或十二指肠内注射天麻注射液之后降压持续的时间可高达 3h[37]。

5. 增强免疫力药理作用

汪鋆植等[38]为了探讨天麻中的多糖对免疫功能的影响，对小鼠灌胃天麻多糖和天麻水提取物，一段时间后测定小鼠血清中免疫球蛋白的水平，并称量小鼠胸腺和脾脏的重量，计算小鼠胸腺指数和脾脏指数，结果证实天麻中的多糖以及水提取物二者均具有促进小鼠免疫球蛋白水平增加的作用，提高胸腺指数和脾脏指数。此外，天麻注射液还能够提高小鼠吞噬细胞功能和血清溶菌酶活力的作用，增强小鼠 T 细胞免疫应答和非特异性作用，形成特异性抗体，表明天麻具有增强免疫力的作用。

6. 保护神经细胞药理作用

天麻能对大脑神经系统进行保护和调节，让视神经分辨能力得以显著增强。选择天麻制剂来对老年痴呆症状进行治疗，能对患者的临床症状进行显著改善，具有较高的临床治愈率。段小花等[39]选择血管性痴呆大鼠作为实验对象，对其注射天麻提取物，结果发现其改善小鼠学习记忆能力效果显著，主要作用机制可能与减轻海马区的氧化损伤、清除自由基等有关。王昭君等[40]分析了天麻素对快速衰老小鼠大脑组织衰老相关基因表达的影响，结果发现天麻素发挥抗衰老作用主要是通过调节部分衰老相关基因表达水平来实现。作为天麻中一类有效的酚性成分，具有减少全脑和皮质中梗死的面积，改善小鼠海马区和皮层神经元的分布，降低caspase-3 的活性，增强 Bcl-2 表达，证实天麻素发挥神经保护作用主要跟其具有减弱凋亡通路的机制有关。

综上所述，中药天麻具有诸多药理作用，主要功效包括镇静、抗惊厥、抗衰老、降血压、增强免疫力、保护神经细胞等，在治疗头痛、头晕方面具有良好的效果。因而天麻具有较高的临床使用价值，在现代临床治疗中可将患者的实际情况与天麻的药理作用结合，为患者制定合理、安全的用药方案，从而充分发挥中药天麻的医用价值。

（四）临床应用

1. 单味药及其提取物

天麻主要用于治疗肝阳上亢所致的眩晕头痛，以及肝风内动所致的惊痫抽搐等症，随着研究进展，天麻及其提取物被越来越多的运用到临床上治疗各种类型疾病[41]。

（1）治疗高血压

天麻单方可用于治疗高血压等疾病，即以单味天麻 15g 入药，水煎顿服[42]。天麻素能够增强内皮素和血管紧张素Ⅱ，从而实现降血压的目的。天麻中主要的化学成分是天麻素和天麻苷元，两种化学物质均能对中枢神经系统产生一定的影响。并且有相关研究表明，肝阳上亢的高血压小鼠在灌胃天麻复方降压胶囊溶液的情况下，小鼠的血压会有明显的下降，由此也进一步证实天麻具有降血压的作用。

（2）治疗癫痫

天麻能延长致癫的潜伏时间，降低致癫电位的幅度，缩短癫痫发作的持续时间等。临床上天麻制剂治疗癫痫小发作具有显著疗效。王加强等[43]选择正在服用抗癫痫西药但发作仍不能控制的患者 15 例，在不增加原服用药剂量的基础上加用天麻素 300mg/d，研究结果显示，40%的患者发作次数明显减少或减轻，42%的患者自评部分有效，结果表明，天麻素可减轻癫痫的发作程度和改善临床症状。

（3）治疗椎基底动脉供血不足

王文等[44]观察天麻素联合丁咯地尔治疗椎基底动脉供血不足（IBV）的临床疗效。结果表明，天麻素联合丁咯地尔治疗 IBV 能更好地扩张脑血管，增加脑血流量，降低血液黏稠度，改善椎基底动脉供血不足及临床症状。

（4）治疗脑出血

何丰等[45]观察了天麻素在脑出血治疗中的临床疗效。对照组仅予以常规治疗，治疗组在对照组治疗基础上加用天麻素治疗。比较两组临床疗效及治疗前后血肿体积评分。结果表明，天麻素用于脑出血，可显著促进血肿吸收，降低水肿程度，在早期脑出血治疗中具有显著疗效。

2. 汤剂

天麻汤剂在临床上有天麻钩藤饮、半夏白术天麻汤、天麻补中汤、愈风汤天麻汤、芎芪半夏白术天麻汤、羚羊天麻汤、黄芪桂枝天麻汤、川芎天麻汤、三虫半夏白术天麻汤、兰根柏皮天麻汤等[46]。

（1）治疗高血压

天麻钩藤饮治疗高血压有和缓、稳定持久的降压作用，疗效显著。吴玉生等[47]用天麻钩藤饮治疗 66 例原发性高血压患者。王宏献[48]探讨天麻钩藤饮的降压作用和其可能降压作用机制，结果表明，天麻钩藤饮的辨证论治能提高临床疗效，具有一定的降压效果。

（2）治疗神经系统疾病

陈绮娜[49]以天麻钩藤饮治疗小儿头痛型癫痫 15 例，结果显效 8 例，有效 4 例，总有效率 80%，取得较好的临床效果。许建成和王艳丽[50]选用天麻钩藤饮合救脑汤加减配合穴位注射治疗三叉神经痛 152 例。孙明军和李海军[51]以天麻钩藤饮为主方，结合临床辨证治疗神经衰弱，取得满意疗效。

（3）其他疾病的治疗

天麻钩藤饮在临床上除应用于上述疾病的治疗外还用于颈椎病、眩晕病、头痛症、儿童抽动症、梅尼埃病等病症的治疗。半夏白术天麻汤在临床上常用于治疗梅尼埃病、药物过敏反应、血管神经性头痛、颈椎骨质增生、白带过多、锁骨下动脉窃血综合征、十二指肠溃疡、经前期高脂血症、癫痫、高血压病、后循环缺血性眩晕等疾病，疗效显著[46]。刘作仲和庄成信[52]将半夏白术天麻汤用于治疗眩晕、癫痫、中风等病症各 1 例的治疗，均获良效。玛依努和洪尔军[53]用半夏白术天麻汤治疗中风痴呆症、高脂血症、癫痫、高血压病等各 1 例，效果均良好。

3. 中成药制剂

在现代临床过程中天麻中成药制剂被广泛用于治疗风湿性关节疾病、眩晕、头痛、神经痛症等[54]。陈伯煊等[55]用天麻丸治疗风湿性关节疾病进行疗效研究，结果表明：其对风湿性关节的疼痛及功能障碍的疗效尤为突出，对其他风湿性关节疾病亦有一定的疗效。卢斌[56]用晕痛定天麻丸治疗血管神经性头痛 1080 例。段海燕[57]用穹天麻丸治疗各型神经痛，结果提示穹天麻丸对于由代谢失调引起的神经痛疗效最好。李恭等[58]将天麻注射液应用于神经痛症的临床治疗，结果表明其对三叉神经痛、坐骨神经痛、中毒性多发性神经炎及疫苗反应性多发性神经炎、血管神经性头痛均有良好的治疗效果。郜燕[59]用天麻注射液治疗糖尿病周围神经病变 52 例，效果良好。李旸[60]用天麻素注射液治疗椎基底动脉供血不足，结果表明天麻素注射液可显著改善椎基底动脉血流速度，改善临床症状，对椎基底动脉供血不足有明显疗效。姚旌和张忠杰[61]观察了天麻素注射液治疗丛集性头痛（CH）的临床疗效，结果表明天麻素注射液治疗 CH 临床疗效显著。文新兰和李晋芳[62]应用全天麻胶囊治疗儿童偏头痛 40 例。李雄根等[63]探讨全天麻胶囊配合络活喜对高血压性头痛、头晕等症状改善的临床疗效，结果表明全天麻胶囊配合络活喜较单用络活喜治疗高血压性头痛有更好疗效。李颖等[64]观察天麻注射液合天麻胶囊治疗糖尿病周围神经病变60例，结果表明天麻胶囊可有效改善糖尿病周围神经病变患者的临床症状。彭江云等[65]用天麻祛风补片治疗骨关节炎效果良好。

第二节　川芎药材的本草考证和现代研究

一、川芎药材的本草考证

川芎为伞形科植物川芎 *Ligusticum chuanxiong* Hort.的干燥根茎。首载于《神农本草经》，有活血行气，祛风止痛的功效。

（一）名称考证

川芎原名芎藭，“芎藭”一名早在先秦著作中就有出现，《山海经·西山经》中就有“号山，其草多芎藭”的记载。汉代《范子计然》云“芎藭生始无，枯者善[66]。”先秦记载药物的帛书《五十二病方》中已有“（蘼）芜本”药名[67]。而《山海经》有山其草多芍药、芎藭”，“洞庭之山其草多蘼芜、芍药、芎藭”[68]的记载。表明春秋时代，蘼芜与芎藭分别称谓，同时应用，《神农本草经》亦将两者分别收获。但古代对蘼芜的描述甚为简略，且与当归、芎藭、藁本、前胡及白芷纠缠不清，《吴普本草》将两者合并，“（芎藭）一名胡劳，一名香果，茎叶名蘼芜”。从屈原《九歌》及《广志》曰“魏武帝以（蘼芜）藏衣中”看出，蘼芜在秦汉时主要在民间、宫廷用其芳香辟邪、除虫，故《神农本草经》云“（蘼芜）方药用甚稀”，临床很少药用。在唐以后本草医书中，大多将蘼芜做为芎藭的别名注释，名称的归类是当时临床应用的客观反映。芎藭在古代许多地区引种生产，历史上按不同产地取名，有川芎、西芎、抚芎、台芎及京芎。《本草纲目》云：“（芎藭）其出关中者，呼为京芎，亦曰西芎；出蜀中者，为川芎；出天台者，为台芎；出江南者，为抚芎，皆因地而名也[69]。”宋代医药学家对川产芎藭尤为重视，四川芎藭的道地性得以确立，宋后芎藭药名亦逐被川芎取代。

（二）原植物考证

《浙江植物志》将野生藁本称作山芎藭，湖南则称土川芎或野西芎[70]，可见在芎藭的基原最早应为藁本。在本草史上，对芎藭最早形态记载为药材形状，南北朝《本草经集注》云“今出历阳，节大茎细，状如马衔，谓之马衔芎，蜀中亦有而细[71]。”《唐本草》进一步描述“今出秦州，其人间种者，形块大，重实多脂润，山中采者瘦细，味苦辛[71]。”《本草衍义》曰“今出川中，大块，其里色白，不油色，嚼之微辛，甘者佳[71]。”不难看出，在唐代、宋代药用芎藭有两种，但以栽培品为主，其药材形状、气味与今川芎接近。对植物形态采用比喻描述，《蜀本草》云“苗似芹、胡荽、蛇床辈，丛生，花白”[50]，据描述，应为伞形科植物。我们认为芎藭的原植物与今川芎相符。其后对本草形态没有更详细的描述，但多强调产于四川，我们认为所说原植物与今川芎相同。通过上述考证认为，古之芎藭最早源于藁本，南朝梁代历阳即出现了栽培，形成“马衔芎藭”。唐代以后由于秦地芎藭出现栽培而分化，形成西芎与川芎。抚芎则是在南宋以后，东部芎藭的再次利用后产生，并在近代出现了形态的变化。西芎的原植物实为藁本，川芎极可能为藁本在长期的栽培下形成的园艺类型[66]。

（三）药用部位考证

四川都江堰、彭州为川芎的道地产区，现已大量栽培。长期以来，收获川芎时，弃去地上部分茎叶和地下部分须根。川芎主要有效成分为藁本内酯、阿魏酸和生物碱等成分。易进海等[72]采用 RP-HPLC 法对都江堰道地产区川芎不同部位中藁本内酯和阿魏酸的含量进行测定发现，川芎不同部位均含有藁本内酯和阿魏酸，根茎和须根含量较高，茎和叶含量较低，川芎茎、叶和须根有一定的利用价值。芮和恺等[73]通过将川芎切碎，按水蒸气蒸馏法提取挥发油，以气相色谱仪分析川芎嗪和藁本内酯的含量，发现根中挥发油含量及其有效成分与根茎基本相同，叶和茎挥发油含量虽较低，但含有一定量的有效成分。可见，川芎根茎部位有效成分含量较高，但被遗弃的须根和茎叶中也含有较低含量的有效成分。因此，川芎的主要药用部位为根茎，但须根和茎叶也有一定的药用价值，在临床应用过程中可根据实际情况酌情考虑使用。

（四）功效考证

1. 活血行气

《神农本草经》：“主中风入脑头痛，寒痹，痉挛缓急，金创，妇人血闭无子。”张元素论川芎云：“川芎上行头目，下行血海，故清神及四物汤皆用之。”沈丹溪云：“气血冲和，万病不生，一有拂郁，诸病生焉。”《难经本义》云：“气中有血，血中有气，气与血不可须臾相离，乃阴阳互根，自然之理也。”川芎被誉为“血中气药”，性味辛散温窜，功善活血行气，走而不守，上行头目，下行血海，内透外达，无所不至，使瘀血化而不伤正，肝郁解而不耗气，气行血调，其病立止[74]。

2. 祛风止痛

《药性论》曰：“治腰脚软弱，半身不遂，主胞衣不出，治腹内冷痛。”《日华子诸家本草》曰[75]：“川芎，治一切风，一切气，一切劳损，一切血，补五劳，壮筋骨，调众脉，破癥结宿血，养新血……脑痈发背，瘰疬瘿赘，痔瘘疮疖，长肉排脓，消瘀血。”《本草衍义》云：“芎藭，今人所用最多，头面风不可缺也。”综上所述，进一步明确了川芎具有活血行气、祛风止痛的作用，为治头痛的良药[74]。

3. 活血祛瘀，消肿排脓

《本草汇言》说：“上行头目，下调经水，中开郁结，血中气药。凡散寒湿，去风气，明目疾，解头风，除胁痛，养胎前，益产后，又癥瘕结聚，血闭不行，痛痒疮疡，痈疽寒热，脚弱痿痹，肿痛却步，并能治之。”川芎善活血行气，化瘀行滞，消肿排脓[75]。

二、川芎药材的现代研究

（一）现代资源分布及不同产地指纹图谱研究

中药川芎为伞形科藁本属多年生草本植物川芎的根茎，主产四川（灌县），为四川的道地药材，在云南、贵州、广西、湖北、江西、浙江、江苏、陕西、甘肃、内蒙古、河北等省区均有栽培[76~78]。现代化学和药理研究表明，川芎的质量和道地性均与活性成分的含量和种类紧密相关[79]。中药指纹图谱具有完整性、特异性和再现性的特点，是一种综合、有效的评价手段，已成为国际公认的控制中药或天然药物质量最有效的方法之一[80~83]，因此现代研究常采用建立起不同产地的川芎指纹图谱的方法来为综合评价中药川芎的质量提供科学依据。

刘娟等[84]采用 EcilpsePlusC18 色谱柱（100mm×4.6mm，3.5μm）；以甲醇-1%乙酸溶液为流动相，梯度洗脱，柱温 35℃，流速 1.0ml/min，检测波长 280nm 的色谱条件建立了川芎药材 HPLC 指纹图谱，标定了 17 个共有峰，指认了 7 个成分；并定量测定了川芎样品中阿魏酸、洋川芎内酯 A 和藁本内酯的含量，为川芎的质量控制提供依据。

王涛等[85]采用反相高效液相色谱法对川芎多波长叠加指纹图谱进行了研究。利用 Poroshell120EC-C18 色谱柱（4.6mm×100mm，2.7μm），以 0.1%磷酸水溶液（A）-乙腈（B）为流动相梯度洗脱，流速 0.8ml/min，柱温 35℃，检测波长 230nm、260nm、290nm、320nm。运用波长叠加技术建立指纹图谱，标定了 22 个共有峰，16 个不同来源的川芎样品与指纹图谱之间具有良好的相似性，相似度均在 0.94 以上，该指纹图谱信息更加丰富全面，可用于川芎的质量控制。

贡磊等[79]使用色谱柱 ThermoC18（250mm×4.6mm，5μm），流动相为甲醇-0.1%甲酸水溶液，梯度洗脱，柱温 25℃，流速 1.0ml/min，检测波长 323nm。通过提取 11 个色谱峰作为指纹图谱共有峰，分别采用相似度评价、聚类分析和主成分分析等方法，对所收集的 18 批样品进行系统比较与归类，确定了 11 个共有峰，大部分样品的相似度在 0.9 以上，并将不同川芎分为三大类。该方法重复性好，简便可靠。

（二）研究概况

1. 化学成分研究

川芎的化学成分较多，有苯酞及其二聚体、生物碱、有机酸、多糖以及脑苷脂和神经酰胺等类成分[86]，主要为挥发油、生物碱、多糖等[87]。

（1）挥发油

川芎中大约有 1%的挥发油[88]，内酯类化合物是其中重要的组成成分。川芎挥发油中藁本内酯是极其重要的活性成分，通过药理实验能够有效地显示出藁本内酯具有明显的镇痛、解痉以及抗病毒的作用。川芎挥发油中目前已鉴定出 60 余种化学成分，其中苯酞类化合物属于挥发油中的主要成分[89]。

（2）生物碱

生物碱属于川芎的主要成分，常见的有川芎嗪、胆碱、腺苷、腺嘌呤、尿嘧啶、1-β-丙烯酸乙酯基-7-醛基-β-卡啉等 11 种生物碱类化合物[87]，其中川芎生物碱中含量最多的为川芎嗪[90]，川芎嗪也被称为特征性生物碱。

（3）多糖

川芎中大约含有 5.71%的多糖[91]，主要包括 LCXP-1、LCXP-2 以及 LCXP-3 三种多糖，分子量分别为 11.916、20.793 和 701.875[92]。川芎多糖中 LCXP-1 和 LCXP-2 均由甘露糖、葡萄糖、半乳糖、阿拉伯糖组成，其物质的量比分别为 1∶495∶3.7∶1.2 和 1∶632∶4.3∶1.2；LCXP-3 由甘露糖、鼠李糖、半乳糖醛酸、葡萄糖、半乳糖、阿拉伯糖组成，其物质的量比为 1∶6.5∶1.5∶248∶50∶14。

2. 炮制方法研究

川芎炮制历史悠久，历代炮制方法总共有 29 种，有生品和制品等多种饮片规格入药，其中净制有洗净、去苗芦、去土、酒洗等；切制有切、切片、锉、研、捣细等；炮制有熬、炒、煅、焙、煨、酒炒、醋炒、童便浸、米水炒、盐酒制、茶水炒、蜜制、姜汁炒、杏仁汁制等。现代主要应用生品和酒制品[54]。川芎饮片经过炮制以后其主要成分会发生显著的变化，李滨萍等[93]、张玉杰等[94]的研究结果表明，川芎经过炮制后活性成分均有一定程度的降低，可能是川芎经加热等处理后，成分发生分解或者挥发，使其含量降低。

（1）酒制

川芎生品活血行气，祛风止痛力强[95]，川芎酒炙之后能增强其活血、行气的功效[95]。酒制最常用的主要有酒炒制和酒炖制，研究表明，酒炒制同其他酒制方法相比可以最大限度保留川芎中的挥发油成分，同时有助于阿魏酸和生物碱类有效成分的提出，因此酒炒法为川芎较为理想的炮制方法[96]。

（2）其他炮制方法

醋炙川芎、清炒川芎、麸炒川芎与生品比较后，其中清炒法活性成分含量最低，同时，有研究发现，川芎醋炙品中，除了藁本内酯含量稍低外，其他 3 种成分（阿魏酸、丁基苯酞和丁烯基苯酞）的含量均较高；另外，川芎各炮制品挥发油含量均较生品有不同程度降低，醋炙和炒黄均使挥发油含量有较大幅度下降[94]。

（三）药理作用

1. 对心脑血管的作用

川芎可改善微循环、扩张冠状动脉；降低血管阻力，显著增加脑及肢体血流量；有改善心肌缺氧，降低心肌耗氧的作用，对于缓解冠心病心绞痛有较好疗效，已广泛用于心脑血管疾病的治疗[97, 98]。川芎中的川芎嗪成分在心脑血管功能中起着主要的作用，其作用机制如下：

（1）调控心脏的作用

川芎嗪对心脏的生理功能以及病理状态都有一定的调控功能，在抑制心肌收缩方面有着重要的作用，还有保护心肌细胞以及抗心肌肥大的作用。川芎嗪能够对抗低氧诱发的心肌细胞凋亡，其主要的作用机制可能是由于川芎嗪激活 IGF1 受体，进一步通过磷脂酰肌醇-3-激酶/蛋白激酶 B 信号通路。逐渐影响胰岛素生长因子的蛋白质表达过程，阻断了 Caspase 家族的细胞活化，从而导致心肌细胞发生凋亡的现象[99]。

（2）保护血管的作用

川芎嗪能够扩张血管。同时，川芎嗪能够有效地抑制血管炎平滑肌增殖，其原因是通过降低 PKC 与 EPK1/2 的表达，抑制 NF-κB 的活化以及血小板源性生长因子的准确传导。另外，川芎嗪还有保护血管内皮细胞的重要作用。一方面，川芎嗪能够改善高糖诱导的血管内皮细胞功能发生紊乱；另一方面是通过诱导 NO 的生成，减少线粒体超氧化物的阴离子含量，由此提升线粒体的膜电位。改善其线粒体转录因子的表达，提升线粒体的生物合成，从而保护血管内皮细胞[100, 101]。

（3）改善微循环的作用

川芎嗪具有改善微循环的作用，能够增加脑皮质血流量，促进神经恢复功能；其对多种原因引起的脑损伤具有一定的保护作用，主要的机制与抗氧化途径以及抗凋亡途径有关。体内外研究表明，川芎嗪可以改善氯化钴诱导的脑神经损伤，主要机制是通过提升 E2 相关因子以及谷氨酰半胱氨酸连接酶的蛋白质表达过程，增强谷胱甘肽的合成。另外，川芎嗪能通过调节凋亡基因及促凋亡基因的表达，保护缺血缺氧性损伤的脑组织[102, 103]。

（4）抗血栓作用

各种血栓动物模型已经证实川芎嗪具有抑制血小板聚集、抗血栓形成的重要作用。有研究指出，川芎嗪对大鼠下腔静脉结扎以及电刺激实验具有抑制作用，还能够抑制凝血酶、活性和胶原诱导的血小板聚集等。由此研究人员推测，抗血栓机制可能与保护机体内皮功能和多途径抑制血小板聚集相关。川芎嗪能明显抑制血小板体内外聚集现象，降低全血高切黏度及血细胞聚集指数，升高红细胞变形指数，发挥改善血液流变学的作用[104]。

2. 抗自由基的作用

川芎的化学成分阿魏酸能抑制 β-淀粉样多肽的形成，破坏已形成的 β-淀粉样多肽[105, 106]；长期应用能明显减少炎性因子，抑制机体内的毒性反应；还有利于减轻自由基损伤程度及减少神经元凋亡，因此，其在阿尔茨海默病的治疗方面具有较高的临床价值。

3. 抗癌作用

川芎嗪具抗癌活性，川芎嗪既有直接抗癌作用，又能抑制癌症细胞 VEGF 的表达及抑制由 VEGF 诱导的血管内皮细胞的增殖等间接抗癌作用[107]。川芎嗪具有抑制某些实体肿瘤生长、转移的作用，其机制与促进机体免疫功能及诱导细胞凋亡有关。

4. 对呼吸系统的作用

现代药理学认为，川芎中有效成分川芎嗪是一种新型的钙离子拮抗剂。有实验证明其对血管平滑肌细胞钙离子内流有明显的抑制作用，推测其可能与平滑肌功能有关[108]。

（1）对哮喘的作用

川芎嗪不仅能对哮喘介质诱导活化的外周血淋巴细胞、细胞膜蛋白激酶 C 起到明显抑制作用；还能抑制哮喘气道壁Ⅲ型胶原的合成，减轻网状基底膜层的增厚，进一步抑制气道重建初期纤维化；此外，有利于降低白细胞介素-4 水平，抑制辅助性 T 细胞 2 亚群优势反应[109]。

（2）改善缺氧和呼吸抑制

川芎嗪能增加缺氧后脑干多处的一氧化氮合酶表达，抑制缺氧后脑干神经核团表达 FOS 蛋白，对呼吸抑制起到对抗作用，有利于发挥保护脑干神经元的功效，从而延迟呼吸抑制的发生，延长存活时间[110]。

5. 对骨髓造血系统的作用

川芎嗪能明显增强骨髓造血细胞的表达，有利于促使造血细胞再生及修复造血微环境中的微血管，进一步加快造血重建[111]。

6. 对泌尿及消化系统的作用

（1）对肝脏的保护作用

川芎嗪对于多种肝损害问题具有保护作用，并且通过不同的途径改善肝纤维化的病理状态。一般来说，川芎嗪能够显著降低 D-氨基半乳糖，降低肝损伤小鼠血清中谷丙转氨酶的活力以及最终生成的丙二醛含量。川芎嗪抗纤维化产生的机制可能是由于其抑制肝星状细胞的自我增值过程，促进了胶原降解，从而使细胞外的基质逐渐减少。此外，川芎嗪可以抑制肝纤维化的各种炎症反应，具体机制是与阻断 PDGF-Br 介导的 Nod 样受体蛋白 3 信号通路有关，主要是降低了肝星状细胞炎症因子的表达途径。

（2）对肾脏的保护作用

川芎嗪具有良好的肾脏保护活性，依赖于川芎嗪通过抗肾组织细胞凋亡以及抗氧化等途径来改善肾脏损伤程度和肾组织纤维化。川芎嗪能够降低发病初期的慢性肾衰竭大鼠的血肌酐、尿蛋白，还能够对肾组织中 VEGF 的蛋白质表达起到上调的作用，从而促进肾小管间质微血管的有效增殖，延缓了肾衰竭的进程。另有文献报道，川芎嗪对亚砷酸钠诱导的人肾脏近曲小管细胞的损伤也同样起到保护作用，具体机制与 ROS 的产生以及 GSH 的增加有关。川芎还能扩张肾动脉，增加肾血流量及肾小球滤过率，具有明显改善肾功能的作用。川芎嗪对大鼠加速型肾小球基底膜抗体肾炎有保护作用，可能主要与其的抗氧化损伤机制有关；此外，能促进自身抗体合成，明显改善白细胞介素-12 水平[112]。

综上所述，中药川芎具有诸多药理作用，起作用的主要成分为川芎嗪。主要功效包括抗自由基、抗癌等，对心脑血管、呼吸系统、骨髓造血系统、泌尿及消化系统等方面均具有良好的效果，为治疗头痛的良药。因而川芎具有较高的临床使用价值，在现代临床治疗中可将患者的实际情况与川芎的药理作用结合，为患者制定合理、安全的用药方案，从而充分发挥中药川芎的医用价值。

（四）临床应用

1. 单味药及其提取物

川芎含有多种化学成分，其中以川芎嗪为主要活性成分，川芎及其提取物可根据不同的治疗目的和患者的实际病情，选择单用或者联合其他西药来治疗。

（1）治疗糖尿病病变

潘美时[113]应用硫辛酸联合川芎嗪亦可显著提高糖尿病患者的神经传导速度。陈伟[114]采用川芎嗪治疗糖尿病视网膜病变的患者，治疗后的视力提高显效率为 92.5%。川芎嗪治疗糖尿病周围神经病变能明显改善患者的症状、体征，并能有效控制和延缓疾病的发展，低氧诱导因子-1、血管内皮生长因子表达水平均可下调，从而对非增殖期糖尿病视网膜病变起到较好的临床疗效，可以在临床治疗中进行推广应用。

（2）对循环系统疾病的治疗

川芎及其提取物具有抗血栓形成、改善微循环和抑制血小板聚集等药理作用，故用于治疗循环系统心脑血管疾病有着良好的效果[115]。

（3）对泌尿系统疾病的治疗

川芎原药及其提取物川芎嗪、川芎酚具有调节血管舒缩、抗炎、调节免疫、增加肾脏血流量等药理作用，可用于防治急慢性衰竭、肾病综合征等[116]。祝兴年[117]在常规治疗的基础上给予卡托普利联合川芎嗪治疗急性肾小球肾炎，能缩短疗程，提高疗效。

2. 配伍应用

川芎配伍白芍活血缓急止痛，治疗原发性痛经[118]；川芎配伍赤芍、当归活血化瘀，治疗有瘀血阻滞型糖尿病、妇科疾病[119]；川芎配伍桃仁行气活血化瘀，自拟桃仁川芎汤联合西医治疗脑出血后遗症[120]；配伍天麻治疗肝经风火型偏头痛[121]。根据不同的治疗目的，采用川芎与其他药物配伍可增强疗效，临床开展治疗时需根据患者的实际情况给予最佳配伍，进而提高川芎的临床应用效果[122]。

第三节　川芎与天麻药对研究

天麻-川芎是治疗偏头痛最常见的药对。川芎、天麻二者常配伍应用是由天麻与川芎的性味、功效特点所决定的。古方用天麻而不用川芎的极少，该药对几乎贯穿于所有天麻治疗头痛的复方中[123]。方中川芎药性升提，活血行气、祛风止痛、引药上行，偏行于外以治标；天麻药性沉降，平肝熄风、定惊止痉，偏行于里以滋阴，川芎、天麻相辅相成，同用可增强治疗效果。

现代药理研究显示，天麻-川芎配伍有镇痛、镇静、抗疲劳作用。此外，天麻-川芎药对配伍亦有改善微循环、调节氨基酸代谢及三羧酸循环、抑制脑血管过度扩张、抑制炎性反应、抑制脂质过氧化、抗谷氨酸毒性、抗血小板聚集、抗血栓形成及抗细胞凋亡等作用[124]。

一、配伍比例研究

川芎-天麻剂量配伍比例不同，分别用于肝阳上亢、血瘀证两种不同证型偏头痛[125]。川芎-天麻不同配伍比例研究目前较少，最佳比例也未得到统一标准，基础研究过程中需根据造模动物的不同证型总结其最佳配伍比例。

（一）川芎-天麻不同比例对药效成分含量的影响

川芎配天麻是中医治疗偏头痛的经典药对之一，具有行气活血、平肝熄风之效。刘明平等[126]建立 HPLC 法测定得到不同比例配伍的川芎-天麻药对 70%乙醇提取液中各指标成分质量浓度随药材比例改变而改变。实验结果表明，药对中增加天麻剂量而保持川芎剂量不变时（川芎：天麻为 1：4），川芎指标成分阿魏酸质量浓度降低，提示药对中天麻可能影响川芎阿魏酸溶出度，或天麻所含成分与阿魏酸发生反应从而造成阿魏酸消耗；药对中增加川芎剂量而保持天麻剂量不变时（川芎：天麻为 4：1），天麻指标成分天麻素质量浓度降低、天麻苷元质量浓度增加。

（二）川芎-天麻不同比例对中枢神经系统的影响

1. 效应指标

川芎-天麻对中枢神经系统的作用主要依靠调节以下效应指标：

川芎-天麻配伍可降低降钙素基因相关肽（CGRP）、一氧化氮（NO）、血栓素 B2（TXB2）、P 物质（SP）、谷氨酸（Glu）含量及一氧化氮合酶（NOS）活性；升高内皮素、6-酮-前列腺素 $F_{1\alpha}$（6-Keto-$PGF_{1\alpha}$）、5-羟色胺（5-HT）、血管内皮细胞生长因子（VEGF）、β 内啡肽（β-EP）[124]。

2. 作用研究

刘晴等[127]采用旷场实验体现了川芎-天麻配伍对于中枢神经系统的镇静作用；付彦君和李新[128]采用了醋酸扭体法、热板法，黄志云等[129]采用醋酸扭体法实验体现了川芎-天麻配伍对中枢神经系统的镇痛作用；郑琴等[130]采用醋酸扭体法，记录静止时间的实验方法体现了川芎-天麻配伍对神经系统既有镇静作用又有镇痛作用；付彦君和李新[128]通过游泳实验说明了川芎-天麻配伍对中枢神经系统有抗疲劳作用。以上实验结果表明，川芎-天麻配伍能有效减少乙酸诱发的扭体次数，以达到镇痛效果；又能使其在旷场中的静止时间增加及减少运动路程以达到镇静效果；还可延长游泳时间以达到抗疲劳效果。

3. 临床应用

王琦等[131]筛选偏头痛性眩晕患者 60 例，随机分为治疗组与对照组各 30 例，治疗组给予天舒胶囊（江苏康缘药业股份有限公司生产，主要成分为天麻、川芎，0.34 g/粒），对照组给予氟桂利嗪。治疗 3 个月，治疗期间不得服用其他镇静止晕剂。最终剔除脱落的患者，判定治疗效果并观察药物的不良反应。两组患者眩晕发作总次数、总眩晕日及眩晕严重程度均较治疗前显著下降（$P<0.01$）；天舒胶囊治疗后患者各项眩晕指标下降更加明显，与同期服用氟桂利嗪患者比较，差异有统计学意义（$P<0.01$）。天舒胶囊较氟桂利嗪能更有效地减少偏头痛眩晕的发作频率和严重程度，副作用小且无锥体外系反应。

徐梦诗[132]选择 2016 年 1 月至 2017 年 1 月在江苏省苏州市吴江区第一人民医院神经内科就诊的偏头痛患者 96 例为研究对象，采用随机数字表法分成对照组和观察组，各 48 例。对照组采用氟桂利嗪治疗，观察组给予氟桂利嗪联合天舒胶囊治疗。观察组的总有效率 95.84%高于对照组的 83.33%，差异有统计学意义（$P<0.05$）。治疗后，两组头痛程度、持续时间以及次数均较治疗前降低，差异有统计学意义（$P<0.05$）；且观察组低于对照组，差异有统计学意义（$P<0.05$）。观察组不良反应发生率为 2.08%，与对照组 4.17%相比，差异无统计学意义（$P>0.05$）。天舒胶囊治疗偏头痛的疗效显著，能够有效缓解头痛症状、提高生活质量，且具有良好的安全性，值得临床推广。

（三）川芎-天麻不同比例对偏头痛的药效学差异

川芎-天麻配伍使用治疗偏头痛为古今经典药对。川芎可以增加天麻素和天麻苷元在大鼠脑组织中的吸收转运，起到“引药上行”之用[133]，而天麻不仅可以对川芎起到协同促进作用，提高川芎作用效率，还可以发挥自身的药理作用，从而以不同途径治疗偏头痛[134]。

1. 肝阳上亢型偏头痛

（1）效应指标

效应指标包括：①血栓素 B2（TXB2）能促进血小板聚集和血管收缩作用；6-酮-前列腺素 $F_{1\alpha}$（6-Keto-$PGF_{1\alpha}$）具有抑制血小板聚集和扩张血管的作用。TXB2/6-Keto-$PGF_{1\alpha}$ 失衡是引发偏头痛的重要因素[135]。②NO 是偏头痛发生的启动因子，可以诱导三叉神经节细胞合成和分泌降钙素基因相关肽（CGRP）。此肽被认为在偏头痛的病理生理中发挥重要作用，可扩张血管，并在血管周围引起诸如血浆外渗、肥大细胞变化等急性炎症反应。

（2）药效学研究

刘霞等[136]通过分析比较川芎-天麻不同配比的水提物对偏头痛肝阳上亢证大鼠的药效学差异的实验方法发现，川芎：天麻（1：4）组对于降低模型大鼠血清中 NO 含量优于川芎：天麻（4：1）组和（1：1）组；川芎：天麻（1：4）组升高模型大鼠血清中 6-Keto-PGF_{1a} 含量优于（4：1）组和（1：1）组；川芎：天麻（1：4）组对于降低模型大鼠血清中 NO/ET 值、TXB2/6-Keto-PGF_{1a} 值，优于川芎：天麻（4：1）组和（1：1）组。实验结果表明，川芎-天麻不同配比的水提物对大鼠肝阳上亢证偏头痛模型的药效学有差异，其中药效效果以川芎：天麻（1：4）效果较好。毛禹康等[137]在对川芎-天麻不同比例水提物药效学差异研究的基础上，进一步进行醇提物肝阳上亢证偏头痛的药效学研究，其实验结果表明，川芎-天麻不同比例配比醇提物对大鼠肝阳上亢型偏头痛药效学存在一定差异，综合评价，以川芎：天麻（1：4）组疗效较佳。

2. 血瘀型偏头痛

（1）效应指标

1）NO 的含量变化

硝酸甘油能够导致体内 NO 生成增加，而 NO 作为体内发现的第一个气体性分子，不仅是内源性舒张因子，也是一种新型重要的神经递质。近年来有研究人员指出，脑血管周围神经末梢存在一氧化氮合酶（NOS），这种酶能够催化 L-精氨酸释放 NO。在 NO 生成之后，通过扩散的方式进入血管平滑肌中，再次催化三磷酸鸟苷酸生成 CGMP，而产生的 CGMP 随着分泌的增多而扩张血管平滑肌。生理功能正常的情况下，NO 的释放能够保护脑血管内皮细胞，并且维持脑内血流量，从而抑制血小板凝集以及白细胞黏连。一旦体内的 NO 量超过了一定的蓄积，就会导致脑血管发生异常扩张，引发偏头痛发作。且强度及持续时间与 CGRP 水平呈正相关[138]。

2）NO/ET 失衡

目前，多数学者认为偏头痛的发作与内源性血管活性物质 NO 与 ET-1 有关。NO 是高活性自由基，容易通过血脑屏障后活化巨噬细胞，从而引发细胞毒性分子效应。且 NO 广泛分布在中枢神经以及外周血管的平滑肌细胞组织中，所以研究人员认为 NO 的增多可能广泛的影响头痛因子触发点，从而引起偏头痛；而 ET-1 是近些年来发现的一种强烈而持久，具有收缩血管作用的多肽。它主要由血管内皮细胞分泌而来，且脑血管是 ET-1 最敏感的效应器之一，研究发现，偏头痛患者的颈静脉血 ET-1 的含量在发作期间会达到一个较高的水平；在间歇期会明显下降，所以推测偏头痛的生理过程可能是引起颅内出血异常的因素之一。由此可知，NO 与 ET-1 共同参与了偏头痛的生理过程，一旦 NO/ET 失衡，导致血管舒缩失调，亦会出现偏头痛、脑缺血等症状。

3）6-Keto-$PGF_{1\alpha}$ 和 TXB2

TXB2 和 6-Keto-$PGF_{1\alpha}$ 作为血栓素 A（TXA）和前列环素（PGI）的稳定代谢产物，借以代表体内 TXA 和 PGI 的生理活性，而二者有相互拮抗的作用。TXA 的合成来源主要是血小板和白细胞的分泌，是现今已知的较强收缩血管物质，能够发挥血小板聚集的作用；而 PGI 的合成来源是血管内皮细胞，有强烈的扩张血管和抗血小板聚集的作用。当两种物质失衡的情况下，就会导致血栓形成，但是临床检测中不易被识别，因此在偏头痛的检测当中，也可以通过

TXB2 和 6-Keto-PGF$_{1α}$ 的指标来测定 TXA 和 PGI 的动态。

4）5-HT

5-HT 既是一种特殊的神经递质，也是一种体液介质，神经和血管的变化对其均有影响。早在 19 世纪 60 年代就有研究人员提出偏头痛与 5-HT 代谢有着相关关系，在 5-HT 受体分型中 5-HT1A 受体作为脑部的抑制性受体，能够有效地调节血压；5-HT1D 受体大多分布在大脑脉络丛血管内，作用是调节大脑内的血流量，另外还与机体的精神活动有关。因此，治疗偏头痛有效的药物可以直接或间接作用于 5-HT 递质或受体，进而激活钙通道，促使 Ca^{2+} 内流。

（2）药效学研究

刘明平等[139]针对川芎-天麻不同提取物对大鼠血瘀型偏头痛药效学差异进行了研究，采用 Elisa 法测定血清降钙素基因相关肽（CGRP）、内皮素（ET）、血栓素 B2（TXB2）、6-酮-前列腺素 F$_{1α}$（6-Keto-PGF$_{1α}$）水平并计算 NO/ET 值，实验结果发现，川芎：天麻为 1：4 醇提物对 NO、CGRP、NO/ET 等偏头痛较主要病理指标的调节作用有优于其他比例醇提物的趋势。

川芎：天麻为 1：4 寓降于升，川芎：天麻为 4：1 寓升于降，分别用于肝阳上亢、血瘀证两种不同证型偏头痛，说明川芎-天麻剂量配伍不同药效学有差异。

（四）川芎-天麻药对功效研究

1. 活血祛瘀

川芎辛散温通，既能活血，又能行气，且能祛风止痛，天麻平肝息风，祛风湿，通络止痛，二者合用，共奏活血化瘀、平肝息风的功效[140]。

（1）治疗高血压

1）川芎-天麻对自发高血压大鼠肾素血管紧张素系统有抑制作用

肾素和血管紧张素Ⅱ是肾素血管紧张素系统的主要成分。肾素血管紧张素系统的异常是引发高血压及心肌、血管肥厚等并发症的重要原因之一[141, 142]。川芎-天麻可显著降低血浆肾素和血管紧张素Ⅱ水平；同时也可降低心肌组织及主动脉中的肾素和血管紧张素Ⅱ水平，还可显著降低心肌及主动脉肾素和血管紧张素Ⅱ mRNA 的表达，提示川芎-天麻对循环及心血管局部组织中的肾素血管紧张素系统均有抑制作用[143]。

2）川芎-天麻可降低自发高血压大鼠血浆 CRP 及主动脉、心肌炎症因子肿瘤坏死因子（TNF-α）、白细胞介素-6（IL-6）、白细胞介素-1β（IL-1β）mRNA 的表达水平

川芎-天麻虽没有显著降低高血压的作用，但其可降低血浆中 CRP 的水平，与卡托普利有相似的作用。炎症反应参与原发性高血压（EH）的病理生理过程。目前认为炎症因子中肿瘤坏死因子（TNF-α）、白细胞介素-6（IL-6）、白细胞介素-1β（IL-1β）和 CRP 是反映慢性炎症的主要指标[144～146]。川芎-天麻可降低自发高血压大鼠心肌及主动脉中肿瘤坏死因子（TNF-α）、白细胞介素-6（IL-6）、白细胞介素-1β（IL-1β）mRNA 的表达，即可能降低高血压靶器官中相关炎症因子的水平。故认为天麻川芎对高血压的治疗与其降低血浆及靶器官的炎症因子水平，进而抑制高血压的发生、发展有关[147]。

（2）治疗脑梗死

脑梗死主要是由于供应脑部血液的动脉出现粥样硬化和血栓形成，瘀血内阻为其主要病

机，常以活血化瘀贯穿整个治疗过程。天麻平肝、潜阳、熄风，主治阳化风动、气血上逆；川芎行气活血。天麻与川芎合用，共奏活血化瘀之效。川芎-天麻能够治疗恢复期脑梗死，且能明显降低血脂指标[148]。天麻具有较好的扩张脑血管、改善脑部血液循环作用[149]；川芎养血活血、化瘀通络，有降低纤维蛋白原、改善血液黏滞度、降低血脂、稳定动脉粥样硬化斑块、抗血小板聚集、扩张脑血管及改善脑供血等多种作用[150]。川芎-天麻配伍使用通过平肝潜阳、养血活血、化瘀通络可治疗急性小脑梗死，同时具有降低纤维蛋白原、改善血液黏滞度等作用，可用于缺血性脑血管病的二级预防。

2. 镇静、镇痛

川芎中的川芎嗪和阿魏酸均对小鼠的中枢神经兴奋性有明显的抑制作用[151]；天麻中的天麻素、天麻苷元、香荚兰醇等成分也能够显著地抑制小鼠的中枢神经兴奋性，通过抑制小鼠中枢神经对去甲肾上腺素的重提取和储存，从而可使小鼠脑内去甲肾上腺素含量减少，这可能是天麻抑制小鼠中枢神经的机制作用[127]。

刘晴等[127]以旷场实验观察实验药物对小鼠运动时间、路程和中央区停留时间的影响。根据实验数据可知，所有实验组与生理盐水对照组相比，小鼠的总运动时间、总运动路程均有减少，说明川芎天麻药对对小鼠中枢神经有镇静作用。

付彦君和李新[128]用醋酸扭体法和热板法观察川芎天麻汤对小鼠的镇痛作用，实验结果表明，川芎天麻汤可显著减少小鼠腹腔注射乙酸引起的扭体反应次数，显著延长小鼠热痛阈值。

黄志云等[129]用醋酸扭体法评价川芎-天麻（4∶1，1∶1，1∶4）3 个比例水提物及醇提物对小鼠的镇痛作用，实验结果表明，3 个比例的水提物及醇提物皆能有效地减少小鼠扭体次数，提示川芎-天麻配伍对实验性疼痛有镇痛作用。

（五）川芎-天麻药对的效应组分研究

有报道指出，阿魏酸（川芎）、天麻素（天麻）是川芎-天麻治疗偏头痛的效应组分。

王清清等[152]研究了大川芎方（川芎、天麻）效应组分对偏头痛大鼠下丘脑、中脑导水管周围灰质（PAG）中降钙素基因相关肽（CGRP）及其受体表达的影响。结果表明，大川芎方效应组分可能通过下调 CGRP 在下丘脑、PAG 的表达，减少 CGRP 合成，抑制神经源性炎症来达到治疗偏头痛的作用。

魏元锋等[153]以 UPLC-MS 作为分析手段，以大川芎方效应组分、川芎效应组分、天麻效应组分、天麻素、阿魏酸、洋川芎内酯 I 作为对照，综合分析总离子流色谱图、质量色谱图及质谱图等信息，通过对比各色谱峰的保留时间及质谱图特征，确认硝酸甘油致实验性偏头痛模型大鼠灌胃大川芎方效应组分后血中移行成分及其归属。结果表明，大川芎方效应组分给药后血浆中共发现 10 个入血成分，其中 4 个为天麻素等天麻效应组分中原型成分，6 个为阿魏酸、洋川芎内酯 I 等川芎效应组分中原型成分。

林晓等[154]研究借鉴了血清药物化学的方法，并采用 HPLC-DAD-MS 分析技术对大川芎方效应组分的血清移行成分进行研究。研究结果表明，川芎效应组分中的阿魏酸、洋川芎内酯 I 与天麻效应组分中的天麻素、巴利森苷均为入血成分，提示这些成分很可能是大川芎方效应组分的药效物质基础。其中，阿魏酸与天麻素已经被证实是大川芎方治疗偏头痛的有效成分。研究发现，川芎、天麻效应组分按原方配伍给药后血中没有出现新的成分，这可能与川芎、天麻在治疗偏头痛时的起效途径不同有关。研究表明[134]，川芎主要作用于血管，天麻主要作用于神经，临床主要用于血瘀所致血管神经性头痛。

二、大 川 芎 方

（一）古籍记载

大川芎方源于金代刘完素《宣明论方》，由川芎、天麻两味中药组成，具有活血化瘀、平肝熄风之功效，为治疗偏头痛的经典复方。方中川芎药性升提，活血行气、祛风止痛、引药上行，偏行于外以治标；天麻药性沉降，平肝熄风、定惊止痉，偏行于里以滋阴，川芎、天麻相辅相成，同用可增强治疗效果[155]。《赤水玄珠》中的大川芎丸以及《本草纲目》中提及的天麻丸，均以天麻、川芎组方[124]。

（二）现代药理作用研究

川芎、天麻对偏头痛都具有相关药理作用。川芎着重于心血管，通过抑制钙通道扩张血管，并能抑制血小板释放，促进微循环；天麻着重于神经系统，具有减压镇痛作用，同时对于血管也有扩张解痉作用。川芎、天麻经过配伍后从“神经—血管—血液”而达到治疗偏头痛的目的[156]。

1. 大川芎方对神经细胞缺血性损伤的保护作用

大川芎方能够阻滞神经细胞钙离子通道和营养神经细胞，对神经细胞缺血性损伤具有保护作用[157]。

姚干等[157]采用细胞培养方法，制作神经细胞缺血性损伤模型，运用激光共聚焦方法测定细胞内 Ca^{2+} 水平和 MTT 法测定细胞活性等方法进行研究。结果发现，大川芎方可以改善缺血神经细胞的形态异常，提高神经细胞存活率、神经细胞活性（OD 值）以及降低神经细胞内 Ca^{2+} 水平。

2. 大川芎方对血管张力的作用

大川芎方可能通过直接作用于血管平滑肌，发挥其对 Ca^{2+} 释放的抑制作用，降低细胞内 Ca^{2+} 浓度，从而使血管平滑肌舒张。

汤蒯菱等[158]通过取犬基底动脉制成离体血管段，用不去除内皮和去除内皮胰蛋白酶消化法消化两种方法，分别给予大川芎方 1-5 号提取物（均配成 10%浓度），剂量分别为 0.6ml、1.2ml、2.4ml，同时用川芎嗪注射液进行比较。通过生理记录仪记录给药前后血管张力，并计算张力差值。其结论为大川芎方 1-5 号提取物可明显降低脑血管张力，其血管扩张作用可能通过对血管平滑肌的直接作用产生。

3. 大川芎方预防血管性痴呆的作用

大川芎方对血管性痴呆的学习记忆功能障碍有预防作用。

赵瑛等[159]采用永久性结扎双侧颈总动脉的方法（2-VO），制作血管性痴呆大鼠模型。穿梭箱实验检测各组大鼠学习记忆能力。其得出结论为：大川芎方提取物中、低剂量组对血管性痴呆大鼠的学习记忆功能障碍有预防作用。

4. 大川芎方提取物对神经胶质细胞内 5-羟色胺（5-HT）的作用

大川芎方不同配伍提取物引起神经胶质细胞内 5-羟色胺的变化在于细胞内 NO 浓度的改变。

万莉红等[160]采用体外培养的人神经胶质细胞中给予1-5号被试大川芎配方的提取物(10%浓度)，剂量分别为0.06ml、0.12ml、0.24ml，作用0.5h后加入染色剂2，7-二氯荧光素，避光反应15min后用荧光分光光度计测其细胞产生的荧光强度，以反映细胞内NO的浓度。实验结果为即使细胞内NO浓度增高，不同比例配伍药物的提取物均可使荧光强度增强。

（三）药动学研究

胡瑞娟[161]根据大川芎方药理作用的相关报道，选取了大川芎方中的两个活性成分：川芎中的阿魏酸、天麻中的天麻素，进行上述成分在动物体内药动学探究，探索其作用规律。结论为，大川芎方进入体内后，阿魏酸、天麻素自胃肠道吸收非常迅速，分布较快，排泄较快，这为大川芎方可快速缓解偏头痛的症状提供了依据；天麻素进入体内后吸收稍慢，分布较快且消除很慢，表明天麻在大川芎方中维持其治疗偏头痛的药效作用。

三、复方大川芎片

大川芎片是由天麻、川芎两味药材以4：1的比例构成的中药制剂，以辛香升散、善上行头目的川芎为主，主治首风眩晕胃膈痰饮。大川芎制剂主治头风及偏头痛，疗效确切、质量稳定、毒副作用小，已广泛应用于临床。

（一）复方大川芎片的来源

大川芎片是大连富生天然药物研究院根据《圣济总录》所载原方新研制的中药制剂。

宋代《圣济总录》载有川芎、天麻配伍应用，“芎藭（即川芎）一斤大者，天麻四两（比例为4：1）。同捣罗为末，蜜炼为丸，治头风眩晕，目昏眩急，偏正头痛，解身体拘倦，清爽神志，通利关窍”[162]。方中川芎药性升提，活血行气、祛风止痛、引药上行，偏行于外以治标；天麻药性沉降，平肝熄风、定惊止痉，偏行于里以滋阴，川芎、天麻相辅相成，同用可增强治疗效果[124]。

（二）复方大川芎片的效应组分

大川芎方药代动力学研究表明，天麻醇提取部位和川芎醇提取部位抗血小板释放5-HT作用和阻滞血管内皮细胞钙通道的作用均最强，其中川芎是以抑制血小板释放5-HT为主，可以减少偏头痛急性期5-HT所致血管痉挛；天麻能减少血小板中的5-HT，对于偏头痛频发患者，可减少诱发因素[163]。

1. 川芎中的效应组分

（1）洋川芎内酯I

沈岚等[164]利用现代血清药物化学及脑脊液药物化学手段对大川芎方进行了系统的研究，确定了洋川芎内酯I为其主要入血入脑成分。并在此基础上，进一步对洋川芎内酯I抗偏头痛作用的药效学实验及体内药代动力学进行了研究，其结果初步证实，洋川芎内酯类化合物既是川芎脑靶向作用的物质基础，同时也是抗偏头痛的药效物质基础。

（2）阿魏酸

川芎中所含的阿魏酸具有明显的抗血小板释放5-HT的作用[165]，能显著地扩张冠脉血管，增加冠脉流量，改善心肌缺血[166]，是其活血止痛的主要有效成分之一。阿魏酸已被证实为大川芎方中的效应组分之一，但阿魏酸在川芎药材中含量仅为 1.23%，在富集后的川芎效应组分中含量提高至 5.82%，且在湿热条件下很不稳定，因此很难全面地反映出效应组分的质量，并进行有效的控制[167]。

2. 天麻中的效应组分

洪燕龙[154]通过 HPLC 指纹图谱和紫外光谱分析，比较空白血清、含药血清的成分异同，确定大川芎方效应组分的血中移行成分，并采用 HPLC-DAD-MS 分析技术推测移行成分的化学结构。结果发现，天麻效应组分中的天麻素、巴利森苷是大川芎方效应组分的血清移行成分。

（三）复方大川芎片效应组分的药效物质研究

研究发现，川芎、天麻效应组分按原方配伍给药后血中没有出现新的成分，这可能与川芎、天麻在治疗偏头痛时的起效途径不同有关[154]。研究表明[134]，川芎主要作用于血管，天麻主要作用于神经，临床主要用于血瘀所致血管神经性头痛。

王清清等[152]研究了大川芎方（川芎、天麻）效应组分对偏头痛大鼠下丘脑、中脑导水管周围灰质（PAG）中降钙素基因相关肽（CGRP）及其受体表达的影响。结果表明，大川芎方效应组分可能通过下调 CGRP 在下丘脑、PAG 的表达，减少 CGRP 合成，抑制神经源性炎症来达到治疗偏头痛的作用。

（四）复方大川芎片治疗偏头痛的研究

1. 天麻治疗偏头痛的功效

历代本草记载认为天麻对凡是肝风动所致的头痛、头晕、目眩、肢体麻木、半身不遂、语言謇涩、小儿惊风、动风等症都具有奇效。天麻素是天麻中提取出的主要活性成分之一，具有多种药理作用，尤其对中枢神经系统作用较为突出，能够降低偏头痛患者每日发作的频率和持续时间。天麻素能够下调血清中 NO、CGRP、ET 的水平，一方面减轻神经源性的炎症反应，另一方面通过调节血管活性因子的表达水平，使血管的舒缩达到稳态，从而改善偏头痛患者的临床症状[168]。因此，天麻中的天麻素成分对于治疗偏头痛有一定的功效。

2. 川芎治疗偏头痛的功效

中药川芎是治疗偏头痛的要药，素有“头痛必用川芎”之说[130]。何磊等[169]采用代谢组学方法，获得正常组、模型组以及川芎酚酸给药组的血浆代谢物谱，结合主成分分析、聚类分析方法分析其血浆中代谢物的变化并鉴定差异化合物，分析相关代谢通路，并采用 ELISA 法加以验证，探讨了川芎酚酸组分通过活血化瘀功效治疗大鼠偏头痛的机制。实验结果表明，川芎酚酸组分可通过改善血管舒缩、减少炎症介质释放等多种途径产生活血化瘀功效缓解并治疗偏头痛疾病。川芎嗪又称四甲基吡嗪，是从川芎中提取的主要生物碱单体，为一种典型的钙离子拮抗剂[170]。因此，川芎中的川芎酚酸和川芎嗪组分对于治疗偏头痛有一定的功效。

3. 川芎和天麻治疗偏头痛的协同作用

川芎为血中气药，行气活血而搜风，上行头目，为治偏头痛的引经药，其辛温走窜，走而不守，虽入血分，又能调气，为血中之气药。其善于入血行气，气行则血行，血行则风自熄，故有较好的祛风止痛作用。古方用天麻而不用川芎的极少，该药对几乎贯穿于所有天麻治疗头痛的复方中。天麻与川芎相配，一长于缓肝熄风治晕，一偏于行血熄风止痛，因而川芎、天麻两者配伍使用是临床上治疗偏头痛的经典药对。

综上所述，川芎与天麻治疗偏头痛的效应途径不同，川芎主要作用于血管，天麻则主要作用于神经。但川芎-天麻药对几乎贯穿于所有天麻治疗头痛的复方中，可知二者配伍使用一定比川芎、天麻单独使用有更好的疗效，即二者治疗偏头痛有协同作用。

（五）复方大川芎片治疗头痛的作用机制

1. 解除痉挛

几乎所有抗偏头痛药物都有与 5-HT 受体结合的能力，可见，5-HT 受体在偏头痛发作中起着重要的作用。大川芎片可使大脑中 5-HT 受体结合物质增多，能有效发挥协调血管舒缩的作用，纠正脑动脉血管舒缩紊乱和痉挛，消除因血管舒缩紊乱、痉挛牵拉产生的剧烈疼痛，从根本上治愈头痛。

2. 改善微循环

能够通过调节脑组织中 5-HT 等神经递质的含量，活化的血小板释放出 5-HT，调节并改善神经紊乱和血管活性物质的不稳定性、血小板和某些酶功能的异常改变，从而抑制血管相关因子和神经递质的释放或代谢出现的障碍，而达到治疗偏头痛的效果[171]。大川芎片可明显改善人体的微循环系统，能快速调整神经递质在活动规律、合成代谢等方面的紊乱，使交感神经和副交感神经平衡功能协调，彻底消除致使头痛的诱因，从根本上治疗头痛。

3. 抗血小板凝集

大川芎片对人体的血小板凝集有很强的抑制作用，能明显消除血瘀所致头痛。

（六）复方大川芎片的临床应用

用于血管性头痛及所引起的眩晕、恶心、呕吐、胸闷、心悸、失眠、易怒。

用于神经性头痛及其所引起的头部钝痛、胀痛、有压迫感、麻木和紧箍感、恶心、呕吐、焦虑或忧郁、注意力不能集中和记忆力减退等。

用于其他原因引起的头痛，如丛集性头痛、慢性每日头痛、三叉神经痛等症。

第四节　本 章 小 结

大川芎片是大连富生天然药物研究院于 2005 年申报，2009 年获批的国家级新药，来自于《圣济总录》所载的原方，“芎藭（即川芎）一斤大者，天麻四两（比例为 4∶1）。同捣罗为末，蜜炼为丸，治头风眩晕，目昏眩急，偏正头痛，解身体拘倦，清爽神志，通利关窍。”由天麻、川芎两味药材构成。其功效为活血化瘀、平肝熄风。适用于血管性头痛及所引起的眩晕、恶心、呕吐、胸闷、心悸、失眠、易怒；神经性头痛及其所引起的头部钝痛、胀痛、有压迫感、麻木和紧箍感、恶心、呕吐、焦虑或忧郁、注意力不能集中和记忆力减退等；其他原因引起的头痛，如丛集性头痛、慢性每日头痛、三叉神经痛等症。

根据大川芎方药理作用相关报道，天麻（*Gastrodia elata* Bl.）中的天麻素、川芎（*Ligusticum chuanxiong* Hort.）中的阿魏酸已经被证实是大川芎方治疗偏头痛的有效成分。研究发现，川芎、天麻效应组分按原方配伍给药后血中没有出现新的成分，这可能与川芎、天麻在治疗偏头痛时起效途径不同有关。研究表明，川芎主要作用于血管，天麻主要作用于神经。川芎、天麻对偏头痛都具有相关药理作用。川芎着重于心血管，通过抑制钙通道扩张血管，并能抑制血小板释放，促进微循环；天麻着重于神经系统，具有减压镇痛作用，同时对于血管也有扩张解痉作用。川芎-天麻经过配伍后以“神经-血管-血液”而达到治疗偏头痛的目的。大川芎方效应组分可能通过下调 CGRP 在下丘脑、PAG 的表达，减少 CGRP 合成，抑制神经源性炎症来达到治疗偏头痛的作用。

天麻与川芎相配，一长于缓肝熄风治晕，一偏于行血熄风止痛。天麻配川芎是古今治疗头痛常用的经典药对。川芎、天麻二者常配伍应用是由天麻与川芎的性味、功效特点所决定的。从历代天麻古方组成中可以看出，古方用天麻而不用川芎的极少，该药对几乎贯穿于所有天麻治疗头痛的复方中。方中川芎药性升提，活血行气、祛风止痛、引药上行，偏行于外以治标；天麻药性沉降，平肝熄风、定惊止痉，偏行于里以滋阴，川芎、天麻相辅相成，同用可增强治疗效果。由于川芎-天麻药对几乎贯穿于所有天麻治疗头痛的复方中，可知二者配伍使用一定比川芎、天麻单独使用有更好的疗效，即二者治疗偏头痛有协同作用。现代药理研究显示，天麻-川芎配伍有镇痛、镇静、抗疲劳作用。此外，天麻-川芎药对配伍亦有改善微循环、调节氨基酸代谢及三羧酸循环、抑制脑血管过度扩张、抑制炎性反应、抑制脂质过氧化、抗谷氨酸毒性、抗血小板聚集、抗血栓形成及抗细胞凋亡等作用。

大川芎片可使大脑中 5-HT 受体结合物质增多，能有效发挥协调血管舒缩的作用，纠正脑动脉血管舒缩紊乱和痉挛，消除因血管舒缩紊乱、痉挛牵拉产生的剧烈疼痛，从根本上治愈头痛；大川芎片可明显改善人体的微循环系统，能快速调整神经递质在活动规律、合成代谢等方面的紊乱，使交感神经和副交感神经平衡功能协调，彻底消除致使头痛的诱因，从而从根本上治疗头痛；大川芎片对人体的血小板凝集有很强的抑制作用，能明显消除血瘀所致头痛。

笔者对大川芎片复方的物质基础和作用机制进行深入研究，力求探究出物质基础清晰、作用机制明确、质量稳定且可控的现代中药及其制剂，为中药天麻、川芎的开发和利用提供理论依据，为大川芎片的现代化研究与临床合理应用奠定基础。

参 考 文 献

[1] 孙星衍，孙冯翼. 神农本草经[M]. 北京：人民卫生出版社，1982：220.

[2] 卢进，丁德容. 天麻的本草考证[J]. 中药材，1994，17（12）：34-36，54.

[3] 李时珍. 本草纲目（第二册）[M]. 北京：人民卫生出版社，1979：730.

[4] 江苏新医学院. 中药大辞典[M]. 上海：上海科学技术出版社，1985.

[5] 苏颂. 图经本草[M]. 福州：福建科学技术出版社，1983：50-55.

[6] 苏恭. 新修本草[M]. 合肥：安徽科学技术出版社，1987.

[7] 丁元义. 天麻的合理应用[J]. 中国医学院杂志，1984，4（17）：13-14.

[8] 中国科学院《中国植物志》编委会. 中国植物志（第二十八卷）[M]. 北京：科学出版社，1999：31.

[9] 徐玉蛾. 中药天麻的研究现状[J]. 中国野生植物资源，2003，22（4）：12-14.

[10] 毕荣璐，赵峰宁，郭文，等. 天麻 HPLC 指纹图谱研究[J]. 广西中医药大学学报，2017，20（2）：53-57.

[11] 杨芝芳，邓薇，宗露，等. 不同产地和品种天麻的 HPLC 指纹图谱研究[J]. 华西药学杂志，2016，31（2）：188-191.

[12] 包永睿，王帅，唐爽，等. 基于指纹图谱结合多元统计分析的天麻总苷差异指标的研究[J]. 中药材，2016，39（5）：1082-1085.

[13] 李云，王志伟，刘大会，等. 天麻化学成分研究进展[J]. 山东科学，2016，29（4）：24-29.

[14] 李燕，谢森，邵明莎，等. 近 10 年来天麻的药理作用及化学成分研究进展[J]. 中华中医药学刊，2017，35（12）：2987-2993.

[15] 张成宸，石京山. 天麻的酚类成分及其中枢神经药理作用研究进展[J]. 中药药理与临床，2019，35（2）：167-174.

[16] 谭世强，王海英，王丽芝，等. 天麻的研究概述于展望[J]. 天津农业科学，2016，22（7）：70-73.

[17] 雷敩. 雷公炮炙论（辑佚本）[M]. 上海：上海中医学院出版社，1986：67.

[18] 叶伟，梁文琴，祝婧，等. 天麻炮制研究概况[J]. 中国中医药现代远程教育，2017，15（1）：146-148.
[19] 鲁宏明，李慧慧，刘守金. 高效液相色谱法测定安徽大别山区种植天麻中天麻素含量[J]. 安徽中医学院学报，2012，31（6）：78-79.
[20] 袁晓，袁萍，尤敏，等. RP-HPLC 法测定不同方法加工天麻中天麻素含量[J]. 曲阜师范大学学报，2004，30（3）：79-81.
[21] 宋嬿，朱俊杰，罗书. 常压蒸制法炮制天麻的工艺研究[J]. 中成药，2008，30（7）：1016-1018.
[22] 袁胜浩，王东，张香兰，等. 天麻中天麻素含量的影响因子研究[J]. 云南植物研究，2008，30（1）：110-114.
[23] 王碧华. 酒制天麻的探讨[J]. 基层中药杂志，1995，9（1）：20.
[24] 陆平，金镭，贾彩虹，等. 江西建昌帮姜天麻与其他炮制品中天麻素的含量差异[J]. 中国医药导报，2018，15（4）：27-30.
[25] 左雅敏，张煜，王燕，等. 不同炮制方法对天麻 6 个成分含量的影响与评价[J]. 贵州科学，2018，36（4）：83-88.
[26] 王庆，肖瑶，张荣梓，等. 天麻多糖提取分离纯化及生物活性的研究进展[J]. 铜仁学院学报，2017，19（6）：19-24.
[27] 邹宁，吕剑涛，薛仁余，等. 天麻素对小鼠的镇静催眠作用[J]. 时珍国医国药，2011，22（4）：807-809.
[28] 胡鹏程，王进，李墨香，等. 天麻改善小鼠睡眠作用及其机制研究[J]. 中草药，2019，50（13）：3140-3146.
[29] 包敏. 中药天麻的鉴定与药理作用初步研究[J]. 中国卫生产业，2017，14（20）：40-41.
[30] 游金辉，谭天秩，匡安仁，等. ^{3}H-天麻苷元和 ^{3}H-天麻素在小鼠体内的分布和代谢[J]. 华西医科大学学报，1994，25（3）：325-328.
[31] 张素玲，胡秋梅，周新巧，等. 天麻素对利多卡因致惊厥作用的影响[J]. 徐州医学院学报，2012，32（2）：81-83.
[32] 孔小卫，柳听义，关键. 天麻多糖对亚急性衰老模型小鼠自由基代谢的影响[J]. 安徽大学学报（自然科学版），2005，29（2）：95-99.
[33] 陶文娟，沈业寿，刘如娟，等. 天麻糖复合物抗衰老作用的实验研究[J]. 生物学杂志，2005，22（5）：24-26.
[34] 谢学渊，晁衍明，杜珍，等. 天麻多糖的抗衰老作用[J]. 解放军药学学报，2010，26（3）：206-209.
[35] 冼慧，王文利. 天麻素对高血压的影响[J]. 中国民间疗法，2007，15（4）：24-25.
[36] 陈陆. 天麻复方降压胶囊的制备及其药效研究[D]. 成都：西南交通大学硕士论文，2008.
[37] 任红. 研究中药天麻的鉴定方法和药理作用[J]. 中西医结合心血管病电子杂志，2018，6（18）：165-166.
[38] 汪鋆植，容辉，段和平. 天麻多糖对小鼠免疫功能的影响[J]. 中国民族民间医药杂志，2007，8（2）：112-114.
[39] 段小花，李秀芳，周宁娜，等. 天麻提取物对血管性痴呆大鼠学习记忆及海马氧化损伤的作用[J]. 中成药，2011，33（7）：1138-1141.
[40] 王昭君，习杨彦彬，刘佳，等. 天麻素对快速衰老小鼠大脑组织衰老相关基因表达的影响[J]. 解剖科学进展，2007，13（4）：353-357.
[41] 李海松，杜娟. 中药天麻及其提取物在神经系统疾病中的临床应用研究进展[J]. 光明中医，2012，27（4）：836-838.
[42] 张建堂. 浅议天麻的药理研究与临床应用[J]. 中国中医药现代远程教育，2008，6（1）：40-41.
[43] 王加强，韩东娜，关碧琰，等. 天麻素辅助治疗慢性顽固性癫痫的疗效观察[J]. 中国全科医学，2005，8（14）：1181-1182.
[44] 王文，李芳，许彦国. 天麻素联合丁咯地尔注射液治疗椎基底动脉供血不足性眩晕的临床观察[J]. 临床军医杂志，2012，40（4）：808-810.
[45] 何丰，肖红，张富丽. 天麻素在脑出血治疗中的临床观察[J]. 临床合理用药，2012，5（7B）：12-13.
[46] 韦凤，胡稀. 天麻汤剂的临床应用研究概况[J]. 内蒙古中医药，2012，31（9）：91-93.
[47] 吴玉生，杨剑辉，罗南萍. 天麻钩藤饮治疗原发性高血压患者内皮素、降钙素基因相关肽变化的研究[J]. 中药药理与临床，1997，1（6）：45-46.
[48] 王宏献. 天麻钩藤饮治疗高血压病的临床研究[J]. 中华中医药学刊，2008，26（2）：338-341.
[49] 陈绮娜. 天麻钩藤饮加减治疗小儿头痛型癫痫[J]. 天津中医药，1995，12（6）：25-26.
[50] 许建成，王艳丽. 天麻钩藤饮合救脑汤加减治疗三叉神经痛 152 例[J]. 社区医学杂志，2005，3（7）：52-53.
[51] 孙明军，李海军. 天麻钩藤饮加减治疗神经衰弱 500 例[J]. 河南中医药学刊，1998，13（4）：52-53.
[52] 刘作仲，庄成信. 半夏白术天麻汤的临床应用[J]. 实用中医内科杂志，1996，10（3）：35.
[53] 玛依努，尔洪军. 半夏白术天麻汤临床应用体会[J]. 陕西中医，2005，26（7）：713-714.
[54] 李诺利，庞邦斌，银胜高，等. 天麻中成药制剂临床研究概况[J]. 中国实验方剂学杂志，2015，21（19）：226-229.
[55] 陈伯煊，康纪年，马朝俊，等. 天麻丸治疗风湿性关节疾病的临床疗效分析[J]. 中成药研究，1987，1（3）：17-19.
[56] 卢斌. 晕痛定天麻丸治疗血管神经性头痛 1080 例分析[J]. 中国实用乡村医生杂志，2005，（10）：51.
[57] 段海燕. 穹天麻丸治疗各型神经痛的疗效观察[J]. 中国民族民间医药，2010，19（24）：163.
[58] 李恭，赵琦，张英杰，等. 天麻注射液对神经痛症效用的临床研究[J]. 中风与神经疾病杂志，1984，1（3）：28-35.
[59] 郜燕. 天麻注射液治疗糖尿病周围神经病变 52 例[J]. 中国中医急症，2003，12（3）：249-250.
[60] 李旸. 天麻注射液治疗椎基底动脉供血不足 70 例临床观察[J]. 黑龙江医药，2008，21（6）：70-71.
[61] 姚旌，张忠杰. 天麻注射液治疗丛集性头痛 40 例[J]. 中国实验方剂学杂志，2012，18（16）：299-301.
[62] 文新兰，李晋芳. 全天麻胶囊治疗儿童偏头痛 40 例临床观察[J]. 华北国防医药，2008，20（5）：58.
[63] 李雄根，廖习清，赖真. 全天麻胶囊治疗高血压头痛 36 例临床研究[J]. 中国民康医学，2007，19（2）：146-147.
[64] 李颖，杜晓红，赵晓薇. 天麻注射液合天麻胶囊治疗糖尿病周围神经病变 60 例[J]. 浙江中医杂志，2009，44（9）：700-702.
[65] 陈艳林，彭江云，吴洋，等. 天麻祛风补片治疗骨关节炎 75 例临床观察[J]. 云南中医中药杂志，2006，27（6）：14-15.
[66] 单锋，郝近大. 川芎（芎藭）的本草源流考[J]. 中国中药志，2011，36（16）：2306-2310
[67] 宋慎初. 中国药学史纲[M]. 昆明：云南科技出版社，1987：13.
[68] 丁永辉. 《山海经》与古代植物分类[J]. 自然科学史研究，1993，12（3）：268.

[69] 李时珍. 本草纲目（点校本）[M]. 北京：人民卫生出版社，1985：837.
[70] 谢宗万，郝近大. 常用中药名与别名手册[M]. 北京：人民卫生出版社，2008：448.
[71] 唐慎微. 证类本草[M]. 北京：华夏出版社，1993：186，237.
[72] 易进海，刘云华，陈燕，等. RP-HPLC 测定川芎不同部位藁本内酯和阿魏酸含量[J]. 中成药，2009，31（5）：811-813.
[73] 芮和恺，何清英，余秋妹，等. 不同部位及不同产地川芎质量的比较[J]. 中药通报，1982，（5）：13.
[74] 刘珮，王辉，王静，等. 川芎功用古今考究[J]. 亚太传统医药，2017，13（10）：55-58.
[75] 韩保昇. 日华子本草蜀本草[M]. 合肥：安徽科学技术出版社，2005：51.
[76] 王丽芝，谭世强，孙思杰，等. 不同产地川芎种质与藁本、辽藁本的 ITS2 序列分析[J]. 河北农业大学学报，2017，40（1）：25-31.
[77] 单人骅，佘孟兰. 中国植物志（第 55 卷第 2 分册）[M]. 北京：科学出版社，1985：239.
[78] 刘涛. 中药川芎的鉴定及临床安全用药分析[J]. 中国医药指南，2020，18（27）：135-136.
[79] 贡磊，狄留庆，陈凌云，等. 川芎药材 HPLC 指纹图谱研究[J]. 中国中医药信息杂志，2014，21（4）：86-89.
[80] 国家药品监督管理局. 中药注射剂指纹图谱研究的技术要求（暂行）[J]. 中成药，2000，22（10）：671.
[81] Wei H, Sun L N, Tai Z G, et al. A simple and sensitive HPLC method for the simultaneous determination of eight bioactive components and fingerprint analysis of *Schisandra sphenanthera*[J]. Anal Chim Acta，2010，662（1）：97-104.
[82] 段坤峰，袁志芳，郑旭光，等. 马鞭草 HPLC-PDA 指纹图谱研究[J]. 中草药，2009，40（12）：1984-1988.
[83] 刘小丽，石丽，李华. 川芎药材 HPLC 指纹图谱及阿魏酸测定研究[J]. 中成药，2011，33（8）：1289-1292.
[84] 刘娟，冯芮，蒲忠慧，等. 指纹图谱结合 HPLC 定量分析在中药川芎质量评价中的应用研究[J]. 中药材，2019，42（2）：353-357.
[85] 王涛，张慧，古咸杰，等. 川芎多波长叠加指纹图谱初步研究[J]. 药物分析杂志，2017，37（9）：1648-1653.
[86] 韩炜. 川芎的化学成分与药理作用研究进展[J]. 中国现代中药，2017，19（9）：1341-1349.
[87] 靳春斌. 川芎的化学成分及药理作用研究进展[J]. 中国社区医师，2017，33（16）：8，13.
[88] 顾俊菲，封亮，袁嘉瑞，等. 赤芍总苷、川芎总酚酸组分组成结构对缺氧损伤人脐静脉内皮细胞的影响[J]. 中国中药杂志，2015，40（5）：920-926.
[89] 苑婕，李晓杰，陈超，等. 基于随机森林算法的川芎成分-靶点-疾病网络的预测研究[J]. 中国中药杂志，2014，39（12）：2336-2340.
[90] 周惠芬，何昱，张宇燕，等. 川芎和黄芪有效部位组合给药后川芎嗪在脑缺血再灌注大鼠体内的 PK-PD 结合研究[J]. 中草药，2016，47（19）：3463-3468.
[91] 童红梅，赵剑鸣，宋巧，等. 连翘、丁香、川芎复合涂膜保鲜剂对杏果实采后品质影响[J]. 食品研究与开发，2016，37（24）：176-179.
[92] 孙晓春，颜军，何钢，等. 川芎多糖的分离纯化及其单糖组成测定[J]. 四川农业大学学报，2011，29（1）：56-60.
[93] 李滨萍，何国林，龚又明. 几种川芎炮制工艺的比较[J]. 中药材，2012，35（10）：1580-1582.
[94] 张玉杰，李飞，邵爱新，等. 炮制对川芎有效成分的影响[J]. 中国中药杂志，1998，23（5）：19-21，63.
[95] 张培，赵林华，张海宇，等. 川芎临床应用及其用量[J]. 吉林中医药，2019，39（3）：309-312.
[96] 何宇新，李玲，李玉峰，等. 酒川芎饮片的炮制工艺研究[J]. 中药材，2007，30（2）：146-148.
[97] 季春，蒋晓芳，钱卜丽，等. 川芎化学成分与药理作用研究进展[J]. 中国化工贸易，2011，3（10）：102-103.
[98] 王丽，吕圭源，陈素红. 川芎嗪药理作用的研究进展[J]. 医学信息（上旬刊），2011，24（2）：1116-1118.
[99] 张延妮，岳宣峰，张志琪. 4 种川芎化学成分与心肌细胞膜受体作用的研究[J]. 中国中药杂志，2004，29（7）：660-662.
[100] 刘旭，程艳芹，崔晓博，等. 中药川芎心肌缺血保护作用的谱效学研究[J]. 中国药业，2016，25（15）：9-12.
[101] 朱尧，刘溦溦，顾宁，等. 川芎的活性成分及其心血管系统保护作用研究进展[J]. 时珍国医国药，2016，27（7）：1701-1704.
[102] 宋向岗，周威，陈超，等. 基于分子对接方法的川芎治疗脑缺血的物质基础及分子机制研究[J]. 中国中药杂志，2015，40（11）：2195-2198.
[103] 闫沁远，高保英，李凌云，等. 川芎挥发油鼻腔喷雾剂对脑缺血大鼠急性期的治疗作用[J]. 湖北职业技术学院学报，2017，20（2）：108-112.
[104] 孔德平，吴颖，汤倩，等. 当归-川芎配伍对急性血瘀证大鼠血液流变学的影响[J]. 江苏中医药，2014，46（12）：85-86.
[105] 马静，马玲. 中药川芎中有效成分及药理作用研究进展[J]. 中国民族民间医药，2009，18（19）：9-10.
[106] 舒冰，周重建，马迎辉，等. 中药川芎中有效成分的药理作用研究进展[J]. 中国药理学通报，2006，22（9）：1043-1047.
[107] 李万玉，徐晓玉，杨辰错，等. 川芎嗪抗癌作用及其机制的分析[J]. 中国当代医药，2011，18（22）：24-25.
[108] 李玉亮，彭洁，梁欣，等. 川芎提取物的多模型体系抗氧化活性测定[J]. 癌变・畸变・突变，2011，23（2）：87-92，106.
[109] 纳鑫，汪雪兰，皮荣标. 川芎嗪对中枢神经系统的药理作用及其机制的研究进展[J]. 中药新药与临床药理，2008，19（1）：77-80.
[110] 李丽，李自成，严亨秀，等. 川芎嗪对大鼠缺氧性呼吸抑制的保护作用[J]. 四川大学学报：医学版，2005，36（4）：533-536.
[111] 罗仁书，何治勇. 川芎有效成分药理作用的研究进展[J]. 中国医院用药评价与分析，2018，18（9）：1294-1296.
[112] 桂亚平，吴强，李涛，等. 川芎对 ESWL 时肾脏损害的防护作用[J]. 外科研究与新技术，2012，1（3）：139-140.
[113] 潘美时. 硫辛酸联合川芎嗪治疗糖尿病周围神经病变疗效观察[J]. 内科，2014，9（2）：171-172.
[114] 陈伟. 川芎嗪治疗糖尿病性视网膜病变的疗效观察[J]. 深圳中西医结合杂志，2015，25（6）：104-106.
[115] 李霞. 川芎及其提取物的临床应用[J]. 甘肃医药，2017，36（5）：344-346.
[116] 张晓娟，张燕丽，左冬冬. 川芎的化学成分和药理作用研究进展[J]. 中医药信息，2020，37（6）：128-133.
[117] 祝兴年. 卡托普利联合川芎嗪治疗急性肾小球肾炎的临床效果观察[J]. 中国临床新医学，2014，7（10）：956-958.

[118] 杨景芬. 重用白芍川芎治疗原发性痛经 40 例[J]. 内蒙古中医药，1996，(S1)：9.

[119] 刘新军，姜学连，王慧凯. 姜学连芎归汤治疗崩漏[J]. 实用中医内科杂志，2015，29(6)：29-30.

[120] 张科，郑玲. 自拟桃仁川芎汤联合西医治疗脑出血后遗症疗效及对运动功能、生活能力的影响[J]. 现代中西医结合杂志，2017，26(28)：3129-3131.

[121] 李克忠. 川芎天麻汤治疗肝经风火型偏头痛 35 例[J]. 河南中医，2008，28(12)：48-49.

[122] 盖明，王印. 川芎的临床应用与配伍[J]. 中国民族民间医药，2014，23(22)：133.

[123] 朱迪，谭丹，谢玉敏，等. 不同产地天麻药材薄层色谱指纹图谱分析[J]. 中国实验方剂学杂志，2015，21(5)：75-78.

[124] 刘勇明，陈莹，刘彤，等. 天麻川芎不同配伍比例对中枢神经系统影响研究概述[J]. 辽宁中医药大学学报，2017，19(6)：116-118.

[125] 钱芳，燕恩慈. 川芎中阿魏酸定性定量的薄层色谱扫描法[J]. 中成药，1990，12(4)：9-10.

[126] 刘明平，毛禹康，韦品清，等. 川芎-天麻不同比例配伍药效成分含量变化的研究[J]. 广东药学院学报，2015，31(1)：54-57.

[127] 刘晴，王田田，梁源，等. 不同剂量川芎天麻汤对小鼠中枢神经系统的影响[J]. 天津中医药大学学报，2015，34(5)：283-285.

[128] 付彦君，李新. 川芎天麻汤对小鼠的镇痛及抗疲劳作用[J]. 天津中医药大学学报，2014，33(1)：26-27.

[129] 黄志云，苏洁贞，刘明平，等. 川芎-天麻治疗偏头痛肝阳上亢证大鼠的作用机制研究[J]. 中药新药与临床药理，2015，26(5)：609-613.

[130] 郑琴，魏韶锋，熊文海，等. 川芎在治疗头痛中成药中的组方应用分析[J]. 中草药，2013，44(19)：2777-2781.

[131] 王琦，于明，张晓林，等. 天舒胶囊治疗偏头痛性眩晕的临床观察[J]. 中医药导报，2016，22(3)：69-70.

[132] 徐梦诗. 天舒胶囊治疗偏头痛的疗效观察[J]. 北方药学，2017，14(12)：86-87.

[133] 王强，沈岚，房鑫，等. 大川芎方沿体外-血浆-脑脊液-脑组织的移行成分研究[J]. 中成药，2013，35(11)：2364-2371.

[134] 周明眉，杨奎，王一涛. 从血液流变学和血流速度评价大川芎丸方中川芎天麻治疗偏头痛的协同作用[J]. 中药药理与临床，2008，24(3)：6-8.

[135] 郭宁，苏庆军，殷圆圆. 偏头痛患者血浆 TXB2，6-keto-PGF1a 含量的变化及意义[J]. 中国临床医学，2001，15(5)：529-530.

[136] 刘霞，刘明平，毛禹康，等. 川芎-天麻不同配伍比例水提物对大鼠肝阳上亢证偏头痛模型的影响[J]. 中药药理与临床，2014，30(6)：93-96.

[137] 毛禹康，苏洁贞，刘明平，等. 川芎-天麻不同剂量配比对大鼠肝阳上亢型偏头痛的药效学差异研究[J]. 中药药理与临床，2015，31(4)：157-160.

[138] Han T H，Blanchard R L，Palcza J，et al. The dose proportionality of telcagepant after administration of single oral and intravenous doses in healthy adult subjects[J]. Arch Drug Inf，2010，3(4)：55-62.

[139] 刘明平，黄曼婷，毛禹康，等. 川芎-天麻不同提取物对大鼠血瘀型偏头痛药效学差异研究[J]. 辽宁中医药大学学报，2016，18(2)：5-7.

[140] 胡鹏翼，刘丹，郑琴，等. 川芎活性成分对天麻素在 MDCK-MDR1 细胞上跨膜转运的影响及机制[J]. 中国药学杂志，2017，52(14)：1234-1240.

[141] Pacurari M，Kafoury R，Tchounwou P B，et al. The Renin-Angiotensin-aldosterone system in vascular inflammation and remodeling[J]. Int J Inflam，2014，2014：689360.

[142] 袁永杰，王安才. 肾素血管紧张素系统与高血压血管重构关系的研究进展[J]. 中国临床药理学与治疗学，2010，15(4)：477.

[143] 付彦君，刘晴，马琛，等. 天麻川芎对自发高血压大鼠肾素血管紧张素系统的影响[J]. 时珍国医国药，2016，27(4)：854-856.

[144] 李婕，方祝元，蒋卫民. 炎症因子与原发性高血压的关系及中药干预研究进展[J]. 江苏中医药，2013，45(2)：76-77.

[145] 厄贝沙坦. 对原发性高血压患者炎症因子 TNF-α、IL-6 以及 hs-CRP 的影响[J]. 辽宁医学院学报，2015，36(1)：12-14.

[146] Mingyi W，Liqun J，Robert E，et al. Proinflammation：the key to arterial aging[J]. Trends Endocrinol Metab，2014，25(2)：72-79.

[147] 付彦君，陈靖，陈莹. 天麻川芎对自发高血压大鼠炎症因子水平的影响[J]. 中华中医药学刊，2016，34(8)：2029-2031.

[148] 王永凤，张军生，张建涛，等. 中药配方颗粒天麻、当归、川芎治疗恢复期脑梗死疗效观察及对血脂的影响[J]. 河北中医，2010，32(10)：1456-1457.

[149] 金文姗，田德蔷. 天麻的化学和药理研究概况[J]. 中药研究与信息，2000，2(6)：21-23.

[150] 王浴生. 中药药理与应用[M]. 北京：人民卫生出版社，1983：687-689.

[151] 阮琴，何新霞，胡燕月，等. 川芎中阿魏酸、川芎嗪对小鼠神经系统的影响[J]. 中国医院药学杂志，2007，27(8)：1087-1090.

[152] 王清清，沈岚，张俊，等. 大川芎方效应组分对偏头痛大鼠降钙素基因相关肽及其受体表达的影响[J]. 中成药，2018，40(1)：14-20.

[153] 魏元锋，林晓，张宁，等. 大川芎方效应组分血中移行成分 UPLC-MS 分析[J]. 中国中药杂志，2011，36(9)：1245-1248.

[154] 林晓，袁莹，洪燕龙，等. 大川芎方中天麻效应组分的体内移行研究[J]. 中国中药杂志，2011，36(9)：1175-1178.

[155] 王洪喜，丁元庆. 天麻治疗头痛的药对配伍规律[J]. 山东中医杂志，2006，25(2)：101-103.

[156] 周明眉. 中药复方复杂体系的探索：大川芎方的物质基础与作用机理研究[D]. 成都：成都中医药大学博士论文，2002.

[157] 姚干，彭成，周东，等. 大川芎方对神经细胞缺血性损伤的保护作用[J]. 中成药，2004，26(4)：314-318.

[158] 汤剆菱，杨芳炬，王正荣，等. 大川芎方提取物对犬脑血管张力的影响[J]. 四川生理科学杂志，2004，26(1)：32-34.

[159] 赵瑛，王巍，祖莹，等. 大川芎方提取物预防血管性痴呆大鼠学习记忆功能障碍的研究[J]. 中医药信息，2008，25(1)：67-69，82.

[160] 万莉红，方治平，王正荣. 大川芎方提取物对神经胶质细胞内一氧化氮浓度的影响[J]. 华西药学杂志，2002，17(4)：255-257.

[161] 胡瑞娟. 生物方剂分析药理学：大川芎方中阿魏酸. 天麻素的药动学初探[D]. 西安：中国人民解放军第四军医大学硕士论文，2003.

[162] 赵佶. 圣济总录[M]. 北京：人民卫生出版社，2004.
[163] 王兴. 大川芎方药代动力学研究[D]. 成都：成都中医药大学博士论文，2002.
[164] 沈岚，林晓，梁爽，等. HPLC-DAD-MS～n 联用技术表征大川芎方效应组分中主要化学成分[J]. 中国实验方剂学杂志，2012，18（7）：128-134.
[165] 杨奎，周明眉，姜远平，等. 川芎嗪、阿魏酸对血小板释放 5-HT 的影响[J]. 中药药理与临床，2000，16（3）：18.
[166] 魏莉，蔡贞贞，徐莲英. 阿魏酸透皮吸收的实验研究[J]. 中成药，1998，20（6）：1.
[167] 徐自升，蔡宝昌，张弦. 中药川芎中阿魏酸稳定性的研究[J]. 现代中药研究与实践，2004，18（2）：25-27.
[168] 杨小艳，石国霰，曾利，等. 天麻素对偏头痛患者外周血 CGRP、NO 和 ET-1 表达的影响[J]. 南京中医药大学学报，2017，33（1）：23-25.
[169] 何磊，包永睿，孟宪生，等. 基于活血化瘀功效的川芎酚酸组分治疗大鼠偏头痛作用机制研究[J]. 中南药学，2018，16（1）：45-49.
[170] 方征宇，熊亮，黄杰，等. 川芎嗪对脑缺血-再灌注大鼠神经功能及神经电生理的影响[J]. 山东医药，2010，50（2）：19-20.
[171] 刘匡一，刘亚丽，苏丹，等. 大川芎方提取物对皮下注射 NTG 偏头痛大鼠模型脑组织神经递质的影响研究[J]. 轻工科技，2016，32（2）：40-41.

各　论

第四章 复方大川芎片中药材有效组分提取纯化工艺研究

引　言

大川芎片是由川芎-天麻药对以4∶1比例制成的临床治疗偏头痛有效中成药。川芎中含有挥发油类、酚酸类、生物碱类、多糖类等不同性质化学物质，天麻中含有酚类、有机酸类、多糖类及甾体类等化学物质。根据文献报道及前期药效成分初步筛选实验结果可知，川芎酚酸、川芎挥发油、天麻总苷、天麻多糖是大川芎片发挥疗效的主要化学物质组分。故本研究以此为出发点，结合文献调研，采用正交实验设计、均匀设计、大孔吸附树脂分离纯化等方法优选出川芎酚酸、天麻总苷、天麻多糖最佳提取纯化工艺条件，为大川芎片药效物质基础的揭示及进一步的质量控制奠定实验基础。

第一节　天麻总苷类组分提取纯化工艺研究

一、天麻总苷类组分提取工艺研究

（一）实验材料

1. 药材与试剂

天麻药材（购于大连民大中药有限公司，批号为：C140135，经辽宁中医药大学翟延君教授鉴定为兰科植物天麻 *Gastrodia elata* B1.的干燥块茎）；天麻素对照品（购于中国药品生物制品检定所，批号：110807-201306）；超纯水。

2. 仪器与设备

LC-10Avp 高效液相色谱仪（日本岛津）；UV-1750 型紫外分光光度计（北京瑞利分析仪器公司）；YJ-200A 型高速中药粉碎机（亿健品牌）。

（二）实验方法与结果

1. 天麻总苷含量测定方法

（1）高效液相色谱法测定天麻中天麻素的含量

1）色谱条件

色谱柱为 Agilent C18（4.6mm×150mm，5μm）；流动相为0.05%磷酸水溶液（A）-乙腈（B）（97∶3）；流速为1.0ml/min；检测波长为220nm；进样体积为10μl；柱温为25℃。

2）对照品溶液的制备

取天麻素对照品适量，精密称定，加甲醇制成每1ml含0.241mg的溶液，即得对照品溶液。

3）标准曲线的绘制

精密吸取天麻素对照品溶液2μl、5μl、10μl、12μl、18μl、20μl按“1）”项下色谱条件进样测定，以峰面积（A）为纵坐标，进样量（μg）为横坐标，绘制标准曲线，天麻素的回归方程为Y=760000X+2047.3，R=0.9998。表明天麻素在0.482～4.820μg范围内线性关系良好[1]。见图4.1。

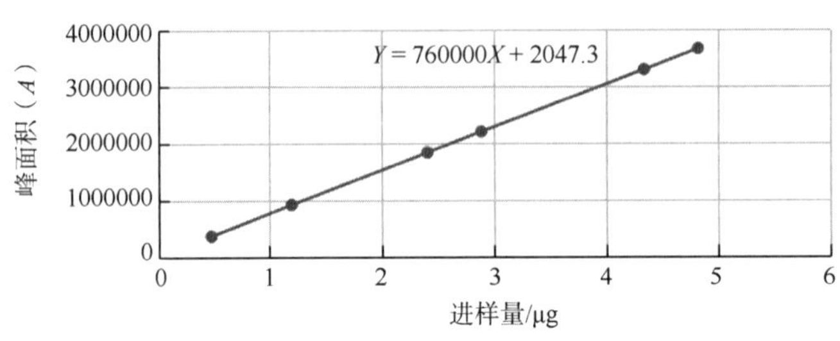

图4.1　天麻素标准曲线（HPLC）

（2）紫外分光光度法测定天麻中天麻总苷含量

1）对照品溶液的制备

取天麻素对照品适量，精密称定，用甲醇溶液配制成每1ml含51μg的溶液，即得对照品溶液。

2）检测波长的选择

精密吸取上述对照品溶液8ml，置于50ml容量瓶中，加水稀释至刻度，摇匀。以水为空白，于190～800nm范围内进行全波长扫描。结果在220nm处，有最大吸收峰，故确定其检测波长为220nm[2]。

3）标准曲线的绘制

精密吸取上述对照品溶液5ml、8ml、11ml、14ml、17ml、20ml，分别置于50ml容量瓶中，加水稀释至刻度，摇匀，即得。以水为空白，在220nm波长处测定吸光度。以进样量（mg）为横坐标，吸光度（A）为纵坐标，得回归方程：Y=0.7143X–0.017，R=0.9999。表明天麻素在0.255～1.020mg范围内线性关系良好。见图4.2。

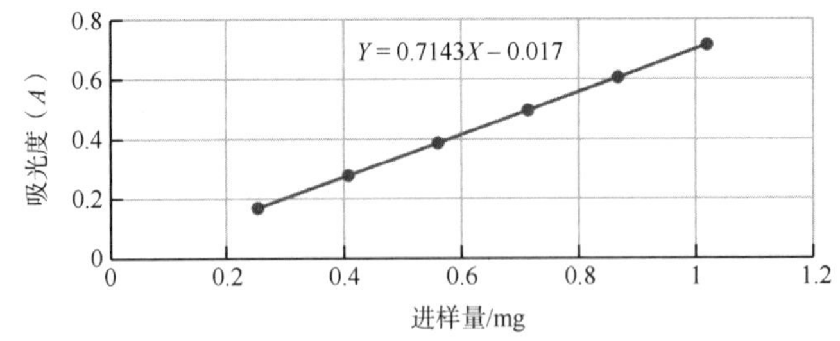

图4.2　天麻素标准曲线（UV）

2. 天麻中天麻总苷类组分提取工艺的优选

（1）提取方法的选择

取天麻饮片适量，粉碎，过40目筛，称取3份，每份约5g，精密称定，分别用50ml 70%

乙醇超声、回流、热浸三种处理方法提取 2 次，每次 1h，合并提取液，测定天麻素及天麻总苷的含量。结果见表 4.1。

表 4.1 不同提取方法提取天麻素及天麻总苷的含量

提取方法	天麻素含量/（mg/g）	天麻总苷含量/（mg/g）
超声	2.766	31.190
回流	3.472	33.410
热浸	2.745	30.230

实验结果表明，回流方式提取天麻素的含量为 3.472mg/g，天麻总苷含量为 33.410 mg/g，以回流方式提取含量最高，故选择回流提取方式。

（2）提取因素的考察

采用 $L_9(3^4)$ 正交设计表对天麻中天麻总苷类组分进行研究，分别考察乙醇浓度、提取次数、提取时间、溶剂用量四个因素，每个因素设定三个水平。用加权综合评分法，以天麻总苷含量（权重系数为 0.4）、天麻素含量（权重系数为 0.4）、出膏率（权重系数为 0.2）为指标，综合评分确定天麻中天麻总苷类组分最佳提取条件[3]。水平因素结果见表 4.2，正交实验结果见表 4.3，方差分析见表 4.4。

表 4.2 正交实验法提取天麻总苷因素水平表

水平	因素			
	乙醇浓度（A）/%	提取次数（B）/次	提取时间（C）/h	溶剂用量（D）/倍
1	90	1	1	6
2	70	2	1.5	8
3	50	3	2	10

表 4.3 天麻总苷提取工艺正交实验结果表

序号	乙醇浓度（A）	提取次数（B）	提取时间（C）	溶剂用量（D）	天麻总苷含量/%	天麻素含量/%	出膏率/%	综合评分
1	1	1	1	1	2.3540	0.3764	10.96	0.5096
2	1	2	2	2	3.1430	0.4084	12.60	0.6112
3	1	3	3	3	3.9710	0.4622	18.20	0.7547
4	2	1	2	3	4.1620	0.6710	9.82	0.8431
5	2	2	3	1	4.1540	0.5431	28.33	0.8845
6	2	3	1	2	4.3780	0.5863	26.60	0.9196
7	3	1	3	2	3.0620	0.3946	18.03	0.6303
8	3	2	1	3	4.3600	0.4654	31.27	0.8758
9	3	3	2	1	4.2610	0.5474	28.31	0.8967
K_1	0.625	0.661	0.768	0.764				
K_2	0.882	0.790	0.784	0.720				
K_3	0.801	0.857	0.756	0.825				
S_S	0.257	0.196	0.028	0.105				

注：综合评分=天麻总苷/4.3780×0.4+天麻素/0.6710×0.4+出膏率/31.27×0.2。

表 4.4　方差分析

因素	偏差平方和	自由度	F 比	F 临界值	显著性
A	0.104	2	104.000	19.000	*
B	0.060	2	60.000	19.000	*
C	0.001	2	1.000	19.000	
D	0.016	2	16.000	19.000	

注：$F_{0.05}$（2，2）=19.000
*$P<0.05$。

经直观分析和方差分析结果可知，影响天麻总苷提取的因素大小顺序为 A＞B＞D＞C，由于提取时间（C）的水平之间差异不大，故综合考虑提取效率、耗时，选定 1h 为最佳提取时间。乙醇浓度（A）和提取次数（B）有显著性差异，应对乙醇浓度和提取次数再设置水平进行单因素考察，考虑到工业成本，不对提取次数进行考察，选择 3 次为最佳，故对乙醇浓度再设置 5 个水平进行单因素考察。见表 4.5。

表 4.5　不同浓度乙醇单因素考察表

成分	乙醇浓度/%				
	60	65	70	75	80
天麻素含量/%	0.6349	0.6511	0.6702	0.6218	0.6022
天麻总苷含量/%	4.2030	4.2310	4.3500	4.2000	4.1560

结果表明，70%乙醇浓度提取天麻素和天麻总苷含量最高，故选择 70%乙醇提取方式。因此筛选确定天麻总苷最佳提取条件为：用 10 倍量 70%乙醇加热回流提取，提取 3 次，每次 1h。

（三）小结

本实验采用高效液相色谱法和紫外分光光度法两种方法对天麻总苷类组分的提取工艺进行研究。通过 $L_9(3^4)$ 正交实验，分别考察了乙醇浓度、提取次数、提取时间、溶剂用量这 4 个因素，每个因素设定了 3 个水平进行正交实验。采用加权综合评分方法，以天麻总苷含量（权重系数为 0.4）、天麻素含量（权重系数为 0.4）、出膏率（权重系数为 0.2）为指标，计算综合评分来确定最佳提取条件。实验最终优选出的最佳提取工艺为 $A_2B_3C_2D_3$，由于提取时间（C）的水平之间差异不大，故综合考虑提取效率、耗时，选定 1h 为最佳提取时间。乙醇浓度（A）和提取次数（B）有显著性差异，考虑到工业成本，不对提取次数进行考察，选择 3 次为最佳，对乙醇浓度进行单因素考察，结果显示 70%乙醇提取出的天麻素和天麻总苷含量最高，最终确定提取工艺为：10 倍量 70%乙醇对天麻总苷类组分进行回流提取，提取 3 次，每次 1h。

二、天麻总苷类组分纯化工艺研究

（一）实验材料

1. 药材与试剂

HPD-100、HPD-300、HPD-400、D101、AB-8、NKA-9、聚酰胺大孔吸附与离子交换树脂（沧州宝恩化工有限公司）；天麻药材（购于大连民大中药有限公司，批号为：C140135，经辽宁中医药大学翟延君教授鉴定为兰科植物天麻 *Gastrodia elata* Bl.的干燥块茎）；天麻素对照品

（购于中国药品生物制品检定所，批号：110807-201306）；超纯水。

2. 主要仪器

LC-10Avp 高效液相色谱仪（日本岛津）；UV-1750 型紫外分光光度计（北京瑞利分析仪器公司）；YJ-200A 型高速中药粉碎机（亿健品牌）。

（二）实验方法

1. 静态吸附与解吸实验

（1）供试液的制备

准确称取天麻药材粉末 100g，用 10 倍量 70%乙醇进行加热回流提取，提取 3 次，每次 1h，过滤，浓缩，定容至 500ml 量瓶中（0.2g/ml），备用。

（2）树脂的预处理

选择经 95%乙醇浸泡过夜的 HPD-100、HPD-300、HPD-400、D101、AB-8、NKA-9、聚酰胺七种树脂，湿法上柱，用 95%乙醇洗脱，控制流速，待流出液与水 1∶5 混合不产生浑浊后，用大量纯化水洗至无乙醇味，抽滤至干，备用[4]。

（3）静态吸附与解吸实验

准确称取 HPD-100、HPD-300、HPD-400、D101、AB-8、NKA-9、聚酰胺七种树脂各 1g，至 100ml 锥形瓶中，加入 0.1g/ml 样品溶液 30ml。每 10min 振摇 20s，2h 后吸取一定体积上清液，紫外分光光度法、HPLC 法测定含量；树脂抽滤至干，边抽滤，边用 100ml 水洗涤树脂，30ml 90%乙醇解吸，1h 后吸取一定体积解吸液，紫外分光光度法、HPLC 法测定含量。

2. 动态吸附与解吸实验

（1）泄露曲线

准确称取处理好的 AB-8 树脂 20g，湿法装于树脂柱上，将 0.2g/ml 天麻提取溶液以 2BV/h 的流速上样，每 10ml 收集一次流出液。测定流出液中天麻总苷和天麻素含量。

（2）上样药液浓度考察

分别取 3 份 10ml AB-8 树脂湿法上柱，将 25ml 0.2g/ml、10ml 0.5g/ml、5ml 1.0g/ml 天麻提取液，以 2BV/h 的流速上样，分别用 2.5BV 50%乙醇以 2BV/h 流速进行洗脱，收集洗脱液，测定天麻总苷、天麻素的含量。

（3）洗脱醇浓度考察

分别取 6 份 10ml AB-8 树脂湿法上柱，将 10ml 0.5g/ml 天麻提取液，以 2BV/h 的流速上样，分别用 4BV 0%、10%、30%、50%、70%、90%乙醇以 2BV/h 流速进行洗脱，收集洗脱液，测定天麻总苷、天麻素的含量。

（4）洗脱醇用量考察

取 10ml AB-8 树脂湿法上柱，将 10ml 0.5g/ml 天麻提取液，以 2BV/h 的流速上样，先用 1 倍量水（10ml）除杂（蒸馏水在除杂时可将一部分有效成分洗脱下来，需控制水量，考察水洗量），再用 90%乙醇进行洗脱，收集 8 份洗脱液（10ml/份），测定天麻总苷、天麻素的含量，绘制洗脱醇用量曲线。

（三）实验结果

1. 静态吸附与解吸实验

结果见表 4.6。

表 4.6 静态吸附与解吸实验结果

树脂型号	极性	天麻总苷吸附量/（mg/g）	天麻素吸附量/（mg/g）	天麻总苷解吸率/%	天麻素解吸率/%
HPD-100	非极性	43.52	2.90	38.47	35.43
HPD-300	非极性	75.08	4.75	80.34	77.28
HPD-400	中极性	70.25	2.48	50.12	42.45
D101	非极性	50.91	1.75	43.15	40.67
AB-8	弱极性	83.78	5.49	90.16	83.25
NKA-9	极性	70.25	3.03	75.36	72.62
聚酰胺	极性	62.10	1.51	45.55	40.31

注：饱和吸附量（mg/g 干树脂）=[吸附前溶液浓度（mg/ml）－吸附后溶液浓度（mg/ml）]/干树脂量（g）×吸附液体积（ml）；解吸率（%）=（解吸液浓度×解吸液体积）/树脂饱和吸附量×100%。

通过静态吸附实验表明，AB-8 型树脂的天麻总苷和天麻素的饱和吸附量以及解析率均优于其他型号的树脂，最终确定 AB-8 为最佳型号树脂。

2. 动态吸附与解吸实验

（1）泄露曲线

结果见图 4.3、图 4.4。

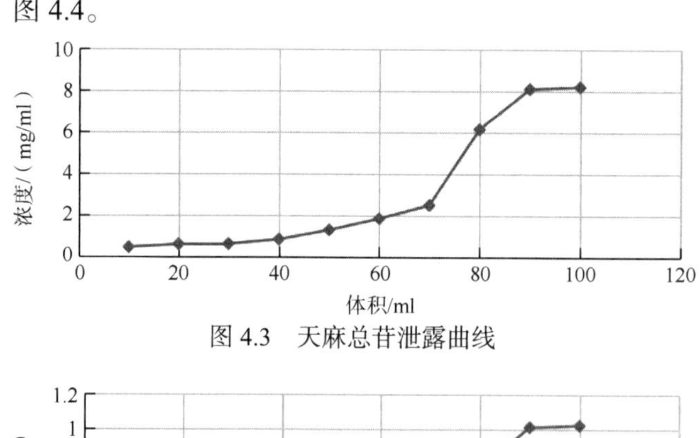

图 4.3 天麻总苷泄露曲线

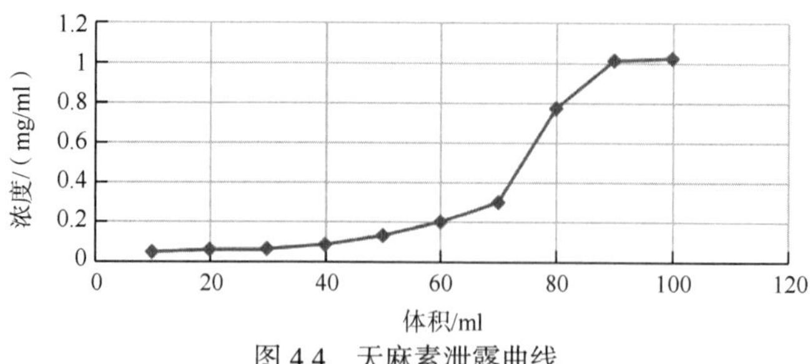

图 4.4 天麻素泄露曲线

结果发现，天麻素、天麻总苷均在上样量为 60ml 时出现明显泄露，综合考虑，上样量宜为 50ml，即每克树脂的药材用量为 0.5g。

（2）上样药液浓度考察

各洗脱液天麻总苷总含量分别为 88.23mg、112.09mg、90.82mg，天麻素总含量分别为 15.88mg、17.85mg、14.20mg。终确定上样药液浓度为 0.5mg/ml。

（3）洗脱醇浓度考察

结果见图 4.5、图 4.6。

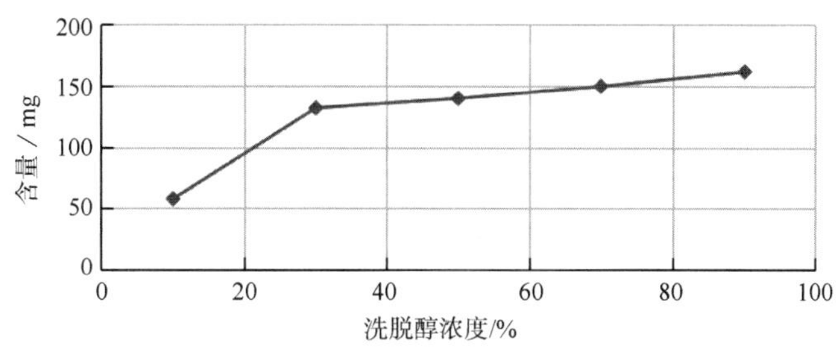

图 4.5　天麻总苷洗脱醇浓度的考察

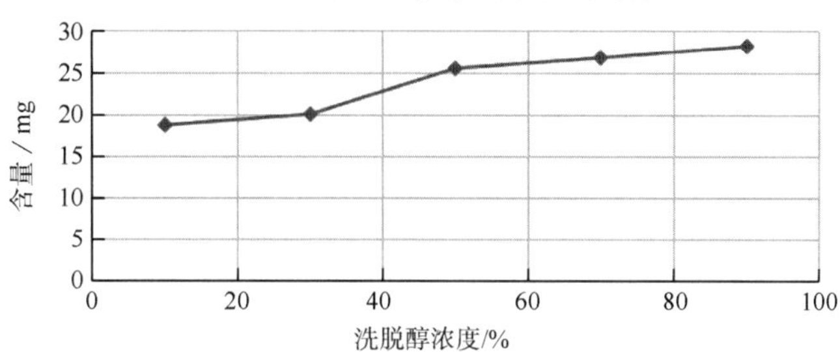

图 4.6　天麻素洗脱醇浓度的考察

结果表明，90%乙醇即能将天麻总苷和天麻素有效洗脱，故确定 90%乙醇为最佳洗脱溶剂。

（4）洗脱醇用量考察

结果见图 4.7、图 4.8。

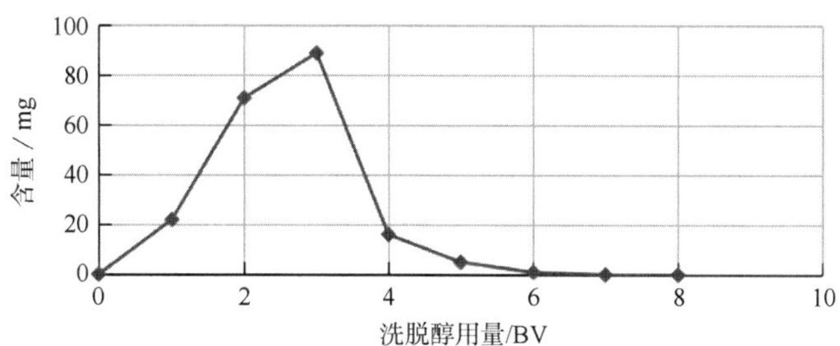

图 4.7　天麻总苷洗脱醇用量的考察

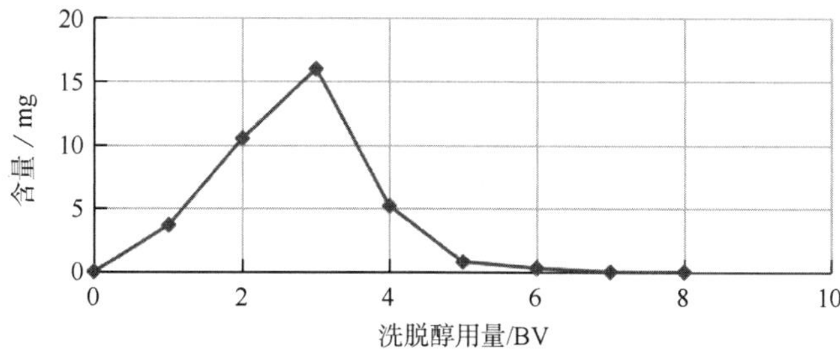

图 4.8　天麻素洗脱醇用量的考察

水洗体积的考察，结果见表 4.7。

表 4.7 水洗体积的考察

项目	水洗体积/BV				
	1	2	3	4	5
天麻总苷含量/mg	0	8.91	20.58	43.69	50.72
天麻素含量/mg	0	1.24	3.91	7.65	8.79

水洗体积为 2BV 时，天麻总苷、天麻素已有一部分损失，故选择水洗体积为 1BV。

由图 4.7 和图 4.8 可知，5 倍量 90%乙醇可将近全部天麻总苷、天麻素洗脱下来。故确定洗脱除杂方案为：1 倍量水除杂，5 倍量 90%乙醇洗脱。

（5）天麻总苷物质纯化工艺验证

按照上述优选的最佳纯化工艺进行优化，按本章第一节“天麻总苷含量测定方法”项下方法测定天麻总苷和天麻素含量。3 次实验其天麻总苷纯度为 66.96%、67.29%、67.72%，天麻素纯度为 9.05%、9.40%、9.15%，证明该工艺稳定可行。结果见表 4.8。

表 4.8 工艺验证结果

实验次数	天麻总苷纯度/%	天麻总苷收率/%	天麻素纯度/%	天麻素收率/%
1	66.96	90.08	9.05	81.43
2	67.29	90.35	9.40	82.20
3	67.72	90.73	9.15	82.58
平均值	67.32	90.39	9.20	82.07
RSD/%	0.57	0.36	1.96	0.71

（四）小结

通过查阅相关文献，结合天麻总苷的结构特点和大孔吸附树脂的极性、孔径、比表面综合性能，选择了 7 种型号的大孔吸附树脂对天麻总苷的吸附和解吸能力进行考察，优选出 AB-8 型大孔吸附树脂为最佳树脂。用蒸馏水除去色素、多糖、鞣质等杂质时，需特别注意水洗的体积，否则天麻总苷成分也可能被洗脱下来。水洗体积为 1BV，即起到去除杂质的效果，天麻总苷又不会损失。即采用 AB-8 型大孔吸附树脂，湿法装柱，以药材树脂用量比 0.5∶1（即 0.5g 生药∶1ml 湿树脂）湿法上柱，上样药液浓度为 0.5mg/ml，用 5 倍量的 90%乙醇进行洗脱，收集洗脱液，水浴蒸干，即得天麻总苷富集物。该工艺稳定、可行，具有良好的重现性。

第二节 天麻多糖类组分提取纯化工艺研究

（一）实验材料

1. 药材与试剂

天麻药材（购于大连民大中药有限公司，批号为：C140135，经辽宁中医药大学翟延君教授鉴定为兰科植物天麻 *Gastrodia elata* B1.的干燥块茎）；葡萄糖对照品（四川省维克奇生物科技有限公司，批号：140230）。

2. 主要仪器

UV-1750 型紫外分光光度计（北京瑞利分析仪器公司）；调温电热套（编号 13909，巩义市予华仪器有限公司）；DZF-6020 型真空干燥箱（上海一恒科学仪器有限公司）；YJ-200A 型高速中药粉碎机（亿健品牌）。

（二）实验方法与结果

1. 天麻多糖含量测定方法

（1）检测波长的选择

配制一定浓度的葡萄糖溶液，精密吸取 0.2ml，置 10ml 具塞试管中，用水补足至 1ml，加入 5%苯酚溶液 1ml，迅速加入浓硫酸 5ml，摇匀，室温静置 30min，按照紫外-可见分光光度法（《中国药典》2010 年版一部附录VA）于 200～800nm 范围内进行全波长扫描。结果显示在 490nm 处有最大吸收峰，故确定其检测波长为 490nm[5]。

（2）对照品溶液的制备

精密称取葡萄糖对照品 10mg，用水定容至 100ml 量瓶中，制成每 1ml 含 0.1mg 的对照品溶液。

（3）标准曲线的绘制

精密吸取葡萄糖对照品溶液 0ml、0.2ml、0.4ml、0.5ml、0.6ml、0.7ml，分别置于 10ml 具塞试管中，用水补足至 1ml，加 5%苯酚试剂 1ml，迅速加入浓硫酸溶液 5ml，摇匀，室温静置 30min。用紫外分光光度法于 490nm 处测定吸光度。以吸光度 A 为纵坐标（Y），进样量（mg）为横坐标（X），对标准曲线进行绘制，得到标准曲线回归方程：Y=7.2104X–0.0118，R=0.9997。标准曲线绘制见图 4.9。

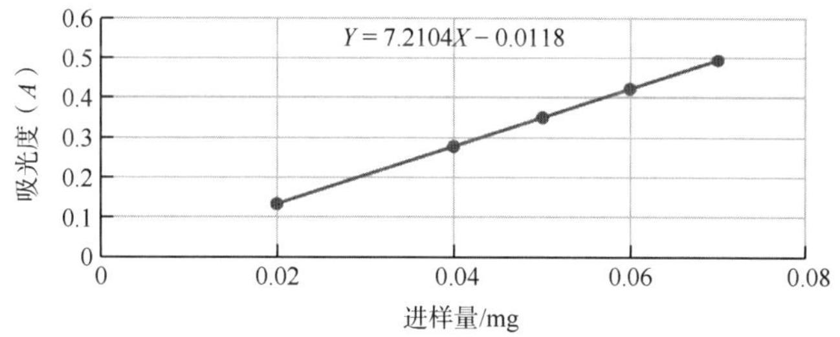

图 4.9　天麻多糖标准曲线图

（4）天麻多糖的含量测定

按（3）项下步骤操作，测定均匀设计实验下 12 组的多糖含量。

2. 均匀设计法优选天麻多糖提取工艺

采用 U_{12}*（12^{10}）因素水平表，考察了溶剂水提取量、水提取次数、水提取时间、药液比、乙醇浓度和醇沉时间等 6 个因素，并对每个因素设定 12 个水平（表 4.9、表 4.10），用加权综合评分法，以天麻多糖总含量（权重系数为 0.8）、出膏率（权重系数为 0.2）为指标，综合评分确定天麻多糖类成分最佳提取纯化条件[6]，分别取 12 份天麻药材粗粉 10g 置圆底烧瓶中按照均匀设计表回流提取。

表 4.9　天麻多糖均匀设计因素水平表

水平	因素					
	水提取量/倍	水提取次数/次	水提取时间/h	药液比/（g/ml）	乙醇浓度/%	醇沉时间/h
1	6	1	1	10/10	70	12
2	8	2	2	10/20	80	24
3	10	3	3	10/50	90	36
4	12	1	1	10/10	70	12
5	14	2	2	10/20	80	24
6	16	3	3	10/50	90	36
7	18	1	1	10/10	70	12
8	20	2	2	10/20	80	24
9	22	3	3	10/50	90	36
10	24	1	1	10/10	70	12
11	26	2	2	10/20	80	24
12	30	3	3	10/50	90	36

表 4.10　天麻多糖均匀设计实验表

水平	因素					
	水提取量/倍	水提取次数/次	水提取时间/h	药液比/（g/ml）	乙醇浓度/%	醇沉时间/h
1	6（1）	2（2）	3（6）	20（8）	90（9）	12（10）
2	8（2）	1（4）	3（12）	50（3）	80（5）	12（7）
3	10（3）	3（6）	2（5）	20（11）	70（1）	12（4）
4	12（4）	2（8）	2（11）	50（6）	70（10）	12（1）
5	14（5）	1（10）	1（4）	10（1）	90（6）	24（11）
6	16（6）	3（12）	1（10）	50（9）	80（2）	24（8）
7	18（7）	1（1）	3（3）	10（4）	80（11）	24（5）
8	20（8）	3（3）	3（9）	50（12）	70（7）	24（2）
9	22（9）	2（5）	2（2）	10（7）	90（3）	36（12）
10	24（10）	1（7）	2（8）	20（2）	90（12）	36（9）
11	26（11）	3（9）	1（1）	10（10）	80（8）	36（6）
12	30（12）	2（11）	1（7）	20（5）	70（4）	36（3）

3. 实验结果

UV 测定结果见表 4.11。

表 4.11　天麻多糖测定结果

实验号	多糖总含量/%	出膏率/%	综合评分
1	61.02	66.67	0.9526
2	52.49	55.94	0.8156
3	63.28	72.93	0.9982
4	55.85	64.23	0.8807
5	32.02	39.43	0.5120
6	44.61	53.74	0.7100

续表

实验号	多糖总含量/%	出膏率/%	综合评分
7	59.01	70.65	0.9381
8	62.25	73.22	0.9860
9	53.04	73.58	0.8705
10	59.55	57.07	0.9080
11	42.51	59.24	0.6984
12	39.09	51.2	0.6334

以上数据经 CSZ 软件处理后的最佳提取纯化结果为：

$$Y=-0.4646+0.7323X_3+0.0285X_2^2-0.1262X_3^2-0.2541X_4^2-0.0004X_6^2-0.0062X_1X_3+0.0005X_1X_5-0.0009X_2X_6+0.0725X_3X_4+0.0022X_4X_5$$

$Q=0.0001$ $S=0.0074$ $R=0.9999$ $F^{0.05}=474.8180>F_{10,\ 1}{}^{0.05}=242$

结果 30 倍量水，提取 3 次，每次 2.333h，药液浓度为 0.7333g/ml，乙醇浓度为 90%，醇沉时间为 12h。考虑到实际生产情况，将各因素进行微调，最终确定提取时间为 2h，药液浓度为 0.7g/ml。

故确定最佳提取工艺为 30 倍量水回流提取 3 次，每次 2h；最佳纯化工艺为药液浓度为 0.7g/ml，90%乙醇醇沉 12h。

（三）小结

本实验采用紫外分光光度法对天麻多糖的提取纯化工艺进行研究。通过 U_{12}*（12^{10}）因素水平表，考察水提取量、水提取次数、水提取时间、药液比、乙醇浓度和醇沉时间六个因素，并对每个因素设定 12 个水平，用加权综合评分法，以天麻多糖总含量（权重系数为 0.8）、出膏率（权重系数为 0.2）为指标，综合评分确定天麻多糖类组分最佳提取纯化条件，优选出的最佳提取工艺为 30 倍量水回流提取 3 次，每次 2h；最佳纯化工艺为药液浓度为 0.7g/ml，90%乙醇醇沉 12h。

第三节　川芎酚酸类组分提取纯化工艺研究

一、川芎酚酸类组分提取工艺研究

（一）实验材料

1. 仪器与设备

Agilent-1100 高效液相色谱仪（美国安捷伦科技公司）；UV-1750 型紫外分光光度计（北京瑞利分析仪器公司）；ACCULAB ALC-11C.4 型电子天平（德国赛多利斯集团）；HSS 型电子恒温水浴锅（上海博讯实业有限公司医疗设备厂）；SHZ-DIII型循环水式真空泵（巩义市予华仪器有限责任公司）。

2. 药材与试剂

川芎药材（购于大连民大中药有限公司，批号为：C140135，经辽宁中医药大学翟延君教授鉴定为伞形科植物川芎 *Rhizoma chuanxiong* P.E.的干燥根）；阿魏酸对照品（购于中国药品生物制品检定所，批号：110807-201306）；乙醇（分析纯，天津市科密欧化学试剂有限公司）；乙腈（色谱纯，天津市科密欧化学试剂有限公司）；超纯水。

（二）实验方法

1. 川芎酚酸类成分的含量测定方法

（1）高效液相色谱法测定川芎中阿魏酸的含量

1）色谱条件

色谱柱为 Agilent C18（4.6mm×250mm，5μm）；流动相为 0.05%磷酸水溶液（A）-乙腈（B）（97∶3）；流速为 1.0ml/min；检测波长为 320nm；进样体积为 5μl；柱温为 25℃。

2）对照品溶液的制备

取阿魏酸对照品适量，精密称定，加甲醇制成每 1ml 含 0.0466mg 的溶液，即得。

3）标准曲线的绘制

精密吸取对照品溶液 2μl、5μl、10μl、12μl、18μl、20μl 按上述色谱条件进样测定，以峰面积（*A*）为纵坐标，阿魏酸的进样量（μg）为横坐标，绘制标准曲线，阿魏酸的回归方程为 Y=6280X−96.145，R=0.9997。表明阿魏酸浓度在 0.1696～1.696μg 范围内线性关系良好。见图 4.10。

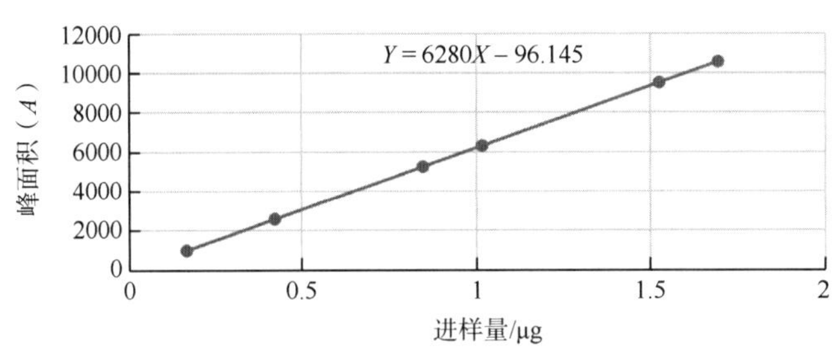

图 4.10 阿魏酸标准曲线（HPLC）

（2）紫外分光光度法测定川芎中总酚酸含量

1）对照品溶液的制备

精密称取阿魏酸对照品 2.33mg，置 50ml 量瓶中，加甲醇适量，超声使溶解，再用甲醇稀释至刻度，摇匀，即得。

2）检测波长的选择

取少量阿魏酸对照品溶液，加甲醇至 6ml，加 0.3%十二烷基硫酸钠 2ml，0.6%三氯化铁和 0.9%铁氰化钾（1∶1）混合液 1ml 摇匀，在暗处放置 5min，加入 1mol/L 的冰乙酸溶液至刻度，摇匀，暗处放置 30min，以显色剂为空白，置 UV-1750 型紫外检测器下进行全波长扫描，结果对照品溶液在 740nm 左右处有最大吸收[7]。故确定检测波长为 740nm。

3）标准曲线的绘制

精密吸取对照品溶液 1ml、1.5ml、2ml、2.5ml、3ml、3.5ml 置 25ml 容量瓶中，按上述方法显色，在 740nm 波长处测定吸光度。以浓度（*C*）为横坐标，吸光度（*A*）为纵坐标，得回归方程：Y=4.2276X−0.0866（R=0.9999，n=6）。阿魏酸对照品在 0.0466～0.1631mg/ml 范围内线性关系良好。见图 4.11。

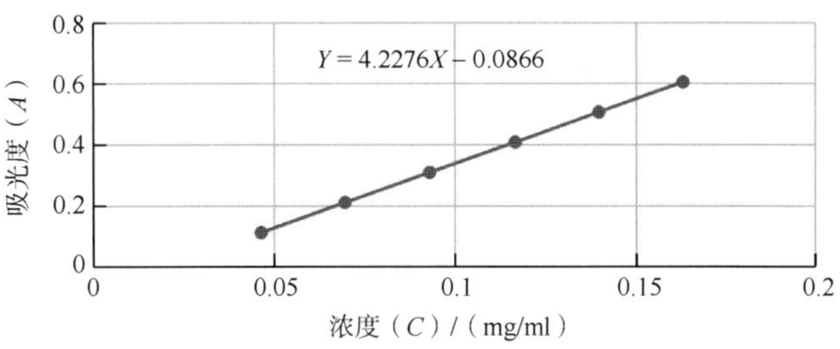

图 4.11 阿魏酸标准曲线（UV）

2. 川芎中总酚酸类成分提取工艺的优选

（1）提取方法的选择

取川芎粉末 3 份，每份 5g，分别用 50ml 50%乙醇超声、回流、70℃浸渍三种处理方法提取 2 次，每次 1h，合并提取液，测定阿魏酸及总酚酸的含量。结果见表 4.12。

表 4.12 不同提取方法提取阿魏酸及总酚酸的含量

提取方法	阿魏酸含量/（mg/g）	总酚酸含量/（mg/g）
超声	1.909	31.19
回流	2.404	33.41
70℃浸渍	1.258	30.23

实验结果表明，回流方式提取阿魏酸的含量为 2.404mg/g，总酚酸含量为 33.41mg/g，以回流方式提取含量最高，故选择回流提取方式。

（2）提取因素的考察

采用 $L_9(3^4)$ 正交设计表对川芎中酚酸类成分进行考察，考察乙醇浓度、提取次数、提取时间、溶剂用量四个因素，对每个因素各取三个水平。用加权综合评分法，以总酚酸含量（权重系数为 0.5）；阿魏酸含量（权重系数为 0.4）；出膏率（权重系数为 0.1）为指标，综合评分确定川芎中总酚酸类成分最佳提取条件[8]。水平因素见表 4.13，正交实验结果见表 4.14，方差分析见表 4.15。

表 4.13 正交实验法提取川芎酚酸类成分因素水平表

水平	因素			
	乙醇浓度（A）/%	提取次数（B）/次	提取时间（C）/h	溶剂用量（D）/倍
1	10	1	1	5
2	50	2	2	10
3	90	3	3	15

表 4.14 川芎酚酸类提取工艺正交实验结果表

序号	乙醇浓度（A）/%	提取次数（B）/次	提取时间（C）/h	溶剂用量（D）/倍	总酚酸含量/%	阿魏酸含量/%	出膏率/%	综合评分
1	1	1	1	1	1.1912	0.2405	13	0.5712
2	1	2	2	2	1.8529	0.2553	19.2	0.7203
3	1	3	3	3	1.9361	0.191	21.8	0.6566
4	2	1	2	3	1.6804	0.2154	15.4	0.6216
5	2	2	3	1	1.1893	0.2278	13.2	0.5544
6	2	3	1	2	1.9004	0.2415	19	0.7075

续表

序号	乙醇浓度（A）/%	提取次数（B）/次	提取时间（C）/h	溶剂用量（D）/倍	总酚酸含量/%	阿魏酸含量/%	出膏率/%	综合评分
7	3	1	3	2	3.2601	0.2909	19.4	0.9822
8	3	2	1	3	3.1636	0.2693	17.2	0.9276
9	3	3	2	1	3.3192	0.2369	17.4	0.9074
K1	0.649	0.725	0.735	0.678				
K2	0.628	0.734	0.75	0.803				
K3	0.939	0.757	0.731	0.735				
SS	0.311	0.032	0.019	0.125				

注：综合评分=总酚酸含量/3.3192×0.5+阿魏酸含量/0.2909×0.4+出膏率/21.8×0.1。

表 4.15 方差分析

因素	偏差平方和	自由度	*F* 比	*F* 临界值	显著性
A	0.181	2	181	19	*
B	0.002	2	2	19	
C	0.001	2	1	19	
D	0.024	2	24	19	*

注：$F_{0.05}$（2，2）=19.00

*P<0.05。

（3）优化工艺的验证实验

平行称取三份等量的药材，按照筛选出的最佳提取工艺进行提取，验证提取工艺的稳定性。总酚酸含量分别为3.313%、3.282%、3.187%，总酚酸平均含量为3.261%，其RSD为2.01%；阿魏酸含量分别为0.683%、0.698%、0.703%，阿魏酸平均含量为0.694%，其RSD为2.57%；出膏率分别为17.54%、17.33%、18.17%，平均出膏率为17.65%，其RSD为2.57%，说明筛选出的提取工艺稳定可行，适合于实际生产应用。

（三）小结

本实验分别采用高效液相色谱法、紫外分光光度法两种方法对川芎总酚酸的提取工艺进行优选。通过 $L_9(3^4)$ 正交实验，分别选择醇浓度、提取次数、提取时间、溶剂用量作为影响因素，进行四因素三水平正交实验。用加权综合评分，以总酚酸含量（权重系数为0.5）、阿魏酸含量（权重系数为0.4）为主指标，出膏率（权重系数为0.1）为次指标，即综合评分作为考察指标，确定最佳提取条件，优选出的最佳提取工艺。

经直观分析和方差分析可知，影响川芎酚酸类成分提取的因素大小顺序为A>D>B>C，醇浓度和溶剂用量有显著性差异，提取方法宜采用$A_3B_3C_2D_2$，由于提取时间（C）的水平之间差异不大，故综合考虑提取效率、耗时，选定1h为最佳提取时间，因此筛选确定川芎酚酸类成分的最佳提取条件为$A_2B_3C_1D_2$，即10倍量90%乙醇回流提取3次，每次1h，工艺稳定可靠，适合工业生产。

二、川芎酚酸纯化工艺研究

（一）实验材料

1. 仪器

Agilent-1100高效液相色谱仪（美国安捷伦科技公司）；UV-1750型紫外分光光度计（北京

瑞利分析仪器公司）；ACCULAB ALC-11C.4 型电子天平（德国赛多利斯集团）；HSS 型电子恒温水浴锅（上海博讯实业有限公司医疗设备厂）；SHZ-DIII型循环水式真空泵（巩义市予华仪器有限责任公司）。

2. 试药

HPD-600、HPD-400、HPD-300、AB-8、NKA-9、D101、X-5 大孔吸附树脂，均购于沧州宝恩有限公司；川芎药材（购于大连民大中药有限公司，批号为：C140135，经辽宁中医药大学翟延君教授鉴定为伞形科植物川芎 *Rhizoma chuanxiong* P.E.的干燥根）；阿魏酸对照品（购于中国药品生物制品检定所，批号：110807-201306）；乙醇（分析纯，天津市科密欧化学试剂有限公司）；乙腈（色谱纯，天津市科密欧化学试剂有限公司）；超纯水。

（二）实验方法

1. 静态吸附与解吸实验

（1）供试液的制备

准确称取川芎药材粉末 125g，10 倍量 90%乙醇回流提取 3 次，每次 1h，过滤，浓缩，定容至 250ml 量瓶中（0.5g/ml），备用。

（2）树脂的预处理

选择经 95%乙醇浸泡过夜的 HPD-600、HPD-400、HPD-300、AB-8、NKA-9、D101、X-5 等 7 种树脂，湿法上柱，用 95%乙醇洗脱，控制流速，待流出液与水 1∶5 混合不产生浑浊后，用大量纯化水洗至无乙醇味，抽滤至干，备用。

（3）静态吸附与解吸实验

准确称取 HPD-600、HPD-400、HPD-300、AB-8、NKA-9、D101、X-5 等 7 种树脂各 1g，至 100ml 锥形瓶中，加入 0.5g/ml 样品溶液 20ml。每 10min 振摇 20s，12h 后吸取一定体积上清液，紫外分光光度法、HPLC 法测定含量；树脂抽滤至干，边抽滤，边用 100ml 水洗涤树脂，20ml 90%乙醇解吸，4h 后吸取一定体积解吸液，紫外分光光度法、HPLC 法测定含量。结果见表 4.16。

表 4.16　静态吸附与解吸实验结果表

树脂类型	极性	孔径/nm	饱和吸附量/（mg/g）		洗脱率/%		终得量/mg	
			总酚酸	阿魏酸	总酚酸	阿魏酸	总酚酸	阿魏酸
D101	非极性	100～110	68.70	2.67	78.06	58.1	53.63	7.74
X-5	弱极性	29～30	73.29	2.81	72.16	75.4	52.89	10.59
HPD-400	中极性	75～80	76.01	2.00	67.99	54.0	51.68	5.41
AB-8	弱极性	130～140	79.03	3.29	39.00	56.8	30.82	9.35
HPD-300	非极性	50～55	81.01	2.36	73.26	59.7	59.34	7.04
HPD-600	极性	75～80	70.40	2.45	45.80	85.3	32.25	10.46
NKA-9	极性	155～165	68.70	2.67	78.06	58.1	53.63	7.74

注：饱和吸附量（mg/g 干树脂）=[吸附前溶液浓度（mg/ml）－吸附后溶液浓度（mg/ml）]/干树脂量（g）×吸附液体积（ml）；解吸率（%）=（解析液浓度×解析液体积）/树脂饱和吸附量×100%。

通过静态吸附实验表明，HPD-300 型树脂的总酚酸和阿魏酸的饱和吸附量以及解析率均优于其他型号的树脂，最终确定 HPD-300 为最佳型号树脂。

2. 动态吸附与解吸实验

（1）上样药液浓度考察

分别取 4 份 10 ml HPD-300 树脂湿法上柱，将 150ml 0.1g/ml、75ml 0.2g/ml、30ml 0.5g/ml、18.75ml 0.8g/ml 川芎提取液，以 2BV/h 的流速上样，用 90%乙醇各 5BV 以 2BV/h 流速进行洗脱，收集洗脱液，测定总酚酸、阿魏酸的含量[9]。各洗脱液中阿魏酸含量分别为 39.83mg、42.07mg、39.54mg、40.28mg，总酚酸含量分别为 243.81mg、320.48mg、272.05mg、232.15mg，终确定上样药液浓度为 0.2g/ml。结果见图 4.12。

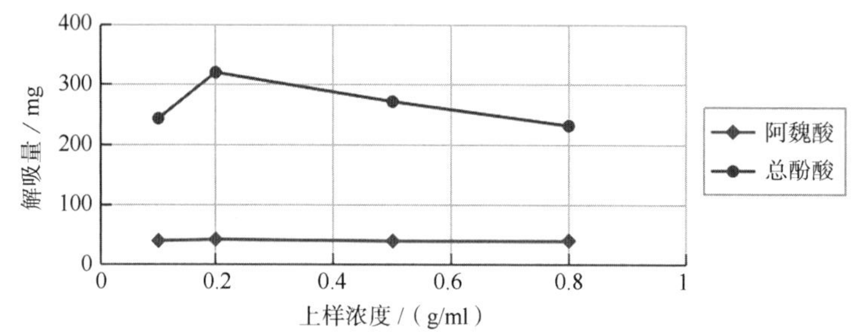

图 4.12 总酚酸和阿魏酸的上样浓度曲线

结果表明，上样浓度为 0.2g/ml 时，总酚酸的解吸量最大，故确定 0.2g/ml 为最佳上样浓度。

（2）泄露曲线

准确称取处理好的 HPD-300 树脂 10g，湿法装于树脂柱上，将 0.2g/ml 川芎提取溶液以 2BV/h 的流速上样，每 10ml 收集一次流出液。测定总酚酸、阿魏酸的含量。结果见图 4.13。

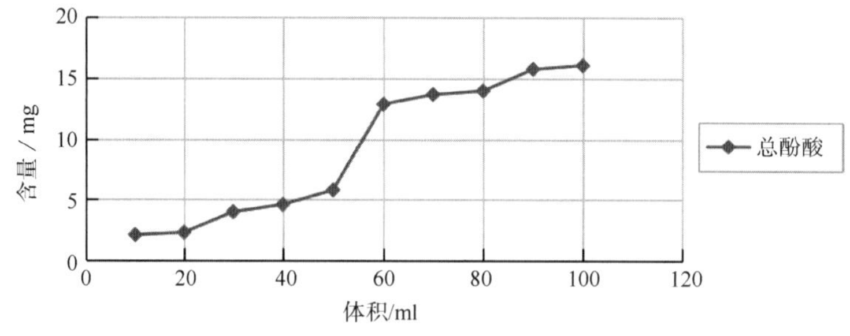

图 4.13 酚酸类成分的泄露曲线

结果表明，总酚酸在上样量为 60ml 时出现明显泄露，阿魏酸无明显泄露。综合考虑，上样量宜为 50ml，即每 1g 药材树脂的用量为 1g。

（3）上样 pH 值考察

分别取 5 份 10ml HPD-300 树脂湿法上柱，取 50ml 0.2g/ml 川芎提取液，分别用稀盐酸、0.4%的 NaOH 调 pH 值至 2、3、4、7、8。以 2BV/h 的流速上样，用 90%乙醇各 5BV 以 2BV/h 流速进行洗脱，收集洗脱液，测定总酚酸、阿魏酸的含量。结果见图 4.14。

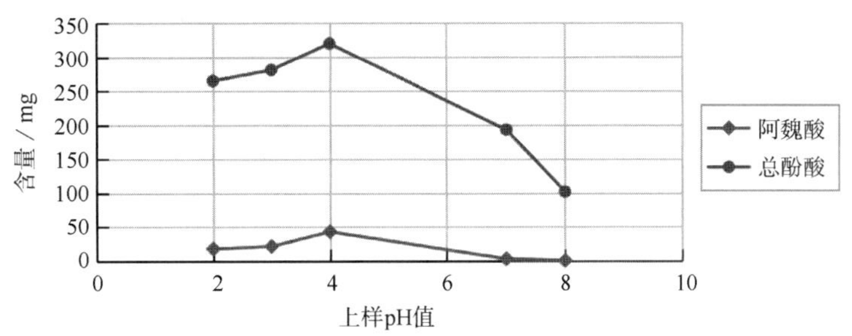

图 4.14 总酚酸和阿魏酸的上样 pH 值

结果表明，上样 pH 值为 4 时，总酚酸、阿魏酸的解吸量最大，故确定 pH=4 为最佳上样 pH 值。

（4）洗脱醇浓度考察

分别取 5 份 10ml HPD-300 树脂湿法上柱，将 50ml 0.2g/ml 川芎提取液，以 2BV/h 的流速上样，分别用 10%、30%、50%、70%、90%乙醇各 5BV 以 2BV/h 流速进行洗脱，收集洗脱液，测定总酚酸、阿魏酸的含量。结果见图 4.15。

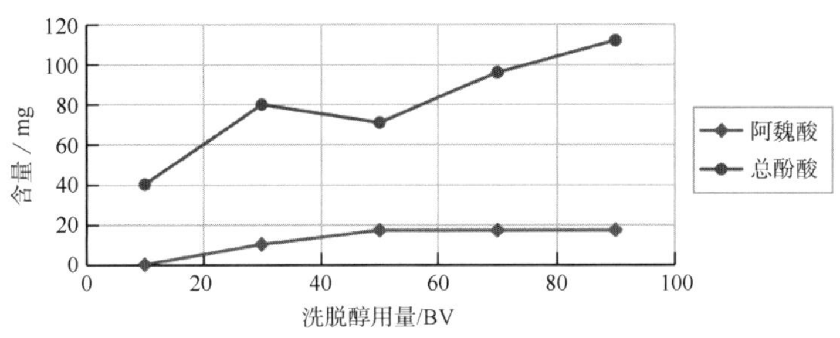

图 4.15 酚酸类成分洗脱醇浓度的考察

结果表明，90%乙醇即能将总酚酸和阿魏酸有效洗脱，故确定 90%乙醇为最佳洗脱溶剂。

（5）洗脱醇用量考察

取 10ml HPD-300 树脂湿法上柱，将 50ml 0.2g/ml 川芎提取液，以 2BV/h 的流速上样，先用 1 倍量水（10ml）除杂（蒸馏水在除杂时可将一部分有效成分洗脱下来，需控制水量，考察水洗量），再用 90%乙醇进行洗脱，收集 10 份洗脱液（10ml/份），测定总酚酸、阿魏酸的含量，绘制洗脱醇用量曲线。结果见图 4.16。

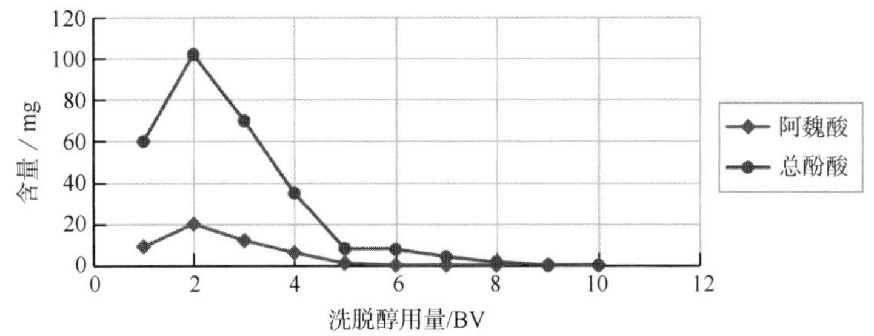

图 4.16 川芎酚酸类成分洗脱醇用量的考察

结果表明，8 倍量 90%乙醇可将近全部阿魏酸、总酚酸洗脱下来。故确定洗脱醇用量为 8 倍量 90%乙醇。

（6）水洗体积的考察

结果见表 4.17。

表 4.17 水洗体积的考察

水洗体积/BV	1	2	3	4	5
阿魏酸含量/mg	0.1	0.13	0.20	0.24	0.23

水洗体积为 2BV 时，阿魏酸已有一部分损失，故选择水洗体积为 1BV。由图 4.16 可知，5 倍量 90%乙醇可将近全部阿魏酸、总酚酸洗脱下来。故确定洗脱除杂方案为 1 倍量水除杂，5 倍量 90%乙醇洗脱。

3. 川芎酚酸类成分的二次纯化及纯化工艺验证

由于经过大孔吸附树脂一次纯化后总酚酸的纯度为 20%左右，因此采用连续过树脂的方法将洗脱液按最佳纯化工艺条件进行二次纯化，平行称取 3 份川芎药材粉末，按最佳提取方法进行提取，并按最佳纯化工艺进行两次上柱得到两次纯化产物，计算总酚酸和阿魏酸的纯度及收率，由数据结果可知该纯化工艺稳定性、重复性良好，适合工艺生产。结果见表 4.18。

表 4.18 工艺验证结果

实验次数	一次纯化				二次纯化			
	总酚酸纯度/%	阿魏酸纯度/%	总酚酸收率/%	阿魏酸收率/%	总酚酸纯度/%	阿魏酸纯度/%	总酚酸收率/%	阿魏酸收率/%
1	20.43	3.29	86.81	82.76	70.29	12.29	81.81	73.65
2	19.64	3.11	84.98	79.21	68.14	11.98	80.54	70.42
3	20.03	3.26	85.23	81.44	69.55	12.46	79.45	72.85
平均值	20.033	3.22	85.673	81.136	69.326	12.243	80.6	72.306
RSD/%	2.01	2.99	1.15	2.21	1.57	1.98	1.46	2.32

（三）小结

影响大孔吸附树脂吸附性能的因素有很多，包括树脂的结构、极性、比表面积、粒径、孔径以及被吸附分子的极性、分子大小等。由于川芎中酚酸类成分含量相对较低，川芎中又含有多糖，通过水除杂的过程可将大部分多糖除去，但由于酚酸类成分可溶于水，因此，除杂过程中用水量过多可造成酚酸类成分的大量损失，故用 1 倍量水除杂，通过二次纯化使总酚酸的纯度提升了 3 倍，阿魏酸的纯度为一次纯化的 4 倍。最终确定川芎酚酸类成分的最佳纯化工艺为选用 HPD-300 型大孔吸附树脂，上样药液浓度为 0.2g/ml，树脂比上柱量为 1g/ml（药材/湿树脂），先用 1BV 水洗脱，弃去水洗液，再用 8BV 90%乙醇洗脱，经二次上样得酚酸类成分最终纯度为 70%。

第四节 本 章 小 结

本章通过前期的文献调研，归纳总结天麻中的主要化学成分，首先对天麻物质组分进行提取、纯化工艺研究，分别采用高效液相色谱法、紫外分光光度法两种方法对天麻总苷的提取工艺进行优选。通过 $L_9(3^4)$ 正交实验，分别考察了乙醇浓度、提取次数、提取时间、溶剂用量这 4 个因素，每个因素设定了 3 个水平进行正交实验。采用加权综合评分方法，以天麻总苷含量（权重系数为 0.4）、天麻素含量（权重系数为 0.4）、出膏率（权重系数为 0.2）为指标，计算综合评分来确定最佳提取条件。实验最终优选出的最佳提取工艺为：用 10 倍量 70%乙醇对天麻总苷进行回流提取，提取 3 次，每次 1h。采用大孔吸附树脂分离技术，静态、动态吸附与解吸实验，对分离出来的天麻有效组分进行富集纯化。通过查阅相关文献，结合天麻总苷的结构特点和大孔吸附树脂的极性、孔径、比表面综合性能，选择了 7 种型号的大孔吸附树脂对天麻总苷的吸附和解吸能力进行考察，优选出 AB-8 型大孔吸附树脂为最佳树脂。通过动态吸附与解吸实验确定了最佳纯化条件即以药材树脂用量比 0.5∶1（即 0.5g 生药∶1ml 湿树脂）上柱，上样药液浓度为 0.5mg/ml，用 1 倍量水除杂，5 倍量 90%乙醇洗脱，收集洗脱液，水浴蒸干，得纯度为 67%，收率为 90%的天麻总苷，其所含天麻素单体成分纯度为 9.2%，收率为 82%。

通过 $U_{12}^*(12^{10})$ 均匀设计对天麻中另一种多糖组分的提取纯化工艺进行优选。分别考察了溶剂水提取量、水提取次数、水提取时间、药液比、乙醇浓度和醇沉时间 6 个因素，每个因素设定 12 个水平，用加权综合评分法，以天麻多糖总含量（权重系数为 0.8）、出膏率（权重系数为 0.2）为指标，综合评分确定天麻多糖类成分最佳提取纯化条件，即为 30 倍量水回流提取 3 次，每次 2h，药液浓度为 0.7g/ml，90%乙醇醇沉 12h。

进而对川芎酚酸类组分最佳提取、纯化工艺进行了筛选研究。通过单因素考察及正交实验两种方法，用加权综合评分，以总酚酸含量（权重系数为 0.5）、阿魏酸含量（权重系数为 0.4）为主指标，出膏率（权重系数为 0.1）为次指标，即综合评分作为考察指标确定最佳提取条件。最终筛选出川芎酚酸类成分的最佳提取工艺为 10 倍量的 90%乙醇，回流提取 3 次，每次 1h。经静态实验筛选确定纯化川芎总酚酸的最佳实验用树脂为 HPD-300，经动态实验确定洗脱条件为上样浓度为 0.2g/ml（生药）、上样药材树脂比为 1∶1（药材∶湿树脂），用 1BV 水洗除杂，用 8BV 90%乙醇进行洗脱，收集洗脱液，干燥，重复上样两次，即得最终纯度为 70%，收率为 80%的酚酸类成分，其所含阿魏酸单体成分纯度为 12.2%，收率为 72%。川芎作为传统中药，其使用频率相当频繁，对其组分的研究也越来越多，从目前的报道来看大部分川芎提取纯化相关文献都以阿魏酸为指标，以总酚酸为指标的报道相对较少，本书以酚酸组分为研究对象，因此以总酚酸的含量为指标进行研究。由于川芎中含有川芎多糖且川芎酚酸类成分既溶于水又溶于醇，本实验用浓度较高的 90%乙醇提取，并用 90%乙醇洗脱，1 倍量水除杂以减少多糖的干扰，以得到纯度较大的总酚酸。

本研究考察的天麻、川芎各类药效组分提取、纯化工艺稳定、可行，具有良好的重复性，为进一步的药效及作用机制研究提供了良好实验基础。

参考文献

[1] 周海婷，陈志敏，李文兵，等. 野生与栽培白及 HPLC 指纹图谱建立及天麻素与 militarine 含量测定[J]. 中药材，2018，41（11）：2527-2533.
[2] 王信，张峰，杨田义，等. 天麻总苷的提取纯化工艺研究[J]. 西北药学杂志，2011，26（1）：20-22.
[3] 康淑荷. 中国天然植物种槲皮素提取工艺综述[J]. 化学世界，2017，（10）：624-630.
[4] 李文兰，范玉奇，季宇彬，等. 大孔吸附树脂法对天麻中天麻苷和总苷的分离纯化[J]. 中国医院药学杂志，2007，27（1）：18-21.
[5] 李计萍. 中药新药研究中多糖含量测定方法探讨[J]. 中国中药杂志，2014，39（17）：3392-3394.
[6] 孔李婷. 基于均匀设计的麻黄等四味中药有效组分影响血管活性最佳配伍组合探索[D]. 北京：北京中医药大学硕士论文，2018.
[7] 李克宁，李恒，郑惠婷，等. 脑通中川芎有效成分质量控制方法研究[J]. 亚太传统医药，2018，14（7）：29-34.
[8] 陈自泓，黄可儿. 多指标正交设计优化黄芪半仿生提取工艺的研究[J]. 广州中医药大学学报，2019，36（11）：1820-1826.
[9] 钟方丽，徐秀杰，王晓林. 覆盆子总酚酸纯化工艺研究[J]. 食品工业，2015，36（11）：155-159.

第五章 复方大川芎片及其组成药材成分表征

引 言

本研究根据复方大川芎片及其组成药材川芎、天麻的化学性质，在川芎、天麻药效物质组分提取纯化工艺稳定的基础上，利用UPLC-Q-TOF-MS、GC-MS/MS技术对大川芎片所含非挥发性、挥发性化学成分进行表征。通过对照品比对、相关文献及数据查询、质谱裂解规律分析等手段对川芎、天麻药材、大川芎片复方所含化学成分进行全面解析，为其药效物质基础的揭示及药材、复方质量控制指标的选择提供参考。

第一节 天麻药效组分表征研究

（一）实验材料

1. 仪器与设备

Agilent-1290型高效液相色谱仪（美国安捷伦科技有限公司）；Agilent-6550四极杆飞行时间质谱仪（美国安捷伦科技有限公司）；YJ-200A型高速中药粉碎机（亿健品牌）；HS6150型超声波清洗器（天津恒奥科技发展有限公司）。

2. 药材与试剂

天麻药材由大连富生药业提供，经辽宁中医药大学许亮教授鉴定为兰科植物天麻*Gastrodia elata* Bl.的干燥块茎；绿原酸、香草酸、阿魏酸、洋川芎内酯A、洋川芎内酯I和巴利森苷A对照品（成都普菲德生物技术有限公司，批号分别为140601、201306、201309、140914、150213、140320）；腺苷、天麻素对照品（中国药品生物制品检定所，批号分别为110807-201308、110807-201306）；乙腈、甲醇（色谱纯，德国Merck公司）；甲酸（色谱纯，天津市科密欧化学试剂有限公司）；其他化学试剂均为分析纯；纯净水（娃哈哈集团有限公司，中国杭州）。

（二）实验方法

1. 分析条件

（1）色谱条件

色谱柱为Agilent Poroshell 120 SB-C18（4.5mm×100mm，2.7μm）；流动相为1‰甲酸水溶液（A）-甲醇（B）；流速为0.6 ml/min；进样量为0.2μl；柱温为30°C。

流动相梯度洗脱表见表 5.1。

表 5.1 流动相梯度洗脱程序表

时间/min	流动相 A/%	流动相 B/%
0	98.00	2.00
18	84.00	16.00
32	62.00	38.00
35	58.00	42.00
37	30.00	70.00

（2）质谱条件

电喷雾离子源（Dual AJS ESI），干燥气体流速（drying gas flow）为 11L/min，干燥气体温度（drying gas temp）为 220℃，雾化器压力（nebulizer pressure）为 20psig，鞘气温度为 400℃，鞘气流速为 12L/min。碎裂电压（fragmentor）为 150V，OCT IRF Vpp 为 500V，采集速率为 1.5Spectra/s，采用正、负离子模式检测，正离子毛细管电压（Vcap）为 4000V，负离子毛细管电压（Vcap）为 3500V，质量扫描范围为 100～1500，二级质谱碰撞电压为 40eV。

2. 溶液的制备

（1）对照品溶液的制备

精密称取绿原酸、香草酸、阿魏酸、洋川芎内酯 A、洋川芎内酯 I、巴利森苷 A、腺苷、天麻素对照品适量，精密称定，加甲醇制成每 1ml 含绿原酸 29.38μg、香草酸 23.43μg、阿魏酸 34.36μg、洋川芎内酯 A 57.10μg、洋川芎内酯 I 38.87μg、巴利森苷 A 71.65μg、腺苷 89.31μg、天麻素 48.76μg 的混合对照品溶液，摇匀，即得。

（2）天麻药效组分供试品溶液的制备

取天麻粉末（过 40 目筛）约 5g，置圆底烧瓶中，加入 70%乙醇 50ml 进行加热回流提取，提取 3 次，每次 1h，过滤，合并滤液，滤液浓缩至 10ml，湿法上 AB-8 树脂柱（10g），先用 10ml 蒸馏水除杂，再用 50ml 90%乙醇进行洗脱，收集洗脱液，蒸至近干，加甲醇溶液溶解并定容至 10ml 容量瓶中，摇匀，过 0.22μm 滤膜，即得。

（三）实验结果

取天麻药效组分供试品溶液，注入 UPLC-Q-TOF-MS 分析，按照上述流动相梯度程序进行洗脱，记录正、负离子模式下所得的谱图信息，结果见图 5.1、图 5.2。应用质谱定性分析软件 Agilent Qualitative Analysis 对天麻药效组分正、负离子模式下的总离子流图（TIC）进行分析，找出各个质谱峰在$[M+Na]^+$、$[M+H]^+$、$[M-H]^-$、$[M+COOH]^-$下所对应的分子量，通过与对照品、标准数据库、相关文献的比对，推测各质谱峰所对应的化合物。在正、负离子模式下天麻药效组分体外化学成分谱中共推测出 21 个成分，其中，在正离子模式下推测出 15 个成分；在负离子模式下推测出 16 个成分，结果见表 5.2。

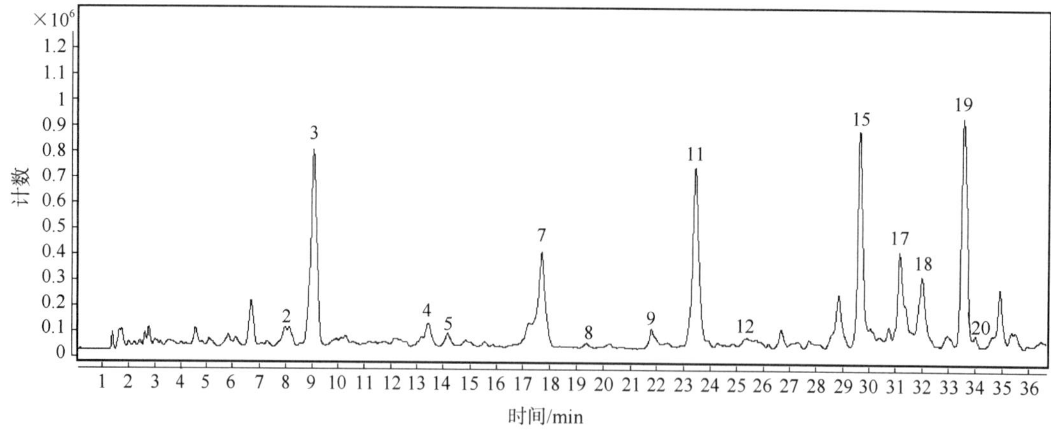

图 5.1 正离子模式下天麻药效组分总离子流图

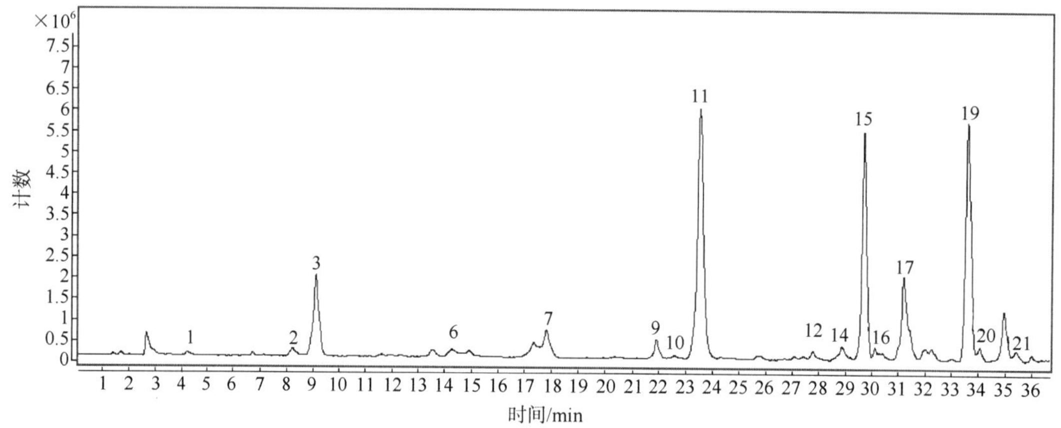

图 5.2 负离子模式下天麻药效组分总离子流图

表 5.2 天麻药效组分体外化学成分解析

峰号	保留时间/min	分子式	$[M-H]^-$ $[M+COOH]^-$	MS/MS	$[M+H]^+$ $[M+Na]^+$	MS/MS	推测化合物
1	4.364	$C_6H_8O_7$	191.0175	111	193.0343	87	柠檬酸
2*	8.170	$C_{10}H_{13}N_5O_4$	266.1567	134	268.1043	136	腺苷
3*	9.134	$C_{13}H_{18}O_7$	331.1008	123，105	309.0948	185	天麻素
4	13.516	$C_{14}H_{20}O_8$			339.1053	155	葡萄糖香草醇
5	14.229	$C_5H_5N_5$			136.0617	119	腺嘌呤
6	14.396	$C_{13}H_{16}O_7$	329.0847	121，104			对醛基苯基-1-O-β-D-吡喃葡萄糖苷
7	17.794	$C_8H_{12}O_7$	219.0487	191，111	243.0480	215，197	1, 5-二甲基-柠檬酸酯
8	19.474	$C_{17}H_{20}N_5O_6$			390.1414	284，151	天麻核苷
9	21.967	$C_{19}H_{24}O_{13}$	459.1114	111	483.1112	215	巴利森苷 H
10	22.645	$C_{12}H_{13}NO_4$	234.0751	128			对羟基苄基焦谷氨酸
11	23.545	$C_{19}H_{24}O_{13}$	459.1114	129，111	483.1112	215	巴利森苷 E
12	25.483	$C_{10}H_{10}O_4$			195.0625	133	邻苯二甲酸二甲酯
13	27.788	$C_{20}H_{26}O_{13}$	473.1271	143，111			巴利森苷 J

续表

峰号	保留时间 /min	分子式	[M−H]⁻ [M+COOH]⁻	MS/MS	[M+H]⁺ [M+Na]⁺	MS/MS	推测化合物
14	28.892	$C_{15}H_{20}O_{10}$	359.1320	198			3，5-二甲氧基苯甲酸-4-O-β-D-吡喃葡萄糖苷（丁香酸葡萄糖苷）
15	29.707	$C_{32}H_{40}O_{19}$	727.2059	423，397，161，129	751.2059	483，377，215	巴利森苷 B
16	30.318	$C_{38}H_{50}O_{24}$	889.2561	585，531，423，161			巴利森苷 C 糖苷
17	31.235	$C_{32}H_{40}O_{19}$	727.2059	423，397，161，129	751.2059	483，377，215	巴利森苷 C
18	32.052	$C_{13}H_{18}O_{6}$			271.0792	107	对甲基苯基-1-O-β-D-吡喃葡萄糖苷
19*	33.628	$C_{45}H_{56}O_{25}$	995.3000	727，441，423，397	1019.3017	913，751，645，483，377	巴利森苷 A
20	34.089	$C_{47}H_{62}O_{25}$	1025.3138	757，727	1049.3101	781，751，645，483	甲氧基巴利森苷[1]
21	35.427	$C_{20}H_{24}O_{8}$	391.1373	229，123，121，107			天麻醚苷

注：*代表通过对照品比对确认。

（四）小结

本实验采用液质联用（UPLC-Q-TOF-MS）技术，开展了天麻药效组分体外化学成分谱的初步解析研究。综合正、负离子两种检测模式，经对照品、文献与相关数据库信息比对推测出21个成分，主要为巴利森苷类成分。本实验对检测到的大部分色谱峰进行了初步分析与鉴定，为后续天麻药效组分入血成分的分析研究提供了参考，奠定了基础。

第二节 川芎药效组分表征研究

（一）实验材料

1. 仪器与设备

Agilent-1290 型高效液相色谱仪（美国安捷伦科技有限公司）；Agilent-6550 四极杆飞行时间质谱仪（美国安捷伦科技有限公司）；YJ-200A 型高速中药粉碎机（亿健品牌）；HS6150 型超声波清洗器（天津恒奥科技发展有限公司）。

2. 药材与试剂

川芎药材由大连富生药业提供，经辽宁中医药大学许亮教授鉴定为伞形科植物川芎 *Ligusticum chuanxiong* Hort.的干燥根茎；绿原酸、香草酸、阿魏酸、洋川芎内酯 A、洋川芎内酯 I 和巴利森苷 A 对照品(成都普菲德生物技术有限公司,批号分别为 140601、201306、201309、140914、150213、140320)；腺苷、天麻素对照品（中国药品生物制品检定所，批号分别为110807-201308、110807-201306）；乙腈、甲醇（色谱纯，德国 Merck 公司）；甲酸（色谱纯，天津市科密欧化学试剂有限公司）；其他化学试剂均为分析纯；纯净水（娃哈哈集团有限公司，中国杭州）。

（二）实验方法

1. 分析条件

（1）色谱条件

色谱柱为 Agilent Poroshell 120 SB-C18（4.5mm×100mm，2.7μm）；流动相为 1‰甲酸水溶液（A）-乙腈（B）；流速为 0.6 ml/min；进样量为 0.2μl；柱温为 30°C。

流动相梯度洗脱表见表 5.3。

表 5.3 流动相梯度洗脱程序表

时间/min	流动相 A/%	流动相 B/%
0	90.00	10.00
10	83.00	17.00
25	63.00	37.00
42	28.00	72.00
50	0.00	100.00

（2）质谱条件

电喷雾离子源（Dual AJS ESI），干燥气体流速（drying gas flow）为 11L/min，干燥气体温度（drying gas temp）为 220°C，雾化器压力（nebulizer pressure）为 20psig，鞘气温度为 400°C，鞘气流速为 12L/min。碎裂电压（fragmentor）为 150V，OCT IRF Vpp 为 500V，采集速率为 1.5Spectra/s，采用正、负离子模式检测，正离子毛细管电压（Vcap）为 4000V，负离子毛细管电压（Vcap）为 3500V，质量扫描范围为 100～1500，二级质谱碰撞电压为 40eV。

2. 溶液的制备

（1）对照品溶液的制备

精密称取绿原酸、香草酸、阿魏酸、洋川芎内酯 A、洋川芎内酯 I、巴利森苷 A、腺苷、天麻素对照品适量，精密称定，加甲醇制成每 1ml 含绿原酸 29.38μg、香草酸 23.43μg、阿魏酸 34.36μg、洋川芎内酯 A 57.10μg、洋川芎内酯 I 38.87μg、巴利森苷 A 71.65μg、腺苷 89.31μg、天麻素 48.76μg 的混合对照品溶液，摇匀，即得。

（2）川芎药效组分供试品溶液的制备

取川芎粉末（过 40 目筛）约 5g，置圆底烧瓶中，加入 10 倍量 90%乙醇进行加热回流提取，提取 3 次，每次 1h，过滤，合并滤液，滤液浓缩至 0.2mg/ml，以树脂药材比（1∶1）湿法上 HPD-300 树脂柱，先用 1 倍量蒸馏水除杂，再用 5 倍量 90%乙醇进行洗脱，收集洗脱液，重复上柱两次，得到二次纯化的纯化产物，蒸至近干，加甲醇溶液溶解并定容至 10ml 容量瓶中，摇匀，过 0.22μm 滤膜，即得。

（三）实验结果

取川芎药效组分供试品溶液，注入 UPLC-Q-TOF-MS 分析，按照上述流动相梯度程序进行洗脱，记录正、负离子模式下所得的谱图信息，结果见图 5.3、图 5.4。应用质谱定性分析软件 Agilent Qualitative Analysis 对川芎药效组分正、负离子模式下的总离子流图（TIC）进行分析，找出各个质谱峰在$[M+Na]^+$、$[M+H]^+$、$[M-H]^-$、$[M+COOH]^-$下所对应的分子量，通过与对照品、标准数据库、相关文献的比对，推测各质谱峰所对应的化合物。在正、负离子模式下川芎药效组分体外化学成分谱中共推测出 40 个成分，其中，在正离子模式下推测出 23 个成分；在负离子模式下推测出 23 个成分，结果见表 5.4。

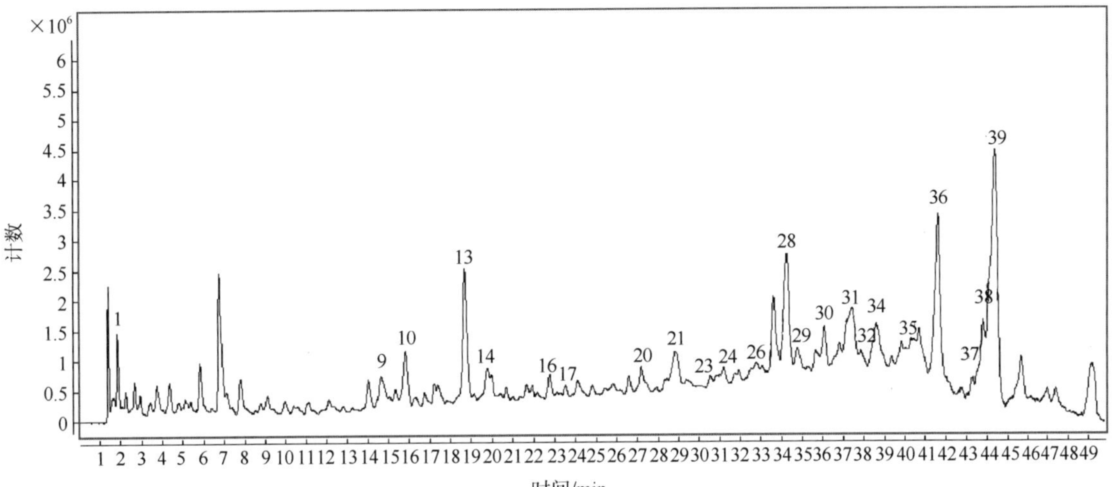

图 5.3　正离子模式下川芎药效组分总离子流图

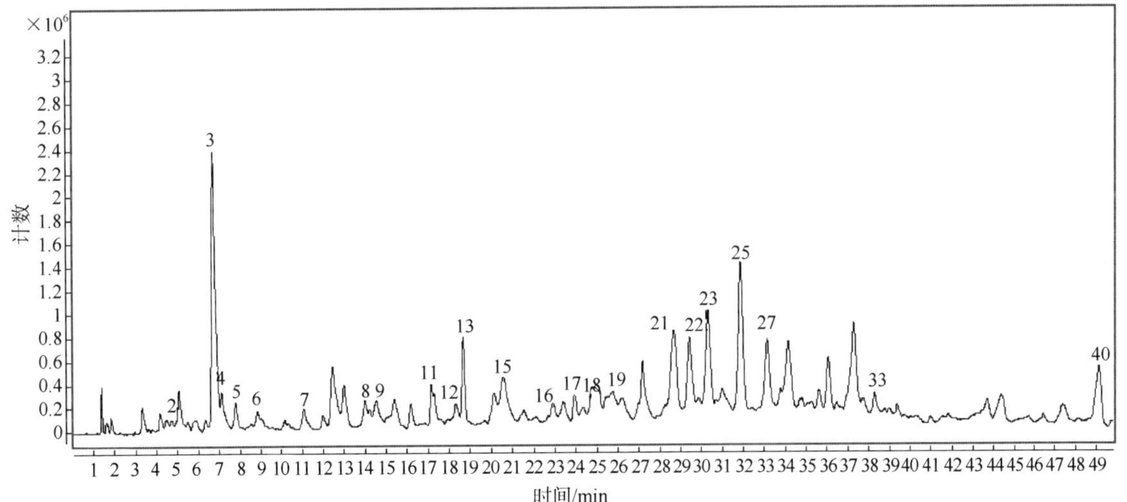

图 5.4　负离子模式下川芎药效组分总离子流图

表 5.4　川芎药效组分体外化学成分解析

峰号	保留时间/min	分子式	$[M-H]^-$ $[M+COOH]^-$	MS/MS	$[M+H]^+$ $[M+Na]^+$	MS/MS	推测化合物
1*	1.848	$C_{10}H_{13}N_5O_4$			268.1041	136	腺苷
2	4.567	$C_7H_6O_4$	153.0182	109			原儿茶酸
3*	6.655	$C_{16}H_{18}O_9$	353.0866	191			绿原酸
4	6.944	$C_{16}H_{18}O_9$	353.0866	191，179			隐绿原酸
5*	7.794	$C_8H_8O_4$	167.0339	123，68			香草酸

续表

峰号	保留时间/min	分子式	$[M-H]^-$ $[M+COOH]^-$	MS/MS	$[M+H]^+$ $[M+Na]^+$	MS/MS	推测化合物
6	8.829	$C_9H_8O_4$	179.0342	135			咖啡酸
7	10.967	$C_{17}H_{20}O_9$	367.1021	191			阿魏酰奎宁酸
8	14.072	$C_{11}H_{12}O_5$	223.0962	208，179，164			芥子酸
9*	14.532	$C_{10}H_{10}O_4$	193.0496	161，133	195.0651	177，145	阿魏酸
10	15.810	$C_{12}H_{18}O_4$			249.1097	227，209，191	洋川芎内酯 J
11	17.129	$C_{25}H_{24}O_{12}$	515.1185	353，191			异绿原酸 A
12	18.249	$C_{25}H_{24}O_{12}$	515.1185	191，179，173			异绿原酸 B
13*	18.738	$C_{12}H_{16}O_4$	223.0604	205，187，179，112	247.0939	207，189	洋川芎内酯 I
14	19.772	$C_{12}H_{16}O_4$			247.0939	207，189	洋川芎内酯 H
15	20.507	$C_{10}H_{12}O_3$	179.0708	108			松柏醇
16	22.985	$C_{12}H_{14}O_4$	221.0810	177	223.0964	205	洋川芎内酯 D
17	23.444	$C_{12}H_{14}O_3$	207.0655	163	209.1171	191	洋川芎内酯 G
18	24.312	$C_{12}H_{14}O_4$	221.0806	191			阿魏酸乙酯
19	26.296	$C_{20}H_{20}O_6$	355.1176	297，281			阿魏酸松柏酯[2]
20	27.175	$C_{19}H_{38}O_4$			353.2281	186	单棕榈酸甘油酯
21	28.638	$C_{12}H_{14}O_3$	205.0862	161	207.1013	189	洋川芎内酯 F
22	29.453	$C_{15}H_{24}O$	219.0655	132			匙叶桉油烯醇
23	30.369	$C_{12}H_{14}O_3$	205.0862	161，131，119	207.1013	189，123	川芎酚
24	31.162	$C_{16}H_{22}O_4$			279.1590	165	邻苯二甲酸二丁酯
25	31.846	$C_{12}H_{12}O_3$	203.0703	174，130			洋川芎内酯 C
26	32.502	$C_{16}H_{32}O_2$			279.1589	204，173，149	棕榈酸
27	33.119	$C_{12}H_{12}O_3$	203.0703	174，130			洋川芎内酯 E
28*	34.255	$C_{12}H_{16}O_2$			193.1227	147，137，119，105	洋川芎内酯 A
29	34.834	$C_{12}H_{14}O_2$			191.1068	173，145	E-藁本内酯
30	36.381	$C_{12}H_{14}O_2$			191.1068	173，145，129，117，105	正丁基苯酞
31	37.134	$C_{12}H_{18}O_2$			195.1375	177，149	新蛇床内酯
32	37.407	$C_{12}H_{14}O_2$			191.1068	173，145	Z-藁本内酯
33	38.313	$C_{17}H_{34}O_2$	315.2524	141			棕榈酸甲酯
34	38.341	$C_{12}H_{12}O_2$			189.0908	171	E-正丁烯基苯酞
35	40.095	$C_{12}H_{12}O_2$			189.0908	171	Z-正丁烯基苯酞
36	41.633	$C_{24}H_{28}O_4$			381.2061	213，191	Riligustilide
37	43.246	$C_{24}H_{30}O_4$			383.2220	191	洋川芎内酯 P
38	43.825	$C_{24}H_{28}O_4$			381.2060	213，191	Tokinolide B[3]
39	44.379	$C_{24}H_{28}O_4$			381.2066	191	Levistolide A
40	49.177	$C_{18}H_{32}O_2$	279.2319	171，71			亚油酸

注：*代表通过对照品比对确认。

（四）小结

本实验采用液质联用技术，开展了川芎药效组分体外化学成分谱的初步解析研究。综合正、负离子两种检测模式，经对照品、文献与相关数据库信息比对推测出 40 个成分，主要为酚酸类和苯肽类成分。本实验对检测到的大部分色谱峰进行了初步分析与鉴定，为后续川芎药效组分入血成分的分析研究提供了参考，奠定了基础。

第三节　川芎中挥发性成分研究

（一）实验材料

7000C 三重串联四级杆 GC-MS/MS。

（二）川芎挥发油的表征

1. 川芎挥发油的制备

取川芎粉末 100g 置 2000ml 圆底烧瓶中，加入 1000ml 纯净水，浸泡 5h，常规水蒸气回流提取 7h，取出挥发油。取适量挥发油溶于乙酸乙酯得样品 1（图 5.5），取适量挥发油溶于甲醇得样品 2（图 5.6）。

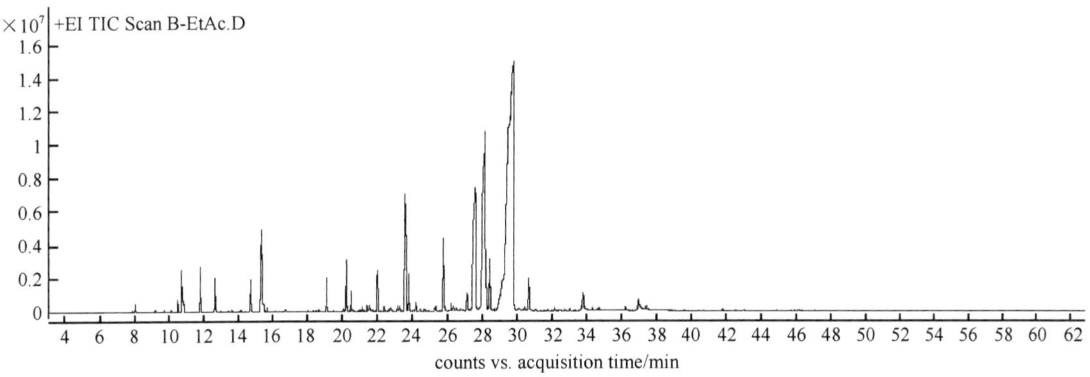

图 5.5　川芎挥发油气相色谱 TIC 图（乙酸乙酯作溶剂）

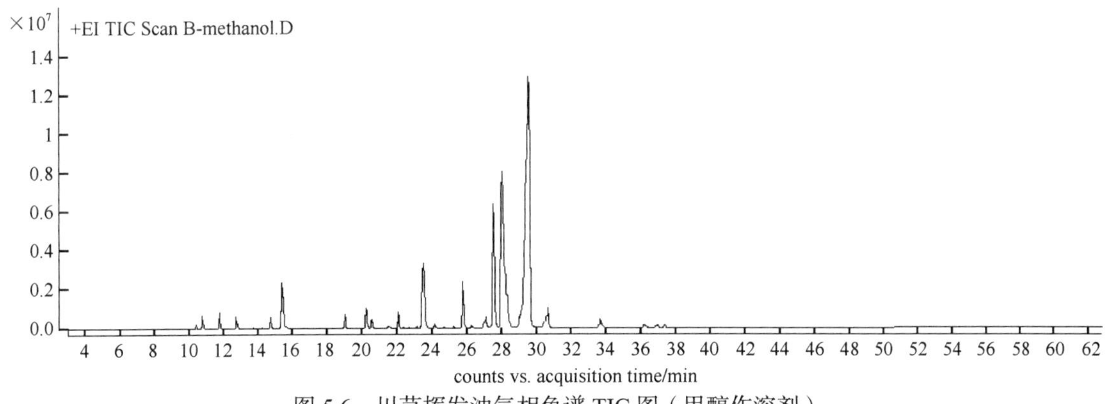

图 5.6　川芎挥发油气相色谱 TIC 图（甲醇作溶剂）

2. 质谱条件参数

scan 的模式，扫描范围是 35～650m/z，扫描频率为 4～5cycle/s，EMV 电压为 1447V。

3. 质谱结果

将质谱结果整合总结见表 5.5、表 5.6。

表 5.5　化合物列表（乙酸乙酯作溶剂）

序号	保留时间/min	名称	CAS	分子式	匹配分数	面积/counts
1	7.834	水芹烯	99-83-2	$C_{10}H_{16}$	87.17	298474
2	7.994	蒎烯	7785-70-8	$C_{10}H_{16}$	93.74	1328263
3	9.166	Bicyclo[3.1.0]hex-2-ene, 4-2-thujene4-methyl-1-（1-methylethyl）bicyclo[3.1.0]hex-2-ene	28634-89-1	$C_{10}H_{16}$	91.92	295435
4	9.697	左旋-beta-蒎烯	18172-67-3	$C_{10}H_{16}$	74.65	290682
5	10.080	水芹烯	99-83-2	$C_{10}H_{16}$	89.41	319956
6	10.449	（+）-4-Carene	29050-33-7	$C_{10}H_{16}$	93.03	1687447
7	10.692	邻-异丙基苯	527-84-4	$C_{10}H_{14}$	98.10	6423985
8	10.821	Bicyclo[3.1.0]hex-2-ene, 4-2-thujene4-methyl-1-（1-methylethyl）bicyclo[3.1.0]hex-2-ene	28634-89-1	$C_{10}H_{16}$	92.65	1266626
9	11.734	松油烯	99-85-4	$C_{10}H_{16}$	97.35	6730190
10	12.171	Methylphosphonicacidmethyl-1-methy lethylester	690-64-2	$C_5H_{13}O_3P$	65.09	38085
11	12.619	（+）-4-Carene	29050-33-7	$C_{10}H_{16}$	94.94	5005893
12	12.647	4-ethenyl-1, 2-dimethyl-benzene	27831-13-6	$C_{10}H_{12}$	85.64	828040
13	12.961	芳樟醇	78-70-6	$C_{10}H_{18}O$	72.35	124947
14	13.400	1, 3-Dimethyl-cyclohex-3-enylmethy lketon	51733-68-7	$C_{10}H_{16}O$	66.00	148046
15	13.608	Cis-4-（isopropyl）-1-methlcyclohex-2-en-1-ol	29803-82-5	$C_{10}H_{18}O$	85.09	309091
16	14.024	P-menthatriene, mentha-1, 3, 8-triene	18368-95-1	$C_{10}H_{14}$	71.29	127807
17	14.141	Cis-4-（isopropyl）-1-methylcyclohex- 2-en-1-ol	29803-82-5	$C_{10}H_{18}O$	78.67	361786
18	14.375	（S）-3-Ethyl-4-methylpentanol	1000144-07-1	$C_8H_{18}O$	80.62	140604
19	14.647	戊基苯	538-68-1	$C_{11}H_{16}$	86.61	4651924
20	14.681	5-Pentylcyclohexa-1, 3-diene	56318-84-4	$C_{11}H_{18}$	72.58	3520182
21	15.295	4-萜烯醇	562-74-3	$C_{10}H_{18}O$	96.71	16605058
22	15.475	2-（4-甲基苯基）丙-2-醇	1197-01-9	$C_{10}H_{14}O$	89.56	1235402
23	15.642	alpha-松油醇	98-55-5	$C_{10}H_{18}O$	89.23	684537
24	16.127	Cis-6-（isopropyl）-3-methylcyclohex-2- en-1-ol	16721-38-3	$C_{10}H_{18}O$	82.38	191540
25	18.031	4-isopropylcyclohexenecarbaldehyde	21391-98-0	$C_{10}H_{16}O$	71.32	148331
26	18.321	2-[（Z）-Butenyl]-3-methyl-2-cyclopenten- 1-one	17190-71-5	$C_{10}H_{14}O$	68.31	203847
27	18.641	十三烷	629-50-5	$C_{13}H_{28}$	92.81	364918
28	19.065	2-羟基-5-甲基苯乙酮	1450-72-2	$C_9H_{10}O_2$	91.54	5588144
29	20.061	1, 4-Cyclohexadiene-1, 2-dicarboxylic anhydride	4773-89-1	$C_8H_6O_3$	84.77	437000
30	20.199	1-苯基-1-戊酮	1009-14-9	$C_{11}H_{14}O$	96.93	8754270
31	20.509	Ethanone, 2-（formyloxy）-1-phenyl	55153-12-3	$C_9H_8O_3$	87.74	3159550
32	21.014	（Z）-Dec-4-en-1-yl propylcarbonate	1000372-82-7	$C_{14}H_{26}O_3$	86.86	263127
33	21.156	B-榄香烯	515-13-9	$C_{15}H_{24}$	82.86	606077
34	21.274	4, 6-dimethylundecane	17312-82-2	$C_{13}H_{28}$	86.28	145912
35	21.428	8-（2, 6-Dimethyl-hepta-1, 5-dienyl）-3, 7, 7-trimethyl-bicyclo[4.2.0]oct-2-ene	113725-56-7	$C_{20}H_{32}$	68.32	1043694

续表

序号	保留时间/min	名称	CAS	分子式	匹配分数	面积/counts
36	21.567	1-Methoxyadamantane	6221-74-5	$C_{11}H_{18}O$	71.74	1073337
37	21.751	（Z，E）-4，4（1，5-dimethyl-4-heptenylidene）-1-methylcyclohexene	13062-00-5	$C_{15}H_{24}$	69.24	266037
38	22.017	Cadina-1, 4-diene	29837-12-5	$C_{15}H_{24}$	91.43	6765289
39	22.198	2-（5-异恶唑基）苯酚	61348-47-8	$C_9H_7NO_2$	65.54	97069
40	22.379	valencene	4630-07-3	$C_{15}H_{24}$	91.18	820237
41	22.752	（E）-α-bergamotene，（-）-trans-α-bergamotene	13474-59-4	$C_{15}H_{24}$	72.20	647742
42	23.170	（1R, 2S, 6S, 7S, 8S）-8-Isopropyl-1-methyl-3-methylenetricyclo[4.4.0.02, 7]decane-rel-c	18252-44-3	$C_{15}H_{24}$	86.69	834545
43	23.275	4a, 8-Dimethyl-2-(prop-1-en-2-yl)-1, 2, 3, 4, 4a, 5, 6, 7-octahydronaphthalene	103827-22-1	$C_{15}H_{24}$	84.20	880977
44	23.428	A-姜黄烯	644-30-4	$C_{15}H_{22}$	79.11	137840
45	23.602	B-瑟林烯	17066-67-0	$C_{15}H_{24}$	96.82	24053606
46	23.676	（1R，5R，6R）-6-Methyl-2-methylene-6-（4-methyl-3-pentenyl）bicyclo[3.1.1] heptane	55123-21-2	$C_{15}H_{24}$	67.99	305576
47	23.787	2-Isopropenyl-4a，8-dimethyl-1，2，3，4，4a，5，6，8a-octahydronaphthalene	1000193-57-0	$C_{15}H_{24}$	95.15	6433721
48	24.218	Naphthalene，1，2，3，4，4a，5，6，8a-octahydro-7-methyl-4-methylene-1-（1-methylethyl）	39029-41-9	$C_{15}H_{24}$	88.76	1393351
49	24.426	（+）-delta-cadinene	483-76-1	$C_{15}H_{24}$	84.48	415338
50	24.684	1, 2, 3, 4-tetrahydro-4-isopropyl-1, 6-dimethy-lnaphthalene	483-77-2	$C_{15}H_{22}$	87.22	520410
51	25.264	Panaxene	871660-95-6	$C_{15}H_{24}$	77.75	402473
52	25.336	Tricyclo[4.4.0.0(2, 7)]dec-3-ene-3-methanol, 1-methyl-8-（1-methylethyl）-，（1R, 2R, 6S, 7S, 8S）-	115728-41-1	$C_{15}H_{24}O$	87.29	861483
53	25.772	Spathulenol	6750-60-3	$C_{15}H_{24}O$	95.87	13877183
54	25.900	木香醇	515-20-8	$C_{15}H_{24}O$	76.07	772390
55	26.201	Carotol	465-28-1	$C_{15}H_{26}O$	83.62	1316977
56	26.326	（-）-epicedrol	19903-73-2	$C_{15}H_{26}O$	78.03	656231
57	26.495	Tricyclo[4.4.0.02, 7]dec-3-ene-3-methanol, 1-methyl-8-（1-methylethyl）-,（1R, 2R, 6S, 7S, 8S）-	115728-41-1	$C_{15}H_{24}O$	71.81	425425
58	26.758	A-二去氢荜澄茄烯	20129-39-9	$C_{15}H_{20}$	65.12	157543
59	27.127	Isospathulenol	88395-46-4	$C_{15}H_{24}O$	88.87	2801693
60	27.519	Selina-6-en-4-ol	1000140-23-2	$C_{15}H_{26}O$	70.26	1691134
61	27.594	3-丁基-1（3H）-异苯并呋喃酮	6066-49-5	$C_{12}H_{14}O_2$	93.15	58596459
62	28.124	Z-Butylidenephthalide	72917-31-8	$C_{12}H_{12}O_2$	94.81	94336249
63	28.204	N, N'-Diacetyl-1, 4-phenylenediamine	140-50-1	$C_{10}H_{12}N_2O_2$	81.79	19697086
64	28.444	6-Butyl-1, 4-cycloheptadiene	22735-58-6	$C_{11}H_{18}$	91.07	12308812

续表

序号	保留时间/min	名称	CAS	分子式	匹配分数	面积/counts
65	28.715	Bicyclo[4.4.0]dec-6-en-9.beta.-ol, 1, 7-dimethyl-4.alpha.- isopropenyl-	1000196-33-2	$C_{17}H_{26}O_2$	66.60	187469
66	29.397	新蛇床内酯	4567-33-3	$C_{12}H_{18}O_2$	72.91	29406252
67	29.569	（3S）-3-丁基-4, 5-二氢-1（3H）-异苯并呋喃酮	63038-10-8	$C_{12}H_{16}O_2$	87.57	63665590
68	29.785	（E）-3-Butylidene-4, 5-dihydroisobenzofuran	81944-08-3	$C_{12}H_{14}O_2$	90.14	177139920
69	30.417	3-Pentyl-4, 5-dihydroisobenzofuran	128575-99-5	$C_{13}H_{18}O_2$	84.40	461782
70	30.693	（E）-3-Butylidene-4, 5-dihydroisobenzofuran	81944-08-3	$C_{12}H_{14}O_2$	95.36	6172245
71	30.845	5-Hydroxycalamenene	55012-72-1	$C_{15}H_{22}O$	77.36	142275
72	31.764	Pentadecanoic acid	1002-84-2	$C_{15}H_{30}O_2$	68.73	180162
73	32.149	1-Hexadecanol	36653-82-4	$C_{16}H_{34}O$	93.22	778867
74	33.051	棕榈酸甲酯	112-39-0	$C_{17}H_{34}O_2$	84.67	319802
75	33.858	棕榈酸	57-10-3	$C_{16}H_{32}O_2$	90.42	5333980
76	34.370	十六酸乙酯	628-97-7	$C_{18}H_{36}O_2$	72.78	325563
77	34.731	2H-1-Benzopyran-3, 4-diol, 2-（3, 4- dimethoxy-phenyl）-3, 4-dihydro-6-methyl-,（2.alpha., 3.alpha., 4.alpha.）-	55125-21-8	$C_{18}H_{20}O_5$	74.29	405933
78	36.240	亚油酸甲酯	2462-85-3	$C_{19}H_{34}O_2$	81.56	607320
79	37.037	亚油酸	60-33-3	$C_{18}H_{32}O_2$	86.12	3994917
80	37.449	亚油酸乙酯	544-35-4	$C_{20}H_{36}O_2$	80.44	438949
81	43.061	3, 5-diacetyl-1, 4-dihydro-4-isopropyl-2, 6-dimet-hyllpyridine	21170-62-7	$C_{14}H_{21}NO_2$	66.87	73633

表 5.6 化合物列表（甲醇作溶剂）

序号	保留时间/min	名称	CAS	分子式	匹配分数	面积/counts
1	7.984	罗勒烯	13877-91-3	$C_{10}H_{16}$	83.04	343756
2	10.467	2, 6-二甲基-2, 4, 6-辛三烯	673-84-7	$C_{10}H_{16}$	89.31	465608
3	14.159	（1alpha, 2alpha, 5alpha）-2-methyl-5-（1-methylethyl）-bicyclo[3.1.0]hexan-2-ol	17699-16-0	$C_{10}H_{18}O$	66.13	99406
4	14.681	（E, E）undeca-1, 3, 5-triene	19883-29-5	$C_{11}H_{18}$	74.33	1191437
5	21.019	1-butylcyclohexene	3282-53-9	$C_{10}H_{18}$	78.92	72539
6	22.378	香树烯	25246-27-9	$C_{15}H_{24}$	84.82	291616
7	25.897	Tau-Cadinol acetate	149197-48-8	$C_{17}H_{28}O_2$	69.78	310727
8	27.119	（-）-Spathulenol	77171-55-2	$C_{15}H_{24}O$	86.98	1309432
9	28.885	3-（l'-methylbutylidene）-4, 5-dihydrophthalide	1000365-98-2	$C_{13}H_{16}O_2$	76.3	1135833
10	29.216	对乙氧基苯胺	156-43-4	$C_8H_{11}NO$	69.64	14948842
11	32.15	1-Undecanol	112-42-5	$C_{11}H_{24}O$	80.25	190662

经 GC-MS/MS 共表征了 92 个差异化合物，其中乙酸乙酯作溶剂共得到 81 个化合物，结果见表 5.5，甲醇作溶剂共得到 56 个化合物，其中有 45 个化合物与乙酸乙酯作溶剂所得化合物相同，故只列出 11 个差异化合物，结果见表 5.6。将所得化合物与谱库质谱图进行匹配结合文献[4~7]，得到化合物结构式。列出匹配度大于 0.9 的棒状图及化合物结构式，结果如图 5.7 至图 5.29）。

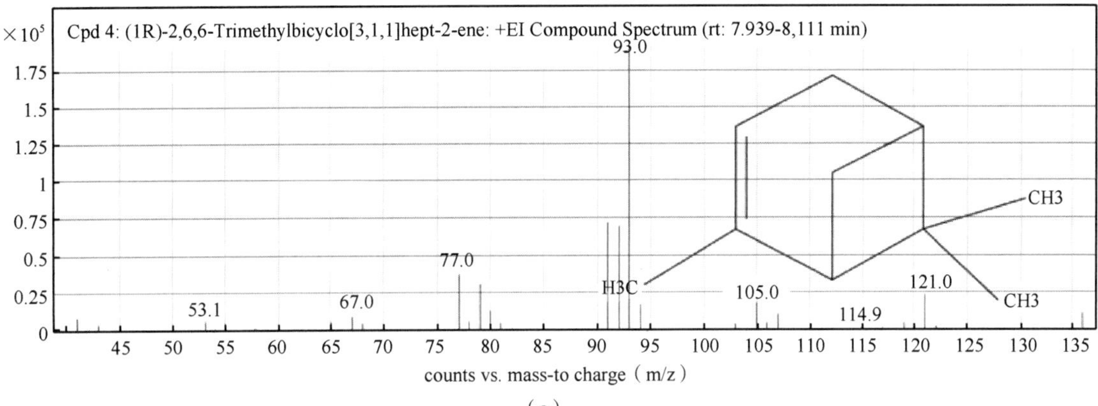

（a）

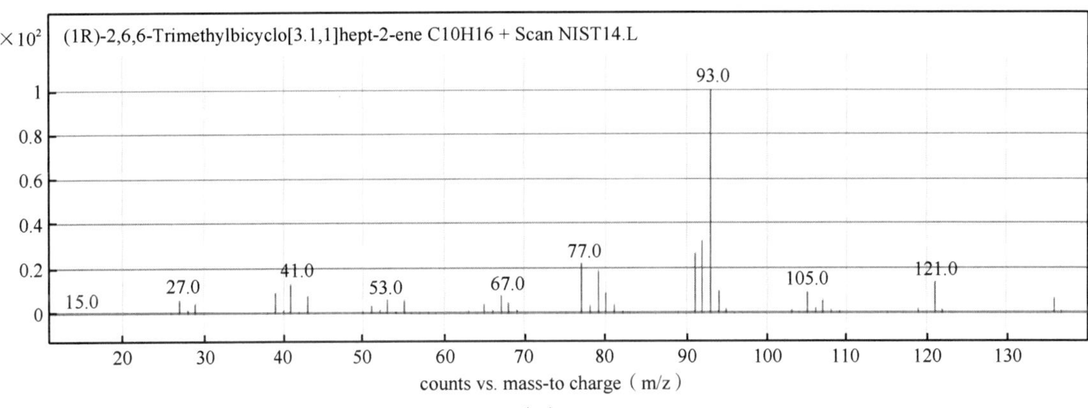

（b）

图 5.7　2 号化合物质谱解析图

（a）供试品；（b）质谱库

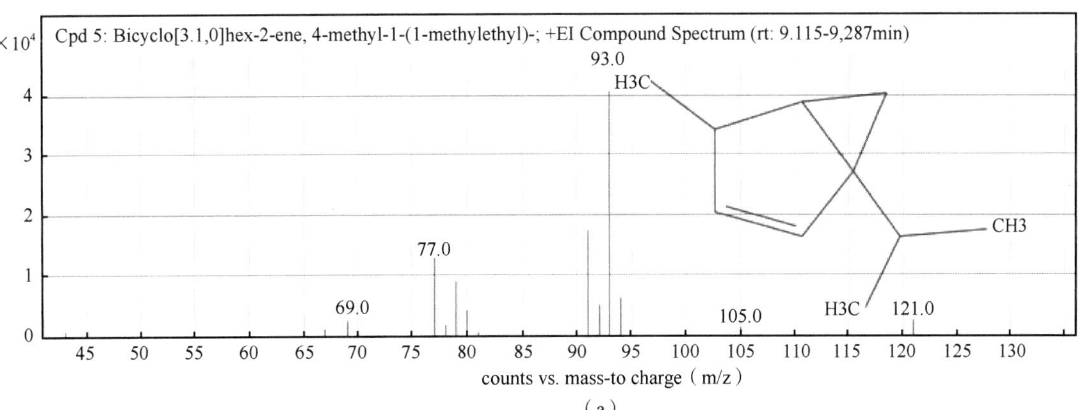

（a）

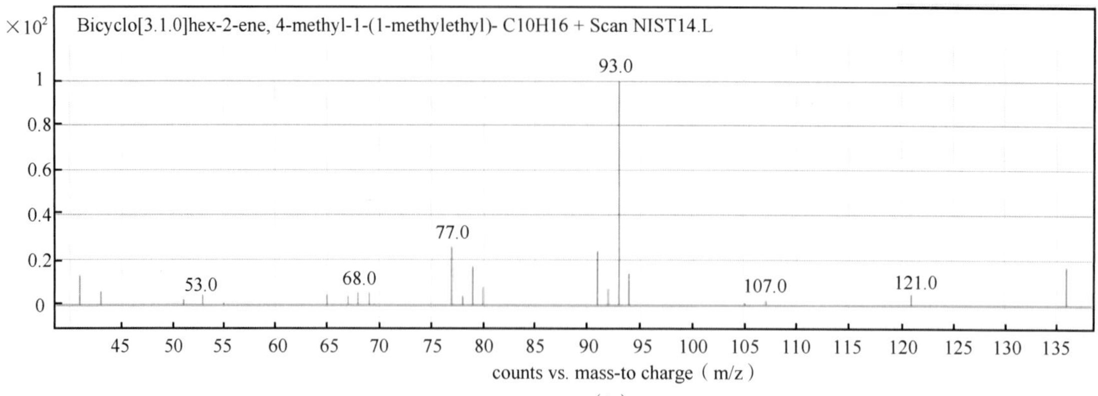

（b）

图 5.8　3 号化合物质谱解析图

（a）供试品；（b）质谱库

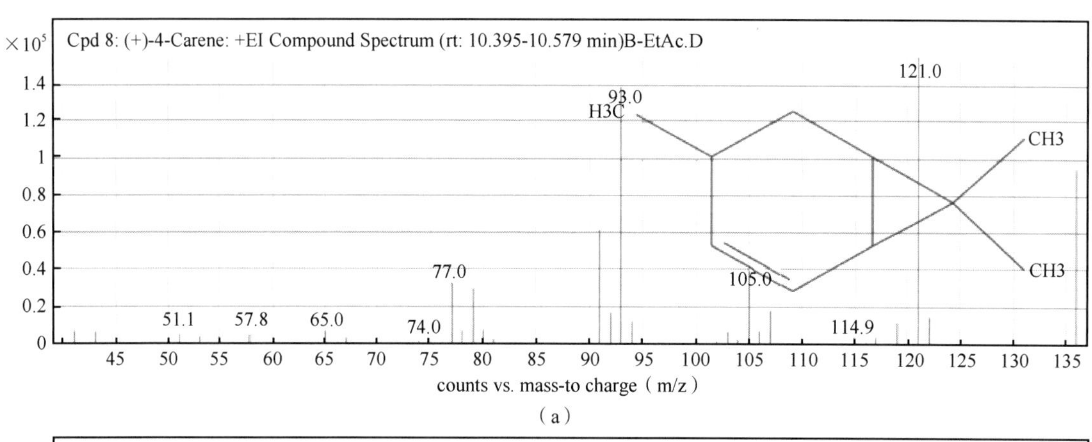

（a）

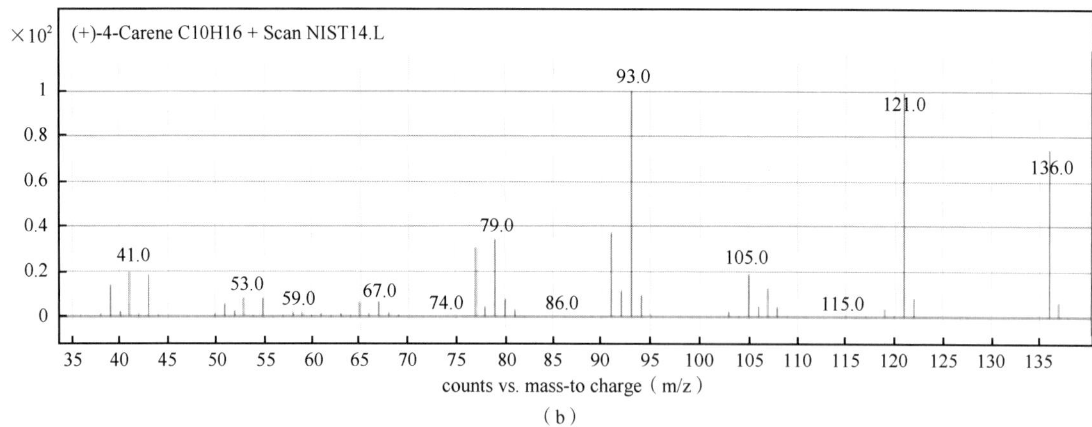

（b）

图 5.9　6 号化合物质谱解析图

（a）供试品；（b）质谱库

（三）小结

本实验通过水蒸气蒸馏法对川芎挥发性成分进行了提取，由数据分析可知，该方法所得油分多为小分子量的轻质油，提取率约为 0.7ml/100g，由于该工艺稳定可行、成本低，适合实验室少量提取使用。由数据分析可知，81 个化合物可溶于乙酸乙酯，56 个化合物可溶于甲醇，其中 45 个化合物也可溶于乙酸乙酯，由于其水溶性极差，在用于体内外药效实验时应使用 DMSO 做助溶剂。

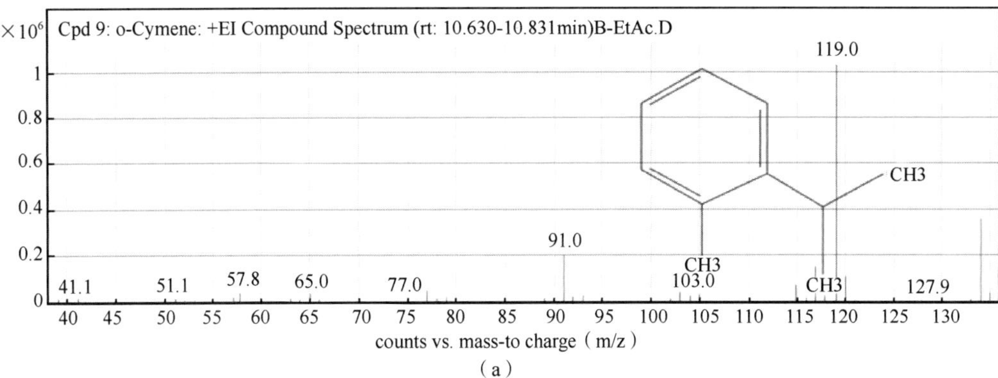

（a）

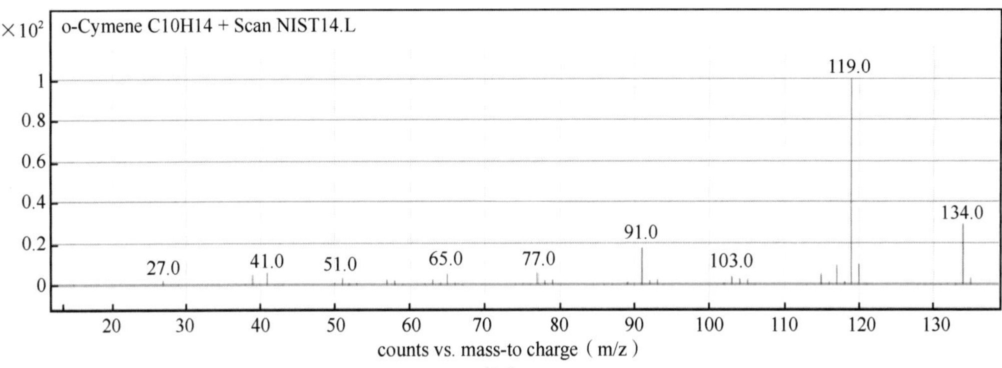

（b）

图 5.10　7 号化合物质谱解析图

（a）供试品；（b）质谱库

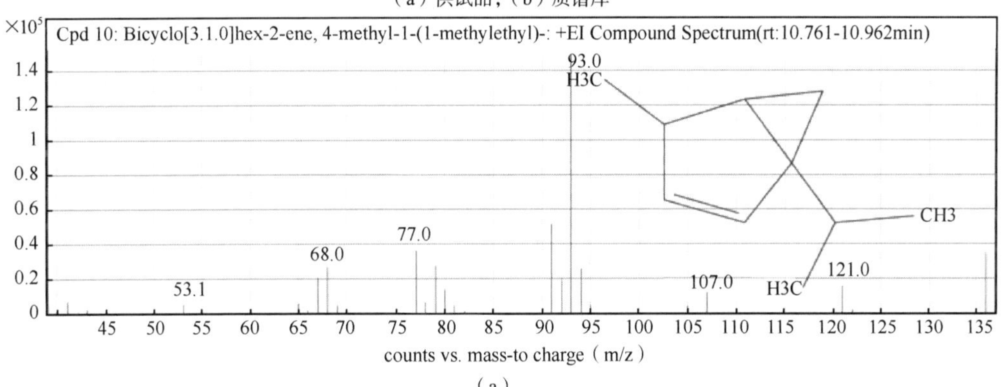

（a）

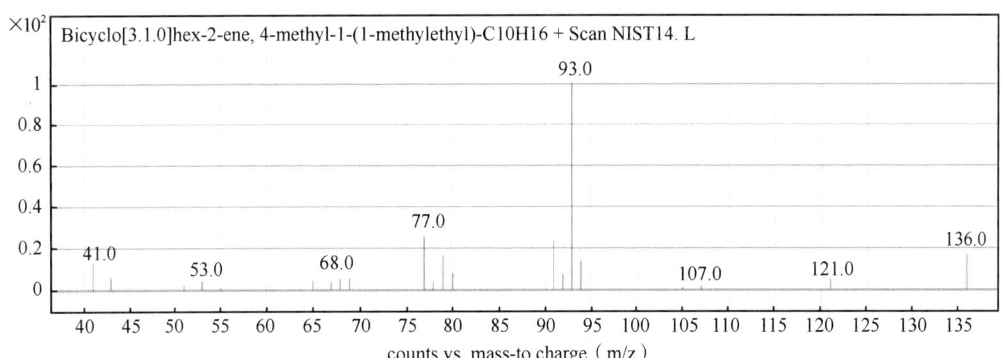

（b）

图 5.11　8 号化合物质谱解析图

（a）供试品；（b）质谱库

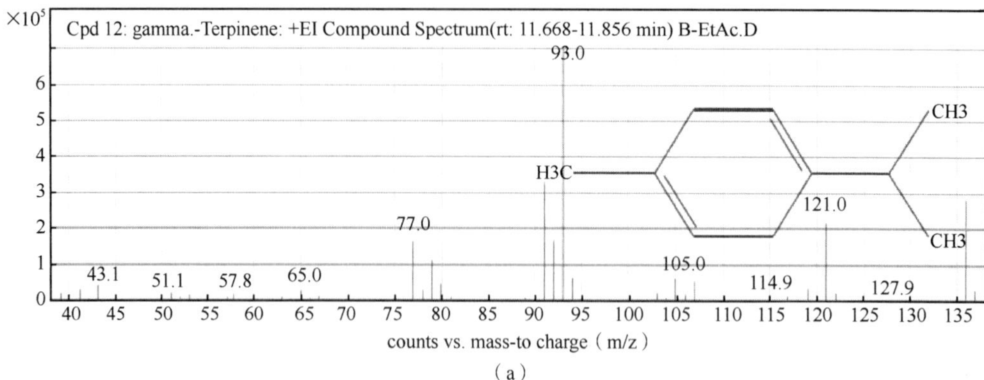

(a)

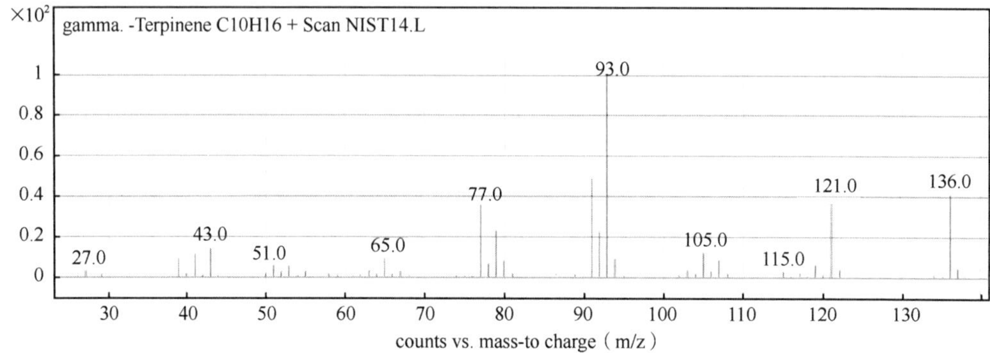

(b)

图 5.12 9 号化合物质谱解析图

(a) 供试品；(b) 质谱库

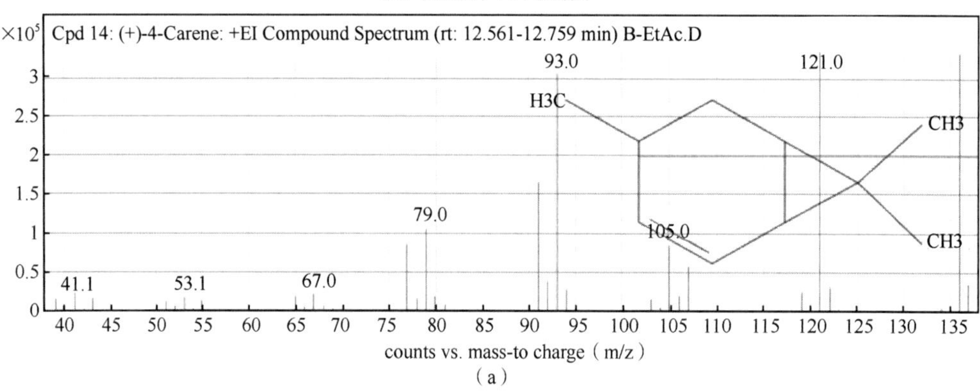

(a)

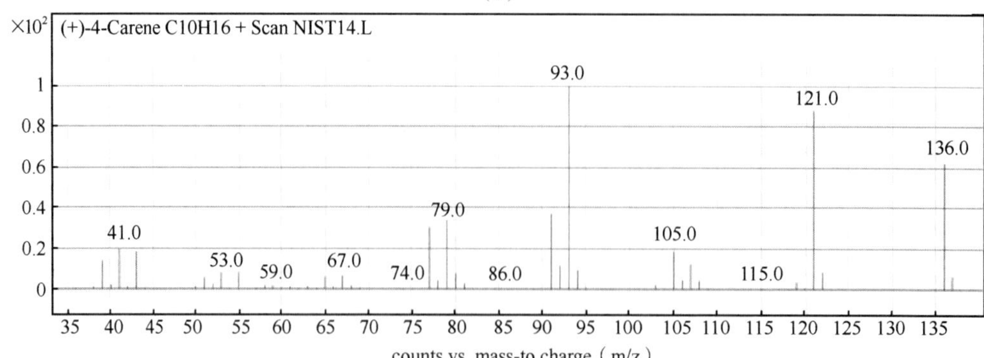

(b)

图 5.13 11 号化合物质谱解析图

(a) 供试品；(b) 质谱库

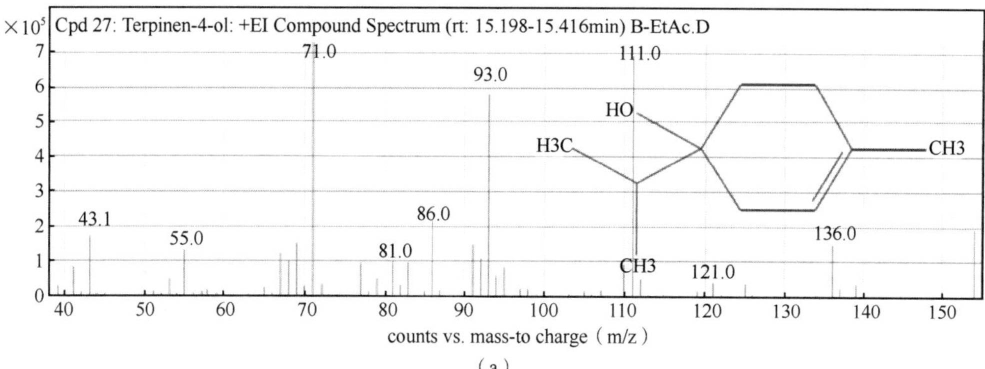

（a）

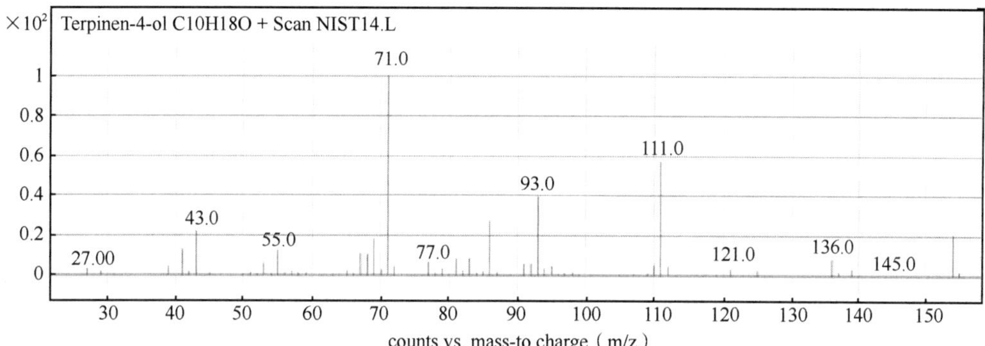

（b）

图 5.14 21 号化合物质谱解析图

（a）供试品；（b）质谱库

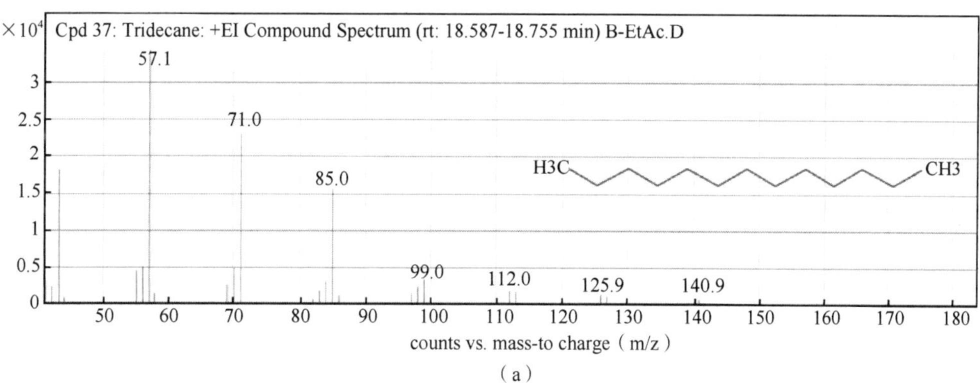

（a）

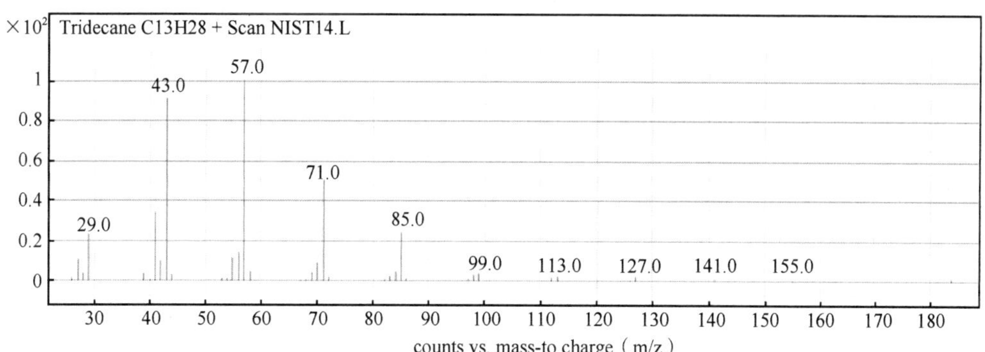

（b）

图 5.15 27 号化合物质谱解析图

（a）供试品；（b）质谱库

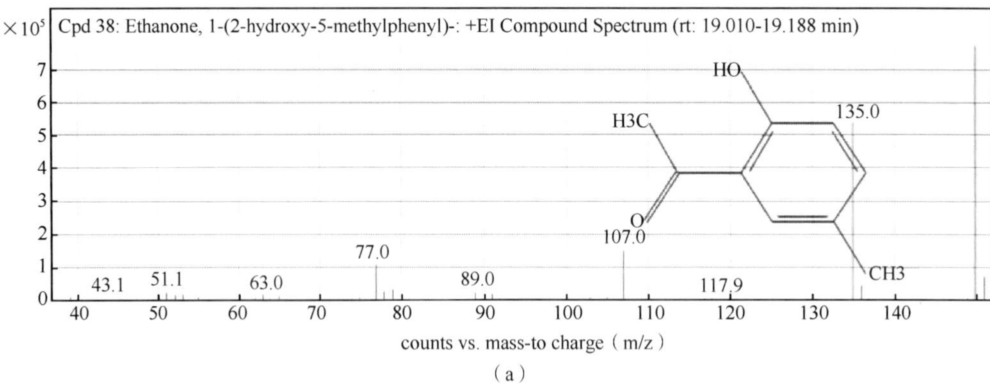

（a）

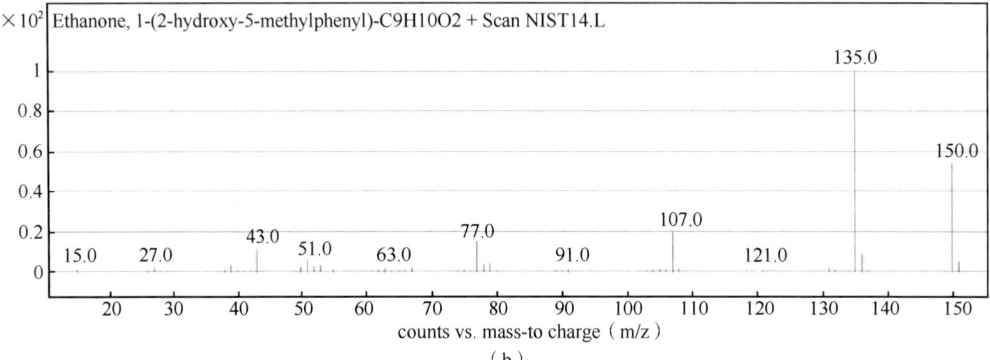

（b）

图 5.16 28 号化合物质谱解析图

（a）供试品；（b）质谱库

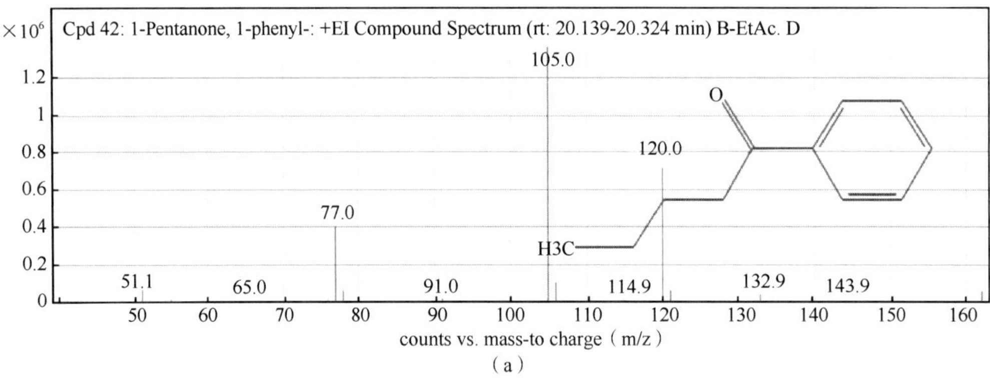

（a）

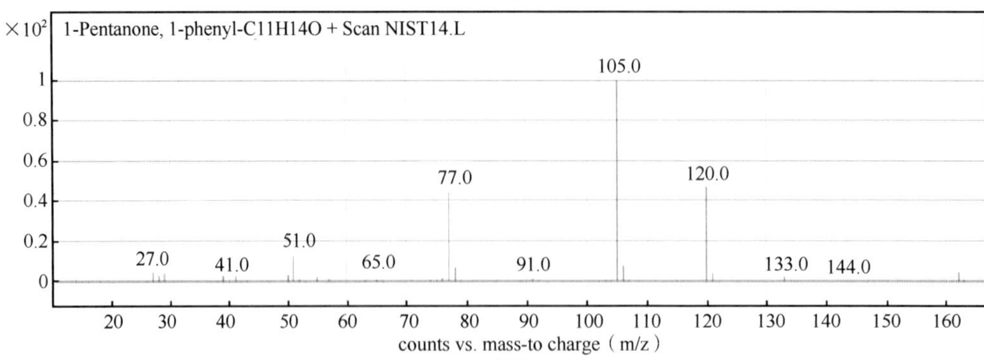

（b）

图 5.17 30 号化合物质谱解析图

（a）供试品；（b）质谱库

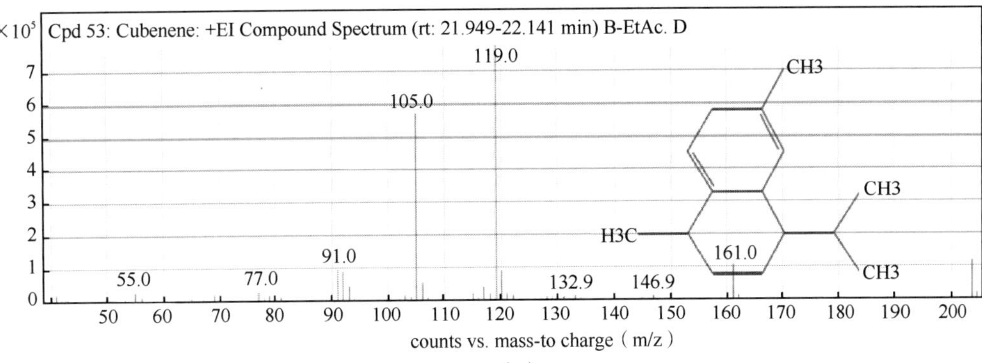

（a）

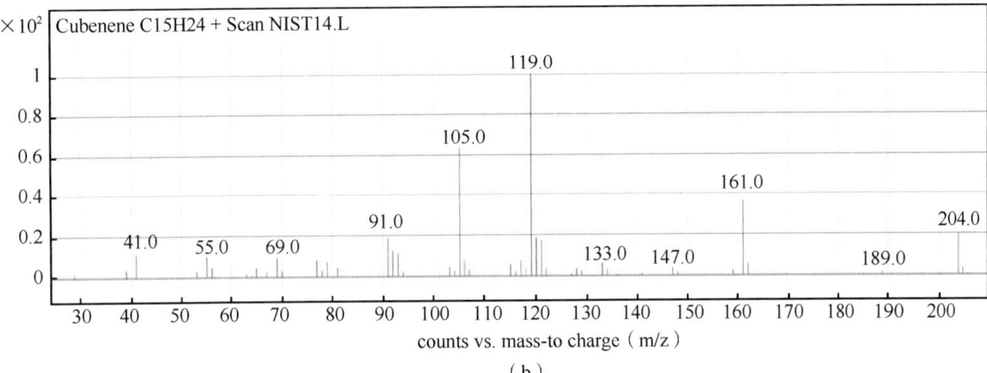

（b）

图 5.18　38 号化合物质谱解析图

（a）供试品；（b）质谱库

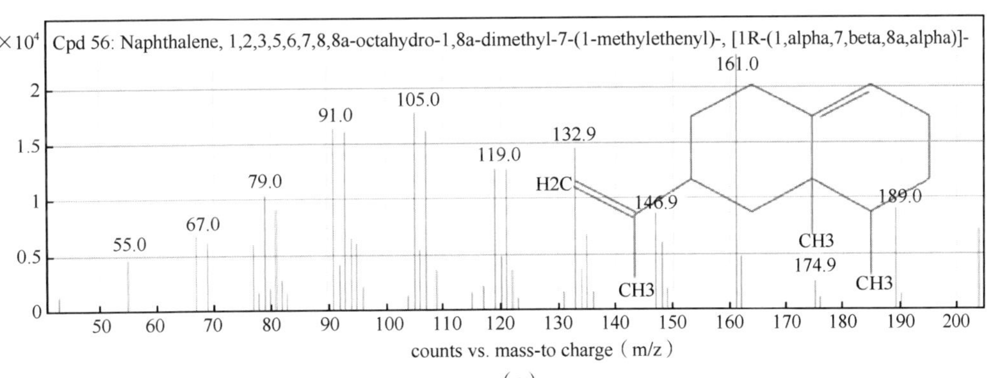

（a）

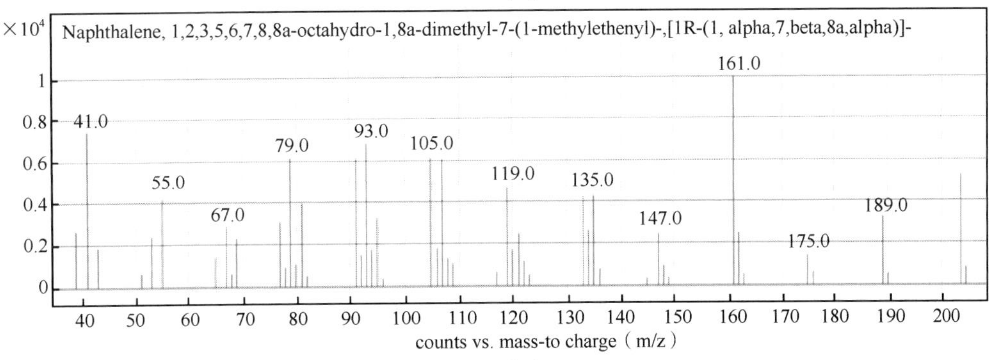

（b）

图 5.19　40 号化合物质谱解析图

（a）供试品；（b）质谱库

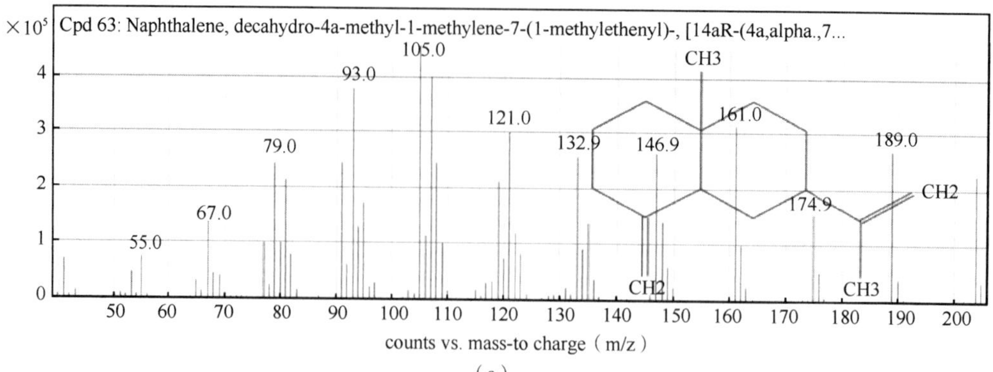

（a）

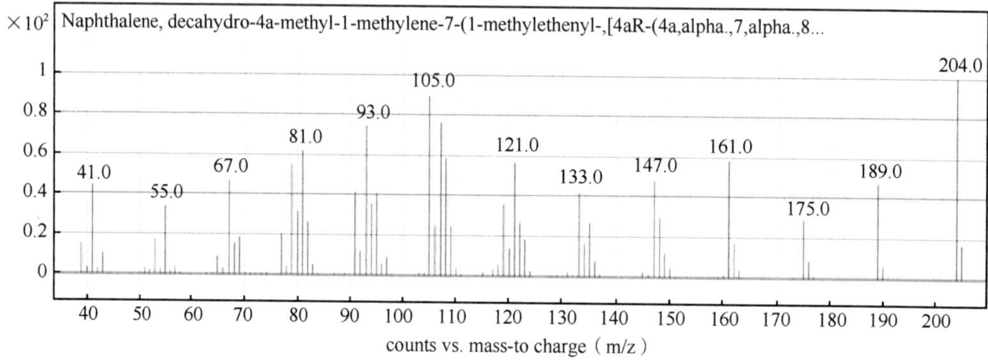

（b）

图 5.20 45 号化合物质谱解析图

（a）供试品；（b）质谱库

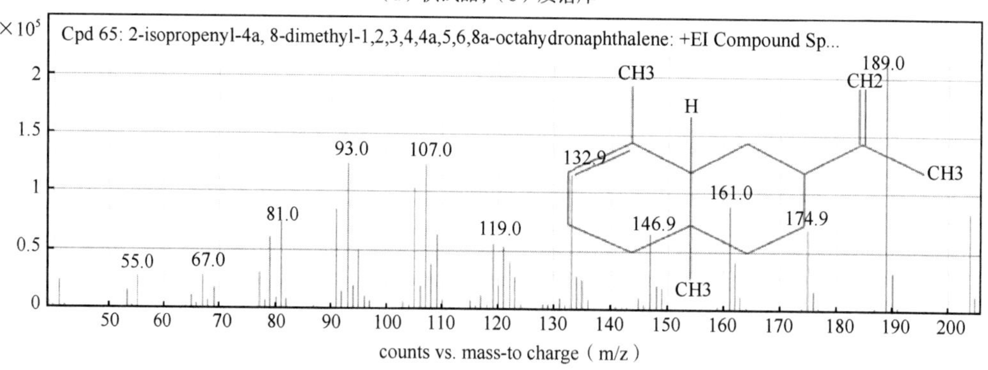

（a）

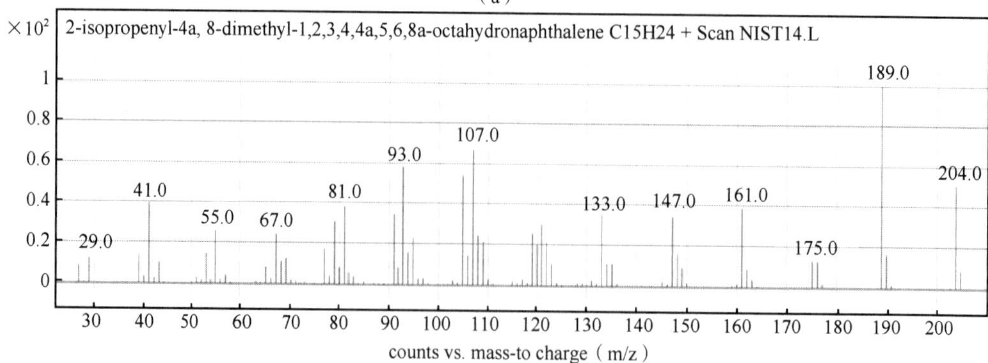

（b）

图 5.21 47 号化合物质谱解析图

（a）供试品；（b）质谱库

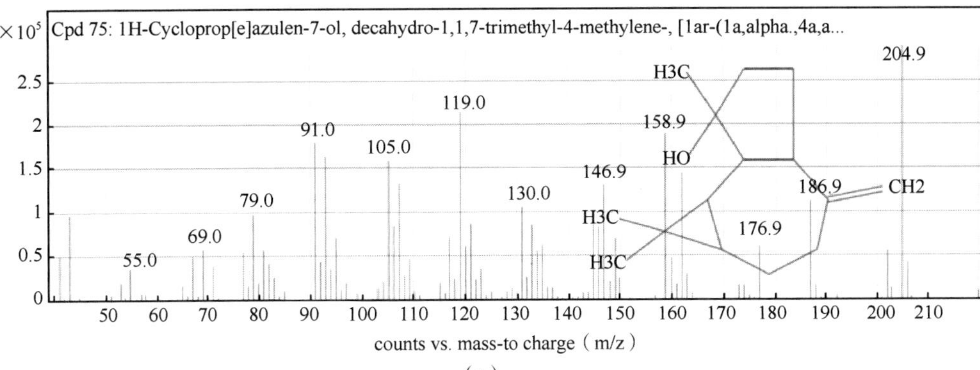

（a）

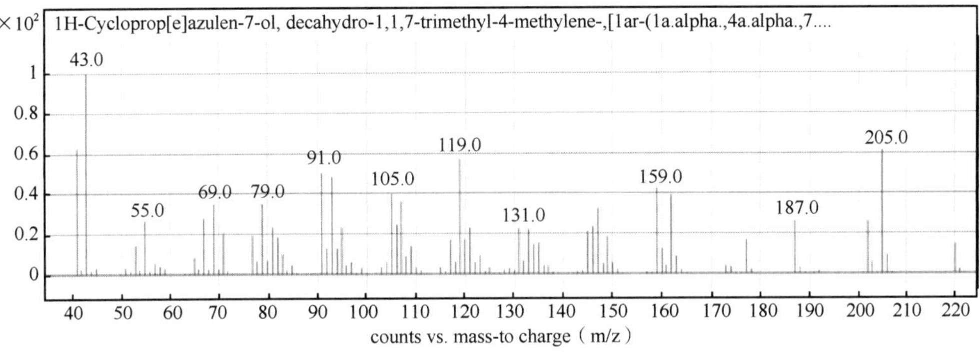

（b）

图 5.22　53 号化合物质谱解析图

（a）供试品；（b）质谱库

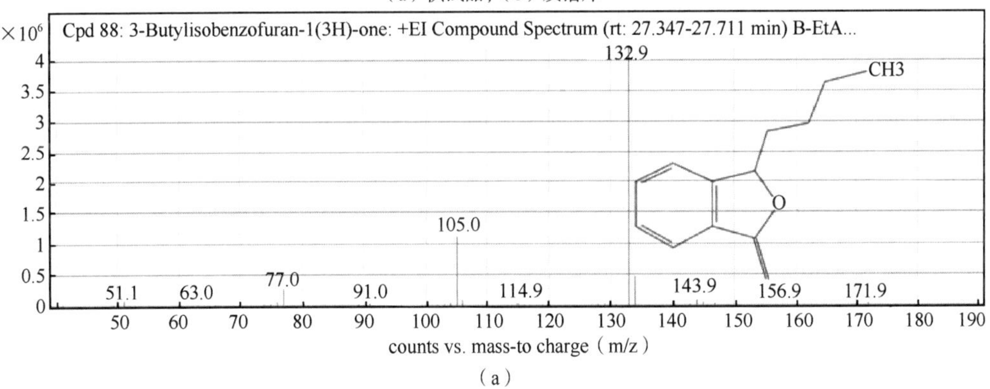

（a）

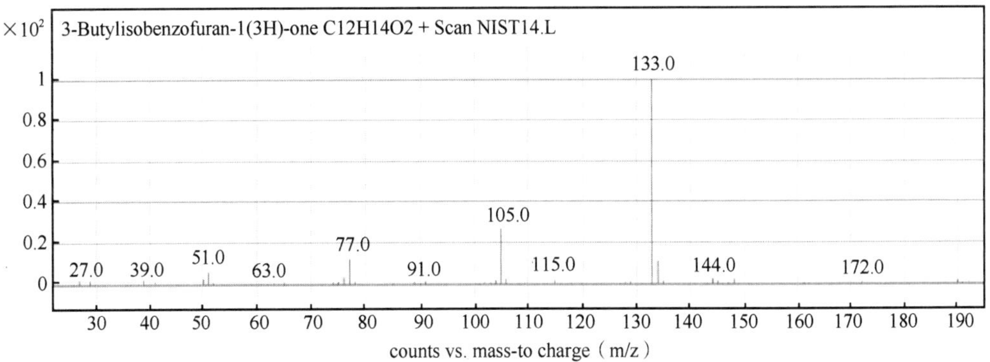

（b）

图 5.23　61 号化合物质谱解析图

（a）供试品；（b）质谱库

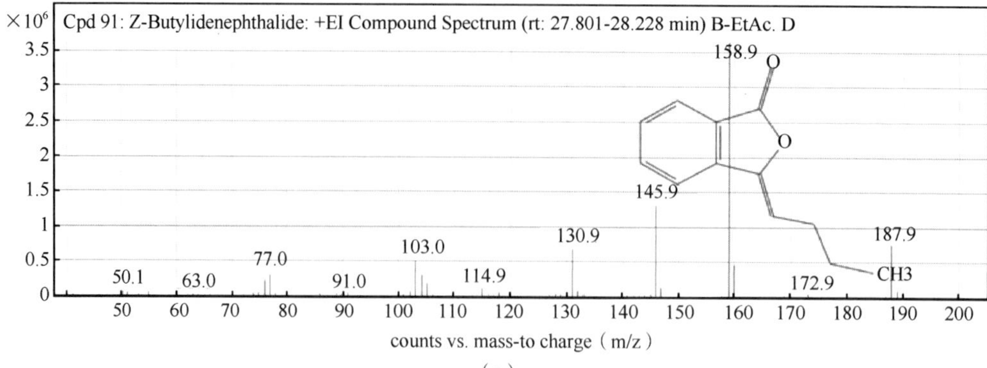

（a）

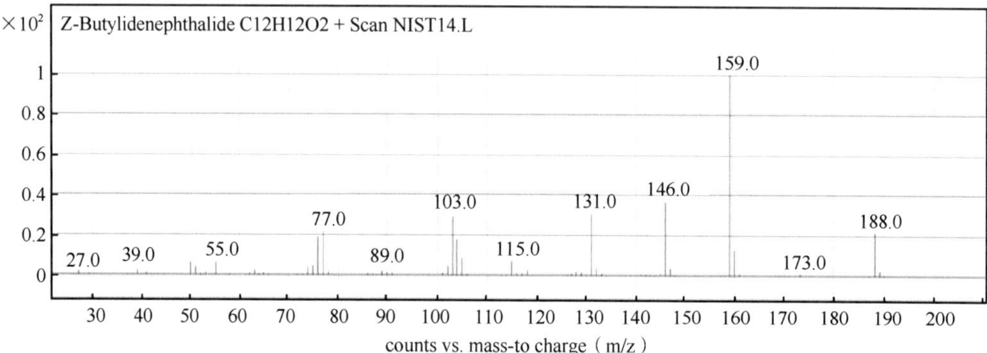

（b）

图 5.24　62 号化合物质谱解析图

（a）供试品；（b）质谱库

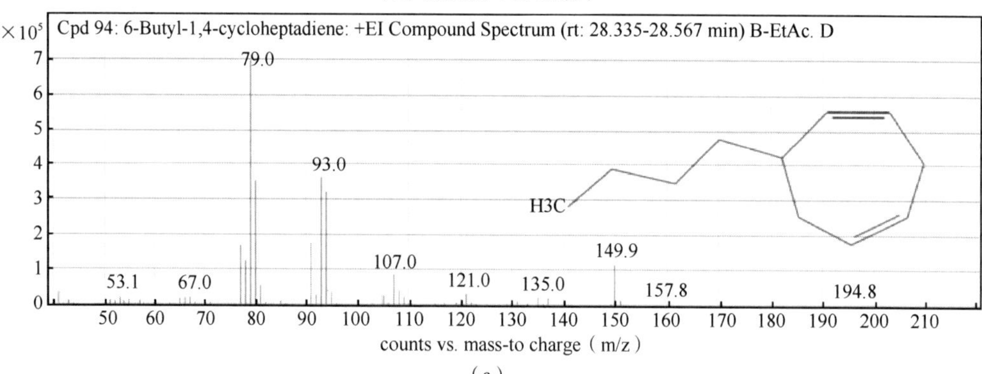

（a）

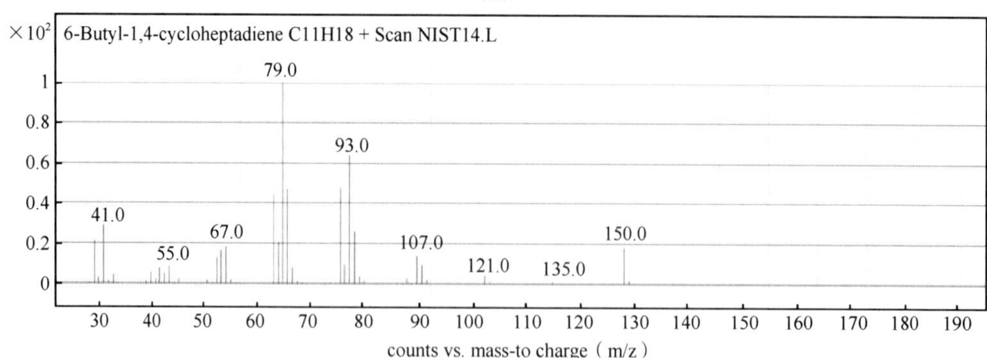

（b）

图 5.25　64 号化合物质谱解析图

（a）供试品；（b）质谱库

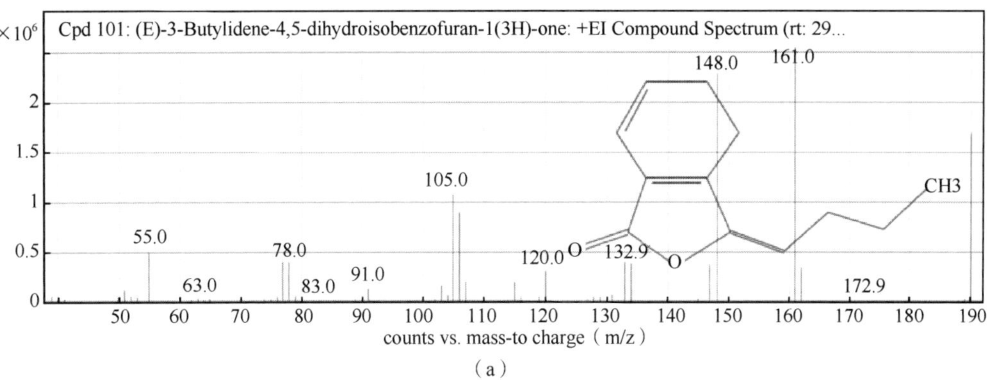

（a）

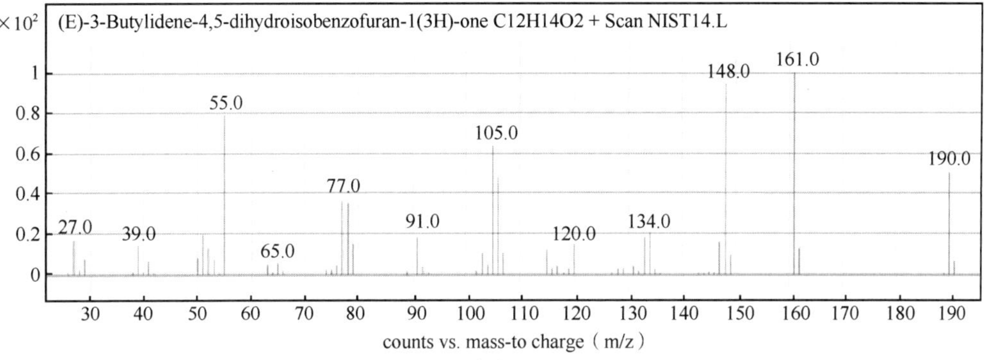

（b）

图 5.26　68 号化合物质谱解析图

（a）供试品；（b）质谱库

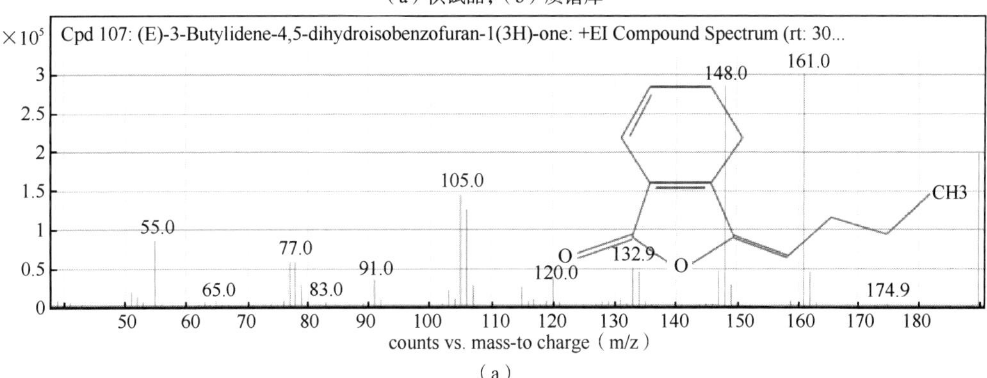

（a）

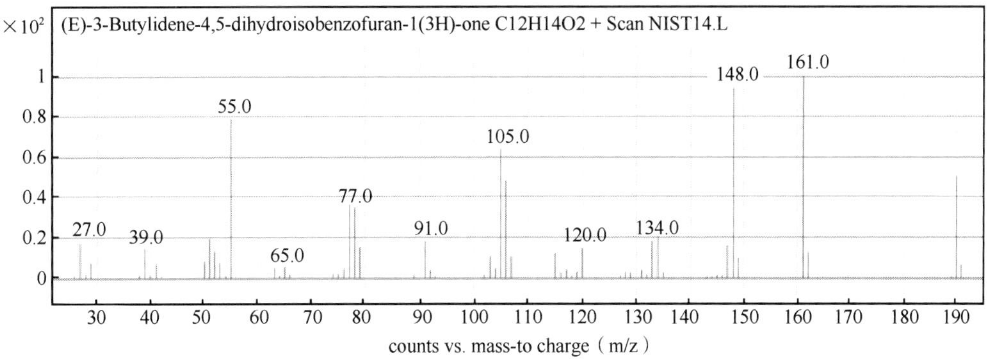

（b）

图 5.27　70 号化合物质谱解析图

（a）供试品；（b）质谱库

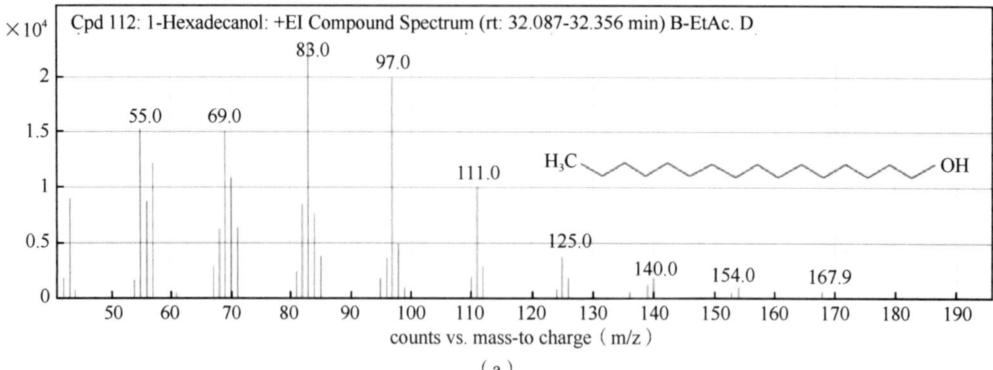

（a）

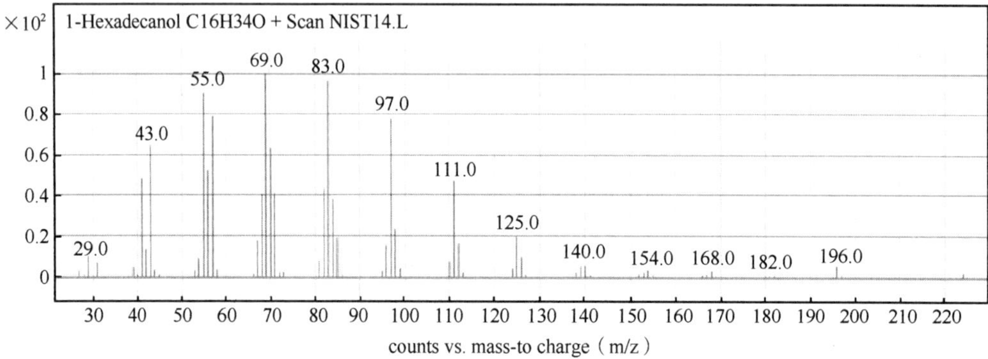

（b）

图 5.28　73 号化合物质谱解析图

（a）供试品；（b）质谱库

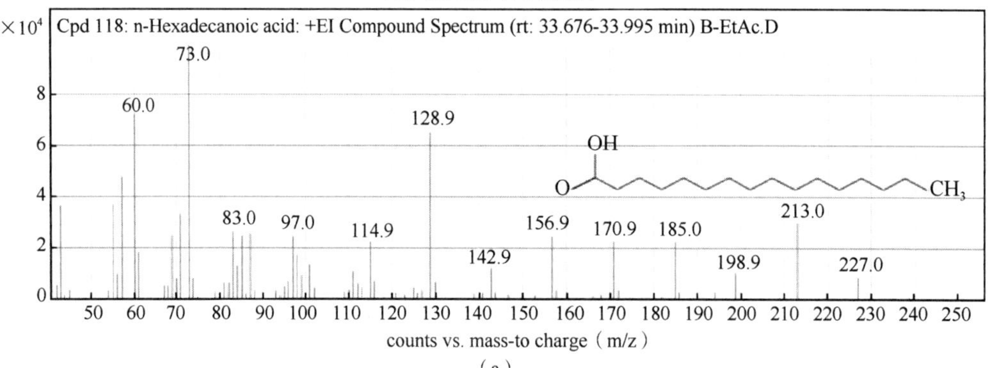

（a）

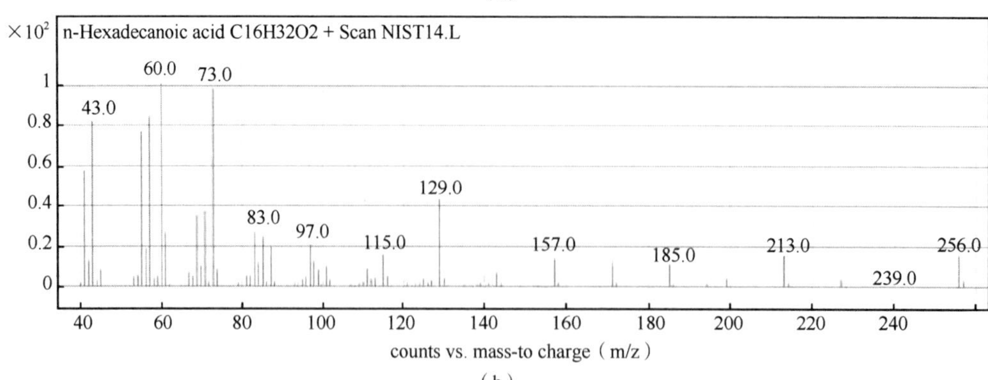

（b）

图 5.29　75 号化合物质谱解析图

（a）供试品；（b）质谱库

第四节　复方大川芎片化学成分表征研究

（一）实验材料

1. 仪器与设备

Agilent-1290 型高效液相色谱仪（美国安捷伦科技有限公司）；Agilent-6550 四极杆飞行时间质谱仪（美国安捷伦科技有限公司）；YJ-200A 型高速中药粉碎机（亿健品牌）；HS6150 型超声波清洗器（天津恒奥科技发展有限公司）。

2. 药材与试剂

川芎、天麻药材由大连富生药业提供，经辽宁中医药大学许亮教授鉴定分别为伞形科植物川芎 *Ligusticum chuanxiong* Hort.的干燥根茎和兰科植物天麻 *Gastrodia elata* Bl.的干燥块茎；绿原酸、香草酸、阿魏酸、洋川芎内酯 A、洋川芎内酯 I 和巴利森苷 A 对照品（成都普菲德生物技术有限公司，批号分别为 140601、201306、201309、140914、150213、140320）；腺苷、天麻素对照品（中国药品生物制品检定所，批号分别为 110807-201308、110807-201306）；乙腈、甲醇（色谱纯，德国 Merck 公司）；甲酸（色谱纯，天津市科密欧化学试剂有限公司）；其他化学试剂均为分析纯；纯净水（娃哈哈集团有限公司，中国杭州）。

（二）实验方法

1. 分析条件

（1）色谱条件

色谱柱为 Agilent Poroshell 120 SB-C18（4.5mm×100mm，2.7μm）；流动相为 1‰甲酸水溶液（A）-乙腈（B）；流速为 0.6 ml/min；进样量为 0.2μl；柱温为 30℃。

流动相梯度洗脱程序见表 5.7。

表 5.7　流动相梯度洗脱程序表

时间/min	流动相 A/%	流动相 B/%
0	98.00	2.00
10	93.00	7.00
20	80.00	20.00
47	32.00	68.00
60	0.00	100.00

（2）质谱条件

电喷雾离子源（Dual AJS ESI），干燥气体流速（drying gas flow）为 11L/min，干燥气体温度（drying gas temp）为 220℃，雾化器压力（nebulizer pressure）为 20psig，鞘气温度为 400℃，鞘气流速为 12L/min。碎裂电压（fragmentor）为 150V，OCT IRF Vpp 为 500V，采集速率为 1.5 Spectra/s，采用正、负离子模式检测，正离子毛细管电压（Vcap）为 4000V，负离子毛细管电压（Vcap）为 3500V，质量扫描范围为 100～1500，二级质谱碰撞电压为 40eV。

2. 溶液的制备

（1）对照品溶液的制备

精密称取绿原酸、香草酸、阿魏酸、洋川芎内酯 A、洋川芎内酯 I、巴利森苷 A、腺苷、天麻素对照品适量，精密称定，加甲醇制成每 1ml 含绿原酸 29.38μg、香草酸 23.43μg、阿魏酸 34.36μg、洋川芎内酯 A 57.10μg、洋川芎内酯 I 38.87μg、巴利森苷 A 71.65μg、腺苷 89.31μg、天麻素 48.76μg 的混合对照品溶液，摇匀，即得。

（2）供试品溶液的制备

1）复方大川芎片浸提物干燥粉的制备

参照复方大川芎片处方及工艺，自制复方大川芎片浸提物干燥粉。取川芎、天麻（粉碎过 2 号或 3 号筛）加水煎煮二次，第一次加 8 倍量水，煎煮 1.5h，第二次加 6 倍量水，煎煮 1h，合并煎煮液，滤过，滤液浓缩至相对密度 1.20～1.25（60℃），加入 3 倍量 90%乙醇，搅拌均匀，静置 48h，吸取上清液，回收乙醇，药液浓缩成相对密度为 1.30～1.35（60℃）的稠膏，减压干燥成干浸膏，粉碎成细粉，即得复方大川芎片浸提物干燥粉。

2）复方大川芎片供试品溶液的制备

取复方大川芎片提取物干燥粉 0.54g，精密称定，置于具塞锥形瓶中，精密加入 5ml 甲醇，密塞，称定重量，超声处理（功率 250W，频率 33kHz）30min，取出，放冷，再称定重量，用甲醇补足减失的重量，摇匀，滤液过 0.22μm 微孔滤膜，取续滤液即得供试品溶液。

（三）实验结果

取复方大川芎片供试品溶液，注入 UPLC-Q-TOF-MS 分析，按照上述流动相梯度程序进行洗脱，记录正、负离子模式下所得的谱图信息，结果见图 5.30、图 5.31。应用质谱定性分析软件 Agilent Qualitative Analysis 对复方大川芎片正、负离子模式下的总离子流图（TIC）进行分析，找出各个质谱峰在[M+Na]$^+$、[M+H]$^+$、[M-H]$^-$、[M+COOH]$^-$下所对应的分子量，通过与对照品、标准数据库、相关文献的比对，推测各质谱峰所对应的化合物。在正、负离子模式下复方大川芎片体外化学成分谱中共推测出 38 个成分，其中，在正离子模式下推测出 22 个成分；在负离子模式下推测出 25 个成分，结果见表 5.8。

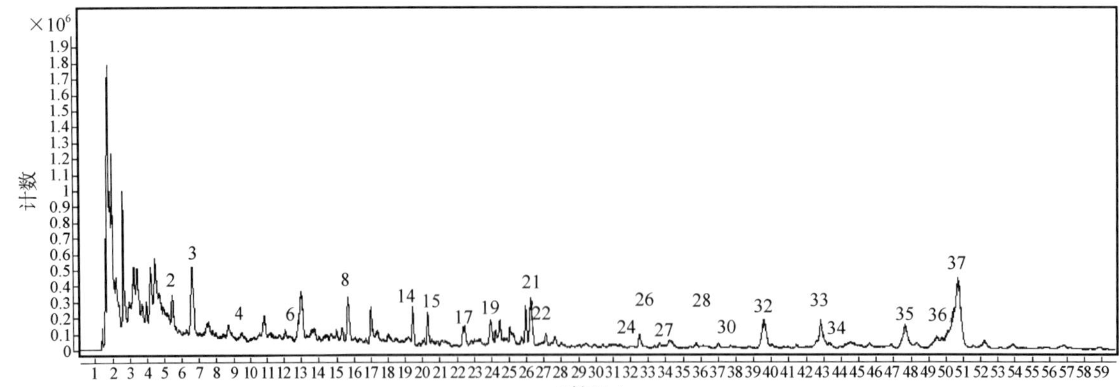

图 5.30 正离子模式下复方大川芎片提取液总离子流图

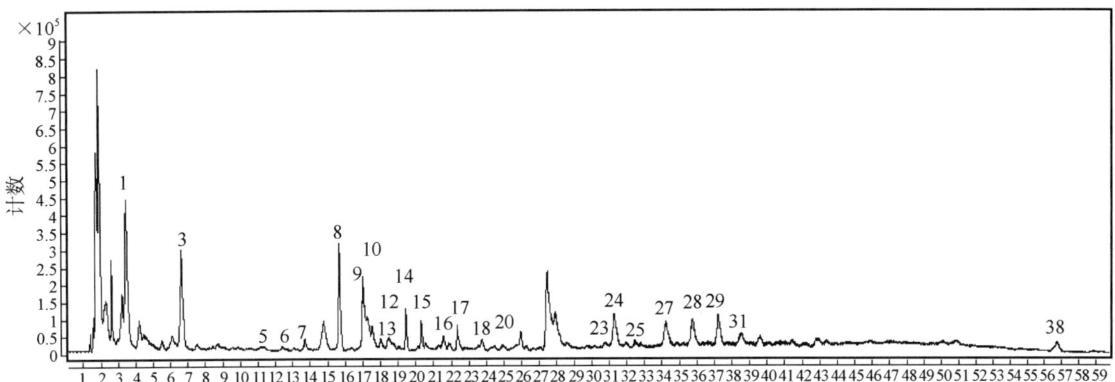

图 5.31　负离子模式下复方大川芎片提取液总离子流图

表 5.8　复方大川芎片体外化学成分解析

峰号	保留时间/min	分子式	[M−H]⁻ [M+COOH]⁻	MS/MS	[M+H]⁺ [M+Na]⁺	MS/MS	推测化合物
1	3.488	$C_6H_8O_7$	191.0199	111			柠檬酸
2*	5.469	$C_{10}H_{13}N_5O_4$			268.1045	136	腺苷
3*	6.625	$C_{13}H_{18}O_7$	331.1038	123，105	309.0949	185	天麻素
4	9.443	$C_{14}H_{20}O_8$			339.1050	155	葡萄糖香草醇
5	11.130	$C_7H_6O_4$	153.0193	109			原儿茶酸
6	12.403	$C_8H_{12}O_7$	219.0511	191，111	243.0472	215，197	1, 5-二甲基-柠檬酸酯
7	13.706	$C_{16}H_{18}O_9$	353.0872	191			新绿原酸[8]
8	15.674	$C_{19}H_{24}O_{13}$	459.1149	129，111	483.1140	215	巴利森苷 E[9]
9*	17.072	$C_{16}H_{18}O_9$	353.0874	191			绿原酸
10*	17.295	$C_8H_8O_4$	167.0351	123，68			香草酸
11	17.560	$C_{16}H_{18}O_9$	353.0873	191，179			隐绿原酸
12	18.453	$C_9H_8O_4$	179.0345	135			咖啡酸[10]
13	18.544	$C_{20}H_{26}O_{13}$	473.1296	143，111			巴利森苷 J
14	19.462	$C_{32}H_{40}O_{19}$	727.2090	423，397，161，129	751.2050	483，377，215	巴利森苷 B[11]
15	20.323	$C_{32}H_{40}O_{19}$	727.2091	423，397，161，129	751.2052	483，377，215	巴利森苷 C[11]
16	20.579	$C_{17}H_{20}O_9$	367.1028	191			阿魏酰奎宁酸
17*	22.349	$C_{45}H_{56}O_{25}$	995.3040	727，441，423，397	1019.2970	913，751，645，483，377	巴利森苷 A
18	23.764	$C_{11}H_{12}O_5$	223.0610	208，179，164			芥子酸
19	23.971	$C_{12}H_{18}O_4$			249.1097	227，209，191	洋川芎内酯 J[12]
20	24.938	$C_{25}H_{24}O_{12}$	515.1195	353，191			异绿原酸 A[13]
21*	26.237	$C_{12}H_{16}O_4$			247.0939	207，189	洋川芎内酯 I
22	27.105	$C_{12}H_{16}O_4$			247.0935	207，189	洋川芎内酯 H[14]
23	30.786	$C_{12}H_{14}O_4$	221.0817	177			洋川芎内酯 D
24*	31.340	$C_{10}H_{10}O_4$	193.0867	161，133	195.1014	177，145	阿魏酸
25	31.961	$C_{12}H_{14}O_4$	221.0818	191			阿魏酸乙酯
26	32.513	$C_{19}H_{38}O_4$			353.2283	186	单棕榈酸甘油酯[15]
27	34.252	$C_{12}H_{14}O_3$	205.0864	161	207.1005	189	洋川芎内酯 F

续表

峰号	保留时间/min	分子式	[M−H]⁻ [M+COOH]⁻	MS/MS	[M+H]⁺ [M+Na]⁺	MS/MS	推测化合物
28	35.766	$C_{12}H_{14}O_3$	205.0867	161，131，119	207.1004	189，123	川芎酚[16]
29	37.230	$C_{12}H_{12}O_3$	203.0715	174，130			洋川芎内酯 C
30	37.722	$C_{16}H_{32}O_2$			279.1587	204，173，149	棕榈酸
31	38.553	$C_{12}H_{12}O_3$	203.0713	174，130			洋川芎内酯 E
32*	39.583	$C_{12}H_{16}O_2$			193.1225	147，137，119，105	洋川芎内酯 A
33	42.832	$C_{12}H_{14}O_2$			191.1061	173，145	E-藁本内酯
34	43.336	$C_{12}H_{14}O_2$			191.1061	173，145，129，117，105	正丁基苯酞[17]
35	47.686	$C_{12}H_{14}O_2$			191.1061	173，145	Z-藁本内酯
36	49.505	$C_{24}H_{30}O_4$			383.2208	191	洋川芎内酯 P
37	50.712	$C_{24}H_{28}O_4$			381.2057	191	Levistolide A[18]
38	56.750	$C_{18}H_{32}O_2$	279.2327	171，71			亚油酸

注：*代表通过对照品比对确认。

（四）小结

本实验采用液质联用（UPLC-Q-TOF-MS）技术，开展了复方大川芎片体外化学成分谱的初步解析研究，根据化合物自身裂解规律，综合正、负离子两种检测模式，经对照品、文献与相关数据库信息比对推测出 38 个成分，主要为天麻苷类、川芎酚酸类、苯肽类成分，为复方大川芎片入血成分分析奠定了基础。

第五节 本 章 小 结

本章采用 UPLC-Q-TOF-MS 技术对复方大川芎片及其组成药材药效组分所含非挥发性化学成分进行解析，在正、负离子两种检测模式下推测出了天麻药效组分中的 21 个化学成分，其中大部分为巴利森苷类成分；川芎药效组分中的 40 个化学成分，其中大部分为酚酸类和苯肽类成分；复方大川芎片中的 38 种化学成分，其中大部分为总苷类、酚酸类和苯肽类成分。采用 GC-MS/MS 技术对川芎药材所含挥发性成分进行解析，在以甲醇为溶剂时鉴定出 56 个化学成分，以乙酸乙酯为溶剂时鉴定出 81 个化学成分，除去共有成分，共鉴定出 92 个化学成分。初步明确了天麻药效组分、川芎药效组分和复方大川芎片可能发挥治疗偏头痛药效的主要化学成分。同时，本章复方大川芎片及组成药材药效组分体外 UPLC-Q-TOF-MS 分析方法的建立及所含化学成分的分析与鉴定也为后续复方大川芎片及组成药材药效组分入血成分的分析研究奠定了基础。

参 考 文 献

[1] Chen S，Liu J Q，Xiao H，et al. Simultaneous qualitative assessment and quantitative analysis of metabolites（phenolics，nucleosides and amino acids）from the roots of fresh gastrodia elata using UPLC-ESI-Triple quadrupole ion MS and ESI-Linear ion trap high-resolution MS[J]. PloS One，2016，11（3）：1-16.

[2] 杨帆，肖远胜，章飞芳，等. 当归化学成分的 HPLC-MS/MS 分析[J]. 药学学报，2006（11）：1078-1083.

[3] Yi T, Leung K S, Lu G H, et al. Simultaneous qualitative and quantitative analyses of the major constituents in the rhizome of Ligusticum Chuanxiong using HPLC-DAD-MS[J]. Chemical & Pharmaceutical Bulletin, 2006, 54 (2): 255-259.

[4] 季芳，吕雪芳. 川芎中挥发性化学成分的研究[J]. 浙江化工，2003，34（2）：19-20.

[5] 陈友鸿，莫尚志，李洁仪，等. 川芎挥发油成分研究[J]. 中药材，2004，27（8）：580-582.

[6] 洪鹰，季芳. 川芎中挥发性化学成分的研究[J]. 中国药业，2003，12（6）：31-32.

[7] 钟凤林，杨连菊，吉力，等. 不同产地和品种川芎中挥发油成分的研究[J]. 中国中药杂志，1996，21（3）：147.

[8] 白雪，黄惠锋，吴修红，等. HPLC-DAD-MS/MS 法分析金银花中化学成分[J]. 食品与药品，2015，17（1）：5-8.

[9] Li Z, Wang Y, Ouyang H, et al. A novel dereplication strategy for the identification of two new trace compounds in the extract of Gastrodia elata using UHPLC/Q-TOF-MS/MS[J]. Journal of Chromatography B, 2015, 988: 45-52.

[10] 屠亚茹，欧阳慧子，孙梦杰，等. UPLC-Q-TOF-MS/MS 方法鉴定血必净注射液中 20 种化学成分[J]. 天津中医药大学学报，2017，36（3）：209-213.

[11] 沈岚，林晓，梁爽，等. HPLC-DAD-MS 联用技术表征大川芎方效应组分中主要化学成分[J]. 中国实验方剂学杂志，2012，18（7）：128-134.

[12] 吕亚男，谭光国. 芎归汤主要化学成分的 HPLC-TOF-MS 分析[J]. 药学实践杂志，2015，33（1）：49-52.

[13] 朱姮，于金倩，刘倩，等. 基于 RRLC-DAD-ESI-Q-TOF-MS 技术的山东金银花多指标定量指纹图谱分析[J]. 中国实验方剂学杂志，2017，23（19）：82-89.

[14] 倪书茂，钱大玮，尚尔鑫，等. 大川芎方化学成分的超高效液相色谱-电喷雾-四极杆飞行时间质谱分析[J]. 中国实验方剂学杂志，2010，16（1）：39-45.

[15] 徐晓芳，孙东东，李祥，等. 川芎水提部位化学成分的 UPLC-ESI-Q-TOF-MS 分析[J]. 南京中医药大学学报，2013，29（4）：382-386.

[16] 胡杨，刘春明，胡蕴梅，等. 川芎化学成分的高效液相色谱-电喷雾质谱研究[J]. 时珍国医国药，2012，23（8）：1868-1872.

[17] 容悦莹，冯素香，刘冬云，等. HPLC-MS/MS 法鉴定脑脉通中的化学成分[J]. 中成药，2016，38（7）：1544-1550.

[18] 李松林，林鸽，钟凯声，等. 应用 HPLC-DAD-MS 联用技术研究中药川芎指纹图谱[J]. 药学学报，2004，39（8）：621-626.

第六章 复方大川芎片及其组成药材质量控制研究

引　　言

大川芎片由川芎、天麻两味中药制成，为更加全面合理的控制复方大川芎片质量，本章针对大川芎片及其所含天麻、川芎两味药材，分别从有机、无机角度开展其质量控制研究。针对有机化学成分，采用高效液相色谱法建立药材指纹图谱和多指标成分质量控制方法；针对无机元素，采用ICP-MS电感耦合等离子体质谱法对药材及复方中的微量元素进行测定，从无机角度评价其质量。进而针对复方整体，采用“谱-效关系”研究方法，寻找其发挥疗效的活性成分，建立多指标成分质量控制方法。并运用灰色关联软件将大川芎片质量控制的有机方面和无机方面相关联，探寻二者内在联系，为更加全面、系统的评价大川芎片复方质量奠定基础。

第一节　天麻、川芎药材质量控制研究

一、天麻总苷类组分多指标成分定量研究

（一）实验材料

1. 药材与试剂

天麻药材（购于大连民大中药有限公司，批号为：C140135，经辽宁中医药大学翟延君教授鉴定为兰科植物天麻 *Gastrodia elata* B1.的干燥块茎）；天麻素对照品（中国药品生物制品检定所，批号：110807-201306）；腺苷对照品（中国药品生物制品检定所，批号：110807-201308）；对羟基苯甲醇对照品（四川省维克奇生物科技有限公司，批号：130712）；对羟基苯甲醛对照品（四川省维克奇生物科技有限公司，批号：140301）；巴利森苷A对照品（四川省维克奇生物科技有限公司，批号：140320）。

2. 仪器与设备

Agilent-1100高效液相色谱仪（美国安捷伦科技有限公司）；HPLC-TOF/MS（美国安捷伦科技有限公司）；YJ-200A型高速中药粉碎机（亿健品牌）；20～100μl移液枪（法国吉尔森公司）。

（二）实验方法与结果

1. 对照品溶液的制备

分别称取腺苷、天麻素、对羟基苯甲醇、对羟基苯甲醛、巴利森苷A对照品适量，精密

称定，加甲醇分别制成每 1ml 含腺苷 0.116mg、天麻素 1.080mg、对羟基苯甲醇 0.100mg、对羟基苯甲醛 0.010mg、巴利森苷 A 3.266mg 的对照品溶液，摇匀，即得。

2. 供试品溶液的制备

取天麻粉末（过 40 目筛）约 5g，精密称定，置圆底烧瓶中，加入 70%乙醇 50ml 进行加热回流提取，提取 3 次，每次 1h，过滤，合并滤液，滤液浓缩至 10ml，湿法上 AB-8 树脂柱（10g），先用 10ml 蒸馏水除杂，再用 50ml 90%乙醇进行洗脱，收集洗脱液，蒸至近干，加甲醇溶液溶解并定容至 10ml 容量瓶中，摇匀，过 0.22μm 滤膜，即得。

3. 色谱条件

色谱柱为 Agilent TC-C18（4.6mm×250mm，5μm）；流动相为 0.04%甲酸水溶液（A）-乙腈（B）；流速为 1.0 ml/min；检测器波长为 270nm；进样量为 5μl；柱温为 30℃。

流动相梯度洗脱程序见表 6.1。

表 6.1　流动相梯度洗脱程序表

时间/min	流动相 A/%	流动相 B/%
0	98	2
3	98	2
10	92	8
12	91	9
30	91	9
60	70	30

4. 方法学考察

（1）线性范围考察

精密吸取上述混合对照品溶液 1～6 号各 1μl、3μl、5μl、10μl、14μl、18μl 注入高效液相色谱仪中，按本节“3.色谱条件”项下色谱条件测定，测得各自峰面积，以对照品进样量（μg）X 为横坐标，峰面积 Y 为纵坐标，对标准曲线进行绘制，标准曲线数据见表 6.2，得各对照品的线性回归方程，结果见表 6.3、图 6.1 至图 6.5。表明各化合物在一定范围内呈良好的线性关系。

表 6.2　天麻总苷中 5 种成分标准曲线数据

化合物	指标	样品号					
		1	2	3	4	5	6
腺苷	进样量	0.116	0.348	0.580	1.160	1.624	2.088
	峰面积	200.1	570.2	992.4	1984.8	2769.2	3572.6
天麻素	进样量	1.080	3.240	5.400	10.800	15.120	19.440
	峰面积	182.2	600.3	1016.1	2032.4	2840.2	3587.5
对羟基苯甲醇	进样量	0.100	0.300	0.500	1.000	1.400	1.800
	峰面积	45.0	140.1	244.2	490.4	683.8	876.4
对羟基苯甲醛	进样量	0.010	0.030	0.050	0.100	0.140	0.180

续表

化合物	指标	样品号					
		1	2	3	4	5	6
对羟基苯甲醛	峰面积	89.2	259.3	418.8	839.7	1160.1	1508.5
巴利森苷 A	进样量	3.266	9.798	16.330	32.660	45.724	58.788
	峰面积	280.8	867.1	1453.6	2901.3	4050.5	5202.4

表 6.3 各被测成分的线性回归分析结果

成分	线性回归方程	线性范围/μg	R
腺苷	Y=1713.9X–8.3670	0.116～2.088	0.9999
天麻素	Y=186.13X+1.0934	1.080～19.440	0.9998
对羟基苯甲醇	Y=490.27X–3.4155	0.100～1.800	0.9999
对羟基苯甲醛	Y=8311.5X+6.1253	0.010～0.180	0.9999
巴利森苷 A	Y=88.593X–0.1466	3.266～58.788	1.0000

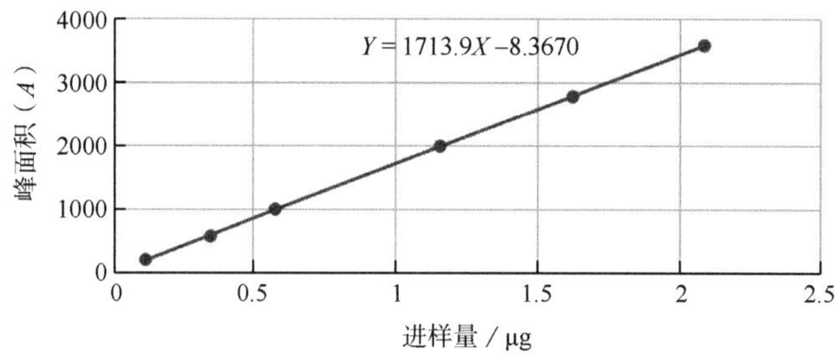

图 6.1 腺苷标准曲线图

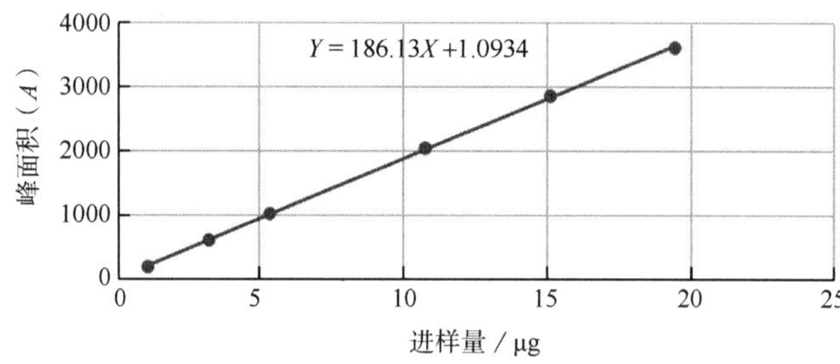

图 6.2 天麻素标准曲线图

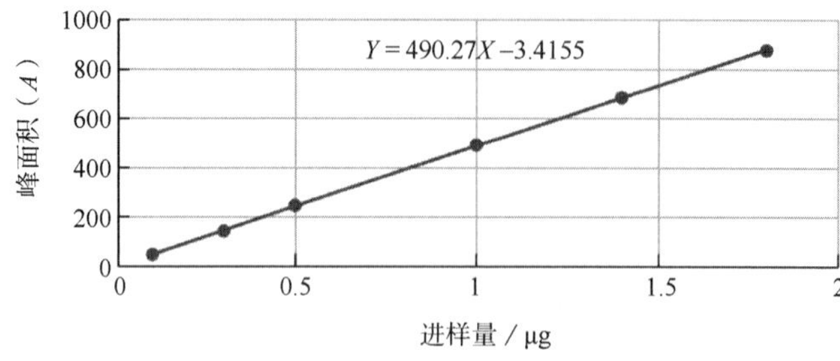

图 6.3 对羟基苯甲醇标准曲线图

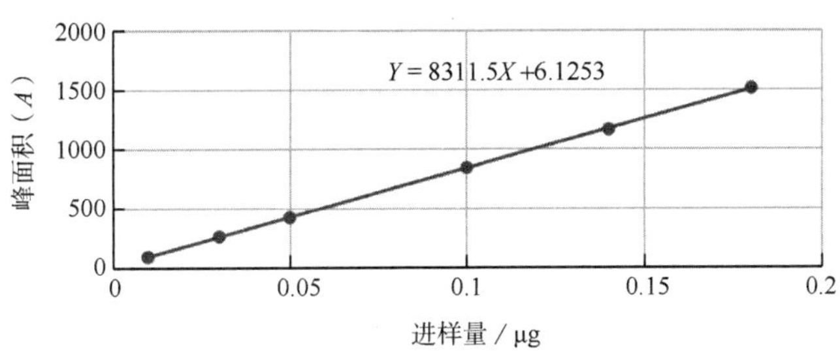

图 6.4 对羟基苯甲醛标准曲线图

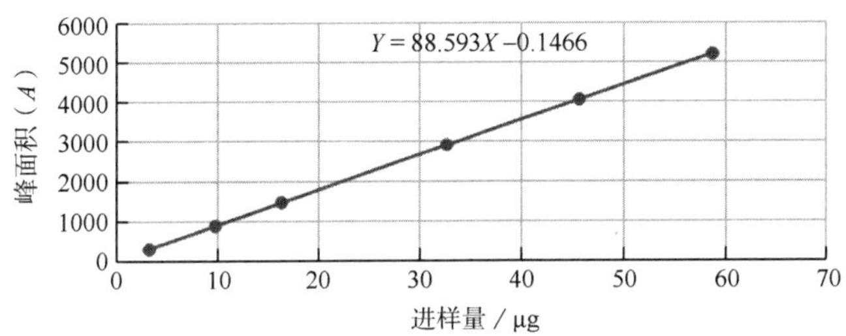

图 6.5 巴利森苷 A 标准曲线图

（2）精密度实验

吸取混合对照品溶液 5μl，按本节“3.色谱条件”项下色谱条件测定，连续进样 6 次，记录各色谱峰的峰面积，结果见表 6.4，测得 5 种成分的峰面积值 RSD 分别为 0.79%、1.03%、1.83%、2.50%、1.08%（n=6），表明仪器精密度良好。

表 6.4 精密度考察结果（n=6）

样品号	峰面积				
	腺苷	天麻素	对羟基苯甲醇	对羟基苯甲醛	巴利森苷 A
1	992.41	1016.10	244.21	418.85	1453.60
2	987.13	1009.21	235.98	410.82	1460.12
3	1002.25	998.23	241.56	398.71	1441.25
4	990.32	1000.97	243.09	400.08	1424.93
5	979.10	1024.91	239.31	409.64	1468.08
6	984.91	1001.25	249.01	390.75	1439.74
平均峰面积	989.35	1008.45	242.19	404.81	1447.95
RSD/%	0.79	1.03	1.83	2.50	1.08

（3）稳定性实验

取同一供试品溶液，按本节“3.色谱条件”项下色谱条件测定，分别在 0h、2h、4h、8h、12h、24h 进样，测定各指标性成分峰面积，结果测得 5 种成分的峰面积值 RSD 分别为 0.94%、1.10%、2.87%、2.02%、1.98%，表明供试品溶液在 24 h 内稳定性良好，见表 6.5。

表 6.5 稳定性实验结果（n=6）

测定时间/h	峰面积				
	腺苷	天麻素	对羟基苯甲醇	对羟基苯甲醛	巴利森苷 A
0	760.76	2052.74	136.42	558.34	2177.80

续表

测定时间/h	峰面积				
	腺苷	天麻素	对羟基苯甲醇	对羟基苯甲醛	巴利森苷 A
2	751.19	2041.14	140.90	560.94	2113.45
4	770.83	2039.08	135.21	548.01	2120.76
8	765.31	2060.27	131.90	561.82	2154.82
12	759.48	2034.19	132.13	568.71	2209.74
24	768.85	2078.25	130.41	537.55	2098.89
平均峰面积	762.74	2052.61	134.50	555.90	2145.91
RSD/%	0.94	1.10	2.87	2.02	1.98

（4）重复性实验

取同一样品 6 份，按本节“2.供试品溶液的制备”项下方法制备供试品溶液，分别测定各指标性成分峰面积，计算样品含量，结果测得 5 种成分的含量分别为 0.177mg/g、4.330mg/g、0.112mg/g、0.026mg/g、9.754 mg/g，其 RSD 分别为 1.47%、1.32%、1.26%、2.88%、0.97%（n=6），表明该方法重复性良好，见表 6.6。

表 6.6 重复性实验结果（n=6）

样品称样量/g	含量/（mg/g）				
	腺苷	天麻素	对羟基苯甲醇	对羟基苯甲醛	巴利森苷 A
5.019	0.178	4.364	0.112	0.027	9.786
5.010	0.179	4.256	0.113	0.027	9.771
5.016	0.177	4.309	0.111	0.026	9.802
5.009	0.175	4.421	0.110	0.026	9.697
5.011	0.180	4.298	0.112	0.025	9.871
5.013	0.173	4.330	0.114	0.026	9.599
平均含量	0.177	4.330	0.112	0.026	9.754
RSD/%	1.47	1.32	1.26	2.88	0.97

（5）加样回收率实验

取天麻粉末 2.5g，共 6 份，精密称定，分别精密加入腺苷 0.225mg/ml、天麻素 5.25mg/ml、对羟基苯甲醇 0.076mg/ml、对羟基苯甲醛 0.027mg/ml、巴利森苷 A 12.005mg/ml 混合对照品 2ml，按本节“2.供试品溶液的制备”项下方法制备供试品溶液，并按本节“3.色谱条件”项下方法测定样品，计算含量，计算加样回收率。结果它们的平均加样回收率分别为 99.07%、98.10%、98.81%、100.00%、98.51%，RSD 分别为 0.82%、1.21%、1.07%、2.34%、0.95%。结果表明本方法回收率在 95%～105%范围内且 RSD 值均小于 2.0%，符合药典规定，见表 6.7 至表 6.11。

表 6.7 腺苷回收率（n=6）

样品号	称样量/g	样品中腺苷/mg	对照品加入量/mg	测得量/mg	回收率/%	平均回收率/%	RSD/%
1	2.508	0.444	0.450	0.895	100.22	99.07	0.82
2	2.504	0.443	0.450	0.890	99.33		

续表

样品号	称样量/g	样品中腺苷/mg	对照品加入量/mg	测得量/mg	回收率/%	平均回收率/%	RSD/%
3	2.502	0.443	0.450	0.890	99.33	99.07	0.82
4	2.510	0.444	0.450	0.890	99.11		
5	2.511	0.444	0.450	0.884	97.78		
6	2.513	0.445	0.450	0.889	98.67		

表 6.8　天麻素回收率（n=6）

样品号	称样量/g	样品中天麻素/mg	对照品加入量/mg	测得量/mg	回收率/%	平均回收率/%	RSD/%
1	2.511	10.873	10.500	20.976	96.22	98.10	1.21
2	2.514	10.886	10.500	21.212	98.34		
3	2.518	10.903	10.500	21.318	99.19		
4	2.510	10.868	10.500	21.179	98.20		
5	2.518	10.903	10.500	21.337	99.37		
6	2.509	10.864	10.500	21.081	97.30		

表 6.9　对羟基苯甲醇回收率（n=6）

样品号	称样量/g	样品中对羟基苯甲醇/mg	对照品加入量/mg	测得量/mg	回收率/%	平均回收率/%	RSD/%
1	2.511	0.281	0.280	0.561	100.00	98.81	1.07
2	2.518	0.282	0.280	0.561	99.64		
3	2.509	0.281	0.280	0.556	98.21		
4	2.502	0.280	0.280	0.552	97.14		
5	2.505	0.281	0.280	0.559	99.29		
6	2.508	0.281	0.280	0.557	98.57		

表 6.10　对羟基苯甲醛回收率（n=6）

样品号	称样量/g	样品中对羟基苯甲醛/mg	对照品加入量/mg	测得量/mg	回收率/%	平均回收率/%	RSD/%
1	2.514	0.065	0.054	0.118	98.15	100.00	2.34
2	2.510	0.065	0.054	0.120	101.85		
3	2.501	0.065	0.054	0.117	96.30		
4	2.508	0.065	0.054	0.120	101.85		
5	2.516	0.065	0.054	0.120	101.85		
6	2.509	0.065	0.054	0.119	100.00		

表 6.11　巴利森苷 A 回收率（n=6）

样品号	称样量/g	样品中巴利森苷 A/mg	对照品加入量/mg	测得量/mg	回收率/%	平均回收率/%	RSD/%
1	2.500	24.385	24.010	47.756	97.34	98.51	0.95
2	2.510	24.483	24.010	48.116	98.43		
3	2.513	24.512	24.010	48.522	100.00		
4	2.515	24.531	24.010	48.325	99.10		
5	2.509	24.473	24.010	47.976	97.89		
6	2.502	24.405	24.010	48.004	98.29		

（6）样品含量测定

取同一批号天麻药材粉末 5g（共 3 份），精密称定，分别按本节“2.供试品溶液的制备”项下方法制备供试品溶液，按本节“3.色谱条件”项下色谱条件进行测定，记录色谱峰峰面积，测定样品中 5 种化学成分的含量。结果见表 6.12。

表 6.12 含量测定结果

成分 称样量/g	腺苷/（mg/g）	天麻素/（mg/g）	对羟基苯甲醇/（mg/g）	对羟基苯甲醛/（mg/g）	巴利森苷 A/（mg/g）
5.012	0.176	4.383	0.111	0.026	9.798
5.009	0.179	4.290	0.114	0.027	9.801
5.031	0.175	4.387	0.112	0.027	9.780
平均含量	0.177	4.353	0.112	0.027	9.860
RSD/%	1.18	1.26	1.36	2.17	1.06

结果表明，腺苷、天麻素、对羟基苯甲醇、对羟基苯甲醛和巴利森苷 A 这 5 种成分的含量分别为 0.177mg/g、4.353mg/g、0.112mg/g、0.027mg/g、9.860mg/g。

（三）小结

本实验比较了甲醇-水、乙腈-水等多种流动相系统，发现乙腈-水系统对样品各成分分离度较好，但有拖尾现象，因此为改善峰型，将流动相调整为弱酸性，分别考察了 0.04%和 1.0%的甲酸水，结果发现 0.04%的甲酸水就可以达到改善峰形和提高分离度的效果，天麻总苷类中强极性成分较多并且在低波长 220nm 下吸收较为明显，故选择乙腈-0.04%甲酸水系统初始梯度为 5%有机相，但低波长 220nm 下高效液相色谱基线不平稳，综合考虑选择 270nm 作为检测波长。

长期以来，中药的质量控制与评价多数是通过测定中药中单一成分的含量来控制中药质量，单一成分很难反映中药的整体质量信息，不足以保证中药的安全、有效、可控，2010 版《中国药典》天麻以天麻素为指标进行含量测定，本书在前期实验基础上，通过对表征出的腺苷、天麻素、对羟基苯甲醇、对羟基苯甲醛和巴利森苷 A 的含量进行测定，建立全面的质量控制体系来控制天麻药材质量，为进一步控制中药材质量提供依据。结果表明它们分别在 0.116～2.088μg、1.080～19.440μg、0.100～1.800μg、0.010～0.180μg、3.266～58.788μg 范围内呈良好的线性关系，其含量分别为 0.177mg/g、4.353mg/g、0.112mg/g、0.027mg/g、9.860mg/g，该方法操作简单，精密度、重复性、稳定性、回收率均符合分析要求，能够综合全面地分析天麻药材的质量，从而保证天麻药材质量的安全、可靠[1~4]。

二、天麻总苷类组分的指纹图谱研究

（一）实验材料

1. 药材与试剂

不同产地天麻药材（安徽、丹东、贵州、河北、凤城、湖北、吉林、辽宁、四川的野生籽培育购自安国药材批发市场，经辽宁中医药大学翟延君教授鉴定为兰科植物天麻 *Gastrodia elata* B1.的干燥块茎）；天麻素对照品（中国药品生物制品检定所，批号：110807-201306）；腺苷对照品（中国药品生物制品检定所，批号：110807-201308）；对羟基苯甲醇对照品（四川省维克奇生物科技有限公司，批号：130712）；对羟基苯甲醛对照品（四川省维克奇生物科技有限公司，批号：140301）；巴利森苷 A 对照品（四川省维克奇生物科技有限公司，批号：140320）。

2. 仪器与设备

Agilent-1100 高效液相色谱仪（美国安捷伦科技有限公司）；HPLC-TOF/MS（美国安捷伦科技有限公司）；YJ-200A 型高速中药粉碎机（亿健品牌）；20～100μl 移液枪（法国吉尔森公司）。

（二）方法与结果

1. 天麻总苷指纹图谱的建立

（1）对照品溶液的制备

称取适量天麻素对照品，精密称定，加甲醇制成每 1ml 含天麻素 1.08mg 的对照品溶液，摇匀，即得对照品溶液。

（2）供试品溶液的制备

取天麻粉末（过 40 目筛）约 5g，精密称定，置圆底烧瓶中，加入 70%乙醇 50ml 进行加热回流提取，提取 3 次，每次 1h，过滤，合并滤液，滤液浓缩至 10ml，湿法上 AB-8 树脂柱（10g），先用 10ml 蒸馏水除杂，再用 50ml 90%乙醇进行洗脱，收集洗脱液，蒸至近干，加甲醇溶液溶解并定容至 10ml 容量瓶中，摇匀，过 0.22μm 滤膜，即得。

（3）色谱条件

色谱柱为 Agilent TC-C18（4.6mm×250mm，5μm）；流动相为 0.04%甲酸水溶液（A）-乙腈（B）；流速为 1.0 ml/min；检测器波长为 270nm；进样量为 5μl；柱温为 30℃。

流动梯度洗脱程序见表 6.13。

表 6.13　流动相梯度洗脱程序表

时间/min	流动相 A/%	流动相 B/%
0	98	2
3	98	2
10	92	8
12	91	9
30	91	9
60	70	30

（4）精密度实验

取同一批供试品溶液，连续进样 6 次，依法测定，记录指纹图谱数据，以天麻素峰为参照峰，其他各共有峰相对保留时间 RSD 在 0.04%～0.13%之间，见表 6.14，相对峰面积 RSD 在 0.79%～2.99%之间，见表 6.15，RSD 值均小于 3%，表明仪器的精密度良好，符合指纹图谱要求。

表 6.14　精密度实验（相对保留时间）

样品＼峰号	1	2	3	4	5	6	7	8	9	10	11	12
1	0.943	1.000	1.129	1.273	1.314	2.027	2.294	2.676	3.553	3.678	4.040	4.352
2	0.945	1.000	1.128	1.274	1.314	2.026	2.295	2.677	3.554	3.677	4.043	4.355
3	0.944	1.000	1.126	1.275	1.315	2.028	2.296	2.676	3.555	3.680	4.044	4.350
4	0.942	1.000	1.128	1.273	1.313	2.029	2.293	2.679	3.557	3.675	4.041	4.350
5	0.941	1.000	1.127	1.272	1.311	2.027	2.294	2.677	3.552	3.677	4.042	4.354
6	0.945	1.000	1.130	1.274	1.314	2.028	2.291	2.678	3.551	3.676	4.043	4.351
均值	0.943	1.000	1.128	1.274	1.314	2.028	2.294	2.677	3.554	3.677	4.042	4.352
RSD/%	0.12	0.00	0.13	0.08	0.10	0.05	0.08	0.04	0.06	0.05	0.04	0.05

表 6.15　精密度实验（相对峰面积）

样品＼峰号	1	2	3	4	5	6	7	8	9	10	11	12
1	0.371	1.000	0.469	0.066	0.463	0.355	0.048	0.272	0.834	0.148	1.061	0.062
2	0.368	1.000	0.468	0.065	0.460	0.351	0.047	0.273	0.829	0.140	1.065	0.060
3	0.372	1.000	0.469	0.064	0.471	0.350	0.045	0.277	0.823	0.144	1.050	0.065
4	0.377	1.000	0.465	0.065	0.478	0.354	0.046	0.279	0.837	0.141	1.069	0.064
5	0.378	1.000	0.460	0.066	0.456	0.358	0.046	0.274	0.847	0.146	1.072	0.061
6	0.373	1.000	0.458	0.064	0.459	0.359	0.045	0.270	0.840	0.142	1.055	0.063
均值	0.373	1.000	0.465	0.065	0.465	0.355	0.046	0.274	0.835	0.144	1.062	0.063
RSD/%	1.01	0.00	1.03	1.38	1.80	1.02	2.53	1.21	1.01	2.15	0.79	2.99

（5）稳定性实验

取同一批供试品溶液，分别在 0h、2h、4h、8h、12h、24h 依法进行检测，记录指纹图谱数据，以天麻素峰为参照峰，其他各共有峰相对保留时间 RSD 在 0.13%～0.54%之间，见表 6.16，相对峰面积 RSD 在 1.02%～3.99%，见表 6.17，表明该样品稳定性良好，符合指纹图谱要求。

表 6.16　稳定性实验（相对保留时间）

样品＼峰号	1	2	3	4	5	6	7	8	9	10	11	12
1	0.943	1.000	1.129	1.273	1.314	2.027	2.294	2.676	3.553	3.678	4.040	4.352
2	0.948	1.000	1.120	1.271	1.318	2.023	2.297	2.678	3.560	3.670	4.053	4.344
3	0.941	1.000	1.124	1.278	1.317	2.022	2.296	2.670	3.556	3.688	4.047	4.333
4	0.945	1.000	1.125	1.273	1.311	2.027	2.291	2.679	3.560	3.671	4.031	4.359
5	0.942	1.000	1.122	1.276	1.311	2.024	2.298	2.672	3.541	3.675	4.048	4.350
6	0.946	1.000	1.137	1.270	1.312	2.021	2.299	2.671	3.547	3.676	4.042	4.341
均值	0.944	1.000	1.126	1.274	1.314	2.024	2.296	2.674	3.553	3.676	4.044	4.347
RSD/%	0.28	0.00	0.54	0.24	0.23	0.13	0.13	0.14	0.21	0.18	0.19	0.21

表 6.17　稳定性实验（相对峰面积）

样品＼峰号	1	2	3	4	5	6	7	8	9	10	11	12
1	0.371	1.000	0.469	0.066	0.463	0.355	0.048	0.272	0.834	0.148	1.061	0.062
2	0.369	1.000	0.478	0.061	0.461	0.357	0.046	0.275	0.825	0.141	1.055	0.064
3	0.375	1.000	0.465	0.062	0.475	0.358	0.048	0.279	0.833	0.147	1.052	0.062
4	0.379	1.000	0.462	0.065	0.479	0.351	0.046	0.278	0.857	0.140	1.069	0.064
5	0.368	1.000	0.473	0.067	0.455	0.367	0.047	0.265	0.827	0.149	1.078	0.063
6	0.363	1.000	0.450	0.067	0.458	0.343	0.045	0.277	0.850	0.153	1.050	0.060
均值	0.371	1.000	0.466	0.065	0.465	0.355	0.047	0.274	0.836	0.146	1.061	0.063
RSD/%	1.51	0.00	2.09	3.99	2.07	2.24	2.60	1.90	2.03	3.40	1.02	2.43

（6）重复性实验

分别取同一批样品 6 份，按本节“2.供试品溶液的制备”项下方法制备供试品溶液并依法进行检测，记录指纹图谱数据，以天麻素峰为参照峰，其他各共有峰相对保留时间 RSD 在 0.11%～0.61%之间，见表 6.18，相对峰面积 RSD 在 1.12%～4.20%之间，见表 6.19，表明该方法重复性良好，符合指纹图谱要求。

表 6.18　重复性实验（相对保留时间）

样品＼峰号	1	2	3	4	5	6	7	8	9	10	11	12
1	0.943	1.000	1.129	1.273	1.314	2.027	2.294	2.676	3.553	3.678	4.040	4.352
2	0.940	1.000	1.119	1.271	1.310	2.029	2.295	2.670	3.561	3.677	4.050	4.349
3	0.943	1.000	1.123	1.270	1.311	2.020	2.287	2.675	3.554	3.690	4.049	4.331
4	0.942	1.000	1.128	1.278	1.315	2.021	2.281	2.671	3.560	3.672	4.039	4.369
5	0.947	1.000	1.121	1.279	1.319	2.031	2.298	2.678	3.545	3.670	4.044	4.341
6	0.948	1.000	1.138	1.272	1.319	2.025	2.295	2.679	3.557	3.679	4.042	4.347
均值	0.944	1.000	1.126	1.274	1.315	2.025	2.292	2.675	3.555	3.678	4.044	4.348
RSD/%	0.32	0.00	0.61	0.30	0.29	0.22	0.28	0.14	0.16	0.19	0.11	0.29

表 6.19　重复性实验（相对峰面积）

样品＼峰号	1	2	3	4	5	6	7	8	9	10	11	12
1	0.371	1.000	0.469	0.066	0.463	0.355	0.048	0.272	0.834	0.148	1.061	0.062
2	0.376	1.000	0.457	0.064	0.468	0.367	0.043	0.271	0.848	0.145	1.065	0.061
3	0.385	1.000	0.455	0.067	0.483	0.368	0.045	0.272	0.820	0.141	1.078	0.060
4	0.369	1.000	0.467	0.068	0.470	0.351	0.046	0.279	0.856	0.142	1.070	0.064
5	0.367	1.000	0.473	0.065	0.465	0.357	0.047	0.275	0.859	0.151	1.079	0.065
6	0.361	1.000	0.460	0.066	0.450	0.373	0.048	0.266	0.828	0.154	1.047	0.065
均值	0.372	1.000	0.464	0.065	0.467	0.362	0.046	0.273	0.841	0.147	1.067	0.063
RSD/%	2.22	0.00	1.55	3.31	2.30	2.40	4.20	1.59	1.89	3.48	1.12	3.40

2. 十产地天麻总苷指纹图谱的建立

对 10 个产地的样品分别进行分析检测，采用中药指纹图谱相似度评价软件系统（2004A）,建立 HPLC 指纹图谱共有模式[5, 6]。以对照图谱为参照计算各样品指纹图谱相似度，结果各样品指纹图谱与对照图谱进行比较，它们的相似度分别为 0.893、0.977、0.980、0.832、0.967、0.613、0.818、0.955、0.756、0.963，见表 6.20。本实验所建立的指纹图谱共标定 12 个共有峰，见图 6.6 至图 6.8，共有峰面积占本书所示指纹图谱总峰面积的 80%以上，符合指纹图谱共有峰的要求。经前期表征实验结果可知，指认出峰 1 为腺苷、峰 2 为天麻素、峰 4 为对羟基苯甲醇、峰 8 为对羟基苯甲醛、峰 9 为巴利森苷 B、峰 10 为巴利森苷 C、峰 11 为巴利森苷 A。

表 6.20 相似度计算结果表

产地	安徽	丹东	贵州	河北	凤城	湖北	吉林	辽宁	四川	野生	对照
安徽	1	0.942	0.882	0.715	0.924	0.744	0.761	0.905	0.82	0.791	0.893
丹东	0.942	1	0.964	0.809	0.97	0.687	0.81	0.957	0.8	0.924	0.977
贵州	0.882	0.964	1	0.835	0.96	0.604	0.893	0.95	0.732	0.941	0.98
河北	0.715	0.809	0.835	1	0.827	0.483	0.761	0.785	0.577	0.783	0.832
凤城	0.924	0.97	0.96	0.827	1	0.668	0.858	0.963	0.78	0.888	0.967
湖北	0.744	0.687	0.604	0.483	0.668	1	0.519	0.594	0.927	0.543	0.613
吉林	0.761	0.81	0.893	0.761	0.858	0.519	1	0.814	0.598	0.734	0.818
辽宁	0.905	0.957	0.95	0.785	0.963	0.594	0.814	1	0.732	0.898	0.955
四川	0.82	0.8	0.732	0.577	0.78	0.927	0.598	0.732	1	0.701	0.756
野生	0.791	0.924	0.941	0.783	0.888	0.543	0.734	0.898	0.701	1	0.963
对照	0.893	0.977	0.98	0.832	0.967	0.613	0.818	0.955	0.756	0.963	1

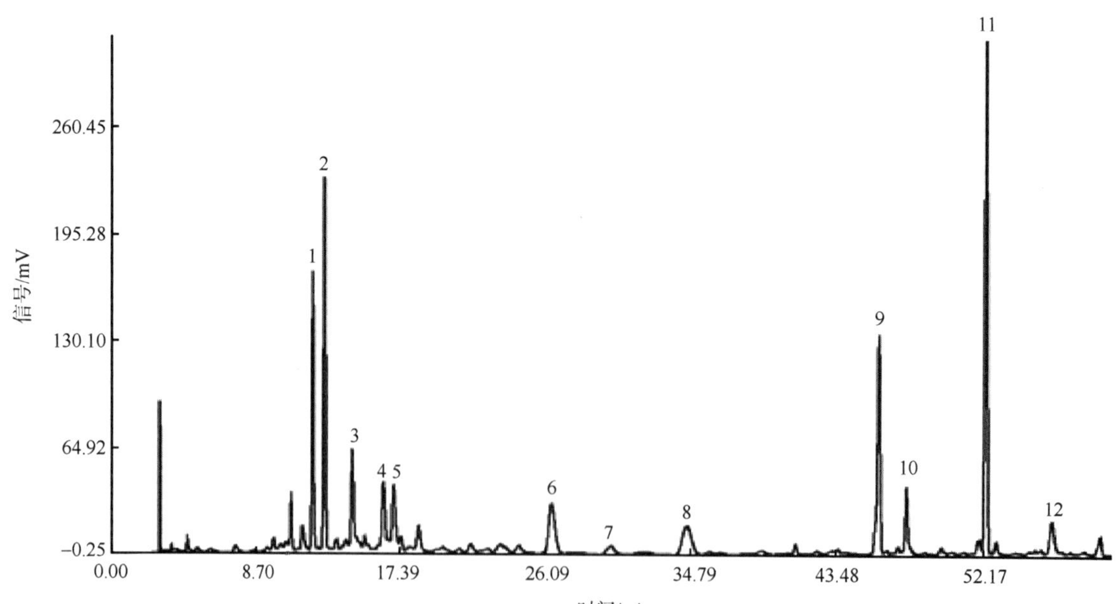

图 6.6 指纹图谱共有模式图

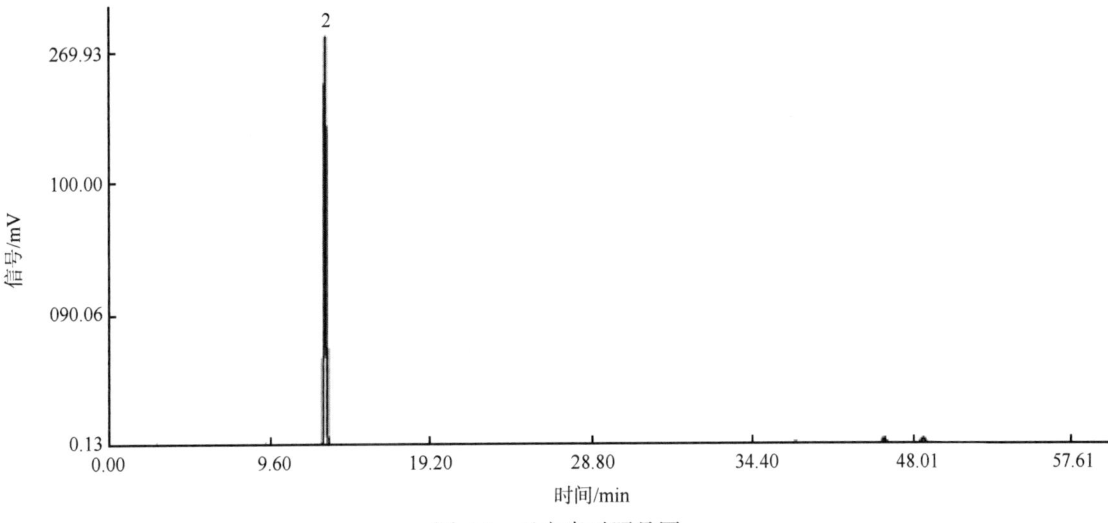

图 6.7　天麻素对照品图

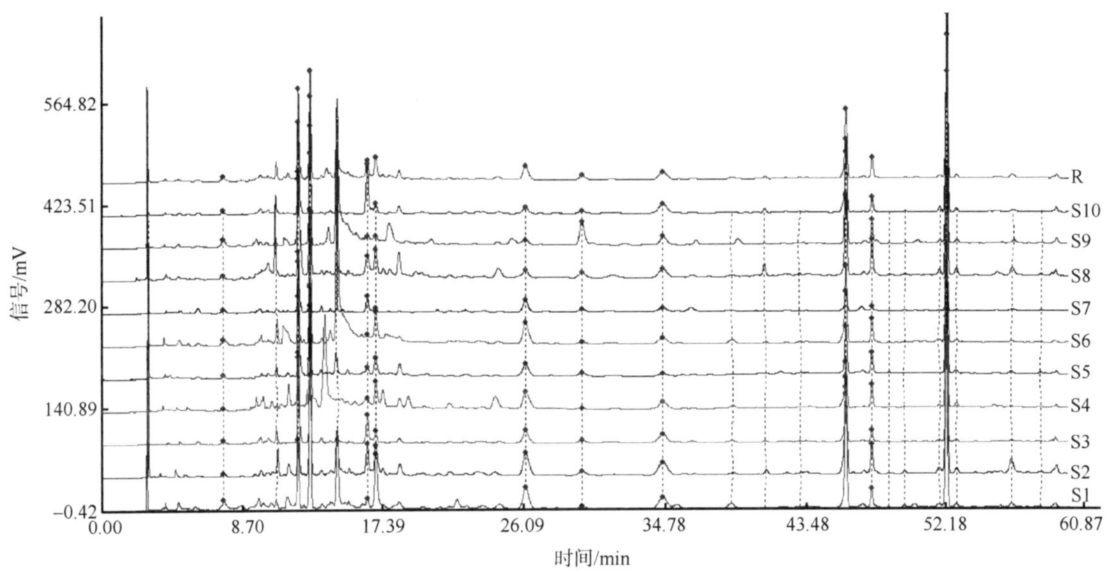

图 6.8　10 批不同产地天麻总苷类组分指纹图谱叠加图

3. 各产地天麻总苷指纹图谱的聚类分析

对 10 个不同产地的天麻总苷类组分指纹图谱进行分析，获得 12 个共有峰，将 HPLC 法测定所得的 10 个产地的各峰面积均数化，处理成量化特征峰数据，见表 6.21。处理后的特征峰数据为各峰与各峰平均面积的比值，以衡量样品中各成分含量变化情况。运用 SPSS 19.0 进行系统聚类分析，采用组间联结法，利用欧式距离作为样品的测度[7]。聚类谱系图见图 6.9。聚类分析将 10 个产地的天麻分为三类。贵州、吉林、凤城、河北、野生为一类，表明其天麻总苷类组分含量差异相对较小，它们药材质量相似，安徽、辽宁、丹东为一类，表明它们的天麻总苷类组分含量差异相对也较小，其药材质量相似，湖北、四川为一类，根据聚类结果可知，不同产地天麻总苷类组分含量存在差异。

表 6.21　各量化特征峰面积

共有峰	安徽	丹东	贵州	河北	凤城	湖北	吉林	辽宁	四川	野生
1	0.74	1.22	0.96	1.65	0.91	0.92	0.58	1.35	0.76	0.93
2	1.76	1.50	0.60	0.47	0.83	1.25	0.24	1.63	1.16	0.54
3	0.98	0.66	0.12	0.06	0.29	4.65	0.05	0.16	2.96	0.06
4	0.43	1.69	1.47	0.50	0.45	0.37	0.81	1.61	0.15	2.51
5	2.57	1.65	0.48	1.14	0.81	1.37	0.12	1.21	0.20	0.44
6	1.48	1.68	0.86	1.27	0.97	1.53	0.76	0.63	0.38	0.44
7	0.53	1.01	0.59	0.13	0.87	0.41	0.50	1.14	4.34	0.49
8	1.35	1.69	1.01	1.00	0.31	0.76	0.45	1.11	1.12	1.20
9	1.59	1.51	0.76	0.73	0.66	1.17	0.26	1.11	1.29	0.92
10	0.95	1.59	0.54	1.07	0.96	1.17	0.26	1.81	0.90	0.77
11	1.00	1.46	0.73	0.92	0.71	1.06	0.19	1.23	1.19	1.52
12	1.06	3.29	0.52	0.4	0.6	0.5	0.36	1.73	0.88	0.66

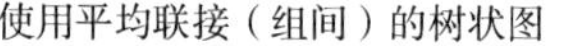

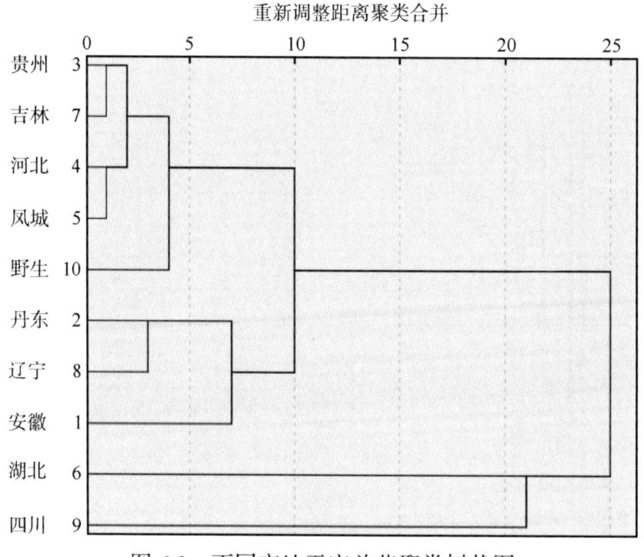

图 6.9　不同产地天麻总苷聚类树状图

4. 天麻总苷指纹图谱主成分分析（PCA）

本实验运用SPSS 19.0统计分析软件进行主成分分析，得到主成分方差以及初始因子载荷矩阵，结果见表 6.22、表 6.23。由主成分的贡献率可知，主成分 1 的贡献率最大为 43.554%，主成分 2 和 3 贡献率依次分别为 18.867%和 16.318%，其他成分的贡献率较小，系统自动提取前 3 个特征值大于 1 的主成分，其累积方差贡献率达到 78.739%，可用这 3 个主成分新变量代替原有的 12 个变量。

表 6.22　特征值和方差贡献率

主成分	初始特征值			提取特征值		
	总计	方差百分比	方差累积值	总计	方差百分比	方差累积值
1	5.226	43.554	43.554	5.226	43.554	43.554
2	2.264	18.867	62.421	2.264	18.867	62.421
3	1.958	16.318	78.739	1.958	16.318	78.739

表 6.23 初始因子载荷矩阵

峰位	主成分			峰位	主成分		
	1	2	3		1	2	3
1	0.404	−0.525	−0.212	7	0.090	0.490	0.786
2	0.860	0.341	0.008	8	0.813	−0.226	0.239
3	0.204	0.807	0.096	9	0.908	0.309	0.142
4	0.174	−0.826	0.307	10	0.837	−0.118	−0.005
5	0.746	0.146	−0.566	11	0.775	−0.188	0.428
6	0.504	0.160	−0.772	12	0.802	−0.236	0.119

初始因子载荷矩阵中的数据除以主成分相对应的特征值开平方所得值为主成分中每个指标所对应的系数。主成分表达式：

$F1=0.177X_1+0.376X_2+0.089X_3+0.076X_4+0.326X_5+0.220X_6+0.039X_7+0.356X_8+0.397X_9+0.366X_{10}+0.339X_{11}+0.351X_{12}$；

$F2=-0.349X_1+0.227X_2+0.536X_3-0.549X_4+0.097X_5+0.106X_6+0.326X_7-0.150X_8+0.205X_9-0.078X_{10}-0.125X_{11}-0.157X_{12}$；

$F3=-0.152X_1+0.006X_2+0.069X_3+0.219X_4-0.405X_5-0.552X_6+0.562X_7+0.171X_8+0.102X_9-0.004X_{10}+0.306X_{11}+0.085X_{12}$。

在 3 个主成分中，F1、F2 是特征值较大的，信息量较全面的指标，其累积方差贡献率达到 62.421%，在主成分 1 中系数较大的为 X_2、X_9、X_{10}，在主成分 2 中系数较大的为 X_1、X_3、X_4，表明峰 1、2、3、4、9、10 的量在天麻药材控制中有相对重要的作用。对这 6 个峰量化峰面积，运用 SPSS 19.0 进行系统聚类分析，采用组间联结法，利用欧式距离作为样品的测度。聚类谱系图见图 6.10。结果表明，贵州、吉林、凤城、河北、野生为一类，安徽、辽宁、丹东为一类，湖北、四川为一类，经主成分分析结果筛选出数据进行聚类分析与之前聚类结果一致，由此得出，通过多元统计分析可以初步筛选出天麻总苷类组分合理的质量控制指标。

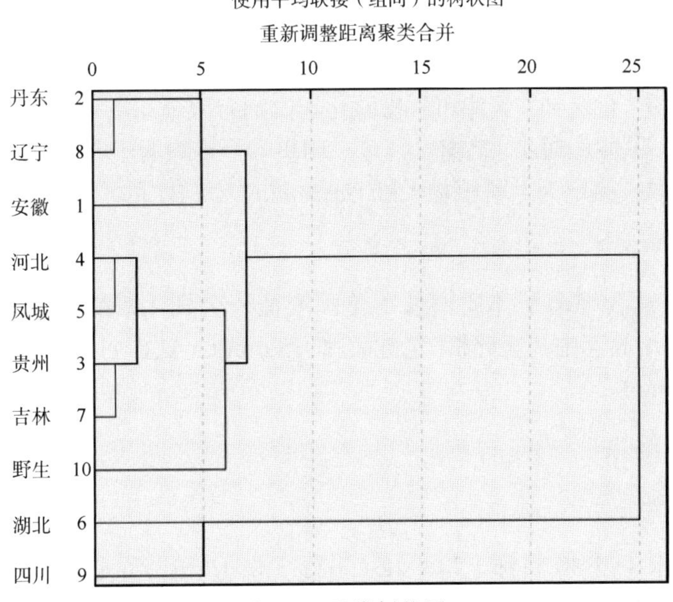

图 6.10 聚类树状图

（三）小结

本实验将前期实验研究中分离富集得到的纯度相对较高的天麻总苷类组分进行分析，建立了该类组分的指纹图谱，其精密度、重复性及稳定性均良好，共确立了包括腺苷、天麻素、对羟基苯甲醇等在内的 12 个共有峰，以共有模式图谱为对照，各产地样品相似度在 0.613～0.980 之间，运用 SPSS 19.0 进行系统聚类分析，将 10 个产地的天麻分为三类。贵州、吉林、凤城、河北、野生为一类，其天麻总苷类组分含量差异相对较小，它们药材质量相似，安徽、辽宁、丹东为一类，其药材质量相似，湖北、四川为一类，根据聚类结果可知，不同样品之间的相对含量比值有差异，本实验所建立的指纹图谱可以有效地评价天麻药材质量。

本书采用多元统计分析方法研究天麻总苷类组分指纹图谱，目的是为了找出隐藏在众多共性下的差异、差异中的共性，本书首先运用聚类分析对 10 批不同产地的天麻进行聚类，为快速区分不同来源的药材提供了科学依据，然后运用主成分分析，筛选出在天麻药材控制中起相对重要作用的特征峰，对其再进行聚类分析，结果与之前一致，相互验证，明确了其发挥药效的物质基础，即对天麻药材进行质量评价时需注重峰 1 腺苷、峰 2 天麻素、峰 4 对羟基苯甲醇、峰 9 巴利森苷 B、峰 10 巴利森苷 C 成分的监控，来确保产品安全性和有效性，为天麻药材的质量控制的指标性成分选择提供合理的依据，从而更有针对性的控制天麻药材质量。

三、天麻中无机元素的研究

（一）实验材料

1. 药物与试剂

Agilent 多元素混标标准储备溶液：Ag、Al、Ba、Be、Co、Mo、Sb、Se、Ti、V、Th、U、Cr、Mn、Ni、Cu、Zn、As、Hg、Cd、Pb（10 mg/L，Agilent U.S.A）；Ca、Fe、K、Na、Mg（1000 mg/L，Agilent U.S.A），批号：5183-4688；均由国家标准物质研究中心提供，根据测试需要稀释后使用；内标液：Li，Sc，Ge，Y，In，Tb，Bi（10μg/ml，Agilent U.S.A，产品号：Part#5183-4680）；调谐液：Li，Y，Ce，Ti，Co（10 ppt，Agilent U.S.A，产品号：Part#5184-3566）；高纯氩气（氩体积分数＞99.99%，大连经济技术开发区嘉盛气体有限公司）；浓硝酸（含量 65%～68%）、氢氟酸（优级纯，天津市科密欧化学试剂有限公司）；不同产地天麻药材（安徽、丹东、贵州、河北、凤城、湖北、吉林、辽宁、四川、野生均购于安国药材批发市场，经辽宁中医药大学翟延君教授鉴定为兰科植物天麻 *Gastrodia elata* B1.的干燥块茎）；水为超纯水。

2. 仪器与设备

7500A 型电感耦合等离子体质谱仪（美国安捷伦公司）；SW-2 微波消解系统（德国 Berghog）；YJ-200A 型高速中药粉碎机（亿健品牌）；Sartorius ALC-11.4 电子天平（德国 Sartorius 公司，精密度 0.01mg）。

（二）方法与结果

1. 微波消解条件

取天麻样品粉末（过 40 目筛）约 0.2g（平行 3 份），精密称定，置聚四氟乙烯（TFM）消解罐中，用移液管精密加入 7ml 浓 HNO_3 和 2ml 氢氟酸，拧紧保护盖，将消解罐放入微波消解仪中，连接好压力传感器，按表 6.24 微波消解条件进行消解，冷却到室温，打开消解罐，将消解液转移至 100ml 容量瓶中，用超纯水多次洗涤消解罐，定容至刻度，摇匀，待测，同法做空白样品。仪器工作参数见表 6.25。

表 6.24　微波消解条件

步骤	上升时间/min	时间/min	温度/℃
1	5	3	130
2	8	5	200
3	3	17	200
4	10	10	75
5	5	5	75

表 6.25　仪器工作参数

项目	参数
RF 功率/W	1250
等离子体流速/（L/min）	15.0
载气流速/（L/min）	1.14
采样深度/mm	7.8
采样锥孔径：NickeL	1.0 mm/0.4 mm
雾化室温度/℃	2
分析时间/质量	0.1
重复次数	3

2. 方法学考察

（1）线性关系考察

精密吸取 Agilent 多元素混标标准储备溶液，水介质将 Cu、Zn、Mn、Ni、Cd、As、Pb、Cr、Hg 等元素逐级稀释为 0ng/ml、10ng/ml、20ng/ml、30ng/ml、50ng/ml 的系列标准曲线溶液，水介质将 Ca、Fe、Mg、K 元素逐级稀释为 0ng/ml，1000ng/ml，2000ng/ml，3000ng/ml、5000ng/ml 的系列标准曲线溶液，在优化的实验条件下，采集空白及系列标准曲线溶液，以浓度 X（ppb）为横坐标，比率 Y 为纵坐标，仪器自动绘制标准曲线。线性回归方程见表 6.26。

表 6.26　各元素标准曲线线性回归方程

成分	线性回归方程	R
Mg	$Y=3.866\times10^{-1}X+4.273\times10^{-2}$	0.9995
Al	$Y=9.067\times10^{-1}X+4.770\times10^{-1}$	1.0000
K	$Y=8.130\times10^{-1}X+1.379\times10^{2}$	1.0000
Ca	$Y=1.522\times10^{-3}X+4.090\times10^{-1}$	0.9996
V	$Y=1.018X+1.645\times10^{-1}$	1.0000
Cr	$Y=1.107\times10^{-1}X+5.118\times10^{-1}$	0.9993
Mn	$Y=1.073X+8.671\times10^{-1}$	1.0000

续表

成分	线性回归方程	R
Fe56	$Y=8.821\times10^{-1}X+1.527\times10^{2}$	1.0000
Fe57	$Y=2.183X+3.136$	0.9994
Cd	$Y=1.002\times10^{-1}X-2.171\times10^{2}$	0.9999
Co	$Y=4.815X+1.120$	0.9999
Ni	$Y=1.082X+4.600$	0.9997
Cu63	$Y=2.468X+1.543$	0.9997
Cu64	$Y=1.151X+2.205$	0.9994
Zn	$Y=6.352\times10^{-1}X+1.087$	0.9993
As	$Y=5.762\times10^{-1}X+3.180$	0.9993
Sb	$Y=3.342\times10^{-1}X-4.945\times10^{-2}$	0.9998
Ba	$Y=1.257\times10^{-1}X+3.082\times10^{-5}$	0.9994
Pb	$Y=6.812\times10^{-1}X+1.456\times10^{-1}$	0.9999
Hg	$Y=1.255\times10^{-1}X+4.713\times10^{-1}$	0.9989

（2）精密度实验

取同一样品重复测量6次，在标准物质的规定范围内，测得各元素的RSD在1.21%～4.03%之间，表明该方法精密度良好。

（3）重复性实验

取同一批天麻药材粉末约0.2g（共6份），精密称定，按本节“2.供试品溶液的制备”项下方法制备供试品溶液，测得各元素的RSD在1.43%～4.55%之间，表明该方法重复性良好。

（4）稳定性实验

取天麻药材粉末约0.2g，精密称定，按本节“2.供试品溶液的制备”项下方法制备供试品溶液，分别在0h、2h、4h、6h、8h、10h测定各元素含量，测得各元素的RSD在1.10%～3.03%之间，表明该方法稳定性良好。

（5）加样回收率实验

取天麻药材粉末约0.1g，精密称定，用标准加入法对样品进行加标回收实验，回收率均在94.15%～103.81%之间，符合相关要求。

3. 不同产地天麻药材中无机元素的测定

取10批不同产地天麻药材粉末约0.2g（每个产地平行3份），精密称定，按本节“2.供试品溶液的制备”项下方法制备供试品溶液，按本节“1.微波消解条件”项下仪器工作参数进行测定[8, 9]，全定量测定结果见表6.27。

表6.27 10批不同产地天麻无机元素含量测定结果（$n=3$）

元素	含量/（μg/g）				
	安徽	丹东	凤城	贵州	河北
Mg	628.000	536.500	389.850	321.550	245.875
Al	3673.250	1688.000	2176.000	3238.000	1131.000

续表

元素	含量/（μg/g）				
	安徽	丹东	凤城	贵州	河北
K	4886.500	3444.500	6137.500	5438.750	3611.500
Ca	462.900	905.500	1220.750	635.000	968.500
V	0.531	0.393	0.402	0.549	0.397
Cr	4.982	5.021	18.235	6.189	7.625
Mn	13.740	16.420	8.980	23.095	5.985
Fe56	274.450	199.525	213.125	161.850	150.725
Fe57	2.938	2.126	1.986	1.674	1.408
Cd	0.080	0.006	0.031	0.026	0.109
Co	0.989	0.823	0.274	0.495	0.522
Ni	1.215	0.862	1.333	0.408	2.261
Cu63	5.613	13.698	7.570	8.005	10.843
Cu64	12.875	12.615	12.380	10.100	16.908
Zn	14.180	14.720	13.038	12.388	17.255
As	1.612	1.560	0.869	1.200	1.240
Sb	2.737	0.455	1.827	0.047	0.482
Ba	30.785	43.075	32.415	7.830	68.548
Pb	0.625	0.375	0.954	0.848	1.223
Hg	＜0.000	＜0.000	＜0.000	＜0.000	＜0.000

元素	含量/（μg/g）				
	湖北	吉林	辽宁	四川	野生
Mg	683.250	427.750	792.250	515.875	611.750
Al	2143.500	1768.250	1205.750	847.000	2291.500
K	4387.750	4546.500	2820.250	2590.000	3985.250
Ca	1401.000	1053.000	1038.750	489.050	1384.250
V	0.556	0.279	0.231	0.230	0.405
Cr	12.505	9.490	8.605	5.816	14.680
Mn	11.405	4.631	4.833	5.850	6.250
Fe56	236.700	125.900	126.775	131.050	219.000
Fe57	2.250	1.067	1.186	1.333	2.049
Cd	0.061	0.000	0.011	0.071	0.000
Co	0.210	0.014	0.219	0.291	0.067
Ni	1.360	1.381	1.992	1.197	0.767
Cu63	7.275	11.088	6.838	4.215	5.638
Cu64	13.740	11.673	7.598	8.848	6.023
Zn	13.503	13.175	8.558	9.358	6.798
As	0.425	1.129	1.153	1.395	0.806
Sb	0.600	4.584	0.042	0.122	0.003
Ba	54.525	31.068	29.040	44.405	21.335
Pb	0.512	0.359	0.460	1.032	0.179
Hg	＜0.000	＜0.000	＜0.000	＜0.000	＜0.000

4. 10 批不同产地天麻药材聚类分析

运用 SPSS 19.0 进行系统聚类分析，采用组间联结法，利用欧式距离作为样品的测度[10, 11]。聚类谱系图见图 6.11。聚类分析将 10 个产地的天麻分为三类。湖北、野生、吉林为一类，辽宁、丹东、河北、四川为一类，安徽、贵州、凤城为一类。根据聚类结果可知，这些微量元素在不同样品体内分布跟地理位置和生长环境有一定关系。

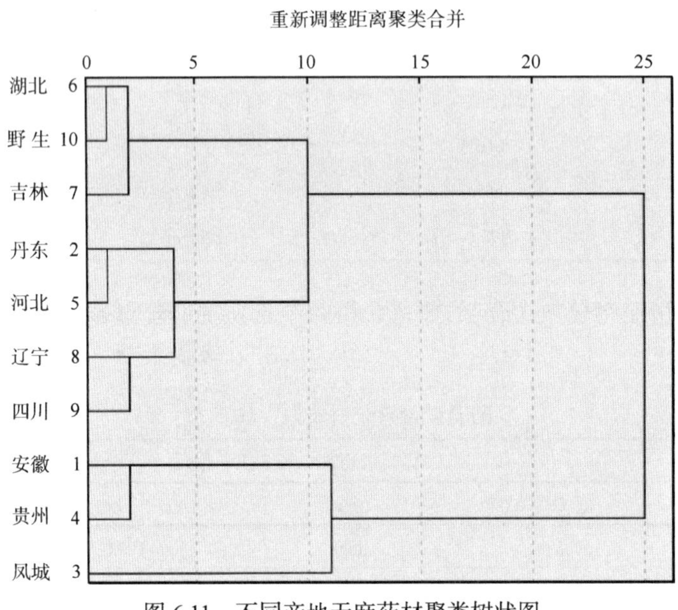

图 6.11　不同产地天麻药材聚类树状图

5. 重金属含量测定结果

重金属由表 6.27 可知，各批样品中的铅（Pb）含量介于 0.179～1.223μg/g 之间，以河北天麻含量最高，野生天麻含量最低；镉（Cd）的含量介于 0.000～0.109μg/g 之间，以河北天麻含量最高，吉林和野生天麻含量最低；铜（Cu63）的含量介于 4.215～13.698μg/g 之间，以丹东天麻含量最高，四川天麻含量最低；铜（Cu64）的含量介于 6.023～16.908μg/g 之间，以河北天麻含量最高，野生天麻含量最低；砷（As）的含量介于 0.425～1.612μg/g 之间，以安徽天麻含量最高，湖北天麻含量最低；汞（Hg）的含量均小于 0；根据我国对外贸易合作部制订的《药用植物及制剂进出口绿色行业标准》中有关重金属和砷盐的限量指标要求：重金属总量≤20.0mg/kg，铅（Pb）≤5.0mg/kg，镉（Cd）≤0.3mg/kg，铜（Cu）≤20.0mg/kg，砷（As）≤2.0mg/kg，汞（Hg）≤0.2mg/kg。本实验结果得出各产地天麻样品中的重金属含量均没有超过标准，符合限量标准。

（三）小结

目前对天麻药材的研究多集中在药材中有机活性成分中，而对微量元素的研究较少，微量元素在人体生命活动中具有重要的生理功能，对生命活动具有重大意义[12]，本书通过对不同产地天麻药材中的微量元素进行测定，对全面和客观评价其质量具有重要的意义。

重金属污染是影响中药材质量的重要因素，随着现代分析检测技术的发展，重金属对人类健康的影响越来越受到关注，本书采用微波消解和电感耦合等离子体质谱法对天麻药材中重金属元素铅（Pb）、镉（Cd）、铜（Cu）、砷（As）、汞（Hg）进行测定，结果显示各元素含量均限量标准范围内。

四、川芎药材组分多指标成分定量研究

（一）仪器与材料

1. 仪器

Agilent-1290 高效液相色谱仪（美国安捷伦科技有限公司）；CP225D 电子分析天平[德国赛多利斯集团（十万分之一）]；Milli-Q 超纯水处理装置（美国 Millipore 公司）；SHZ-DIII型循环水式真空泵（巩义市予华仪器有限责任公司）；YJ-200A 高速中药粉碎机（亿健品牌）；HS6150 型超声波清洗器（天津恒奥科技发展有限公司）；UPLC-Q-TOF-MS（美国安捷伦科技有限公司）。

2. 材料

乙腈（色谱纯，德国 Merck 公司）；甲醇、甲酸（色谱纯，天津市科密欧化学试剂有限公司）；10 批川芎样品分别采自 S1 都江堰、S2 甘肃、S3 灌县、S4 广西、S5 广元、S6 贵州、S7 湖北、S8 彭州市、S9 秦巴山、S10 云南，经辽宁中医药大学翟延君教授鉴定为川芎 *Ligusticum chuanxiong* Hort.的干燥根茎；阿魏酸对照品（中国药品生物制品检定所，批号：110807-201306）；香草酸对照品（成都普菲德生物技术有限公司，批号：110807-201306）；绿原酸对照品（成都普菲德生物技术有限公司，批号：140601）；洋川芎内酯 A 对照品（成都普菲德生物技术有限公司，批号：140914）；洋川芎内酯 I 对照品（成都普菲德生物技术有限公司，批号：150213）。

（二）方法与结果

1. 色谱条件

色谱柱为 Agilent TC-C18（250mm×4.6mm，5μm）；流动相为 0.1%甲酸水溶液（A）-乙腈（B）；流速为 1.0ml/min；检测波长为 280nm；进样量为 5μl；柱温为 30℃。

流动相梯度洗脱程序见表 6.28，色谱图见图 6.12。

表 6.28　流动相梯度洗脱程序表

时间/min	流动相 A/%	流动相 B/%
0	10	90
15	16	84
32	27	73
35	37	63
60	58	42

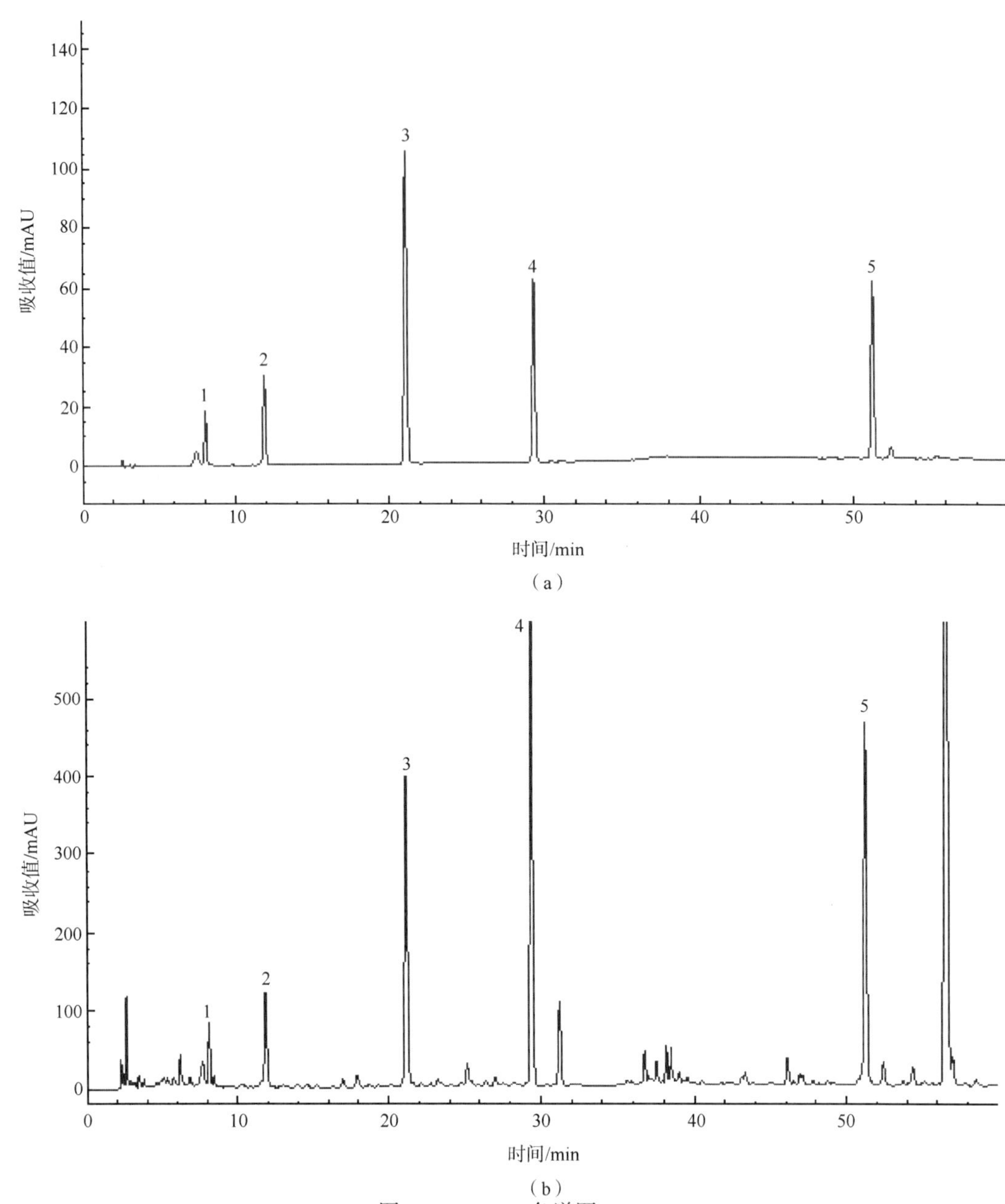

图 6.12 HPLC 色谱图

(a)混合对照品;(b)川芎样品

1. 绿原酸; 2. 香草酸; 3. 阿魏酸; 4. 洋川芎内酯 I; 5. 洋川芎内酯 A

2. 对照品溶液制备

精密称取绿原酸、香草酸、阿魏酸、洋川芎内酯 I 和洋川芎内酯 A 对照品适量,精密称定,加甲醇制成每 1ml 含绿原酸 36.20μg、香草酸 17.76μg、阿魏酸 98.36μg、洋川芎内酯 I 58.8μg、洋川芎内酯 A 113.10μg 的混合对照品溶液,即得。

3. 供试品溶液的制备

分别取 10 批川芎药材样品,粉碎处理(过 40 目筛),取粉末约 2g,精密称定,置具塞锥形瓶中，精密加入甲醇 25ml，密塞，称定重量，超声处理（250W，40kHz）30min，放冷，再称定重量，用甲醇补足减失重量，摇匀，滤过，取续滤液，经 0.22μm 微孔滤膜过滤，即得。

4. 方法学考察

（1）线性关系考察

分别精密吸取本节“2.对照品溶液制备”项下制备的混合对照品溶液 2μl、5μl、8μl、11μl、17μl、20μl，注入高效液相色谱系统，测得各自峰面积，以对照品进样量（μg）X 为横坐标，峰面积 Y 为纵坐标，对标准曲线进行绘制，得各对照品的线性回归方程，结果见表 6.29。表明各化合物在一定范围内呈良好的线性关系。

表 6.29　回归方程及线性范围

化合物	回归方程	线性范围/μg	R
绿原酸	Y=1569.5X−8.7143	0.0724～0.7240	1.0000
香草酸	Y=2936.8X+0.46	0.0355～0.3552	0.9999
阿魏酸	Y=3009.1X+1.4	0.1967～1.9673	1.0000
洋川芎内酯 I	Y=3684X+4.5524	0.1176～1.1760	0.9999
洋川芎内酯 A	Y=1465.8X+17.39	0.2262～2.2620	0.9999

（2）精密度实验

精密度考察：在本节“1.色谱条件”项色谱条件下，取同一批试品溶液 5μl，连续进样 6 次，计算绿原酸、香草酸、阿魏酸、洋川芎内酯 I 和洋川芎内酯 A 的峰面积 RSD 分别为 0.41%、0.15%、0.26%、0.18%和 0.17%，结果表明仪器的精密度良好。

（3）稳定性实验

在本节“1.色谱条件”项色谱条件下，取同一批供试品溶液 5μl，分别在 0h、2h、4h、6h、10h、24h 重复 6 次，计算绿原酸、香草酸、阿魏酸、洋川芎内酯 I 和洋川芎内酯 A 的峰面积 RSD 分别为 1.18%、1.08%、0.25%、0.32%和 0.45%，说明供试品溶液在 24h 内稳定性良好。

（4）重复性实验

按本节“3.供试品溶液的制备”项下方法同时制备 S8 供试品溶液 6 份，按本节“1.色谱条件”项下色谱条件进行测定。计算绿原酸、香草酸、阿魏酸、洋川芎内酯 I 和洋川芎内酯 A 的峰面积 RSD 分别为 0.35%、0.18%、0.27%、0.16%和 0.27%，说明方法重复性良好。

（5）加样回收率实验

按本节“3.供试品溶液的制备”项下方法同时制备 S8 供试品溶液 6 份，每份 0.5g，精密称定，分别加入绿原酸、香草酸、阿魏酸、洋川芎内酯 I 和洋川芎内酯 A 对照品各 0.362mg、0.355mg、2.544mg、0.882mg 和 2.262mg 按本节“3.供试品溶液的制备”项下制备条件得到加样回收溶液。计算绿原酸、香草酸、阿魏酸、洋川芎内酯 I 和洋川芎内酯 A 的加样回收率，结果绿原酸、香草酸、阿魏酸、洋川芎内酯 I 和洋川芎内酯 A 的加样回收率分别为 99.71%、101.20%、99.53%、100.28%和 100.26%，RSD 分别为 3.08%、1.61%、1.37%、0.89%和 1.14%，表明该方法准确度良好。

5. 相对校正因子的测定

取本节“2.对照品溶液的制备”项下的混合对照品溶液，测定绿原酸、香草酸、阿魏酸、洋川芎内酯 I 和洋川芎内酯 A 的峰面积。以阿魏酸为参照峰，计算绿原酸、香草酸、洋川芎内酯 I 和洋川芎内酯 A 的相对校正因子[13]，结果见表 6.30 由结果可知不同型号液相色谱仪、不同色谱柱和不同温度对各成分相对于阿魏酸的相对因子（RSD/%）均小于 5.00%，说明该方法重现性良好。

表 6.30 4 种成分的相对校正因子的计算

仪器	色谱柱	温度/℃	f（阿魏酸/绿原酸）	f（阿魏酸/香草酸）	f（阿魏酸/洋川芎内酯 I）	f（阿魏酸/洋川芎内酯 A）
Agilent-1290	Agilent（250mm×4.6mm，5μm）1 号		0.6692	0.4578	0.2912	0.7098
	Agilent（250mm×4.6mm，5μm）2 号	30	0.6394	0.4731	0.2949	0.7508
	Eclipse Plus（2.1 mm×50 mm，1.8μm）		0.6164	0.4291	0.2926	0.6592
Agilent-1290	Kromasil	20	0.5762	0.4929	0.2946	0.7684
		30	0.6005	0.4875	0.2946	0.7662
		40	0.5989	0.4852	0.2948	0.7737
Agilent-1260	Agilent（250 mm×4.6 mm，5μm）	30	0.6006	0.4842	0.2950	0.7689
	Kromasil	30	0.5921	0.4790	0.2922	0.7643
均值			0.6117	0.4736	0.2937	0.7452
RSD/%			2.77	1.96	0.14	3.78

6. 外标法与 QAMS 法比较

取 10 批不同产地川芎药材，按本节“3.供试品溶液的制备”项下条件制备，分别精密吸取供试品、阿魏酸对照品和混合对照品各 5μl 进样，分别按照外标法和一标多评法计算不同产地川芎药材中绿原酸、香草酸、阿魏酸、洋川芎内酯 I 和洋川芎内酯 A 的含量，结果见表 6.31。由结果可知，外标法与 QAMS 法测量川芎药材中 4 种成分含量 RSD 均小于 5%，说明 2 种方法无显著性差别，QAMS 法准确度较好。

表 6.31 外标法与 QAMS 法测量川芎药材中 4 种成分含量结果比较

产地	阿魏酸/（mg/g）	绿原酸/（mg/g）		香草酸/（mg/g）		洋川芎内酯 I/（mg/g）		洋川芎内酯 A/（mg/g）	
		QAMS 法	外标法	QAMS 法	外标法	QAMS 法	外标法	QAMS 法	外标法
彭州市	3.67	0.57	0.58	0.70	0.68	2.14	2.13	4.63	4.41
广元	2.68	0.18	0.20	0.73	0.71	2.37	2.35	4.45	4.24
灌县	4.63	0.61	0.67	0.76	0.74	1.65	1.63	5.49	5.23
湖北	2.40	0.38	0.41	0.46	0.44	1.05	1.04	2.20	2.09
都江堰	3.72	0.58	0.64	0.33	0.32	1.03	1.02	3.19	3.04
广西	1.52	0.47	0.51	0.25	0.24	0.18	0.18	2.39	2.28

续表

产地	阿魏酸/（mg/g）	绿原酸/（mg/g）		香草酸/（mg/g）		洋川芎内酯 I/（mg/g）		洋川芎内酯 A/（mg/g）	
		QAMS 法	外标法	QAMS 法	外标法	QAMS 法	外标法	QAMS 法	外标法
贵州	1.46	0.47	0.52	0.40	0.38	0.92	0.92	2.90	2.80
甘肃	2.11	0.56	0.61	0.24	0.24	0.30	0.30	2.91	2.77
秦巴山	3.36	1.33	1.46	0.63	0.61	1.19	1.18	3.91	3.72
云南	4.16	2.97	3.25	0.08	0.08	0.13	0.13	5.75	5.48

（三）小结

中药成分复杂，来源广泛，受地理环境、自然环境影响较大，通过单一含量指标控制药材质量难以反映中药整体的内在质量。因此中药的多含量指标质量评价模式是中药现代化发展的要求，“一测多评法”（QAMS）由王智民教授率先提出，仅测定 1 个成分，来实现多个成分的同步监控[14, 15]。采用 DAD 检测器通过紫外吸收图谱确定绿原酸、香草酸、阿魏酸、洋川芎内酯 I、洋川芎内酯 A 在 280nm 处均有较大吸收，且分离度良好。因此采用 280nm 作为检测波长。川芎中主要含有挥发油和酚酸类成分，洋川芎内酯类对照品为油状物易残留、易分解且成本较高。相反阿魏酸对照品稳定易得[16, 17]，且在川芎药材中含量适中，适合作为内参，通过阿魏酸做内参测定川芎中绿原酸、香草酸、阿魏酸、洋川芎内酯 I、洋川芎内酯 A 的含量，不但体现了 QAMS 法易操作、简便和成本低的特点而且达到了更加全面科学控制川芎药材多种成分的目的。

五、川芎中无机元素的研究

（一）实验材料

1. 仪器与设备

Agilent-7500a 型电感耦合等离子体质谱仪（美国安捷伦科技有限公司）；Agilent-1290 高效液相色谱仪（美国安捷伦科技有限公司）；CP225D 电子分析天平[德国赛多利斯集团（十万分之一）]；Milli-Q 超纯水处理装置（美国 Millipore 公司）；SHZ-DIII型循环水式真空泵（巩义市予华仪器有限责任公司）；YJ-200A 高速中药粉碎机（亿健品牌）；HS6150 型超声波清洗器（天津恒奥科技发展有限公司）；UPLC-Q-TOF-MS（美国安捷伦科技有限公司）；容量瓶使用前用 5%HNO_3 浸泡过夜，用去离子水清洗后备用。

2. 药材与试剂

10 批川芎样品分别采自 S1 都江堰、S2 甘肃、S3 灌县、S4 广西、S5 广元、S6 贵州、S7 湖北、S8 彭州市、S9 秦巴山、S10 云南，经辽宁中医药大学翟延君教授鉴定为川芎 *Ligusticum chuanxiong* Hort 的干燥根茎；Agilent 多元素混标标准储备溶液：Ag、Al、Ba、Be、Co、Mo、Sb、Se、Ti、V、Th、U、Cr、Mn、Ni、Cu、Zn、As、Hg、Cd、Pb（10 ppm，Agilent U.S.A）；Ca、Fe、K、Na、Mg（1000ppm，Agilent U.S.A），单标溶液 Hg 单元素标准溶液（100ppm，美国 Accustandard Inc.公司）均由国家标准物质研究中心提供，根据测试需要稀释后使用；内标液：Li、Sc、Ge、Y、In、Tb、Bi（10ppm，Agilent U.S.A，产品号：Part#5183-4680，浓度

为 10ppt）；调谐液：Li、Y、Ce、Ti、Co（10ppm，Agilent U.S.A，产品号：Part#5184-3566）；高纯氩气（氩体积分数＞99.99%，大连经济技术开发区嘉盛气体有限公司）；浓硝酸（含量 65%～68%）、氢氟酸（优级纯，天津市科密欧化学试剂有限公司）。

（二）实验方法与结果

1. 定量方法的建立

（1）样品消化

取 10 个不同产地川芎样品粉末（过 40 目筛）约 0.5g（平行 3 份），精密称定，置聚四氟乙烯（TFM）消解罐中，用移液管精密加入 7.0ml 浓 HNO_3、4.0ml HF 和 5.0ml $HClO_4$，将消解罐在通风柜采用电热板消解法，定容至 100ml 容量瓶中，摇匀，即得供试品溶液。空白试剂在相同条件下进行消解，供试品溶液与空白试剂溶液一式 3 份。

（2）川芎样品中无机元素的含量测定

对 10 批不同产地川芎中无机元素进行全定量含量测定[18, 19]。

（3）仪器的工作参数

RF 功率 1.25kW，等离子体流速为 15.0L/min，载气流量 1.14L/min，采样深度 8.4mm，采样锥孔径 Nickel 1.0mm，截取锥孔径 0.4mm，雾化室温度 2℃，测点数/质量为 6，样品提升率 1.45ml/min，分析时间 0.1s。

（4）标准曲线的建立

对标准溶液、供试品溶液和空白溶液进行测定时，添加稀释 10 倍的内标元素（^{6}Li、^{45}Sc、^{72}Ge、^{89}Y、^{115}In、^{159}Tb、^{209}Bi）。精密吸取 0ppb、1000ppb、2000ppb、5000ppb、10000ppb 的 Mg、K、Ca 标准液；0ppb、10ppb、20ppb、50ppb、100 ppb 的 Be、Al、V、Cr、Mn、Co、Cu、As、Se、Cd、Ba、Pb 标准液。纵坐标为标准溶液待测元素分析峰响应值与内标元素参比峰响应值的比值，横坐标为浓度，绘制标准曲线，回归方程如表 6.32，各元素相关系数 $R \geqslant 0.99$，符合 2010 年版《中国药典》的要求，方法可行。

表 6.32　无机元素标准曲线

测定元素	回归方程	相关系数
Na	$Y=6.259\times10^{-1}X+4.855\times10^{-1}$	$R=0.9999$
Mg	$Y=3.696\times10^{-1}X+1.604\times10^{-1}$	$R=0.9999$
Al	$Y=7.952\times10^{-1}X+9.227\times10^{-1}$	$R=1.0000$
K	$Y=9.964\times10^{-1}X+230.2$	$R=0.9997$
Ca	$Y=1.639\times10^{-3}X+1.44\times10^{-1}$	$R=0.9998$
Cr	$Y=9.409\times10^{-2}X+2.002\times10^{-1}$	$R=0.9999$
Mn	$Y=1.029X+6.843\times10^{-1}$	$R=0.9998$
Fe	$Y=8.599\times10^{-1}X+180.6$	$R=1.0000$
Ni	$Y=1.287X+5.15\times10^{-1}$	$R=0.9999$

2. 不同产地川芎药材无机元素的计量学分析

（1）不同产地川芎药材中无机元素的含量测定结果

对各样品进行全定量检测，用供试品溶液中待测元素分析峰响应值与内标元素参比峰响应值的比值，扣除空白，从回归方程中得到相应的浓度，计算得到样品中待测元素的含量[20]，各产地川芎药材中无机元素的含量测定结果见表 6.33。

表 6.33　不同产地无机元素含量

产地	无机元素含量/（μg/g）								
	Na	Mg	Al	K	Ca	Cr	Mn	Fe	Ni
甘肃	1072	1867	520	8750	3220	7	35	414	3
灌县	1022	1991	75	8165	2161	0	37	84	1
广西	967	5646	81	6509	2181	5	35	178	2
云南	885	2010	9126	8497	2472	1524	365	7045	97
贵州	999	1709	202	8232	2506	5	47	127	1
湖北	1547	2040	491	9657	3334	10	44	328	3
彭州市	1385	2095	346	9894	3193	8	45	271	3
秦巴山	1059	1992	248	10041	2867	6	45	253	2
广元	269	2835	3986	11625	3165	0	135	4368	3
都江堰	1418	2297	452	8723	3433	0	38	302	1
均值	1062.3	2448.2	1552.7	9009.3	2853.2	156.5	82.6	1337	11.6

（2）化学计量学分析

1）主成分分析

对数据进行分析前，对原始数据进行无量纲化处理，清除变量间的量纲关系，使数据具有可比性，标准化后数据可比，遵循正态分布（0，1）。

运用 Spss 19.0 软件进行主成分分析，以 9 个无机元素为变量，对其进行主成分分析结果见表 6.34、表 6.35。由结果可知共提取出 3 个主成分（主成分的特征值大于 1），且总方差 92.13%的贡献来自于这 3 个主成分，因此这 3 个主成分能解释川芎中无机元素 92.13%的信息。表 6.35 中因子载荷矩阵反映主成分与相关变量的相关系数，在主成分中各元素作用不同，所表现的重要程度不同。第 1 主成分与 Al、Cr、Mn、Fe、Ni 高度正相关，第 2 主成分与 K、Ca 高度正相关，第 3 主成分与 Na 高度正相关，因此可通过控制 Al、Cr、Mn、Fe、Ni、K、Ca、Na 的含量来控制川芎的质量。

表 6.34　主成分分析初始解对原有变量总体描述

主成分	初始特征值		
	特征值	方差贡献率/%	累积方差贡献率/%
1	4.978	55.390	55.309
2	2.049	22.766	78.075
3	1.270	14.108	92.183

表 6.35 主成分变量初始因子载荷矩阵

元素	成分		
	1	2	3
Na	−0.453	0.069	0.847
Mg	−0.093	−0.709	−0.417
Al	0.99	0.101	−0.041
K	0.066	0.889	−0.387
Ca	−0.248	0.839	0.084
Cr	0.946	−0.091	0.304
Mn	0.996	0.036	0.054
Fe	0.963	0.144	−0.195
Ni	0.95	−0.078	0.294

根据线性回归法得到各成分在主成分中的得分系数，结合主成分特征值的贡献率的大小计算各无机元素的综合得分，结果见表 6.36。

表 6.36 成分得分系数矩阵图

元素	成分			综合得分
	1	2	3	
Na	−0.091	0.034	0.667	0.05150961
Mg	−0.019	−0.346	−0.329	−0.13569439
Al	0.199	0.049	−0.033	0.11656461
K	0.013	0.434	−0.305	0.06296521
Ca	−0.05	0.409	0.066	0.07476972
Cr	0.19	−0.044	0.24	0.12892926
Mn	0.2	0.018	0.042	0.12064124
Fe	0.194	0.07	−0.154	0.10150934
Ni	0.191	−0.038	0.232	0.12971967

由表 6.36 可知 Ni、Cr、Mn、Al、Fe 的得分较高，Ca、K、Na、Mg 的得分较低。因此 Ni、Cr、Mn、Al、Fe 的差异可作为区分川芎质量优劣的主要指标性成分，Ca、K、Na、Mg 为川芎药材的次要指标性成分。

2）聚类分析

由主成分分析结果可知 Mg 对川芎药材的影响较小，因此在聚类分析中可以不考虑 Mg。运用 Spss 19.0 软件进行主成分分析，以平方欧氏距离为度量准则、以组间平均连结法为组群合并准则，对样品进行聚类。聚类结果可反映不同产地之间的具体关联，能直观的对其不同样本的相似性和差异性进行分析判断。结果见图 6.13。

由图 6.13 可知，10 批川芎药材共分为四类，云南为一类，广元为一类，广西、贵州和灌县为一类，湖北、彭州市、都江堰、甘肃和秦巴山为一类。

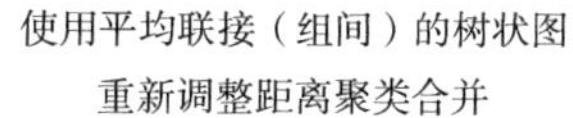

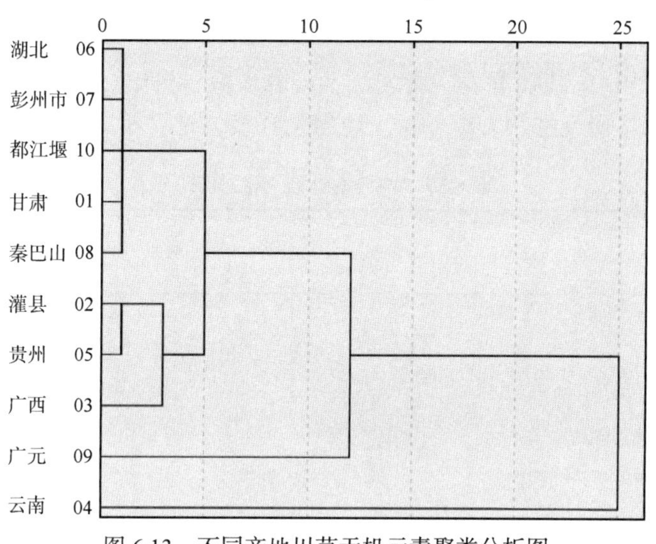

图 6.13　不同产地川芎无机元素聚类分析图

（三）小结

通过对川芎无机元素的研究发现，在川芎中 Ca、K、Na、Mg 的含量较高，但其在川芎主成分分析中的评分较低；Ni、Cr、Mn、Al、Fe 的含量较低，但其在川芎主成分分析中的评分较高。因此 Ni、Cr、Mn、Al、Fe 是代表川芎整体的主要元素，可通过 Ni、Cr、Mn、Al、Fe 含量的高低有无来评价川芎药材质量的优劣，为川芎药材的质量评价提供了依据。不同产地的川芎药材可依无机元素的差异分为不同的类别，由此可知川芎中无机元素的含量和有无可能与不同地区的土壤、光照和气候有关。可指导川芎药材的种植栽培，提高川芎药材的质量。

第二节　复方大川芎片谱效关系和质量控制研究

一、复方大川芎片中川芎、天麻不同配伍组指纹图谱的研究

（一）实验材料

1. 仪器与设备

Agilent-1290 型高效液相色谱仪（美国安捷伦科技有限公司）；ACCULAB ALC-11C.4 型电子天平（德国赛多利斯集团）；HHS 型电子恒温水浴锅（上海博讯实业有限公司医疗设备厂）；YJ-200A 型高速中药粉碎机（亿健品牌）；Milli-Q 超纯水处理装置（美国 Millipore 公司）。

2. 药材与试剂

川芎药材（购于大连权健中药饮片有限公司，批号为：C141213，经辽宁中医药大学翟延君教授鉴定为伞形科植物川芎 *Ligusticum chuanxiong* Hort.的干燥根茎）；天麻药材（购于大连权健中药有限公司，批号为：C140135，经辽宁中医药大学翟延君教授鉴定为兰科植物天麻 *Gastrodia elata* Bl.的干燥块茎）；其他化学试剂均为分析纯。

（二）方法与结果

1. 均匀设计法

本实验因素数为川芎多糖、酚酸、挥发油及天麻多糖、总苷，按照均匀设计水平数应不小于因素数 2 倍原则，本研究选用 U_{10}（10^8）均匀设计表，见表 6.37，使用表见表 6.38。

表 6.37 均匀设计表 U_{10}（10^8）

实验号＼列号	1	2	3	4	5	6	7	8
1	1	2	3	4	5	7	9	10
2	2	4	6	8	10	3	7	9
3	3	6	9	1	4	10	5	8
4	4	8	1	5	9	6	3	7
5	5	10	4	9	3	2	1	6
6	6	1	7	2	8	9	10	5
7	7	3	10	6	2	5	8	4
8	8	5	2	10	7	1	6	3
9	9	7	5	3	1	8	4	2
10	10	9	8	7	6	4	2	1

表 6.38 均匀设计表 U_{10}（10^8）使用表

因素数	列号
2	1，6
3	1，5，6
4	1，3，4，5
5	1，3，4，5，7
6	1，2，3，5，6，8

2. 供试品制备

（1）天麻总苷制备方法

取 10g 天麻药材加 100ml 70%乙醇回流提取 3 次，每次 1h，采用 AB-8 型大孔吸附树脂对其纯化，上样药液浓度为 0.5g/ml（生药），药材树脂用量比 0.5∶1（药材∶湿树脂），用 1BV 水除杂，5BV 90%乙醇洗脱，收集洗脱液，干燥，备用。

（2）天麻多糖制备方法

取 10g 天麻药材加 300 ml 水回流提取 3 次，每次 2h，最佳纯化工艺为药液浓度 0.7g/ml，90%乙醇醇沉 12h，干燥，备用。

（3）川芎挥发油制备方法

取 10g 川芎药材加 10 倍量水，连接挥发油提取器与回流冷凝管，提取器中油量不再增加，停止加热，吸取挥发油，备用。

（4）川芎酚酸制备方法

取 10g 川芎药材加 100ml 90%乙醇回流提取 3 次，每次 1h，采用 HPD-300 型大孔吸附树脂对其纯化，上样浓度为 0.2 g/ml（生药），药材树脂比为 1∶1（药材∶湿树脂），用 1BV 水洗除杂，用 8BV 90%乙醇洗脱，收集洗脱液，重复上样两次，干燥，备用。

（5）川芎多糖制备方法

取 10g 川芎药材加 100ml 水回流提取 3 次，每次 2h，最佳纯化工艺为药液浓度为 0.5g/ml，90%乙醇醇沉 12h，干燥，备用。

按均匀设计表及各组分出膏率即得各配伍组称量量，见下表 6.39，各配伍组加甲醇，并加入 250μl、1.018mg/ml 对乙酰氨基酚定容至 5ml 容量瓶，超声使溶解（功率 250W，频率 33kHz），使其浓度达到 0.0484mg/ml，过 0.22μm 微孔滤膜，取续滤液，即得供试品溶液。

表 6.39　各配伍组有效组分膏重

组别	有效组分/mg				
	川芎多糖	川芎酚酸	川芎挥发油	天麻多糖	天麻总苷
1	0.00	2.55	13.20	1711.15	48.30
2	32.70	2.95	14.25	1778.30	16.75
3	199.80	14.35	0.00	1812.25	34.10
4	119.95	0.00	9.95	1934.00	6.80
5	206.90	2.55	25.75	625.50	0.00
6	214.65	4.60	2.65	1817.00	32.95
7	339.90	9.15	17.60	342.50	33.85
8	214.35	0.55	17.15	1111.00	13.05
9	663.20	5.95	10.30	0.00	21.20
10	315.45	4.40	13.10	1059.70	3.00

3. 色谱条件

色谱柱为 Agilent TC-C_{18}（250mm×4.6mm，5μm）；流动相为 0.2‰甲酸水溶液（A）-乙腈（B）；流速为 0.8ml/min；检测波长为 280nm；进样量为 10μl；柱温为 30℃。

以配伍组 9 为例，对色谱峰编号，其中，S 峰为内标对乙酰氨基酚，结果见图 6.14。

4. 方法学考察

（1）精密度实验

取同一供试品溶液重复进样 6 次，每次 10μl，以 S 峰对乙酰氨基酚的保留时间和峰面积为参照（设为 1）计算 23 个共有峰的相对保留时间和相对峰面积的 RSD 值。结果表明，23 个共有峰相对保留时间的 RSD 值均在 0.21%～1.06%之间，相对峰面积的 RSD 值均在 0.24%～1.93%之间，RSD 值均小于 5%，说明本实验所用仪器精密度良好，可应用于指纹图谱的研究。

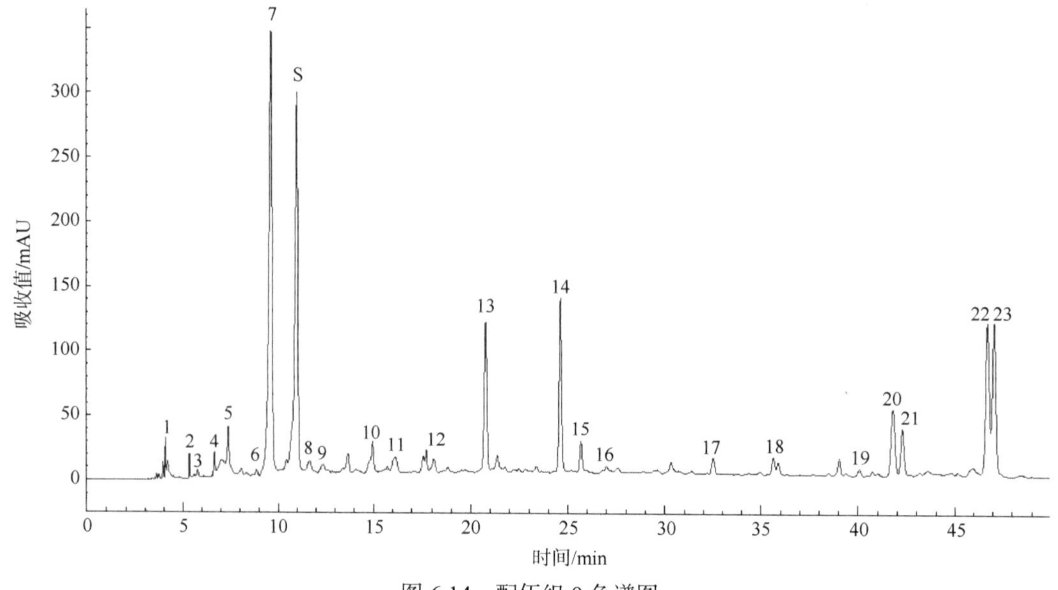

图 6.14 配伍组 9 色谱图

（2）重现性实验

按照本节“2.供试品制备”项下方法制备 6 份配伍组 9 供试品溶液，进样 10μl，以 S 峰对乙酰氨基酚的保留时间和峰面积为参照（设为 1）计算 23 个共有峰的相对保留时间和相对峰面积的 RSD 值。结果表明，23 个共有峰相对保留时间的 RSD 值均在 1.24%～4.06%之间，相对峰面积的 RSD 值均在 1.98%～4.76%之间，RSD 均小于 5%，说明此方法重现性较高，可应用于指纹图谱的研究。

（3）稳定性实验

将同一供试品溶液在室温下放置，分别于 0h、2h、4h、8h、12h、24h 进样检测，每次进样 10μl，以 S 峰对乙酰氨基酚的保留时间和峰面积为参照（设为 1）计算 23 个共有峰的相对保留时间和相对峰面积的 RSD 值。结果表明，23 个共有峰相对保留时间的 RSD 在 0.04%～1.92%之间，相对峰面积的 RSD 在 0.69%～1.62%之间，均小于 5%，说明样品至少在 24h 内稳定性良好，可应用于指纹图谱的研究。

5. 各个配伍组色谱峰归属分析

以配伍 9 为例，色谱峰的编号见表 6.40。

表 6.40 各个配伍组色谱峰归属

峰号	保留时间/min	色谱峰定性
1	4.081	—
2	5.363	—
3	5.800	—
4	6.672	腺苷
5	7.391	—
6	8.858	—

续表

峰号	保留时间/min	色谱峰定性
7	9.620	天麻素
8	11.683	香草酸
9	12.364	绿原酸
10	14.950	—
11	16.153	川芎嗪
12	18.119	对羟基苯甲醛
13	20.763	阿魏酸
14	24.616	洋川芎内酯 I
15	25.668	—
16	26.981	—
17	32.512	—
18	35.889	—
19	40.063	—
20	41.778	洋川芎内酯 A
21	42.267	—
22	46.713	藁本内酯
23	47.062	—

6. 10 个配伍组各成分含量测定

10 个配伍组含量测定结果见表 6.41、表 6.42。

表 6.41　配伍组 1～5 组样品含量测定　（单位：mg/g）

峰号＼配伍	1	2	3	4	5
1	24.17	10.44	15.41	5.69	2.93
2	15.71	8.46	9.10	6.72	3.03
3	6.37	4.34	5.29	3.82	1.81
4	10.46	8.04	10.74	4.03	4.48
5	55.98	35.59	53.77	34.30	30.35
6	7.76	5.90	7.92	3.37	1.11
7	283.04	221.97	441.53	280.05	151.11
8	39.74	19.45	30.89	11.61	3.26
9	13.39	17.14	27.18	23.29	21.83
10	70.45	31.49	39.41	19.02	5.45
11	16.81	11.68	25.82	7.49	8.76
12	36.88	19.76	25.86	15.36	5.04
13	41.24	45.60	224.17	3.36	41.10
14	54.27	62.81	200.71	23.79	68.77

续表

峰号＼配伍	1	2	3	4	5
15	10.61	9.33	40.60	1.69	8.11
16	18.16	8.77	3.52	5.33	0.85
17	8.46	41.68	2.84	42.01	51.08
18	3.39	5.89	21.06	1.60	5.07
19	3.79	14.05	5.36	13.02	16.61
20	64.82	64.50	64.18	63.31	63.29
21	19.91	47.91	47.77	37.40	62.08
22	124.13	536.75	64.09	530.39	647.09
23	133.67	626.37	0.00	622.63	745.01

表 6.42　配伍组 6～10 组样品含量测定　（单位：mg/g）

峰号＼配伍	6	7	8	9	10
1	16.06	17.62	6.33	7.79	3.69
2	13.91	10.17	4.72	6.14	4.67
3	7.88	4.75	2.09	4.86	2.56
4	11.26	17.20	4.43	9.15	5.87
5	59.93	48.88	24.49	30.56	28.14
6	6.48	9.56	2.18	3.12	1.82
7	341.53	435.79	226.61	353.67	238.66
8	36.47	37.84	9.66	10.61	9.54
9	11.14	15.51	7.03	9.04	20.27
10	37.82	34.39	12.69	27.15	10.90
11	18.25	13.93	8.67	18.68	10.97
12	24.81	18.65	8.51	9.41	8.57
13	61.61	149.60	7.97	101.67	62.31
14	74.72	206.55	29.27	105.08	71.28
15	13.78	36.34	2.78	17.07	11.13
16	3.50	3.47	3.74	6.88	3.34
17	21.64	30.12	20.13	12.74	16.71
18	6.23	15.02	1.09	8.41	5.22
19	8.25	13.13	5.97	5.12	6.17
20	62.85	60.55	61.85	62.85	63.01
21	34.23	63.58	19.09	37.64	30.35
22	282.11	377.57	243.27	133.72	210.09
23	323.54	421.05	279.07	134.23	232.91

（三）小结

本节实验采用高效液相色谱法，得到不同配伍组的指纹图谱，以内标对乙酰氨基酚为参照，计算有关成分的含量，通过与对照品比对，比对出 10 个成分，为复方大川芎片质量控制奠定基础。

本实验对提取溶剂进行了考察，分别考察了水提取，50%乙醇提取，甲醇提取，液相色谱图结果显示，甲醇提取物成分较多，含量较高，故选用甲醇作为提取溶媒。

本研究考察超声、回流提取方法，两者提取各成分含量相差不大，考虑到超声操作较简单，节约成本，故选用超声提取方法。

二、复方大川芎片中川芎、天麻有效组分配伍药效研究

（一）实验材料

1. 仪器与设备

NUAIRETM US AUTOFLOW 型 CO_2 培养箱（德国 Nuaire 公司）；Sunrise 酶标仪（瑞士 TECAN 公司）；HD2-BCN-1360B 型生物洁净工作台（哈尔滨东联电子技术开发有限公司）；Innova U570 超低温冰箱（–80℃）（美国 NBS 公司）；LD4-2A 低速离心机（北京医用离心机厂）；不锈钢正压滤器（500 ml）（海宁市亚泰制药机械有限公司）；Milli-Q 超纯水处理装置（美国 Millipore 公司）；AE31 型倒置相差显微镜（Motic 公司）；SUNRISE 酶标仪（瑞士 TECAN 公司）；96 孔无菌培养板美国（Costar 公司）；真空干燥箱（DZF-6020 型）（上海一恒科学仪器有限公司）；血球计数板（上海求精生化仪器厂）；78-2 磁力搅拌器（常州国华电器有限公司）；ACCULAB ALC-11C.4 型电子天平（德国赛多利斯集团）。

2. 药材与试药

川芎药材（购于大连权健中药饮片有限公司，批号为：C141213，经辽宁中医药大学翟延君教授鉴定为伞形科植物川芎 *Ligusticum chuanxiong* Hort.的干燥根茎）；天麻药材（购于大连权健中药有限公司，批号为：C140135，经辽宁中医药大学翟延君教授鉴定为兰科植物天麻 *Gastrodia elata* B1.的干燥块茎）；乳酸脱氢酶（LDH）试剂盒（购于上海朗顿生物科技有限公司）；丙二醛（MDA）试剂盒（购于上海朗顿生物科技有限公司）；DMEM/F12 混合培养基（美国 Gibco 公司，批号为：8116180）；胎牛血清（FCS）（杭州四季青生物工程材料有限公司）；二甲基亚砜（DMSO）（北京索莱宝科技有限公司）；其他化学试剂均为分析纯。

3. 细胞株

人神经母细胞瘤细胞株 SH-SY5Y（购于中国科学院上海细胞库）。

（二）方法与结果

1. 供试品溶液制备

（1）天麻总苷制备方法

取 10g 天麻药材加 100ml 70%乙醇回流提取 3 次，每次 1h，采用 AB-8 型大孔吸附树脂对其纯化，上样药液浓度为 0.5g/ml（生药），药材树脂用量比 0.5：1（药材：湿树脂），用 1BV 水除杂，5BV 90%乙醇洗脱，收集洗脱液，干燥，备用。

（2）天麻多糖制备方法

取 10g 天麻药材加 300ml 水回流提取 3 次，每次 2h，最佳纯化工艺为药液浓度 0.7g/ml，90%乙醇醇沉 12h，干燥，备用。

（3）川芎挥发油制备方法

取 10g 川芎药材加 10 倍量水，连接挥发油提取器与回流冷凝管，提取器中油量不再增加，停止加热，吸取挥发油，备用。

（4）川芎酚酸制备方法

取 10g 川芎药材加 100ml 90%乙醇回流提取 3 次，每次 1h，采用 HPD-300 型大孔吸附树脂对其纯化，上样浓度为 0.2g/ml（生药），药材树脂比为 1∶1（药材∶湿树脂），用 1BV 水洗除杂，用 8BV 90%乙醇洗脱，收集洗脱液，重复上样两次，干燥，备用。

（5）川芎多糖制备方法

取 10g 川芎药材加 100ml 水回流提取 3 次，每次 2h，最佳纯化工艺为药液浓度 0.5g/ml，90%乙醇醇沉 12h，干燥，备用。

按均匀设计表及各组分出膏率即得各配伍组称量所需的用量，见下表 6.43，各配伍组加甲醇，并加入 250μl、1.018mg/ml 对乙酰氨基酚定容至 5ml 容量瓶，超声使溶解（功率 250W，频率 33kHz），使其浓度达到 0.0484mg/ml，过 0.22μm 微孔滤膜，取续滤液，即得供试品溶液。

表 6.43 各配伍组有效组分膏重

组别	有效组分/mg				
	川芎多糖	川芎酚酸	川芎挥发油	天麻多糖	天麻总苷
1	0.00	2.55	13.20	1711.15	48.30
2	32.70	2.95	14.25	1778.30	16.75
3	199.80	14.35	0.00	1812.25	34.10
4	119.95	0.00	9.95	1934.00	6.80
5	206.90	2.55	25.75	625.50	0.00
6	214.65	4.60	2.65	1817.00	32.95
7	339.90	9.15	17.60	342.50	33.85
8	214.35	0.55	17.15	1111.00	13.05
9	663.20	5.95	10.30	0.00	21.20
10	315.45	4.40	13.10	1059.70	3.00

2. 造模剂制备

称取 26.1mg $Na_2S_2O_4$ 溶于 30ml 培养液中，过 0.22μm 微孔滤膜，备用。

3. 细胞培养基本操作

（1）SH-SY5Y 细胞传代培养

SH-SY5Y 细胞为贴壁生长细胞，每日换液，当细胞密度达到 80%以上，需要传代。细胞传代过程也要遵循严格的无菌操作规定，首先，将 SH-SY5Y 细胞培养瓶盖子拧紧，再从培养箱中拿出，用 75%乙醇进行消毒后转移至超净台。然后，弃去培养液，用 PBS 晃动清洗细胞 2～3 次，加入 0.25%的胰蛋白酶溶液 2ml，放入 37℃培养箱消化 1～2min，待细胞逐渐变圆后立即弃去胰蛋白酶，加入 2ml 培养液终止消化，吹打均匀，平均分到两个细胞培养瓶中，每瓶均加培养液补足至 5ml，再次用移液枪将细胞吹打均匀，将气泡吸出后瓶盖旋紧，用 75%乙醇消毒后转移至 CO_2 培养箱，将瓶盖适当旋松，次日换液。

（2）SH-SY5Y 细胞冻存

取对数生长期的 SH-SY5Y 细胞，0.25%的胰蛋白酶消化，离心，2000 r/min，3 min，4℃，弃上清液，加入 1ml 细胞冻存液（90%DMEM/F12 培养液，10%DMSO，0.22μm 微孔滤膜过滤），吹打均匀，转移到冻存管中，封口膜封上后放置于 4℃冰箱 30min，–20℃冰箱 40min，–80℃冰箱中过夜，次日投入液氮中。

4. 细胞分组及 MTT 法检测细胞存活率

取培养 2～3d、处于对数生长期、生长状态良好的 SH-SY5Y 细胞株，经 PBS 洗 2～3 遍后，用 0.25%的含 EDTA 胰蛋白酶消化，弃去胰蛋白酶后，加入 1ml 培养液，用血球计数板计数后，加培养液稀释使细胞密度达到 5×10^4 个/ml，接种于 96 孔培养板，每孔 100μl，培养 12h 待细胞贴壁完全加药，设空白对照孔（加细胞，但不加造模剂）、空白调零孔（只加培养液，不加细胞及造模剂）、造模剂 $Na_2S_2O_4$ 孔、不同配伍组孔（药物用含有造模剂的培养液溶解），每组设 5 个复孔。继续培养，12h 后，每孔避光加 180μl 培养液、20μl MTT，继续培养 4h 后吸净孔内上清液，每孔加入 150μl DMSO，测定吸光度值。细胞的存活率=（不同配伍组–空白调零组）/（空白对照组–空白调零组）×100%，结果见图 6.15、图 6.16。

5. 各配伍组对 SH-SY5Y 细胞缺氧损伤保护作用

由图 6.15、图 6.16 可知 $Na_2S_2O_4$ 诱导 SH-SY5Y 细胞缺氧损伤有很好的效果，各配伍组对缺氧损伤细胞均有不同程度的保护作用，且与模型组比都有显著性差异（$P<0.01$），应用 CSZ 均匀设计软件对配伍数据进行处理，回归方程为：$Y=0.6412-0.0244X_1+0.0363X_3+0.0019X_1^2-0.0026X_3^2+0.0023X_5^2+0.0008X_1X_3+0.0002X_1X_5+0.0003X_2X_4$，$R^2=1.0000$，$F=3747.6507$。得到保护缺氧损伤细胞有效组分的最佳生药配伍剂量为：川芎多糖 420.61mg，川芎酚酸 88.82mg，川芎挥发油 406.65mg，天麻多糖 773.18mg，天麻总苷 110.63mg，最佳生药配伍比例为川芎多糖∶川芎酚酸∶川芎挥发油∶天麻多糖∶天麻总苷为 4.7∶1∶4.6∶8.7∶1.2。

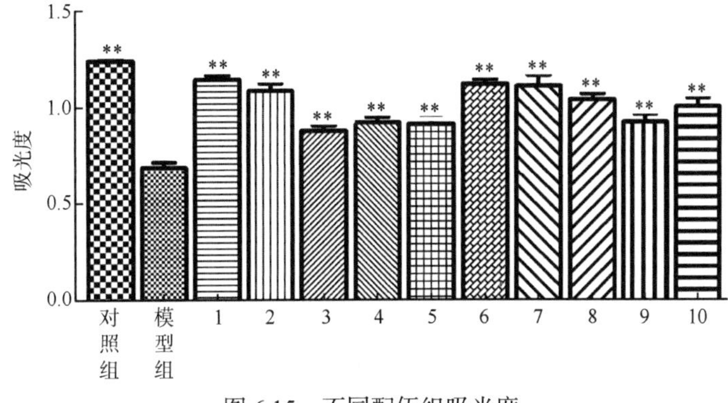

图 6.15　不同配伍组吸光度

$\bar{x}\pm s$，$n=5$，与模型组比较，$^{**}P<0.01$

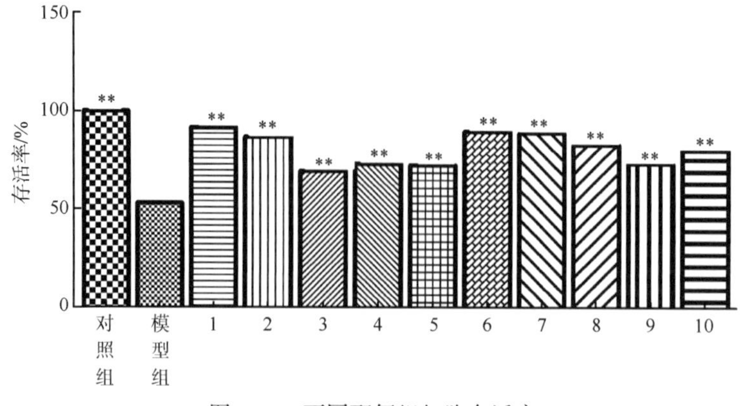

图 6.16　不同配伍组细胞存活率

与模型组比较，$^{**}P<0.01$

6. 应用 LDH、MDA 试剂盒验证细胞存活率结果

（1）不同配伍组对 SH-SY5Y 细胞缺氧损伤 LDH 活性的影响

细胞给药培养 12h 后，吸取上清液于 EP 管，离心，取上清液，按照乳酸脱氢酶（LDH）说明书进行操作，检测 450nm 处吸光度（A）值，从而计算 LDH 的含量及抑制率，抑制率=（LDH 模型组–LDH 给药组）/（LDH 模型组–LDH 空白对照组）×100%，与对照组相比，模型组 SH-SY5Y 细胞由于缺氧损伤促进 LDH 的释放，表明细胞膜受到了明显损伤，细胞通透性增加，其清除氧自由基的能力下降，各有效组分配伍组均能显著抑制细胞上清液中 LDH 的增加（$P<0.01$），且各配伍组对 LDH 抑制程度和细胞存活率成正相关，结果见表 6.44。

表 6.44　不同配伍组上清液中 LDH、MDA 含量及抑制率

组别	含量/（ng/ml）	LDH 抑制率/%	含量/（nmol/ml）	MDA 抑制率/%
空白对照	0.13**	100.00	0.05**	100.00
模型组	2.13	0.00	0.77	0.00
配伍组 1	0.27**	89.32	0.14**	87.45
配伍组 2	0.41**	78.92	0.18**	81.75
配伍组 3	0.76**	57.32	0.28**	67.43
配伍组 4	0.59**	67.24	0.25**	72.76
配伍组 5	0.62**	65.40	0.26**	70.93
配伍组 6	0.33**	84.64	0.14**	87.06
配伍组 7	0.41**	79.15	0.16**	85.27
配伍组 8	0.43**	77.54	0.21**	77.55
配伍组 9	0.51**	72.45	0.25**	72.46
配伍组 10	0.46**	75.77	0.23**	75.46

注：$^{**}P<0.01$。

（2）不同配伍组对 SH-SY5Y 细胞缺氧损伤 MDA 活性的影响

丙二醛（MDA）为一种醛类物质，为自由基引起的脂质过氧化过程中产生的成分。通过对丙二醛含量的检测，可以大体了解脂质过氧化的情况和损伤程度。细胞给药 12h 后，用胰蛋白酶将细胞消化下来，细胞将要变圆倒掉胰蛋白酶，吸 1ml 培养液吹下细胞于 1.5ml EP 管中，超声 3min，使细胞碎裂，离心，取上清液，按照丙二醛（MDA）说明书进行操作。不同配伍组 MDA 含量见表 6.44。由表 6.44 可知，空白组 MDA 含量远低于模型组（$P<0.01$），说明造模成功，各给药组含量均降低，说明不同配伍组对于保护缺氧损伤细胞均有一定作用，比较不同配伍组 MDA 含量，其趋势与细胞存活率是一致的，进一步验证 MTT 法测得结果的真实可靠性。

7. 新配方与原方药效比较

调整配伍方与原方生药量相等，作用于造模细胞，新配方存活率为 90.23%，原方存活率为 87.63%，说明新配方药效有超过原方的效果。

（三）小结

川芎、天麻治疗头痛性疾病有很好的效果，川芎行气血、熄风止痛，偏行于外以治标；天麻性甘缓，偏行于里以滋阴，二者合用可增强疗效[21~23]。现代药理药效研究表明，两者有效组分有川芎多糖、川芎酚酸、川芎挥发油、天麻多糖、天麻总苷等，这些有效组分的不同配伍组合可以使药效强弱发生变化，故本实验以上述 5 种有效组分为研究对象，以细胞存活率为药效评价指标，将均匀设计方法与药效学实验相结合，经统计分析筛选出复方大川芎片有效组分保护缺氧损伤细胞最佳配比关系[24~26]。

与传统的正交实验方法相比较，均匀设计更适用于条件范围变化较大因而需要进行多水平实验的情况，均匀设计可以减少实验次数，且只需要与因素水平数相等次数的实验即可达到正交实验设计的效果，从理论上看，用于中药配伍组合的研究是可行的[27~29]。

MTT 法测得细胞吸光度原理为其应用活细胞线粒体中的琥珀酸脱氢酶（SDH）能使外源性四甲基偶氮唑蓝还原为水不溶性的蓝紫色结晶并沉积在细胞中，通过蓝紫色结晶生成量与活细胞数量的关系，从而获得活细胞数量的一种测量方法[30]。SDH 是三羧酸循环中与细胞氧化及线粒体氧化磷酸化有关的重要酶，其位于线粒体内膜，被视为线粒体的标志酶，因此，SDH 的活性检测常用来反映三羧酸循环的情况[31]。LDH 是细胞质膜标记酶，当神经细胞缺氧受损时会释放出 LDH，神经细胞缺氧损伤程度与 LDH 漏出率成正比，故测定培养基中 LDH 活性是反映细胞缺氧受损程度的常用生化指标[32]。当 SDH 含量减少时，三羧酸循环被抑制，细胞呈现缺氧状态，故细胞释放到培养基中的 LDH 含量增加。本实验中，细胞造成缺氧损伤模型，其 SDH 含量减少，即可以还原 MTT 的琥珀酸脱氢酶含量降低，OD 值降低，存活率降低；细胞缺氧损伤后，LDH 释放量增加，LDH 抑制率降低。给药后 SDH 含量增加，故 LDH 抑制率提高。

通过灰色关联软件发现川芎酚酸、川芎挥发油、天麻多糖、天麻总苷与 LDH 抑制率相关系数都很高，为今后研究各组分保护缺氧损伤细胞作用靶点与 LDH 所在通路关系奠定了基础，其具体关系有待于今后实验深入研究。

新配伍方验证实验表明，以 CSZ 均匀设计软件得出的有效组分最佳配伍组与模型组相比有显著性差异，与其他配伍组比较对缺氧损伤细胞有更好的保护作用，表明筛选出的复方大川芎片新配方具有疗效确切，可以达到或超过原药材疗效的效果[33, 34]。由此可见，基于整体观的中药药效是各活性成分协同作用的结果，是进行传统中药研究的有效方法，能较好地反映不同配伍的量效关系，为临床上多功效复杂中药复方的综合药效评价提供了一定基础和科学依据[35, 36]。

三、复方大川芎片谱效关系初步研究

（一）灰色关联分析

1. 原理

灰色关联分析在本质上是一种相对性的排序分析，可以通过序列曲线的几何形状来判断其是否紧密联系。灰色关联分析以几何形状的相似度来评价，若几何形状越相似其关联度就越大。若两者的发展趋势相同的话，关联系数就大，若不同的话，关联系数就小，可以确定各个指纹特征对药效贡献的大小[37]。

2. 相对关联度计算结果

应用灰色系统理论建模软件（GTMS 3.0）对 10 个不同配伍组的 23 个共有峰的量化峰面积和药效进行关联度分析，并按大小顺序排列，结果见表 6.45。

表 6.45　各特征峰与药效相关性

排名	峰号	保留时间/min	关联系数	色谱峰定性
1	20	41.778	0.964	洋川芎内酯 A
2	5	7.391	0.926	—
3	3	5.800	0.916	—
4	7	9.620	0.912	天麻素
5	11	16.153	0.910	川芎嗪
6	4	6.672	0.908	腺苷
7	8	11.683	0.891	香草酸
8	6	8.858	0.889	—
9	2	5.363	0.888	—
10	12	18.119	0.873	对羟基苯甲醛
11	1	4.081	0.870	—
12	9	12.364	0.860	绿原酸
13	10	14.950	0.857	—
14	16	26.981	0.833	—
15	15	25.668	0.818	—
16	14	24.616	0.795	洋川芎内酯 I
17	13	20.763	0.760	阿魏酸
18	21	42.267	0.736	—
19	18	35.889	0.724	—
20	19	40.063	0.687	—
21	22	46.713	0.682	藁本内酯
22	23	47.062	0.657	—
23	17	32.512	0.630	—

（二）小结

传统指纹图谱反映的是整体质量情况，与中药的整体性和模糊性的特点相一致，因此，传统指纹图谱被广泛应用于中药质量控制等领域。但是，仅采用指纹图谱来评价中药质量的好坏还存在一个较大的缺陷，其原因在于指纹图谱所反映出的中药的图谱信息，仅能说明不同产地或不同批次中药所含成分有无差异性，但并不能确定哪个产地或哪个批次中药质量的好坏，也就无法从本质上真正控制药材的质量。因此，寻找指纹图谱中与疗效相关的某些成分作为中药质量控制研究的指标性成分是传统指纹图谱技术发展的必经之路和有效的方式，因此，"谱效关系"（spectrum–effect relationship）研究方法应运而生。谱效关系可以最大限度地获取图谱中的有用信息，将指纹图谱的峰面积等信息与药效结果相关联，可得出相关系数大成分，再对这些关联系数的大的成分进行质量控制，可以准确、全面的评价中药质量。因此，本实验采用谱效关系学说进行川芎、天麻成分的研究，并与保护缺氧细胞药效作用建立联系，寻找可能发挥疗效的物质基础，达到从本质上真正控制复方大川芎片质量的目的。

本实验中 10 个不同配伍组川芎、天麻的特征图谱中有 23 个共有峰，由灰色关联结果可知，相关系数大于 0.9 的成分有 6 个，通过与对照品比对，指认出 4 个成分，分别为洋川芎内酯 A、天麻素、川芎嗪及腺苷，保留时间为 5.8min 和 9.62min 的成分有待于进一步研究。

与图谱比对方法、回归分析和相关分析相比较，灰色关联分析方法具有原理简单、易于掌握，对数据分布类型和样本量无特殊要求等优点，因此选用灰色关联分析方法，初步确认川芎、天麻保护缺氧损伤细胞的物质基础，充分地反映了成分与药效之间的关系。本研究得到了川芎、天麻成分与保护缺氧损伤细胞的相关性，运用灰色关联分析法有效地将各个色谱峰所代表的化学信息对其药效贡献程度的大小进行排序，更加直观地反映川芎、天麻药材中各种化学成分可能对缺氧损伤模型保护的效果，也证明川芎、天麻发挥药效是物质群中多个化学成分共同作用的结果。

四、复方大川芎片指纹图谱建立

（一）实验材料

1. 仪器与设备

Agilent-1260 高效液相色谱仪（美国安捷伦科技有限公司）；ACCULAB ALC-11C.4 型电子天平（德国赛多利斯集团）；HHS 型电子恒温水浴锅（上海博讯实业有限公司医疗设备厂）；YJ-200A 型高速中药粉碎机（亿健品牌）；Milli-Q 超纯水处理装置（美国 Millipore 公司）。

2. 药材与试剂

洋川芎内酯 I 对照品（成都普菲德生物技术有限公司，批号为：150213）；10 批次复方大川芎片（大连富生制药有限公司，1 号-20110303；2 号-20110304；3 号-20110305；4 号-20110306；5 号-20110702；6 号-20110904；7 号-20111001；8 号-20111002；9 号-20111201；10 号-20120201）；川芎药材（购于大连权健中药饮片有限公司，批号为：C141213，经辽宁中医药大学翟延君教授鉴定为伞形科植物川芎 *Ligusticum chuanxiong* Hort.的干燥根茎）；天麻药材（购于大连权健中药有限公司，批号为：C140135，经辽宁中医药大学翟延君教授鉴定为兰科植物天麻 *Gastrodia elata* B1.的干燥块茎）；其他化学试剂均为分析纯。

（二）方法与结果

1. 液相条件

色谱柱为 Agilent poroshell SB-C_{18}（100mm×4.6mm，2.7μm）；流动相为 0.2‰甲酸水溶液（A）-乙腈（B）；流速为 0.8 ml/min；检测波长为 280nm；进样量为 10μl；柱温为 30℃。

流动相梯度洗脱程序见表 6.46。

表 6.46 流动相梯度洗脱程序表

时间/min	流动相 A/%	流动相 B/%
0.0	98.0	2.0
3.0	94.0	6.0
4.0	94.0	6.0
8.0	93.4	6.6
8.5	93.3	6.7
16.0	93.0	7.0
19.0	92.7	7.3
21.0	83.8	16.2
23.0	83.8	16.2
27.0	80.5	19.5
32.0	75.5	24.5
35.0	72.7	27.3
38.0	52.2	47.8
40.0	47.0	53.0

2. 对照品溶液的制备

精密量取 10μl 洋川芎内酯 I 对照品置于 10ml 容量瓶中，加甲醇溶解并定容至刻度，摇匀，制成浓度为 1μl/ml 的洋川芎内酯 I 对照品溶液。

3. 供试品溶液的制备

将复方大川芎片去糖衣，研成细粉，精密称取复方大川芎片药末约 0.3g，置于 10ml 容量瓶中，加甲醇溶解并定容至刻度，称量，超声提取 30min（功率 250W，频率 33kHz），补足重量，过 0.22μm 微孔滤膜，取续滤液，即得供试品溶液。

4. 指纹图谱方法学考察

（1）系统适用性实验

取洋川芎内酯 I 对照品溶液、供试品溶液各 10μl 进高效液相色谱仪进行分析，记录 40min 的色谱图，对比保留时间可知，洋川芎内酯 I 峰保留时间在 31.841min 左右，由于洋川芎内酯 I 峰与相邻峰分离度较好，在测定时较稳定，峰面积较大，故以洋川芎内酯 I 对照品的色谱峰作为参照峰来确定供试品溶液中洋川芎内酯 I 的色谱峰（视为 S 峰），以供试品 S 峰的保留时间和峰面积为 1，计算其他色谱峰的保留时间和峰面积，结果见图 6.17。

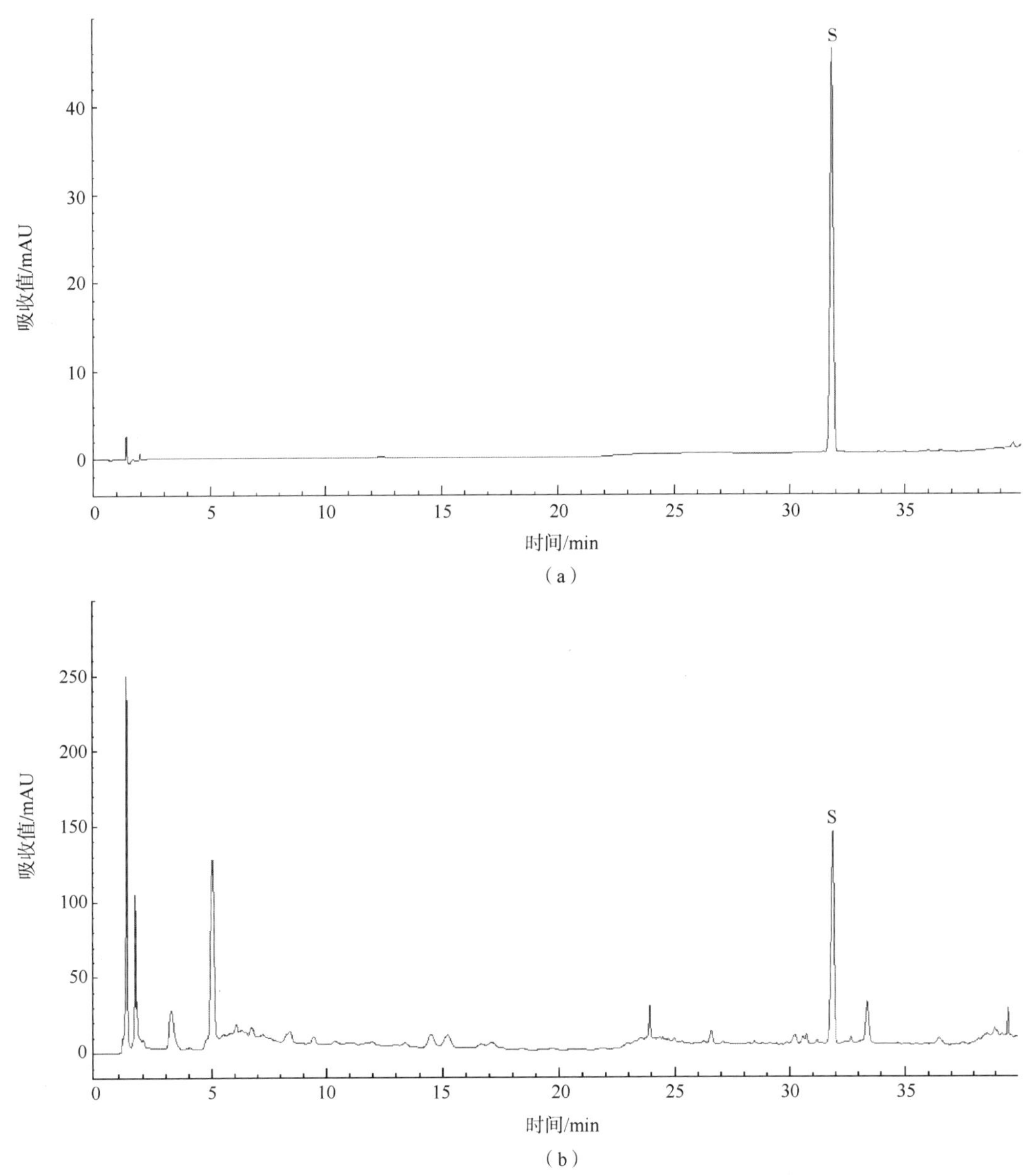

图 6.17　复方大川芎片 HPLC 指纹图谱

（a）洋川芎内酯 I 对照品；（b）复方大川芎片样品图

（2）精密度实验

取同一供试品溶液重复进样 6 次，每次 10μl，记录指纹图谱各色谱峰保留时间和峰面积，以洋川芎内酯 I 色谱峰的保留时间和峰面积为参照（设为 1）计算其他色谱峰的相对保留时间和相对峰面积的 RSD 值。结果表明，各色谱峰相对保留时间的 RSD 值均在 0.01%～0.96%之间，相对峰面积的 RSD 值均在 0.14%～1.02%之间，RSD 均小于 5%，说明本实验所用仪器精密度良好，可应用于指纹图谱的研究。

（3）重现性实验

取同一批次复方大川芎片去糖衣后的粉末 6 份，每份 0.3g，精密称定，按照本节“3.供试品溶液的制备”项下方法制备供试品溶液，按本节“1.液相条件”项下色谱条件进行检测，进样 10μl，记录 40min 色谱图，以洋川芎内酯 I 色谱峰的保留时间和峰面积为参照（设为 1）计算其他色谱峰的相对保留时间和相对峰面积的 RSD 值。结果表明，各色谱峰相对保留时间的 RSD 值均在 0.14%～1.05%之间，相对峰面积的 RSD 值均在 0.10%～0.97%之间，RSD 均小于 5%，说明此方法重现性较高，可应用于指纹图谱的研究。

（4）稳定性实验

将同一供试品溶液在室温下放置，按本节“1.液相条件”项下色谱条件分别于 0h、2h、4h、8h、12h、24h 进样检测，每次进样 10μl，记录 40min 色谱图，以洋川芎内酯 I 色谱峰的保留时间和峰面积为参照（设为 1）计算其他色谱峰的相对保留时间和相对峰面积的 RSD 值。结果表明，各色谱峰相对保留时间的 RSD 值在 0.04%～0.92%之间，相对峰面积的 RSD 值在 0.19%～1.32%之间，均小于 5%，说明复方大川芎片样品至少在 24h 内稳定性良好，可应用于指纹图谱的研究。

5. 指纹图谱的相似度评价

根据 10 个不同批次复方大川芎片供试品溶液的 HPLC 图谱，并应用《中药色谱指纹图谱相似度评价系统 2004A 版》（国家药典委员会）软件，将实验结果导入软件进行相似度的计算，通过对复方大川芎片指纹图谱的自动匹配功能，然后生成对照图谱，进行相似度评价，通过软件得出上述 10 个不同批次复方大川芎片指纹图谱的共有模式（即对照图谱 R），对照图谱与 10 个不同批次样品图见图 6.18，计算各样品的相似度，得到了 10 个不同批次复方大川芎片的相似度计算结果，相似度均大于 0.9，见表 6.47。

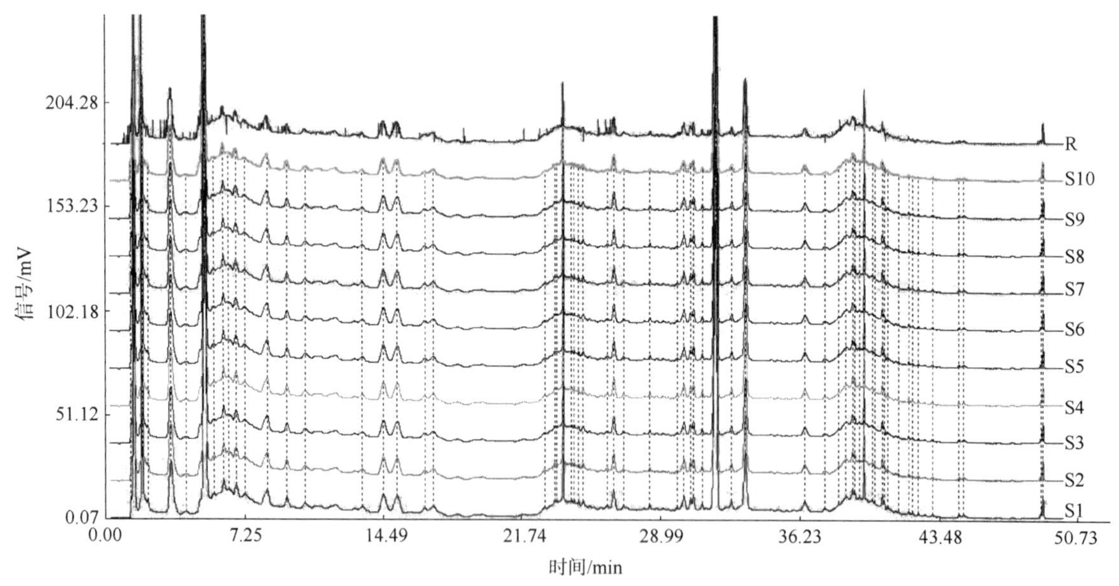

图 6.18 10 个不同批次复方大川芎片对比图

表 6.47 10 个不同批次复方大川芎片相似度考察

批次	1 号	2 号	3 号	4 号	5 号	6 号	7 号	8 号	9 号	10 号
1 号	1.000	0.926	0.902	0.932	0.932	0.902	0.983	0.997	0.952	0.983
2 号	0.926	1.000	0.948	0.963	0.964	0.953	0.977	0.963	0.919	0.921

续表

批次	1号	2号	3号	4号	5号	6号	7号	8号	9号	10号
3号	0.902	0.948	1.000	0.981	0.989	0.973	0.918	0.950	0.928	0.956
4号	0.932	0.963	0.981	1.000	0.933	0.926	0.926	0.943	0.931	0.978
5号	0.932	0.964	0.989	0.933	1.000	0.985	0.939	0.968	0.989	0.957
6号	0.902	0.953	0.973	0.926	0.985	1.000	0.911	0.958	0.978	0.987
7号	0.983	0.977	0.918	0.926	0.939	0.911	1.000	0.986	0.950	0.987
8号	0.997	0.963	0.950	0.943	0.968	0.958	0.986	1.000	0.983	0.969
9号	0.952	0.919	0.928	0.931	0.989	0.978	0.950	0.983	1.000	0.947
10号	0.983	0.921	0.956	0.978	0.957	0.987	0.987	0.969	0.947	1.000

（三）小结

方法学考察结果表明，精密度、重现性及稳定性均良好，应用此仪器及方法建立复方大川芎片指纹图谱是可行的。从表 6.47 结果可以看出，与对照指纹图谱相比，10 批次复方大川芎片的相似度都在 0.9 以上，说明复方中川芎、天麻药材来源可靠，复方大川芎片制备工艺稳定，这是复方大川芎片发挥药效的基础，只有成熟的工艺才能使药效发挥到最好的程度，本实验对复方大川芎片指纹图谱的构建进行的初步探索，可以为复方大川芎片的质量控制、品质评价提供依据。

第三节 本章小结

中药复方制剂质量控制一直是困扰中药制剂质量监控和走向国际市场的难点和热点问题，也是中药现代化的重要基础和关键。我国中药复方制剂质量标准经历了从无到有、从简单到逐步完善的过程，现在依旧在不断探索之中。现阶段中药质量控制的方法主要以成分含量为导向，不能全面反映复方的药效，因此，建立以药效为导向的质量控制方法尤为必要。

虽然大川芎片治疗头痛性疾病有很好的效果，且已经广泛地应用于临床，但为了保障其疗效的持续稳定，满足中药现代化、国际化的需求，对其所含药材、成药的质量控制标准仍有很大的提升空间。中药是多成分、多治疗靶点的复杂体系，其药效不是其中单种成分的作用，而是多种成分相互作用的效果。指纹图谱技术可以体现多种成分的色谱信息，通过这些色谱信息对中药进行质量控制研究已得到广泛关注，指纹图谱技术虽然可以表征中药所含的化学成分及其含量，但是并不能仅通过指纹图谱技术来判断中药质量的好坏，其局限性在于指纹图谱所反映出来的色谱信息和药效没有联系在一起，不知所含成分和所研究疾病相关性大小。因此，通过运用数理统计的方法，找出与药效相关的成分，即“谱-效关系”的研究，已成为探索中药治疗疾病物质基础的主要手段，为建立以药效为导向的多指标成分质量控制方法提供了良好的方法。

众所周知，有机化学成分在中药的疗效发挥方面起着非常重要的作用，受到人们的广泛关注，而微量元素在人体生命活动中也起着重要的生理功能，对生命活动同样具有重大意义，但在中药所含无机元素的质量控制方面往往被人们所忽视。本研究针对天麻、川芎两味药材分别从有机、无机角度开展其质量控制研究。有机角度采用高效液相色谱法建立指纹图谱，建立多指标成分质量控制方法。无机角度采用ICP-MS法探讨不同产地天麻、川芎质量差异。在此基础上，采用“谱-效关系”研究方法，以药效为导向建立了复方大川芎片质量控制方法，为保障大川芎片临床疗效的安全稳定奠定了坚实基础。

参 考 文 献

[1] 杜伟锋，陈琳，丛晓东，等. 天麻化学成分及质量控制研究进展[J]. 中成药，2011，33（10）：1785-1787.

[2] 刘智，王爱民. 采用多指标成分评价全天麻胶囊品质的研究[J]. 中国药学杂志，2012，47（5）：380-383.

[3] 闫宝庆，张晖芬，逄楠楠. RP-HPLC同时测定天麻中4种成分的含量[J]. 中国中药杂志，2009，34（22）：2903-2906.

[4] 孙国祥，王真. 用HPLC指纹图谱宏观全定性全定量评价天麻质量[J]. 中南药学，2009，7（3）：216-219.

[5] 王莉，程孟春，肖红斌，等. 天麻液相色谱指纹图谱研究[J]. 中草药，2006，37（9）：1402-1405.

[6] 王莉，王龙星，肖红斌，等. 天麻指纹图谱模式识别研究[J]. 中国中药杂志，2007，32（6）：536-538.

[7] 陈蓉，沈蓓，吴启南，等. 基于主成分分析和聚类判别模式对不同产地芡实HPLC指纹图谱研究[J]. 中成药，2012，34（5）：781-787.

[8] 王懿萍，何姗，吴玉娟，等. 天麻微量元素的初级形态分析[J]. 辽宁中医杂志，2007，34（5）：644-645.

[9] 李蒙禹，陶飞，段敏，等. 贵州道地药材天麻微量元素含量测定[J]. 贵阳中医学院学报，2013，35（6）：14-16.

[10] 刘博，包永睿. 十产地柴胡药材无机元素差异分析[J]. 中南药学，2014，（2）：158-161.

[11] 张锦，包永睿，孟宪生. 不同产地山楂无机元素质量差异分析[J]. 医药导报，2012，31（2）：226-229.

[12] 袁慧，袁伯勇，袁杉，等. 镇脑宁胶囊治疗血管神经性头痛等功效与其所含金属元素的关系[J]. 中国临床康复，2006，10（19）：1-3.

[13] 张岩，王帅，孟宪生，等. 等基线覆盖融合结合相对校正因子对柴胡抗溃疡有效组分的质量控制方法研究[J]. 药物分析杂志，2013，33（7）：1185-1189.

[14] 王智民，高慧敏，付雪涛，等. “一测多评”法中药质量评价模式方法学研究[J]. 中国中药杂志，2006，31（23）：1925-1928.

[15] 王智民，钱忠直，张启伟，等. 一测多评法建立的技术指南[J]. 中国中药杂志，2011，36（6）：657-658.

[16] 王欢，林朝展，吴润菁，等. 一测多评法测定穿心莲中5个内酯类成分的含量[J]. 中药材，2014，37（3）：448-451.

[17] 银玲，彭月，陈鸿平，等. 新老产地川芎中3种内酯类成分的含量测定[J]. 中国实验方剂学杂志，2013，19（7）：120-123.

[18] 刘博，包永睿，王帅，等. 十产地柴胡药材无机元素差异分析[J]. 中南药学，2014，12（2）：158-161.

[19] 齐冰，李爽，孟宪生，等. 气滞胃痛颗粒中无机元素分析[J]. 广东微量元素科学，2014，21（2）：1-4.

[20] 马建春，曾佳，关石凤，等. 川芎提取工艺的研究[J]. 亚太传统医药，2012，8（2）：13.

[21] 李爽，包永睿，王帅，等. 基于多功效多指标药效综合评价的气滞胃痛颗粒组分配伍研究[J]. 中国新药杂志，2014，23（24）：2860-2864.

[22] 颜晓静，杨烨，毕蕾，等. 丹参-人参组分配伍对肺癌A549增殖、凋亡和骨架的影响[J]. 中国新药杂志，2014，39(22)：4436-4441.

[23] 李莹，傅超美，任波，等. 基于MI-RI大鼠心肌细胞代谢组学研究四逆汤中附子配伍甘草解毒增效机制[J]. 中国中药杂志，2014，39（16）：3166-3171.

[24] 唐爽，包永睿，孟宪生，等. 基于多波长覆盖融合指纹图谱的大川芎片主要成分研究[J]. 药学研究，2015，34（1）：7-9.

[25] 张淑梅. 养血清脑颗粒+西比灵治疗偏头痛临床观察[J]. 当代医学，2009，15（16）：140-141.

[26] 周鹏，周惠芬，何昱，等. 丹红注射液对乳鼠脑微血管内皮细胞缺氧损伤的保护作用[J]. 中草药，2013，44（19）：2727-2730.

[27] 孙晓英，吴莹，徐庆辉. 均匀设计及其在中药学领域中的应用[J]. 安徽医药，2009，13（7）：822-824.

[28] 徐培平，张奉学，符林春，等. 基于均匀设计-偏最小二乘回归建模的中药复方配伍规律研究方法[J]. 中草药，2011，42（4）：819-824.

[29] 徐维佳，周海虹，陈少东，等. 均匀设计在中药复方研究中的应用分析[J]. 中国实验方剂学杂志，2010，16（13）：236-239.

[30] 李上标，裴淑艳，蒋超，等. MTT比色法研究应用进展[J]. 西北民族大学学报（自然科学版），2013，34（91）：68-70.

[31] 戴晓明，吴慧平，蒋凤荣，等. 琥珀酸脱氢酶的保护作用[J]. 现代中西医结合杂志，2007，16（7）：877-878.

[32] Tagliari B，Zamin L L，Salbego C G，et al. Homocysteine increases neuronal damage in hippocampal slices receiving oxygen and glucose deprivation[J]. Metab Brain Dis，2006，21（4）：273- 278.

[33] 李红月，孙志伟，王淑琴. 天麻素在神经系统的药理作用研究概况[J]. 中国医院药学杂志，2015，35（11）：1047-1049.

[34] 舒冰，周重建，马迎辉，等. 中药川芎中有效成分的药理作用研究进展[J]. 中国药理学通报，2006，22（9）：1043-1046.

[35] 杨奕，乔卫，刘婧姝，等. 酸枣仁抗抑郁活性组分配伍的研究[J]. 时珍国医国药，2012，23（1）：7-8.

[36] 孟庆刚，王微. 黄芩解热作用的谱效关系研究[J]. 北京中医药大学学报，2011，34（6）：379-383.

[37] 周霞，王鹏. 灰色关联分析在医学中的应用[J]. 辽宁中医杂志，2006，33（8）：938-939.

第七章 复方大川芎片中药材有效组分药效学研究

引　言

在前期的实验研究中，对天麻、川芎所含药效组分进行了提取、纯化、表征及质控研究，本章主要针对富集到的各药效组分，开展药效组分的体内、外药效评价研究。参考本实验室建立的体外实验 SOP，选择来源于人神经母细胞瘤株的 SH-SY5Y 细胞，通过建立 SH-SY5Y 神经细胞缺氧损伤模型，以细胞存活率为指标，考察天麻、川芎各药效组分对神经细胞的保护作用。通过建立硝酸甘油致大鼠偏头痛模型，分别测定大鼠挠头次数、血中 5-HT、DA、CGRP、NO 含量来评价天麻、川芎各药效组分对偏头痛大鼠的治疗作用。旨在通过上述研究，明确复方大川芎片发挥治疗偏头痛作用的活性物质，为其药效物质基础和作用机制的研究奠定实验基础。

第一节　天麻有效组分体外药效学研究

（一）实验材料

1. 实验细胞株

人神经母细胞瘤细胞株 SH-SY5Y（购于中国科学院上海细胞库）。

2. 药材与试剂

天麻药材（购于大连民大中药有限公司，批号为：C140135，经辽宁中医药大学翟延君教授鉴定为兰科植物天麻 *Gastrodia elata* Bl.的干燥块茎）；DMEM/F12 培养基（美国 GIBCO 公司）；胎牛血清（FCS）（杭州四季青生物工程材料有限公司）；青霉素（哈药集团制药总厂，批号：A081100207）；链霉素（大连美罗大药厂，批号：65081216）；连二亚硫酸钠（购于天津科密欧化学试剂有限公司，批号：20140404）；水为超纯水。

3. 仪器与设备

US AUTOFLOW 型 CO_2 培养箱（德国 NUAIRE 公司）；AE31 型倒置相差显微镜（Motic 公司）；SUNRISE 酶标仪（瑞士 TECAN 公司）；LEGEND MICRO 17R 型低温高速离心机（Thermo Fisher Scientific）。

（二）实验方法与结果

1. 供试品溶液的制备

（1）天麻总苷制备

取天麻粉末置圆底烧瓶中，加入 10 倍量 70%乙醇进行加热回流提取，提取 3 次，每次 1h，过滤，合并滤液，滤液浓缩，以树脂药材比（0.5∶1）湿法上 AB-8 树脂柱，上样药液浓度为 0.5mg/ml，先用 1 倍量蒸馏水除杂，再用 5 倍量 90%乙醇进行洗脱，收集洗脱液，蒸干，残渣加 DMEM/F12 培养液溶解并定容，过 0.22μm 微孔滤膜，备用。

（2）天麻多糖制备

取天麻粉末置圆底烧瓶中，精密加入 30 倍量水回流提取 3 次，每次 2h，过滤，合并滤液，滤液浓缩至药液浓度为 0.7g/ml，再用 90%乙醇醇沉 12h，过滤，滤渣蒸干，加 DMEM/F12 培养液溶解并定容，过 0.22μm 微孔滤膜，备用。

2. 体外药效实验

（1）主要试剂的配制

1）磷酸盐缓冲溶液（PBS）配制

精密称取 NaCl 8.0g、KCl 0.2g、KH_2PO_4 0.2g、$Na_2HPO_4 \cdot 12H_2O$ 3.49g，加蒸馏水 1000ml 溶解，调节 pH 值至 7.2～7.4，用装有 0.45μm 和 0.22μm 微孔滤膜的无菌正压滤器过滤除菌，分装于 250ml 无菌玻璃瓶，4℃保存。

2）0.125%胰蛋白酶的配制

取 1.25g 胰蛋白酶，加 PBS 缓冲液 100ml 溶解，调 pH 值为 7.2～7.4，用装有 0.45μm 和 0.22μm 微孔滤膜的无菌正压滤器过滤除菌，分装于 20ml 无菌玻璃瓶，–20℃保存。

3）MTT 溶液配制

用 PBS 将 MTT 配制成 5mg/ml（pH≈7.2），用 0.22μm 微孔滤膜过滤除菌，–20℃避光保存或现用现配。

（2）人神经母细胞瘤细胞株 SH-SY5Y 的培养

1）SH-SY5Y 细胞的复苏

将细胞从液氮中取出，迅速置于 37℃水浴锅中，不断摇晃至完全溶解（时间控制在 1～2min），再移入超净台内。平衡后，将细胞冻存管放入离心机中，1000r/min 离心 5min，弃上清液，加入 DMEM/F12（1∶1 混合）培养液，吹打均匀制成细胞悬液，接种于培养瓶中，置 CO_2 培养箱（37℃，5%CO_2）中培养，次日换液。

2）SH-SY5Y 细胞的传代培养

①从 CO_2 培养箱中取出贴壁生长良好的细胞，放入超净台，吸弃培养瓶中培养液，用 PBS 缓冲液洗 2～3 次；②加入约 2ml 0.125%胰蛋白酶消化液于培养瓶中，在倒置显微镜下观察细胞的消化情况，若细胞大部分变圆，缝隙变大，迅速拿回操作台，加入培养液终止消化，吹打均匀后，将细胞悬液吸出分装到 2～3 个培养瓶中，加入适量培养液，吹打均匀，旋紧瓶盖；③用酒精棉球擦拭培养瓶，适当旋松瓶盖，置 37℃培养箱中培养，隔日换液。

3）SH-SY5Y 细胞冻存

取对数生长期细胞，消化，离心，弃上清液，加入冻存液（90%完全培养液+10%DMSO）吹打均匀，转移到冻存管中，液氮冻存。

（3）SH-SY5Y 细胞缺氧损伤模型的建立

1）$Na_2S_2O_4$损伤浓度与细胞存活率的关系

细胞常规复苏、传代和培养，待细胞密度为 80%左右，细胞用胰蛋白酶消化，调整细胞密度至 5×10^3个/ml，接种于 96 孔板里在 CO_2 培养箱中培养。取接种完成的 96 孔板，吸去培养基，用无菌PBS清洗，每孔加入100μl的不同浓度的$Na_2S_2O_4$损伤剂（终浓度分别为1 mmol/L、2.5 mmol/L、5 mmol/L、7.5 mmol/L、10 mmol/L、12.5 mmol/L）每个浓度设置 5 个复孔，在 CO_2 培养箱中常规培养 2h 后，换成正常的培养液，继续培养。采用 MTT 法检测细胞存活率，最终确定 $Na_2S_2O_4$ 致 SH-SY5Y 神经细胞损伤的终浓度。（细胞存活率=OD 实验组/OD 空白对照组×100%）见表 7.1，图 7.1。

表 7.1　$Na_2S_2O_4$ 对 SH-SY5Y 存活率的影响（$\bar{x}\pm s$）

$Na_2S_2O_4$浓度/（mmol/L）	OD 值	存活率/%	$Na_2S_2O_4$浓度/（mmol/L）	OD 值	存活率/%
空白对照组	0.506±0.121	100.00	7.5	0.252±0.043*	49.80
1	0.389±0.077*	76.88	10	0.183±0.028*	36.17
2.5	0.315±0.040*	62.25	12.5	0.133±0.034*	26.28
5	0.298±0.057*	58.89			

注：与空白对照组比较*$P<0.05$。

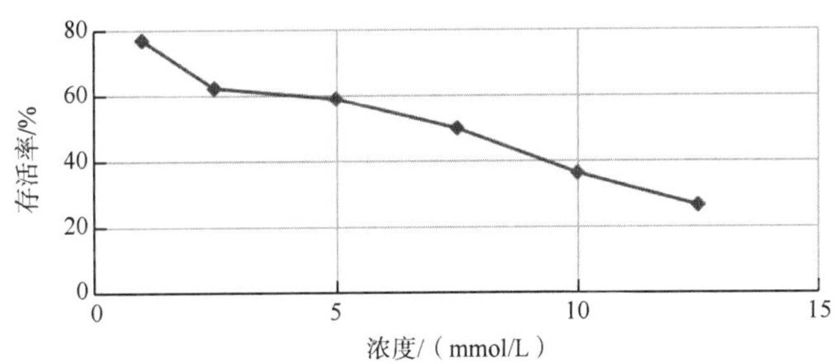

图 7.1　$Na_2S_2O_4$ 损伤浓度与细胞存活率的关系

2）$Na_2S_2O_4$ 损伤时间与细胞存活率的关系

细胞常规复苏、传代和培养，待细胞密度为 80%左右，细胞用胰蛋白酶消化，调整细胞密度至 5×10^3个/ml，接种于 96 孔板里在 CO_2 培养箱中培养。取接种完成的 96 孔板，吸去培养基，用无菌 PBS 清洗，每孔加入 100μl 浓度为 7.5 mmol/L 的 $Na_2S_2O_4$ 损伤剂，每个浓度设置 5 个复孔，在 CO_2 培养箱中常规培养 1h、2h、3h、4h 后，换成正常的培养液，继续培养。采用 MTT 法检测细胞存活率，最终确定 $Na_2S_2O_4$ 致 SH-SY5Y 神经细胞损伤的作用时间。（细胞存活率=OD 实验组/OD 空白对照组×100%）见表 7.2，图 7.2。

表 7.2　$Na_2S_2O_4$ 损伤时间对 SH-SY5Y 存活率的影响（$\bar{x}\pm s$）

时间	OD 值	存活率/%	时间	OD 值	存活率/%
空白对照组	0.513±0.012	100	3h	0.239±0.028*	46.59
1h	0.409±0.006*	79.73	4h	0.201±0.027*	39.18
2h	0.261±0.021*	50.88			

注：与空白对照组比较*$P<0.05$。

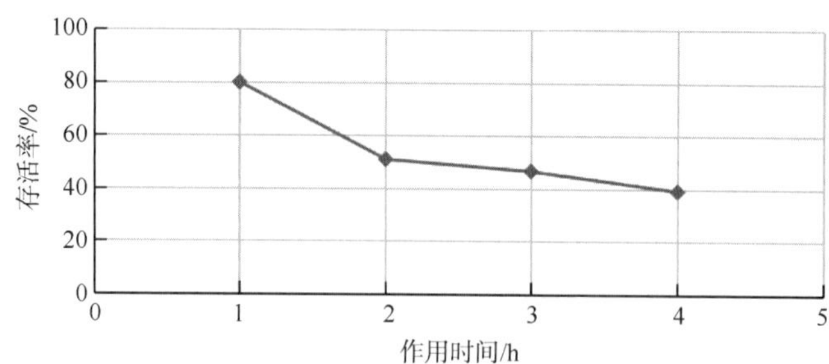

图 7.2 $Na_2S_2O_4$ 损伤时间与细胞存活率的关系

（4）天麻有效组分对缺氧神经细胞损伤的保护作用

1）细胞分组与给药

空白调零组：只加含 10%胎牛血清的 DMEM/F12 培养液。

空白对照组：只加 SH-SY5Y 细胞。

模型实验组：100μl 7.5 mmol/L $Na_2S_2O_4$ 作用于 $Na_2S_2O_4$ 细胞 2h 造模。

给药实验组：在 100μl 7.5 mmol/L $Na_2S_2O_4$ 损伤的细胞培养体系中加入不同浓度的药材制备液。

2）MTT 法检测细胞活性

细胞常规复苏、传代和培养，待细胞密度为 80%左右，细胞用胰蛋白酶消化，调整细胞密度至 5×10^3 个/ml，接种于 96 孔板里在 CO_2 培养箱中培养。取接种完成的 96 孔板，每孔加入 100μl 的 $Na_2S_2O_4$（7.5 mmol/L）损伤剂，在 CO_2 培养箱中常规培养 2h 后，换成正常的培养液，继续培养。其中在模型构建前 2h 加入药物，设空白调零孔（只加培养液，酶标仪调零用）、空白对照孔（加细胞，不给 $Na_2S_2O_4$，不给药）、模型实验孔（加细胞，给 $Na_2S_2O_4$，不给药）、给药实验孔（加细胞，给 $Na_2S_2O_4$，给药），每组设 5 个复孔。24h 后，MTT 法测定结果，计算药物对细胞的存活率的影响。

（5）数据处理

计量资料以均数±标准差（$\bar{x}\pm s$）表示，应用 SPSS 19.0 软件进行统计学分析。组间比较采用单因素方差分析，$P<0.05$ 为差异有显著性。

（6）实验结果

1）$Na_2S_2O_4$ 损伤浓度与细胞存活率的关系

由实验结果可知，在一定范围内，随着 $Na_2S_2O_4$ 浓度的增加，SH-SY5Y 细胞的存活率明显下降，与正常浓度组比较均有显著性差异（$P<0.05$），$Na_2S_2O_4$ 浓度为 7.5mmol/L，MTT 法检测其存活率为 49.80%，本实验选择这个浓度为缺氧损伤模型最佳条件，形态学观察发现，空白对照组 SH-SY5Y 细胞生长状态好、细胞呈梭形或圆形，紧密贴壁，造模损伤组，可以明显发现细胞形态的变化，突触回缩变圆，胞质内出现空泡，呈现缺氧状态。

2）$Na_2S_2O_4$ 损伤时间与细胞存活率的关系

以上实验结果可知，随着损伤剂作用时间的延长，细胞的存活率明显下降，$Na_2S_2O_4$ 损伤时间 2h 时，MTT 法检测其存活率为 50.88%，本实验选择存活率在 50%左右剂量为最佳造模条件，因此选择浓度为 7.5mmol/L 的 $Na_2S_2O_4$ 作用 2h 作为致 SH-SY5Y 神经细胞损伤的最佳作用时间。

3）天麻有效组分对缺氧神经细胞损伤的保护作用

实验结果见表 7.3，$Na_2S_2O_4$ 作用于 SH-SY5Y 细胞后，采用 MTT 法测得的吸光度 OD 值明显下降，细胞存活率下降，与空白对照组比较有显著性差异（$P<0.05$），在损伤前给予不同浓度的天麻总苷和天麻多糖类成分后，采用 MTT 法测得的吸光度 OD 值明显升高，与模型组比较有显著性差异（$P<0.05$），故说明天麻类有效组分对 $Na_2S_2O_4$ 造成的缺氧神经细胞损伤具有一定的保护作用。各给药高、中、低三个剂量间并无明显差异，说明较小的给药剂量也可出现较好的保护作用。

表 7.3　天麻有效组分对缺氧神经细胞损伤的保护作用的存活率的影响

组别	剂量/（mg 膏重/ml）	吸光度值	存活率/%
空白组	—	0.572±0.012*	100.00
模型组	—	0.287±0.023	50.17
天麻总苷组	0.025	0.430±0.014*	75.18
	0.05	0.432±0.021*	75.52
	0.1	0.439±0.018*	76.75
天麻多糖组	0.025	0.428±0.016*	74.83
	0.05	0.427±0.025*	74.65
	0.1	0.431±0.028*	75.35

注：与模型组比较*$P<0.05$。

（三）小结

SH-SY5Y 细胞来源于人神经母细胞瘤株，具有与神经元细胞相似的形态和生理生化特征，同时还具有增殖快，易培养的特点，故本研究选用其构建缺氧损伤模型。有关报道，$Na_2S_2O_4$ 作用较快并且不损伤细胞膜，所以本实验选择 $Na_2S_2O_4$ 作为造模损伤剂，用浓度为 7.5mmol/L $Na_2S_2O_4$ 作用 2h 建立 SH-SY5Y 细胞缺氧损伤模型，该方法诱发的神经细胞缺氧损伤稳定性较好，操作简单，从实验结果中可以得知，$Na_2S_2O_4$ 造模损伤组与空白对照组相比有显著性差异（$P<0.05$），在予以药物干预后，天麻各组分均能显著提高细胞存活率，对神经细胞缺氧损伤起到保护作用。

第二节　天麻有效组分体内药效学研究

（一）实验材料

1. 实验动物

健康昆明种雄性大鼠 72 只，体重 200g±20g，购于辽宁长生生物技术有限公司，动物许可证号 SCXK（辽）2014—0022。大鼠于室温 20℃±2℃，相对湿度 50%～60%的空调室内颗粒饲料喂养，自由饮水，适应性饲养 3～4d 后用于实验。

2. 药物与试剂

天麻药材（购于大连民大中药有限公司，批号为：C140135，经辽宁中医药大学翟延君教授鉴定为兰科植物天麻 *Gastrodia elata* B1.的干燥块茎）；硝酸甘油注射液 5mg/ml（北京益民药业有限公司，批号：20140729）；布洛芬缓释胶囊（珠海润都民彤制药有限公司，批号：20140628）；生理盐水（吉林省都邦药业股份有限公司，批号 1004280105）；5 羟色胺盐酸盐（中国生物药品检定所，批号 20140510）；Dopamine Hydrochloride（Fluka）；大鼠 CGRP ELISA 检测试剂盒；大鼠 NO ELISA 检测试剂盒。

3. 仪器与设备

LC-10A 高效液相色谱仪（日本岛津公司）；HS6150 型超声波清洗器（功率：150W；频率：40kHz，天津恒奥科技发展有限公司）；LEGEND MICRO 17R 型低温高速离心机（Thermo Fisher Scientific）；SUNRISE 酶标仪（瑞士 TECAN 公司）。

（二）方法与结果

1. 供试品溶液的制备

（1）天麻总苷制备

采用 10 倍量 70%乙醇对天麻总苷进行回流提取，提取 3 次，每次 1h。采用 AB-8 型大孔吸附树脂，湿法装柱，以药材树脂用量比 0.5∶1（即 0.5g 生药∶1ml 湿树脂）湿法上柱，上样药液浓度为 0.5mg/ml，1BV 体积水洗去除杂质，用 5 倍量的 90%乙醇进行洗脱，收集洗脱液，水浴蒸干，即得天麻总苷富集物。

（2）天麻多糖制备

采用 30 倍量水回流提取 3 次，每次 2h，得粗多糖，将药液浓度调整为 0.7g/ml，90%乙醇醇沉 12h，水浴蒸干得多糖富集物。

2. 动物分组、造模及给药方法

SD 雄性大鼠（200g±20g）72 只，随机分成 9 组，空白组，模型组，布洛芬阳性药组，天麻总苷低、中、高剂量组（灌胃 0.9g/kg、2.7g/kg、8.1g/kg），天麻多糖低、中、高剂量组（灌胃 0.9g/kg、2.7g/kg、8.1g/kg），于造模前预防灌胃给药 10d，每天 1 次，于第 7 天末次给药 30min 后，除空白对照组注射生理盐水外，其余各组皮下注射硝酸甘油注射液（10mg/kg）复制偏头痛模型，造模 3d。

3. 指标的检测[1~3]

于最后一天造模后 30min，用计数器记录 30min 内大鼠前肢搔头的次数；造模 4h 后，各组大鼠分别摘眼球取血，血浆静置后 3000r/min 离心 15min，取上清液置−20℃冰箱保存，备用。采用高效液相色谱法测定每组大鼠血浆中 5-HT、DA 的含量。色谱条件为：Agilent TC-C18 色谱柱（4.6mm×250mm，5μm）；流动相 0.1 mol 醋酸钾水溶液（A）∶甲醇（B）为 95∶5（pH≈4）；检测波长 275nm；采用 ELISA 法测定每组大鼠血浆中 CGRP、NO 的含量，操作方法严格按照试剂盒说明书进行测定。

4. 数据处理

计量资料以均数±标准差（$\bar{x}\pm s$）表示，应用 SPSS 19.0 软件进行统计学分析。组间比较采用单因素方差分析，$P<0.05$ 为差异有显著性。

5. 实验结果

（1）对皮下注射硝酸甘油偏头痛大鼠搔头次数的影响

结果显示，模型组大鼠搔头次数明显增加，阳性药和各给药组高、中剂量与模型组比较，搔头次数显著减少，差异具有统计学意义（$P<0.05$），说明各高、中剂量的天麻总苷、天麻多糖类成分均能有效减少偏头痛大鼠搔头次数，对皮下注射硝酸甘油偏头痛大鼠具有镇痛作用。各给药低剂量组与模型组比较差异无统计学意义，说明低剂量无明显效果。结果见表 7.4。

表 7.4　天麻有效组分对偏头痛大鼠搔头次数的影响（$\bar{x} \pm s$，n=8）

组别		剂量/（g 生药/kg）	平均搔头次数/次
空白组		—	10.3±1.14*
模型组		—	38.3±1.34
布洛芬阳性药组		0.054	14.5±1.67*
天麻总苷组	高剂量	8.1	19.8±1.23*
	中剂量	2.7	23.3±2.83*
	低剂量	0.9	37.5±1.96
天麻多糖组	高剂量	8.1	17.6±1.98*
	中剂量	2.7	22.8±2.01*
	低剂量	0.9	39.5±1.76

注：与模型组比较*$P<0.05$。

（2）对皮下注射硝酸甘油偏头痛大鼠血浆中 5-HT、DA 含量的影响

皮下注射硝酸甘油注射液后，与空白组比较，模型组大鼠血浆中 5-HT、DA 含量明显降低（$P<0.05$），布洛芬阳性药组，各高、中剂量的天麻总苷、天麻多糖组均能升高偏头痛大鼠血浆中 5-HT、DA 含量，与模型组相比差异具有统计学意义（$P<0.05$），低剂量组与模型组比较差异无统计学意义，说明低剂量无明显效果。结果见表 7.5。

表 7.5　大鼠血浆中 5-HT、DA 含量（$\bar{x} \pm s$，n=8）

组别		剂量/（g 生药/kg）	5-HT/（μg/ml）	DA/（μg/ml）
空白组		—	32.013±1.302*	30.091±1.024*
模型组		—	10.345±1.987	11.176±1.243
布洛芬阳性药组		0.054	23.022±1.276*	24.904±1.326*
天麻总苷组	高剂量	8.100	19.634±1.076*	20.634±1.523*
	中剂量	2.700	17.490±1.863*	16.894±1.073*
	低剂量	0.900	11.321±1.386	12.089±1.450
天麻多糖组	高剂量	8.100	19.851±2.011*	21.667±0.904*
	中剂量	2.700	17.932±1.958*	18.407±2.112*
	低剂量	0.900	10.977±1.409	11.358±1.089

注：与模型组比较*$P<0.05$。

（3）对皮下注射硝酸甘油偏头痛大鼠血浆中 CGRP、NO 含量的影响

皮下注射硝酸甘油注射液后，与空白组比较，模型组大鼠血浆 CGRP、NO 含量显著升高（$P<0.05$），布洛芬阳性药组，各高、中剂量的天麻总苷、天麻多糖组均能显著降低血浆中

CGRP、NO 的含量，与模型组相比差异具有统计学意义（$P<0.05$），各给药低剂量组与模型组比较差异无统计学意义，说明低剂量无明显效果。结果见表 7.6。

表 7.6 大鼠血浆中 CGRP、NO 含量（$\bar{x} \pm s$，n=8）

组别		剂量/（g 生药/kg）	CGRP/（μg/ml）	NO/（μmol/L）
空白组		—	53.003±5.195*	21.438±2.907*
模型组		—	98.215±5.185	58.581±4.709
布洛芬阳性药组		0.054	61.040±6.101*	26.662±2.192*
天麻总苷组	高剂量	8.100	63.185±7.112*	30.806±3.330*
	中剂量	2.700	73.185±4.100*	34.261±2.953*
	低剂量	0.900	92.182±5.255	55.472±2.521
天麻多糖组	高剂量	8.100	61.798±4.759*	32.449±3.251*
	中剂量	2.700	70.743±5.991*	34.654±2.645*
	低剂量	0.900	91.327±3.652	56.692±4.098

注：与模型组比较*$P<0.05$。

（三）小结

偏头痛是一种基于神经血管障碍的常见疾病，目前缺少有效的根治办法。研究表明，一氧化氮（NO）是一种小分子物质，广泛分布在人体的各组织、器官中，具有扩张血管，改善微循环等作用，然而过量的 NO 可引发神经源性炎症，直接影响血管旁感觉神经，从而直接激活伤害感觉神经元的敏感性，致使痛觉发生。硝酸甘油作为 NO 的前药，可以用来诱导大鼠偏头痛的发作，故本实验采用硝酸甘油致大鼠偏头痛模型作为体内动物模型，该模型与人类偏头痛的发作具有高度的相似性，同时其造模方法简单、经济、可行、易操作，该模型能够在活体清醒状态下观察大鼠的行为学特征，可以用于中药治疗作用的研究[4]。

本实验结果发现，皮下注射硝酸甘油后，模型组大鼠出现耳红、挠头次数增多、爬笼、活动次数增多等外在表现，继而倦卧，整个动物行为活动与文献报道相一致，说明造模成功。阳性药组，天麻总苷和天麻多糖高、中剂量组均能减少皮下注射硝酸甘油所致的偏头痛大鼠挠头次数，与模型组相比有显著性差异，说明天麻各有效组分高、中剂量对抗偏头痛起到有效作用。

5-羟色胺（5-HT）是偏头痛发作中重要的神经递质，研究表明，偏头痛患者在其头痛发作时血中 5-HT 迅速转变为 5-HIAA 从尿中排出，导致血中 5-HT 减少，5-HT 的减少不能维持血管收缩，同时降低丘脑的痛阈值，导致偏头痛，本实验结果表明，皮下注射硝酸甘油可使大鼠血浆中 5-HT 的含量降低，与空白组比较差异具有统计学意义，而予以药物干预后，天麻各组分高、中剂量均能显著升高偏头痛大鼠血浆中 5-HT 的含量，与模型组比较，差异具有统计学意义，说明天麻各有效组分高、中剂量对抗偏头痛起到有效的作用。

本实验结果表明，模型组大鼠血浆 NO 含量升高，可能由于硝酸甘油作为 NO 前药，使得其含量升高，而天麻各组分高、中剂量均能显著降低皮下注射硝酸甘油所致的偏头痛大鼠血浆中 NO 的含量，与模型组相比差异具有统计学意义，天麻各有效组分高、中剂量可以抑制 NO 的合成，减少其释放，达到抗偏头痛的作用。

CGRP 是一种很强的血管活性物质，通过扩张血管引起头痛，在疼痛感觉调控中发挥着重要作用。实验中发现模型组大鼠血浆中 CGRP 含量明显升高，与空白组比较有显著性差异（$P<0.05$），表明由 NO 诱发血管周围神经末梢大量释放 CGRP，由此产生炎症，而天麻各组分高、中剂量均能显著降低硝酸甘油诱导的偏头痛大鼠血浆中 CGRP 的含量，从而起到有效地预防偏头痛的作用，可见天麻有效组分通过调节与疼痛相关的血管活性物质水平，减弱神经性炎症，有效地预防了偏头痛的发作[5]。

第三节　川芎有效组分体外药效学研究

（一）实验材料

1. 仪器与设备

HD2-BCN-1360B 型生物洁净工作台（哈尔滨东联电子技术开发有限公司）；SPECTRA max PLUS384 酶标仪（美国 Molecular Devices 公司）；超低温冰箱（–80°C）（海尔公司）；NKSY 系列智能恒温水浴锅（常州诺基仪器有限公司）；US AUTOFLOW 型 CO_2 培养箱（德国 NUAIRE 公司）；AE31 型倒置相差显微镜（Motic 公司）；Milli-Q 超纯水处理装置（美国 Millipore 公司）；电子天平（德国赛多利斯集团）。

2. 药材与试剂

川芎药材（购于大连民大中药有限公司，批号为：C140135，经辽宁中医药大学翟延君教授鉴定为伞形科植物川芎 *Ligusticum chuanxiong* Hort.的干燥根茎）；小牛血清（北京全式金生物技术有限公司）；DMEM/F12 混合培养基（美国 Gibco 公司）；二甲基亚砜（DMSO）（Sigma 公司）；Trypsin（1x）[美国 GIBCO 公司（25200-056）]；Penicilin-Streptomycin Solution[Hyclone 公司（J130061）]；四甲基偶氮唑盐（MTT）（美国 GIBCO 公司）；碳酸氢钠、氯化钠、氯化钾、磷酸氢二钾、磷酸二氢钠、无水乙醇均为分析级别。

3. 细胞株

人神经母细胞瘤细胞株 SH-SY5Y（购于中国科学院上海细胞库）。

（二）实验方法与结果

1. 供试品溶液的制备

（1）川芎酚酸类成分的制备

取川芎粉末置圆底烧瓶中，加入 10 倍量 90%乙醇进行加热回流提取，提取 3 次，每次 1h，过滤，合并滤液，滤液浓缩至 0.2mg/ml，以树脂药材比（1∶1）湿法上 HPD-300 树脂柱，先用 1 倍量蒸馏水除杂，再用 5 倍量 90%乙醇进行洗脱，收集洗脱液，重复上柱两次，得到二次纯化的纯化产物。蒸干，残渣加 DMEM/F12 培养液溶解并定容，过 0.22μm 微孔滤膜，备用。

（2）川芎挥发油的制备

将川芎药材粉碎过 10 目筛，准确称取川芎粉末 100g，置圆底烧瓶中，加水 1000ml 与沸石数粒，振摇混合后，浸泡 6h，连接挥发油提取器与回流冷凝管。置电热套中加热，保持微沸，至提取器中油量不再增加，停止加热，放置片刻，开启提取器下端的活塞，将水缓缓放出，至油层下降至其下端恰与刻度0线平齐，读取挥发油量。收集挥发油，加DMEM/F12培养液溶解并定容，过0.22μm微孔滤膜，备用。

2. 体外药效实验

（1）主要试剂的配制

1）磷酸盐缓冲溶液（PBS）配制

精密称取NaCl 8.0g、KCl 0.2g、KH_2PO_4 0.2g、$Na_2HPO_4 \cdot 12H_2O$ 3.49g，加蒸馏水1000ml溶解，高压灭菌，过0.22μm微孔滤膜，备用。

2）0.25%胰蛋白酶的配制

取0.25g胰蛋白酶，加PBS缓冲液100ml溶解，过0.22μm微孔滤膜，备用。

3）MTT溶液配制

用PBS将MTT配制成5mg/ml（pH≈7.2），用0.22μm微孔滤膜过滤除菌，–20℃避光保存或现用现配。

（2）人神经母细胞瘤细胞株SH-SY5Y的培养

人神经母细胞瘤细胞株SH-SY5Y，按常规贴壁细胞培养法接种于含体积分数为10%小牛血清的DMEM/F12培养基中，在温度为37℃、5%CO_2、饱和湿度的条件下常规培养。每天换液并传代一次，取对数生长期细胞做后续实验。

（3）MTT法药效检测

取培养2～3d、处于对数生长期、生长状态良好的细胞，经PBS清洗，用0.25%的胰酶消化，待细胞趋于变圆用培养液冲洗吹打细胞，制成细胞悬液。细胞计数板上计数，细胞浓度=四大格细胞总数$\times 10^4 \div 4$个/ml；加DMEM/F12培养基稀释至浓度为5×10^4个/ml，接种于96孔培养板，每孔100μl，继续培养约12h待细胞贴壁完全[6, 7]。设加药实验孔（加药物和造模剂）、空白对照孔（只加细胞，不加药物和造模剂）、模型孔（加造模剂，不加药物），每组设5个复孔。继续培养，12h后，每孔避光加20μl（5mg/ml）MTT，继续培养4h后吸净孔内上清液，每孔加入150μl DMSO，摇床振摇10min，用酶标仪在492nm处扫描，测定吸光值（OD），计算存活率。

（4）川芎有效组分对缺氧神经细胞损伤的保护作用

细胞分组与给药如下：

空白调零组：只加含10%胎牛血清的DMEM/F12培养液。

空白对照组：只加SH-SY5Y细胞。

模型实验组：100μl 5mmol/L $Na_2S_2O_4$作用于$Na_2S_2O_4$细胞12h、24h、36h造模。

给药实验组：在100μl 5mmol/L $Na_2S_2O_4$损伤的细胞培养体系中加入不同浓度的药材制备液。

（5）数据处理

计量资料以均数±标准差（$\bar{x} \pm s$）表示，应用SPSS 19.0软件进行统计学分析。组间比较采用单因素方差分析，$P<0.05$为差异有显著性。

（6）实验结果

川芎有效组分对缺氧神经细胞损伤的保护作用的存活率的影响，结果见表 7.7、表 7.8、表 7.9。

表 7.7　川芎有效组分对缺氧神经细胞损伤的保护作用的存活率的影响

时间	组别	给药浓度/（μg/ml、μl/L）	OD 值（$\bar{x}\pm s$）	存活率/%
12h	空白组	□	0.8514±0.0269*	□
	模型组	□	0.4083±0.0092	45.08
	酚酸组	2.2857	0.4555±0.0023*	50.93
		4.571	0.5188±0.0051*	58.78
		11.428	0.5468±0.0021*	62.24
		22.856	0.6661±0.0034*	77.03
		57.142	0.6862±0.0024*	79.53
	挥发油组	4	0.5701±0.0984*	65.25
		8	0.6218±0.0053*	71.54
		20	0.6876±0.0074*	79.70
		40	0.7411±0.0168*	86.33
		100	0.6423±0.0029**	74.08

注：与模型组比较*P<0.05，** P<0.01。

表 7.8　川芎有效组分对缺氧神经细胞损伤的保护作用的存活率的影响

时间	组别	给药浓度/（μg/ml、μl/L）	OD 值（$\bar{x}\pm s$）	存活率/%
24h	空白组	□	1.0666±0.0046*	□
	模型组	□	0.4060±0.0032	35.37
	酚酸组	2.2857	0.4345±0.0041	38.15
		4.571	0.4838±0.0005*	42.97
		11.428	0.5228±0.0025*	46.80
		22.856	0.5640±0.0033*	50.83
		57.142	0.6571±0.0030*	59.93
	挥发油组	4	0.4554±0.0032*	40.20
		8	0.4910±0.0072*	43.68
		20	0.5564±0.0033*	50.08
		40	0.6196±0.0057*	56.27
		100	0.6529±0.0012*	59.53

注：与模型组比较* P<0.05。

表 7.9　川芎有效组分对缺氧神经细胞损伤的保护作用的存活率的影响

时间	组别	给药浓度/（μg/ml、μl/L）	OD 值（$\bar{x}\pm s$）	存活率/%
36h	空白组	□	1.2541±0.0395*	□
	模型组	□	0.2940±0.0357	20.62
	酚酸组	2.2857	0.3447±0.0481	24.81
		4.571	0.3499±0.0487	25.24

续表

时间	组别	给药浓度/（μg/ml、μl/L）	OD 值（$\bar{x}\pm s$）	存活率/%
36h	酚酸组	11.428	0.3151±0.0205	22.37
		22.856	0.3061±0.0329	21.62
		57.142	0.3233±0.0380	23.04
	挥发油组	4	0.2926±0.0739	20.51
		8	0.2943±0.0769	20.64
		20	0.2453±0.0285	16.59
		40	0.3441±0.0281	24.76
		100	0.3637±0.0295*	26.38

注：与模型组比较*$P<0.05$。

实验结果表明，$Na_2S_2O_4$作用于 SH-SY5Y 细胞后，采用 MTT 法测得的吸光度 OD 值明显下降，即随作用时间的延长细胞存活率下降，作用 12h 时模型组细胞存活率为 45%，川芎酚酸及川芎挥发油均有明显的保护作用。作用 24h 时模型组细胞存活率为 35%，川芎酚酸及川芎挥发油均有明显的保护作用，但与 12h 相比药效降低。当 36h 时模型组细胞存活率接近于 20%，只有川芎酚酸及川芎挥发油的最大剂量组与模型组相比有显著性差异。但给药剂量与存活率之间的关系无规律性可寻。故说明川芎有效组分对 $Na_2S_2O_4$ 造成的缺氧神经细胞损伤具有一定的保护作用。给药低、中、高组成先上升后下降的趋势，说明在一定范围内细胞存活率随着药剂量的增大而增大，当达到一定剂量时会对细胞造成损伤。当造模时间延长时，药效降低。

（三）小结

SH-SY5Y 细胞来源于人神经母细胞瘤株，具有与神经元细胞相似的形态和生理生化特征，同时还具有增殖快、易培养的特点，故本研究选用其构建缺氧损伤模型。在镜下观察可发现随着时间的延长，空白组细胞密度逐渐增大，但当其长到一定密度时细胞便会变梭长，突触增长，细胞核破裂，细胞死亡；因此不同时间药效考察只设了 12h、24h 和 36h 三个梯度；由各给药组与模型组相比可以看出随着时间的延长药效逐渐降低，由于本实验采用了造模和给药同时进行的方法，因此随着时间的延长，造模剂对细胞的损伤会逐渐增大，以至于存活率降低，由此可得出结论，在一定时间范围内细胞存活率随着给药剂量的增大而增大且与模型组有显著性差异，川芎酚酸和川芎挥发油对 $Na_2S_2O_4$ 造成缺氧损伤的 SH-SY5Y 细胞具有保护作用。

第四节　川芎有效组分体内药效学研究

一、硝酸甘油诱导大鼠偏头痛模型的考察

（一）实验材料

1. 实验动物

健康昆明种雄性大鼠 56 只，体重 200g±20g，购于辽宁长生生物技术有限公司，动物许

可证号 SCXK（辽）2015—0022。大鼠于室温 20℃±2℃，相对湿度 50%～60%的空调室内颗粒饲料喂养，自由饮水，适应性饲养 3～4d 后用于实验。

2. 药物与试剂

硝酸甘油注射液 5mg/ml（北京益民药业有限公司，批号：20150729）；生理盐水（吉林省都邦药业股份有限公司，批号：1004280105）；大鼠 CGRP ELISA 检测试剂盒；（上海朗顿生物科技有限公司）；大鼠 NO ELISA 检测试剂盒；（上海朗顿生物科技有限公司）。

3. 仪器与设备

SPECTRA max PLUS^{384} 酶标仪（美国 Molecular Devices 公司）；超低温冰箱（−80℃）（海尔公司）；电子天平（德国赛多利斯集团）。

（二）方法与结果

将大鼠分为空白组和实验组，每组 8 只。具体分组见表 7.10，采用 U_6（6^3）均匀设计表对硝酸甘油诱导的大鼠偏头痛模型进行考察，考察造模剂量、造模天数、造模时间三个因素，对每个因素各取 6 个水平。以 NO 和 CGRP 的相对含量之和作为评价的综合指标（NO 含量/NO 最大含量+CGRP 含量/CGRP 最大含量），综合评分确定硝酸甘油诱导的大鼠偏头痛最佳造模方法。水平因素见表 7.10，均匀设计实验结果见表 7.11。

表 7.10 均匀设计法考察硝酸甘油诱导大鼠偏头痛模型因素水平表

水平	因素		
	A 造模剂量/（mg/kg）	B 造模天数/d	C 造模时间/h
1	2	1	0.5
2	6	2	2
3	10	3	4
4	14	4	6
5	18	5	8
6	22	6	10

表 7.11 硝酸甘油诱导大鼠偏头痛均匀设计结果表

序号	A	B	C	NO/（μmol/L）	CGRP/（pg/ml）	综合评分
空白	—	—	—	59.471±3.814	109.746±5.801	1.384
1	2	4	6	67.958±6.720*	111.764±3.429	1.471
2	3	6	2	76.562±3.402*	142.556±5.296*	1.774
3	6	5	4	84.422±5.242*	164.422±5.242*	2
4	1	2	3	73.800±3.256*	142.227±6.929*	1.739
5	5	3	1	69.539±3.084*	134.280±2.605*	1.640
6	4	1	5	68.164±2.402*	126.039±4.083*	1.574

注：与模型组比较*$P<0.01$。

应用 SPSS19.0 软件进行多重线性回归分析。采用逐步回归法以综合评分为指标进行分析。考虑 A 与 B、A 与 C 和 B 与 C 的交互作用。得到二重线性回归方程为：综合评分=0.003×

AB+1.461，其中 AB 项为硝酸甘油剂量和造模天数的交互，综合评分与造模剂量和造模天数正相关。

（三）小结

皮下注射硝酸甘油导致大鼠偏头痛已是目前应用较多的模型，其操作简单，引起偏头痛的机制与人类偏头痛相似，故得到了广泛的认可。本节通过均匀设计实验对硝酸甘油诱导大鼠偏头痛模型进行了优化，由线性回归方程可知，综合评分与给药剂量和给药天数成正相关，造模 4h 后取血综合评分最大。考虑到硝酸甘油在体内代谢较快，为了使模型在代谢层面上与空白组有显著性差异，偏头痛模型应皮下注射硝酸甘油两天，第一天给大鼠皮下注射硝酸甘油 10mg/kg，第二天给大鼠皮下注射硝酸甘油 15mg/kg。

二、川芎有效物质组分体内药效学研究

（一）实验材料

1. 实验动物

健康昆明种雄性大鼠 72 只，体重 200g±20g，购于辽宁长生生物技术有限公司，动物许可证号 SCXK（辽）2015—0022。大鼠于室温 20℃±2℃，相对湿度 50%～60%的空调室内颗粒饲料喂养，自由饮水，适应性饲养 3～4d 后用于实验。

2. 药物与试剂

川芎药材（购于大连民大中药有限公司，批号为：C140135，经辽宁中医药大学翟延君教授鉴定为伞形科植物川芎 *Ligusticum chuanxiong* Hort.的干燥根茎）；硝酸甘油注射液 5mg/ml（北京益民药业有限公司，批号：20140729）；布洛芬缓释胶囊（珠海润都民彤制药有限公司，批号：20140628）；生理盐水（吉林省都邦药业股份有限公司，批号：1004280105）；大鼠 CGRP ELISA 检测试剂盒（上海朗顿生物科技有限公司）；大鼠 NO ELISA 检测试剂盒（上海朗顿生物科技有限公司）；大鼠 5-HT ELISA 检测试剂盒（上海朗顿生物科技有限公司）；大鼠 DA ELISA 检测试剂盒（上海朗顿生物科技有限公司）；大鼠 NE ELISA 检测试剂盒（上海朗顿生物科技有限公司）。

3. 仪器与设备

HS6150 型超声波清洗器（功率：150W；频率：40kHz，天津恒奥科技发展有限公司）；LEGEND MICRO 17R 型低温高速离心机（Thermo Fisher Scientific）；SUNRISE 酶标仪（瑞士 TECAN 公司）。

（二）方法与结果

1. 供试品溶液的制备

（1）川芎酚酸类成分的制备

采用 10 倍量 90%乙醇回流提取 3 次，每次 1h，提取液过 HPD-300 大孔吸附树脂，上样浓度调整为 0.2g/ml，树脂比上柱量为 1g/ml（药材/湿树脂），先用 1BV 水洗脱，弃去水洗液，

再用 8BV 90%乙醇洗脱，经二次纯化得酚酸类组分。

（2）川芎挥发油的制备

取川芎粉末 100g，置 2000ml 圆底烧瓶中，加入 1000ml 纯净水，浸泡 5h，常规水蒸气回流提取 7h，取出挥发油。

2. 动物分组、造模及给药方法

SD 雄性大鼠（200g±20g）72 只，随机分成 9 组，空白组，模型组，布洛芬阳性药组，川芎酚酸低、中、高剂量组（灌胃 0.9g/kg、2.7g/kg、8.1g/kg），川芎挥发油低、中、高剂量组（灌胃 0.9g/kg、2.7g/kg、8.1g/kg），于造模前预防灌胃给药 7d，每天 1 次，于第 6/7 天末次给药 30min 后，空白对照组注射生理盐水，其余各组皮下注射硝酸甘油注射液（10mg/kg、15mg/kg）复制偏头痛模型。于第 7 天造模 30min 后，各组大鼠分别摘眼球取血，血浆静置 30min 后 3000r/min，离心 15min，取上清液置−80℃冰箱保存，备用。（注：以成人药典剂量的 0.018 倍作为 200g 大鼠的低剂量给药剂量）

采用 ELISA 法测定每组大鼠血浆中 CGRP、NO、5-HT、DA 和 NE 的含量，操作方法严格按照试剂盒说明书进行测定。

3. 数据处理

计量资料以均数±标准差（$\bar{x} \pm s$）表示，应用 SPSS 19.0 软件进行统计学分析。组间比较采用单因素方差分析，$P<0.05$ 为差异有显著性。

4. 实验结果

（1）对皮下注射硝酸甘油偏头痛大鼠血浆中 5-HT、DA 和 NE 含量的影响

皮下注射硝酸甘油注射液后，与空白组比较，模型组大鼠血浆中 5-HT、DA 含量明显降低（$P<0.01$），NE 含量明显升高。布洛芬阳性药组，川芎酚酸和挥发油均能升高偏头痛大鼠血浆中 5-HT、DA 含量且均能降低偏头痛大鼠血浆中 NE 含量，与模型组相比有差异具有统计学意义（$P<0.01$），酚酸低剂量组 DA 含量与模型组比较差异无统计学意义，说明低剂量疗效不明显。结果见表 7.12。

表 7.12 大鼠血浆中 5-HT、DA 和 NE 含量（$\bar{x} \pm s$，n=8）

组别		5-HT/（ng/ml）	DA/（ng/L）	NE/（ng/L）
空白组		24.577±0.493*	365.573±6.935*	193.420±3.355*
模型组		16.764±0.394	289.854±8.067	251.317±3.362
布洛芬阳性药组		21.972±0.609*	375.073±6.042*	197.591±6.269*
川芎酚酸组	低剂量	20.608±2.453*	278.099±1.637	209.913±2.432*
	中剂量	23.181±0.426*	342.104±4.500*	196.157±5.461*
	高剂量	25.472±1.378*	365.818±7.844*	182.774±2.813*
川芎挥发油组	低剂量	17.208±1.543	344.276±7.241*	210.402±7.408*
	中剂量	21.032±2.011*	371.001±5.775*	201.819±3.068*
	高剂量	20.631±1.511*	391.750±5.664*	199.826±4.528*

注：与模型组比较*$P<0.01$。

（2）对皮下注射硝酸甘油偏头痛大鼠血浆中 CGRP、NO 含量的影响

皮下注射硝酸甘油注射液后，与空白组比较，模型组大鼠血浆中 CGRP、NO 含量明显升高（$P<0.01$）。布洛芬阳性药组，川芎酚酸和挥发油均能降低偏头痛大鼠血浆中 CGRP、NO 与模型组相比有差异具有统计学意义（$P<0.01$），酚酸低剂量组与模型组比较差异无统计学意义，说明低剂量无明显效果。结果见表 7.13。

表 7.13　大鼠血浆中 CGRP 和 NO 含量（$\bar{x}\pm s$，n=8）

组别		NO/（μmol/L）	CGRP/（pg/ml）
空白组		58.758±1.993*	110.±6.634*
模型组		74.979±2.332	130.417±7.52
布洛芬阳性药组		69.800±2.691*	115±3.963*
川芎酚酸组	低剂量	68.269±2.243*	122.853±8.511
	中剂量	66.118±3.745*	109.866±7.626*
	高剂量	57.257±3.882*	85.599±2.89*
川芎挥发油组	低剂量	72.356±3.067	125.829±0.125*
	中剂量	64.177±1.61*	114.295±4.198*
	高剂量	59.269±1.118*	109.105±4.138*

注：与模型组比较*$P<0.01$。

（三）小结

偏头痛发作间歇期患者较之健康人和紧张性头痛患者，血浆 5-羟色胺浓度较低[8]，研究表明偏头痛发作开始时血小板释放 5-HT，产生偏头痛先兆症状，随后 5-HT 血浆浓度下降，其对血管的收缩作用消失，出现血管扩张性头痛[9]。本实验结果表明，皮下注射硝酸甘油可使大鼠血浆中 5-HT 的含量降低，与空白组比较差异具有统计学意义，而予以药物干预后，川芎各组分均能显著升高偏头痛大鼠血浆中 5-HT 的含量，与模型组比较，差异具有统计学意义，偏头痛发病过程中，存在 5-HT 的代谢紊乱。偏头痛发作前，血浆中 5-HT 增加，一方面可以收缩血管，同时可以增加去甲肾上腺素的血管收缩作用，引起先兆期血管痉挛收缩。头痛发作期，5-HT 迅速代谢为 5-HIAA，从尿中排出，血中 5-HT 浓度可比原来减少 40%，5-HT 减少引起头皮血管反跳性扩张，引起了发作期的血管扩张性头痛。外周循环中 5-HT 大部分分布于小肠的肠肌丛，在偏头痛的发作期，常伴有胃肠道症状，这可能与肠道的 5-HT 能神经功能失调相关[10]。与空白组比较，模型组大鼠血浆中 5-HT 显著降低（$P<0.01$），川芎有效组分可通过升高 5-HT 的含量来缓解偏头痛症状。NO 使降钙素基因相关肽从周围血管神经末梢中释放出来，并在神经源性炎症反应中起作用，模型组大鼠血浆中 CGRP 和 NO 的水平升高与空白组比较有显著性差异，川芎有效组分可显著降低偏头痛大鼠血浆中 CGRP 和 NO 水平，且随着给药剂量的增加，药效不断增强。模型组大鼠血浆中 DA 的水平降低与空白组比较有显著性差异，模型组大鼠血浆中 NE 的水平升高与空白组比较有显著性差异，且存在一定的量效关系。

由此可知，川芎有效组分可调节体内 5-HT、DA、NE、CGRP 和 NO 的水平。对偏头痛的治疗有一定的药理作用。

第五节 本 章 小 结

本章主要研究天麻、川芎药效组分的体内外药理活性。在研究天麻药效组分时，首先对体外药效学模型的建立进行了考察，采用 SH-SY5Y 细胞，利用 $Na_2S_2O_4$ 能迅速清除培养基中的氧又不会对细胞膜造成损伤的特点，对 $Na_2S_2O_4$ 的浓度和作用时间进行考察，发现随着 $Na_2S_2O_4$ 浓度的增大，作用时间的增加，细胞的存活率下降。本实验选择存活率在 50%左右剂量和作用时间为最佳造模条件，最终确定用浓度为 7.5mmol/L 的 $Na_2S_2O_4$ 作用 2h 建立 SH-SY5Y 细胞缺氧损伤模型，该方法诱发的神经细胞缺氧损伤稳定性较好，操作简单。从天麻有效组分对神经细胞缺氧损伤的保护作用结果可以得知，天麻总苷、天麻多糖组分给药 24h 均能显著提高细胞存活率，对神经细胞缺氧损伤能起到保护作用。结果还发现，各给药高、中、低三个剂量组间并无明显差异，说明较小的给药剂量也可出现较好的保护作用，为临床治疗脑血管疾病及头痛的发生提供参考依据。在研究川芎药效组分时发现，4.5mmol/L 的 $Na_2S_2O_4$ 持续作用 12h 可使细胞的存活率达到 50%，为防止 $Na_2S_2O_4$ 的过度损伤，选择了造模剂和药物同时作用的实验方案，经多次实验结果表明该方案稳定可行、重复性良好，可以很好地反应给药组分的药效。由于随着时间的延长，$Na_2S_2O_4$ 对细胞的损伤会越来越大，综合考虑细胞的生长速度和状态，最终对 12h、24h、36h 三个时间梯度进行考察。结果表明，随着时间的延长造模剂对细胞的损伤越来越大，药效逐渐降低，同一给药时间段，在一定给药范围内川芎酚酸、川芎挥发油组分随着给药浓度的增大药效逐渐增强。

体内药效实验通过大鼠颈背部皮下注射硝酸甘油造成偏头痛模型。硝酸甘油可导致体内 NO 水平升高，NO 使降钙素基因相关肽从周围血管神经末梢中释放出来，并在神经源性炎症反应中起作用。NO 与活化的鸟苷酸环化酶的铁离子结合，诱导环磷酸鸟苷增加，环磷酸鸟苷作为第二信使和神经递质而激活三叉神经节，使局部神经肽-降钙素基因相关肽反复释放。NO 通过激活平滑肌细胞内可溶性鸟苷酸环化酶，提高环磷酸鸟苷水平，从而松弛血管平滑肌，产生血管舒张作用，引起血管扩张性头痛。激活脑血管周围三叉神经末梢，使血管周围组织产生血管性多肽，导致无菌性炎症。NO 直接影响血管旁感觉神经，脑神经对 NO 毒性反应及其脆弱，从而直接激活感觉神经纤维。在偏头痛发作前期，中枢神经 5-HT 释放增加，引起脑微血管内皮细胞钙通道开放，细胞内钙离子增加，内皮细胞通透性增加，从而导致神经源性炎症，释放神经递质（P 物质）、神经激肽 A 和降钙素基因相关肽（CGRP），使血管扩张并引起硬脑膜蛋白外渗。同时 5-HT 的减少使丘脑的痛阈降低，出现疼痛敏感性增强。本实验皮下注射硝酸甘油后，模型组大鼠出现耳红、挠头、爬笼次数增多等外在表现，继而倦卧，说明造模成功。给药后发现，天麻各组分高、中剂量均能有效地减少偏头痛大鼠的挠头次数，与模型组相比差异具有统计学意义。模型组大鼠与空白组大鼠相比，血浆中的神经递质 5-HT、DA 含量明显降低，血管活性物质 CGRP、NO 含量明显升高，而天麻各组分高、中剂量均能升高偏头痛大鼠血浆中 5-HT、DA 的含量，降低偏头痛大鼠血浆中 CGRP、NO 的含量，有效地预防了偏头痛的发生。同样，川芎各组分亦可调节大鼠体内 5-HT、DA、NE、CGRP 和 NO 的水平。说明天麻、川芎各药效成分可通过调节疼痛相关神经递质和血管活性物质水平，减弱神经性炎症，进而起到治疗偏头痛的作用。

参考文献

[1] 冯玥，胡金芳. 治偏痛对偏头痛小鼠模型 5-HT、NO、CGRP、DA 含量的影响[J]. 中药药理与临床，2012，28（5）：188-190.

[2] 黄月芳，楼招欢，余芳. 天麻钩藤颗粒对硝酸甘油致偏头痛模型大鼠的影响[J]. 中华中医药杂志，2012，27（1）：227-230.

[3] 付秋菊，杨德功，黄厚才，等. 痛宁胶囊对硝酸甘油型偏头痛大鼠血浆 NO 和 5-HT 浓度的影响[J]. 中西医结合心脑血管病杂志，2011，9（9）：1096-1098.

[4] 章正祥，曹克刚，高永红，等. 实验性偏头痛动物模型效度评价与中药新药研究的探讨[J]. 中医研究，2009，22（2）：6-8.

[5] 申崇标，曾照芳. 降钙素基因相关肽与偏头痛关系的研究[J]. 生物信息学，2010，8（1）：57.

[6] 许蜀闽，王培勇，马红英. 连二亚硫酸钠在建立培养细胞的无氧环境中的应用[J]. 第三军医大学学报，2005，27（4）：359-360.

[7] Ni C Y, Zhang X J, Zhang F, et al. The influence and mechanism function of Ligustrazine derivatives on hepatic stellate cell apoptosis[J]. Chinese Pharmacological Bulletin，2012，28（2）：200-203.

[8] 罗文茵. 偏头痛患者的 5-羟色胺代谢[J]. 国外医学（内科学分册），1991，18（3）：139.

[9] 罗丹，代大伟，代亚美. 偏头痛的基因研究新进展[J]. 医学综述，2013，19（13）：2324-2327.

[10] 王玲玲，范吉平，钟华，等. 脑痛立停胶囊对偏头痛模型小鼠脑及血浆神经递质含量的影响[J]. 中华中医药学刊，2009，27（1）：77-80.

第八章　基于生理状态下复方大川芎片及组成药材有效组分的入血成分分析研究

引　言

中药及中药复方成分复杂繁多，但除了在肠道直接起作用及外用药外，只有被吸收入血的成分才能产生作用，否则没有成为有效成分的可能。大多数的学术观点也认为药物发挥治疗作用的前提就是能被吸收入血，药物的有效物质须以血液为介质输送到靶点，才能产生治疗效果。因此，本章采用液质联用技术，借鉴血清药物化学研究方法，建立大鼠生理状态下复方大川芎片及组成药材药效组分血浆指纹图谱，通过与空白血浆指纹图谱、复方大川芎片及组成药材药效组分体外化学成分谱比较，推测复方大川芎片及组成药材药效组分大鼠血浆中的移行成分，并对移行成分进行解析研究，初步明确复方大川芎片及组成药材药效组分的入血成分。

第一节　基于生理状态下的天麻有效组分入血成分分析研究

（一）实验材料

1. 仪器与设备

VORTEX-5 涡旋混合器（江苏其林尔仪器制造有限公司）；台式冷冻离心机（美国科峻仪器公司）；Agilent-1290 型高效液相色谱仪（美国安捷伦科技有限公司）；Agilent-6550 四极杆飞行时间质谱仪（美国安捷伦科技有限公司）；YJ-200A 型高速中药粉碎机（亿健品牌）；HS6150 型超声波清洗器（天津恒奥科技发展有限公司）。

2. 药材与试剂

戊巴比妥钠（德国 Merck 公司）；天麻药材由大连富生药业提供，经辽宁中医药大学许亮教授鉴定为兰科植物天麻 *Gastrodia elata* Bl.的干燥块茎；绿原酸、香草酸、阿魏酸、洋川芎内酯 A、洋川芎内酯 I 和巴利森苷 A 对照品（成都普菲德生物技术有限公司，批号分别为：140601、201306、201309、140914、150213、140320）；腺苷、天麻素对照品（中国药品生物制品检定所，批号分别为：110807-201308、110807-201306）；乙腈、甲醇（色谱纯，德国 Merck 公司）；甲酸（色谱纯，天津市科密欧化学试剂有限公司）；其他化学试剂均为分析纯；纯净水（娃哈哈集团有限公司，中国杭州）。

3. 实验动物

健康 SD 大鼠，SPF 级，雄性，体重 200g±20g，由辽宁长生生物技术有限公司提供，许

可证号：SCXK（辽）2015—0001。大鼠于室温 20～25℃，相对湿度 55%～65%的空调室内颗粒饲料喂养，自由饮水，适应性饲养 7d 后用于实验。

（二）实验方法

1. 天麻药效组分灌胃用溶液的制备

取天麻粉末（过 40 目筛）约 5g，置圆底烧瓶中，加入 70%乙醇 50ml 进行加热回流提取，提取 3 次，每次 1h，过滤，合并滤液，滤液浓缩至 10ml，湿法上 AB-8 树脂柱（10g），先用 10ml 蒸馏水除杂，再用 50ml 90%乙醇进行洗脱，收集洗脱液，蒸至近干，加甲醇溶液溶解并定容至 10ml 容量瓶中，摇匀，过 0.22μm 滤膜。水浴蒸干得天麻药效组分干燥粉，精密称定，加蒸馏水配置充分溶解，既得。

2. 动物分组及给药

取 SD 大鼠 12 只，随机分成空白组和给药组，给药组大鼠灌胃含天麻生药浓度为 1.8g/ml 的药液，给药体积为 15ml/kg，连续灌胃 7d，每天两次，空白组给予等量生理盐水，末次给药前 12h，禁食不禁水。末次给药 30min 后经肝门静脉取血，血浆静置 30min 后，3000r/min 低温离心 15min，取上清液置–80℃冰箱保存，备用。

3. 血浆样本的处理

将血浆样本于室温解冻，精密吸取血浆样本 200μl，1∶4 倍甲醇除蛋白，涡旋 3min，13000r/min 低温（4℃）离心 15min，取上清液，氮气吹干，50μl 50%甲醇复溶，涡旋 3min，再次 13000r/min 低温（4℃）离心 15min，取上清液，直接进 LC-MS 检测。

4. 分析条件

（1）色谱条件

色谱柱为 Agilent Poroshell 120 SB-C18（4.5mm×100mm，2.7μm）；流动相为 1‰甲酸水溶液（A）-甲醇（B）；流速为 0.6 ml/min；进样量为 0.2μl；柱温为 30℃。

流动相梯度洗脱程序见表 8.1。

表 8.1 流动相梯度洗脱程序表

时间/min	流动相 A/%	流动相 B/%	时间/min	流动相 A/%	流动相 B/%
0	98.00	2.00	35	58.00	42.00
18	84.00	16.00	37	30.00	70.00
32	62.00	38.00			

（2）质谱条件

电喷雾离子源（Dual AJS ESI），干燥气体流速（drying gas flow）为 11L/min，干燥气体温度（drying gas temp）为 220℃，雾化器压力（nebulizer pressure）为 20psig，鞘气温度为 400℃，鞘气流速为 12L/min。碎裂电压（fragmentor）为 150V，OCT IRF Vpp 为 500V，采集速率为 1.5Spectra/s，采用正、负离子模式检测，正离子毛细管电压（Vcap）为 4000V，负离子毛细管电压（Vcap）为 3500V，质量扫描范围为 100～1500，二级质谱碰撞电压为 40eV。

（三）实验结果

1. 原型入血成分分析

利用 Agilent Analysis Software 软件 B.02.00（Agilent Technologies，USA）对天麻药效组分体内入血成分（图 8.1 和图 8.2）进行分子量提取，并通过与体外化学成分信息的比对，在正、负离子模式下发现共有 12 个（1 号峰、2 号峰、3 号峰、4 号峰、6 号峰、7 号峰、10 号峰、11 号峰、14 号峰、15 号峰、17 号峰、18 号峰）为原型成分入血；同时，通过比对碎片信息和保留时间，在正离子模式下确定其中 9 个原型入血成分 m/z 268.1048、m/z 309.0960、m/z 339.1060、m/z 243.0488、m/z 483.1110、m/z 405.2320、m/z 751.2056、m/z 751.2053 和 m/z 271.0784 分别为腺苷、天麻素、葡萄糖香草醇、1，5-二甲基-柠檬酸酯、巴利森苷 E、3，5-二甲氧基苯甲酸-4-*O*-*β*-*D*-吡喃葡萄糖苷（丁香酸葡萄糖苷）、巴利森苷 B、巴利森苷 C 和对甲基苯基-1-*O*-*β*-*D*-吡喃葡萄糖苷，在负离子模式下确定其中 8 个原型入血成分 m/z 191.0195、m/z 331.1031、m/z 329.0881、m/z 219.0502、m/z 234.0772、m/z 459.1121、m/z 359.1336 和 m/z 727.2055 分别为柠檬酸、天麻素、对醛基苯基-1-*O*-*β*-*D*-吡喃葡萄糖苷、1，5-二甲基-柠檬酸酯、对羟基苄基焦谷氨酸、巴利森苷 E、丁香酸葡萄糖苷和巴利森苷 B。

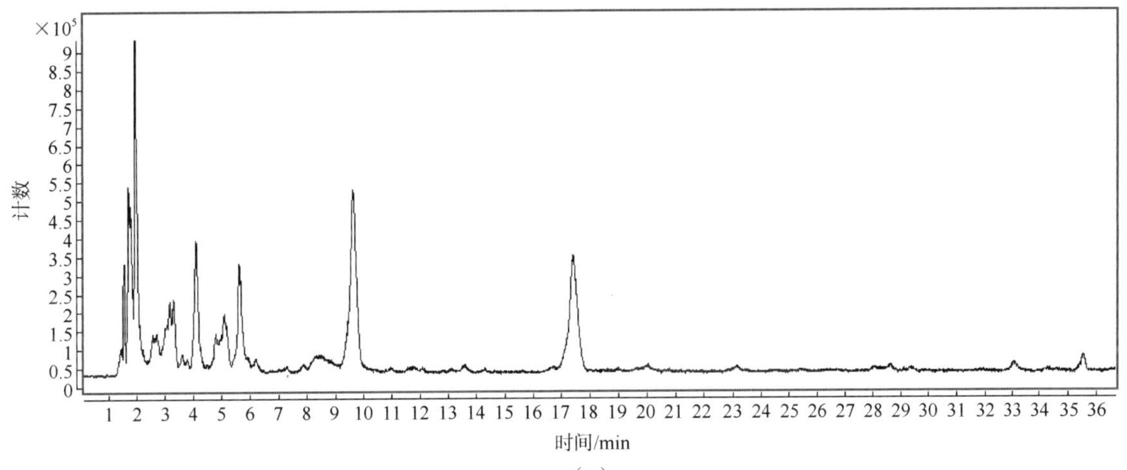

（a）

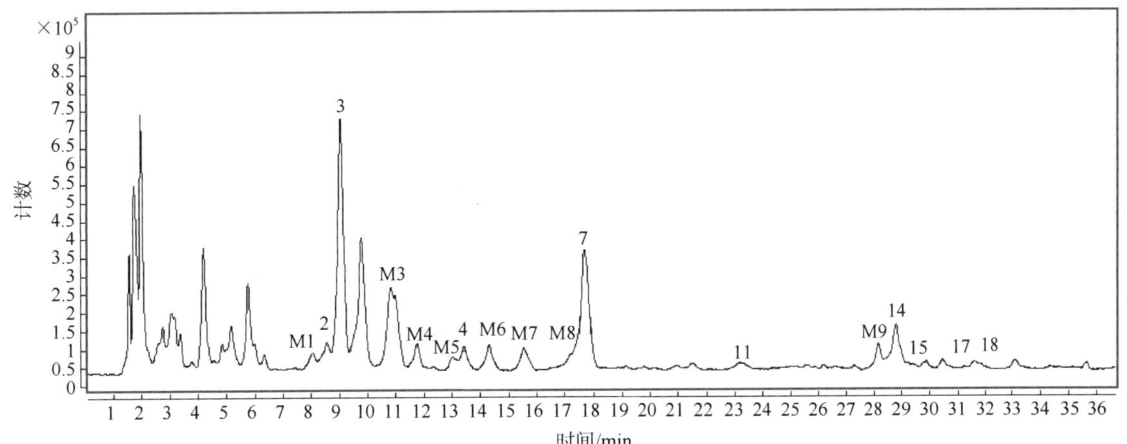

（b）

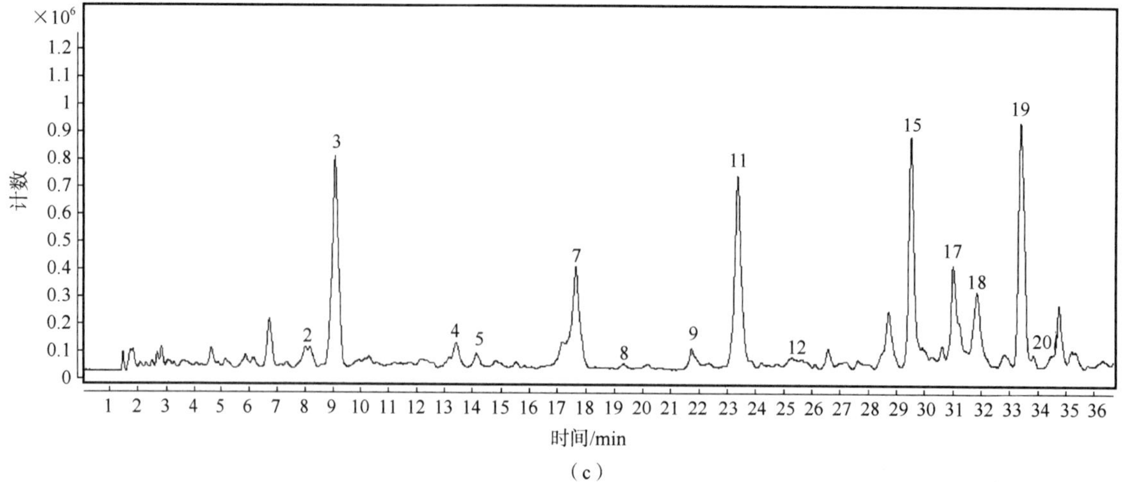

（c）

图 8.1 正离子模式下生理状态大鼠天麻药效组分吸收入血化学成分总离子流图

（a）生理状态下空白血浆总离子流图；（b）生理状态下含药血浆总离子流图；（c）天麻药效组分总离子流图

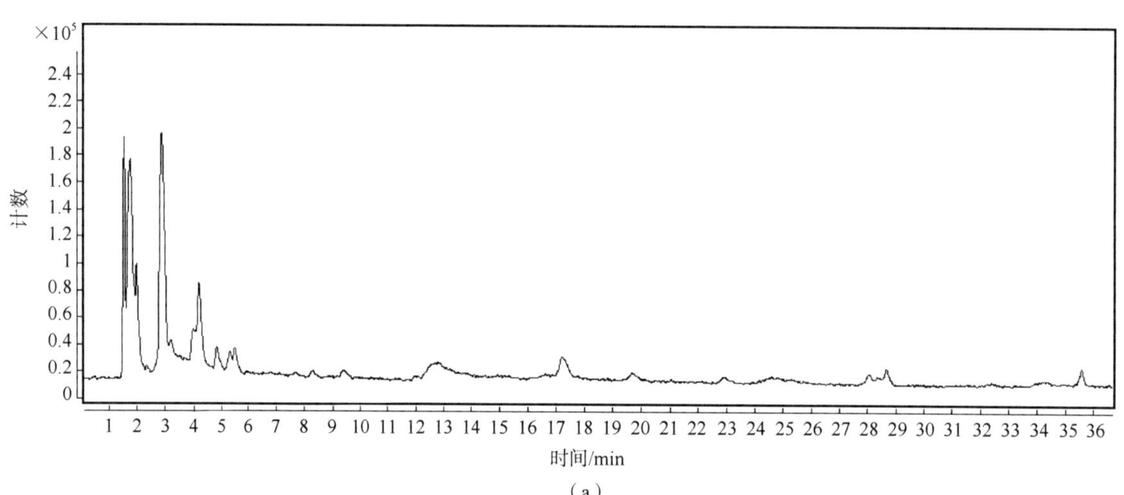

（a）

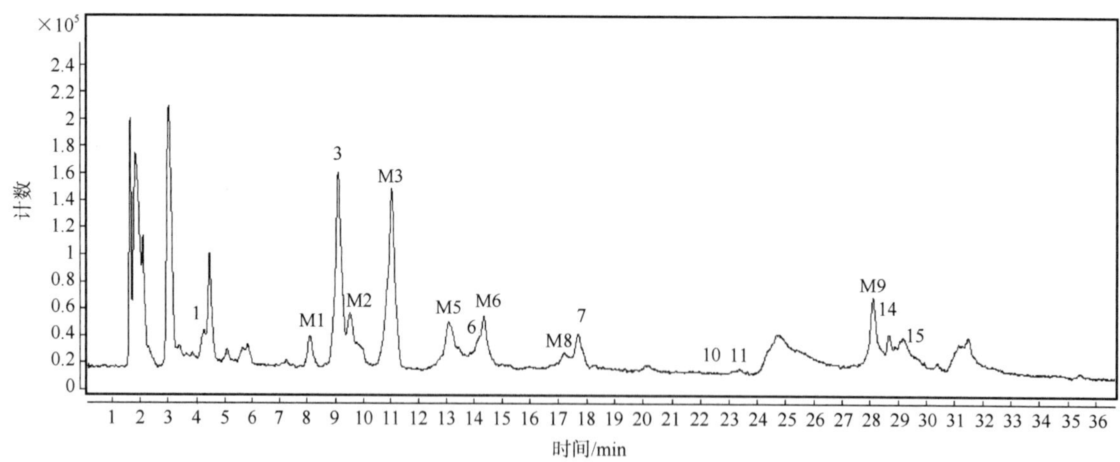

（b）

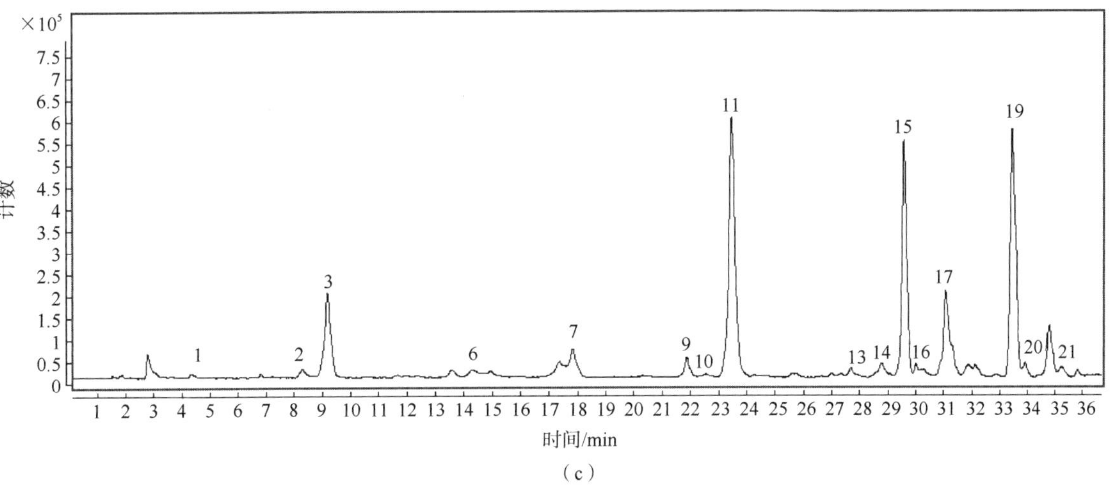

（c）

图 8.2 负离子模式下生理状态大鼠天麻药效组分吸收入血化学成分总离子流图

（a）生理状态下空白血浆总离子流图；（b）生理状态下含药血浆总离子流图；（c）天麻药效组分总离子流图

2. 代谢产物成分分析

大鼠口服天麻总苷组分后，血浆样本中共检测出 21 个移行成分，正、负离子模式下天麻总苷组分体外谱、给药组及空白组血浆总离子流图见图 8.1 和图 8.2，通过对照品及标准谱图比对，对其中的 9 个移行成分结构进行了鉴定，代谢产物结构推测如下：

M1（8.122min）正离子模式下的准分子离子峰$[M+Na]^+$为 m/z 323.0748；负离子模式下的准分子离子峰$[M-H]^-$为 m/z 299.0771，仅比天麻素分子量多 14，推测可能是天麻素的甲基化或氧化产物，然而，二级碎片离子$[M-H-176]^-$m/z 123，$[M-H-194]^-$m/z 105 却与天麻苷元对羟基苯甲醇一致，推断丢掉的 m/z 为 176 的基团为葡萄糖醛酸，推测 M1 可能为对羟基苯甲醇的葡萄糖醛酸化产物。

M2（9.344min）负离子模式下的准分子离子峰$[M-H]^-$为 m/z 203.0008，表现出 m/z 123、m/z 105 等与对羟基苯甲醇相同的碎片离子，且仅比对羟基苯甲醇分子量多 80，推测 M2 可能为对羟基苯甲醇的硫酸化产物。

M3（11.012min）正离子模式下的准分子离子峰$[M+Na]^+$为 m/z 323.0751；负离子模式下的准分子离子峰$[M-H]^-$为 m/z 299.0768，仅比天麻素分子量多 14，推测可能是天麻素的甲基化或氧化产物，进一步的二级碎片离子 m/z 137、m/z 93，表明是由—CH_2OH 到—COOH 转化而不是—CH_2OH 到—CH_2OCH_3 转化，推测 M3 可能为天麻素的氧化脱氢产物[1]。

M4（11.768min）正离子模式下的准分子离子峰$[M+H]^+$为 m/z 235.1554，表现出 m/z 155 等与葡萄糖香草醇相同的碎片离子，且仅比香草醇的分子量多 80，推测 M4 可能为对香草醇的硫酸化产物。

M5（13.282min）正离子模式下的准分子离子峰$[M+Na]^+$为 m/z 337.0536；负离子模式下的准分子离子峰$[M-H]^-$为 m/z 313.0545，表现出 m/z 137、m/z 93 等与对羟基苯甲酸相同的碎片离子，且仅比对羟基苯甲酸分子量多 176，推测 M5 可能为对羟基苯甲酸的葡萄糖醛酸化产物。

M6（14.370min）正离子模式下的准分子离子峰$[M+Na]^+$为m/z 389.0252；负离子模式下的准分子离子峰$[M+COOH]^-$为m/z 411.0805，二级碎片离子m/z 331、m/z 123、m/z 105与天麻素相同，且仅比天麻素分子量多80，推测M6可能为天麻素的硫酸化产物。

M7（15.539min）正离子模式下的准分子离子峰$[M+H]^+$为 m/z 193.0298，二级碎片信息表现出和柠檬酸相同的碎片 m/z 87，推测 M7 可能为柠檬酸的异构化产物异柠檬酸。

M8（17.185min）正离子模式下的准分子离子峰$[M+Na]^+$为 m/z 485.0303；负离子模式下的准分子离子峰$[M-H]^-$为 m/z 461.0896，仅比天麻素分子量多 176，推测 M8 可能为天麻素的葡萄糖醛酸化产物。

M9（28.288min）正离子模式下的准分子离子峰$[M+Na]^+$为m/z 307.0793；负离子模式下的准分子离子峰$[M-H]^-$为m/z 283.0805，二级碎片离子$[M-H-176]^-$为m/z 107，推断丢掉的m/z为176的基团为葡萄糖醛酸，且二级碎片离子m/z 107，仅比对羟基苯甲醇分子量少16，推测M9可能为对羟基苯甲醇的去羟基葡萄糖醛酸化产物[2]。

（四）小结

本节天麻药效组分在体外 UPLC-Q-TOF-MS 分析方法的建立及所含化学成分分析与鉴定的基础上，对生理状态下天麻药效组分大鼠血中移行成分进行分析，正、负离子模式下，血浆样本中共检测出 21 个移行成分，其中 12 个原型成分、9 个代谢产物，并对 9 个代谢产物进行结构推测。结果发现，生理状态下天麻药效组分经口服给药后主要原型入血成分为巴利森苷类成分，主要代谢物为天麻素及天麻苷元相关的代谢产物，主要代谢类型为氧化、硫酸化、葡萄糖醛酸化等，这些原型入血成分及推测的相关代谢途径的产物可能为天麻药效组分真正发挥药效的物质基础。

第二节　基于生理状态下的川芎有效组分入血成分分析研究

（一）实验材料

1. 仪器与设备

VORTEX-5 涡旋混合器（江苏其林尔仪器制造有限公司）；台式冷冻离心机（美国科峻仪器公司）；Agilent-1290 型高效液相色谱仪（美国安捷伦科技有限公司）；Agilent-6550 四极杆飞行时间质谱仪（美国安捷伦科技有限公司）；YJ-200A 型高速中药粉碎机（亿健品牌）；HS6150 型超声波清洗器（天津恒奥科技发展有限公司）。

2. 药材与试剂

戊巴比妥钠（德国 Merck 公司）；川芎药材由大连富生药业提供，经辽宁中医药大学许亮教授鉴定为伞形科植物川芎 *Ligusticum chuanxiong* Hort.的干燥根茎；绿原酸、香草酸、阿魏酸、洋川芎内酯 A、洋川芎内酯 I 和巴利森苷 A 对照品（成都普菲德生物技术有限公司，批号分别为：140601、201306、201309、140914、150213、140320）；腺苷、天麻素对照品（中国药品生物制品检定所，批号分别为：110807-201308、110807-201306）；乙腈、甲醇（色谱纯，德国 Merck 公司）；甲酸（色谱纯，天津市科密欧化学试剂有限公司）；其他化学试剂均为分析纯；纯净水（娃哈哈集团有限公司，中国杭州）。

3. 实验动物

健康 SD 大鼠，SPF 级，雄性，体重 200g±20g，由辽宁长生生物技术有限公司提供，许

可证号：SCXK（辽）2015—0001。大鼠于室温 20～25℃，相对湿度 55%～65%的空调室内颗粒饲料喂养，自由饮水，适应性饲养 7d 后用于实验。

（二）实验方法

1. 川芎药效组分灌胃用溶液的制备

取川芎粉末（过 40 目筛）约 5g，置圆底烧瓶中，加入 10 倍量 90%乙醇进行加热回流提取，提取 3 次，每次 1h，过滤，合并滤液，滤液浓缩至 0.2mg/ml，以树脂药材比（1∶1）湿法上 HPD-300 树脂柱，先用 1 倍量蒸馏水除杂，再用 5 倍量 90%乙醇进行洗脱，收集洗脱液，重复上柱两次，得到二次纯化的纯化产物，蒸至近干，加甲醇溶液溶解并定容至 10ml 容量瓶中，摇匀，过 0.22μm 滤膜，水浴干燥得川芎药效组分干燥粉，精密称定，加蒸馏水配置充分溶解，既得。

2. 动物分组及给药

取 SD 大鼠 12 只，随机分成空白组和给药组，给药组大鼠灌胃含川芎生药浓度为 1.8g/ml 的药液，给药体积为 15ml/kg，连续灌胃 7d，每天两次，空白组给予等量生理盐水，末次给药前 12h，禁食不禁水。末次给药 30min 后经肝门静脉取血，血浆静置 30min 后，3000r/min 低温离心 15min，取上清液置–80℃冰箱保存，备用。

3. 血浆样本的处理

将血浆样本于室温解冻，精密吸取血浆样本 200μl，1∶4 倍甲醇除蛋白，涡旋 3min，13000r/min 低温（4℃）离心 15min，取上清液，氮气吹干，50μl 50%甲醇复溶，涡旋 3min，再次 13000r/min 低温（4℃）离心 15min，取上清液，直接进 LC-MS 检测。

4. 分析条件

（1）色谱条件

色谱柱为 Agilent Poroshell 120 SB-C18（4.5mm×100mm，2.7μm）；流动相为 1‰甲酸水溶液（A）-甲醇（B）；流速为 0.6ml/min；进样量为 0.2μl；柱温为 30℃。

流动相梯度洗脱程序见表 8.2。

表 8.2 流动相梯度洗脱程序表

时间/min	流动相 A/%	流动相 B/%
0	98.00	2.00
18	84.00	16.00
32	62.00	38.00
35	58.00	42.00
37	30.00	70.00

（2）质谱条件

电喷雾离子源（Dual AJS ESI），干燥气体流速（drying gas flow）为 11L/min，干燥气体温度（drying gas temp）为 220℃，雾化器压力（nebulizer pressure）为 20psig，鞘气温度为 400℃，

鞘气流速为 12L/min。碎裂电压（fragmentor）为 150V，OCT IRF Vpp 为 500V，采集速率为 1.5Spectra/s，采用正、负离子模式检测，正离子毛细管电压（Vcap）为 4000V，负离子毛细管电压（Vcap）为 3500V，质量扫描范围为 100～1500，二级质谱碰撞电压为 40eV。

（三）实验结果

1. 原型入血成分分析

利用 Agilent Analysis Software 软件 B.02.00（Agilent Technologies，USA）对川芎药效组分体内入血成分（图 8.3 和图 8.4）进行分子量提取，并通过与体外化学成分信息的比对，在正、负离子模式下发现共有 18 个（3 号峰、4 号峰、7 号峰、8 号峰、9 号峰、14 号峰、15 号峰、16 号峰、21 号峰、23 号峰、24 号峰、25 号峰、26 号峰、28 号峰、30 号峰、32 号峰、33 号峰、39 号峰）为原型成分入血；同时，通过比对碎片信息和保留时间，在正离子模式下确定其中 8 个原型入血成分 m/z 195.0645、m/z 247.0925、m/z 279.1569、m/z 279.1579、m/z 193.1207、m/z 191.1053、m/z 191.1053 和 m/z 381.2050 分别为阿魏酸、洋川芎内酯 H、邻苯二甲酸二丁酯、棕榈酸、洋川芎内酯 A、正丁基苯酞、Z-藁本内酯和欧当归内酯 A，在负离子模式下确定其中 11 个原型入血成分 m/z 353.0882、m/z 353.0885、m/z 367.1046、m/z 223.0994、m/z 193.0518、m/z 179.0724、m/z 221.0842、m/z 205.0890、m/z 205.0883、m/z 203.0731 和 m/z 315.2533 分别为绿原酸、隐绿原酸、阿魏酰奎宁酸、芥子酸、阿魏酸、松柏醇、洋川芎内酯 D、洋川芎内酯 F、川芎酚、洋川芎内酯 C 和棕榈酸甲酯。

2. 代谢产物成分分析

大鼠口服川芎药效组分后，血浆样本中共检测出 43 个移行成分，正、负离子模式下川芎药效组分体外谱、给药组及空白组血浆总离子流图见图 8.3 和图 8.4，通过对照品及标准谱图比对，对其中的 25 个移行成分结构进行了鉴定，代谢产物结构推测如下：

M1（4.587 min）负离子模式下的准分子离子峰$[M-H]^-$为m/z 357.1227，二级碎片离子$[M-H-Glu]^-$m/z 181、m/z 137，推测M1可能为咖啡酸的还原、葡萄糖醛酸化代谢产物。

M2（5.695 min）负离子模式下的准分子离子峰$[M-H]^-$为m/z 369.0868，比阿魏酸的分子量多176，二级碎片离子m/z 193、m/z 161、m/z 133与体外川芎药效组分样品中阿魏酸的二级碎片一致，推测M2可能为阿魏酸的葡萄糖醛酸化代谢产物。

M3（8.404 min）负离子模式下的准分子离子峰$[M-H]^-$为m/z 273.0108，比阿魏酸的分子量多80，二级碎片离子m/z 161、m/z 133与体外川芎药效组分样品中阿魏酸的二级碎片一致，推测M3可能为阿魏酸的硫酸化代谢产物。

M4（11.095 min）正离子模式下的准分子离子峰$[M+H]^+$为 m/z 354.0946，比 M21 和 M22 的分子量少 16，推测 M4 可能为 M21 和 M22 脱羟基的产物，即推测 M4 为洋川芎内酯 I 或 H 脱羟基的乙酰半胱氨酸结合物。

M5（12.623 min）负离子模式下的准分子离子峰$[M-H]^-$为 m/z 285.0674；正离子模式下的准分子离子峰$[M+H]^+$为 m/z 287.0841，比 M10 的分子量多 80，主要的二级碎片离子$[M+H-SO_3]^+$m/z 207，推测 M5 可能为 M10 的硫酸化物，即为 3-羟基-正丁基苯肽的硫酸化物。

M6（14.305 min）负离子模式下的准分子离子峰$[M-H]^-$为m/z 241.1096；正离子模式下的准分子离子峰$[M+H]^+$为m/z 243.0601，比洋川芎内酯I、洋川芎内酯H的分子量多18，主要的二级碎片离子$[M+H-H_2O]^+$m/z 225，推测M6可能为洋川芎内酯I或洋川芎内酯H的水合物。

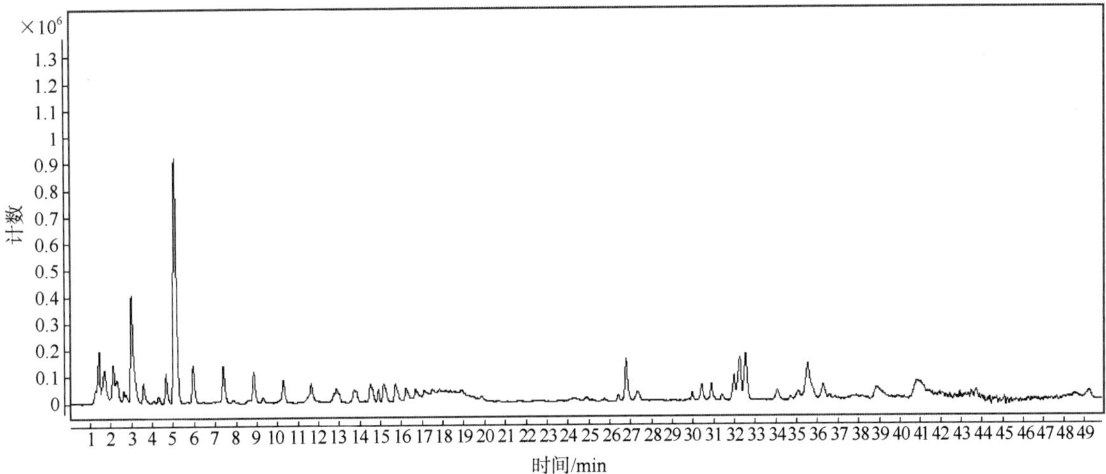

（a）

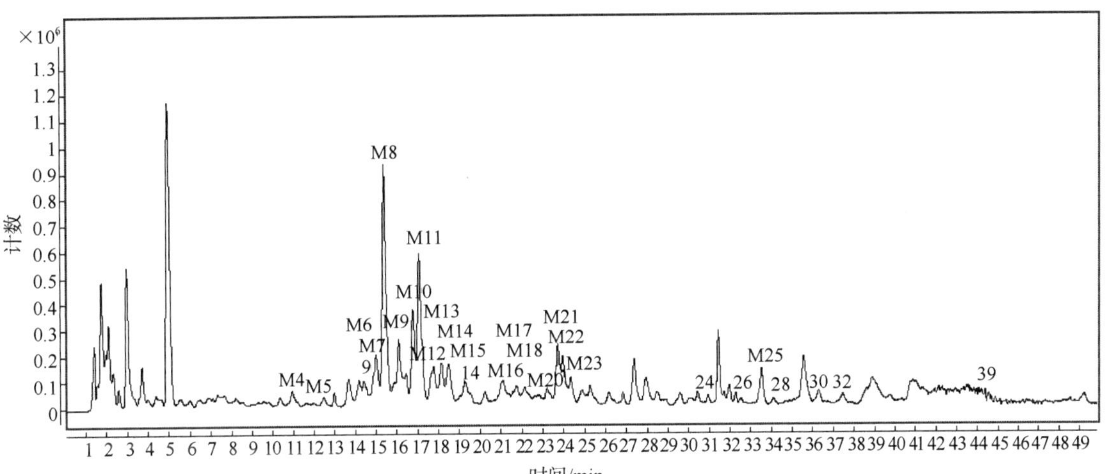

（b）

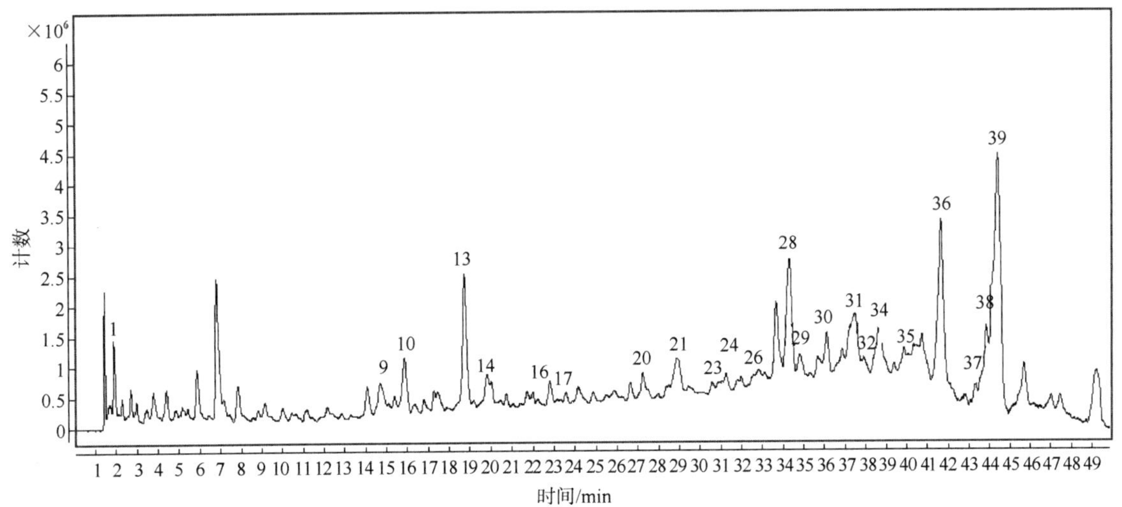

（c）

图 8.3 正离子模式下生理状态大鼠川芎药效组分吸收入血化学成分总离子流图

（a）生理状态下空白血浆总离子流图；（b）生理状态下含药血浆总离子流图；（c）川芎药效组分总离子流图

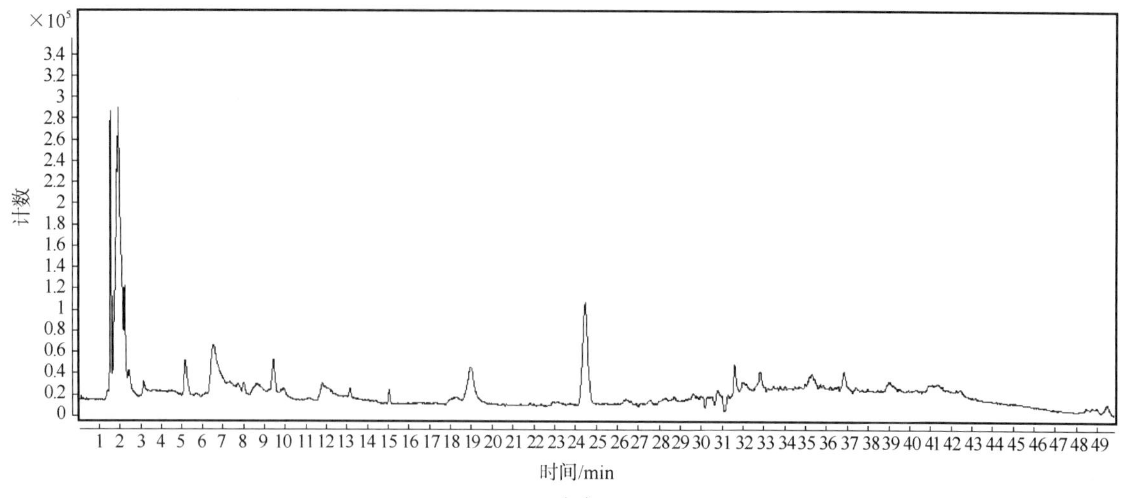

（a）

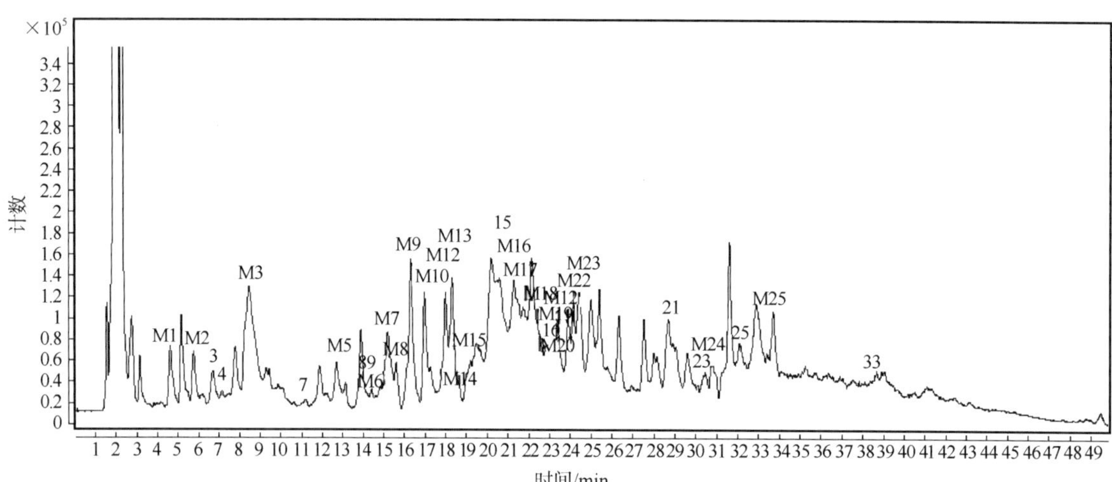

（b）

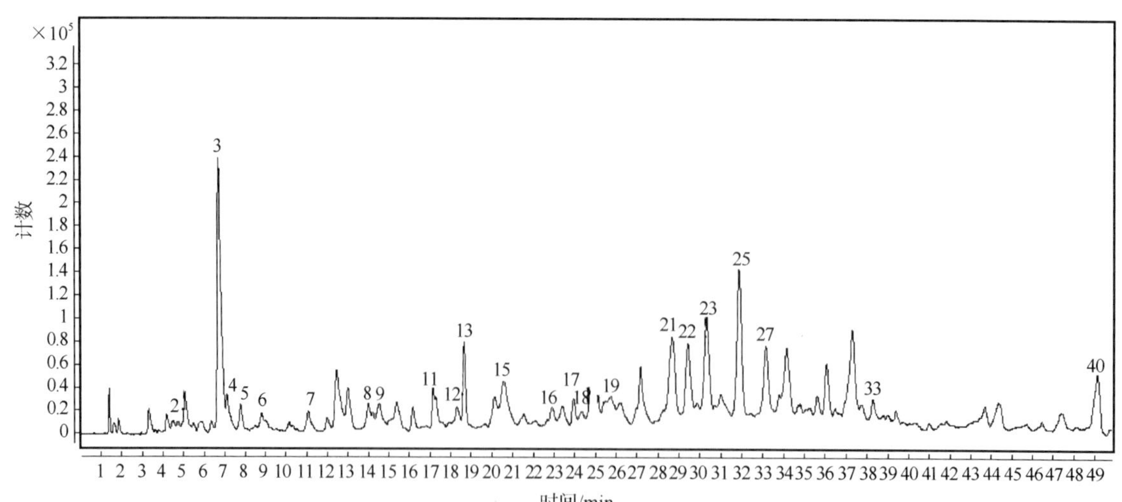

（c）

图 8.4 负离子模式下生理状态大鼠川芎药效组分吸收入血化学成分总离子流图

（a）生理状态下空白血浆总离子流图；（b）生理状态下含药血浆总离子流图；（c）川芎药效组分总离子流图

M7（15.069 min）负离子模式下的准分子离子峰[M−H]⁻为m/z 514.1287；正离子模式下的准分子离子峰[M+Na]⁺为m/z 538.1386，仅比洋川芎内酯J分子量多289，二级碎片离子[M+Na−glycine]⁺m/z 463、[M+Na−glutamic acid]⁺m/z 409、[M+Na−GSH]⁺m/z 231，推测M7可能为洋川芎内酯J的谷胱甘肽结合物。

M8（15.527 min）负离子模式下的准分子离子峰[M−H]⁻为m/z 328.1246；正离子模式下的准分子离子峰[M+Na]⁺为m/z 352.1161，二级碎片离子m/z 191，m/z 161，m/z 153与洋川芎内酯J相同，且仅比洋川芎内酯J分子量多103，推测M8可能为洋川芎内酯J的半胱氨酸结合物。

M9（16.190 min）负离子模式下的准分子离子峰[M−H]⁻为 m/z 205.1323；正离子模式下的准分子离子峰[M+H]⁺为 m/z 207.0998，比藁本内酯分子量多 16，二级碎片离子 m/z 173、m/z 145与体外川芎药效组分样品中藁本内酯的二级碎片一致，推测 M9 可能为藁本内酯的氧化产物[3]。

M10（16.852 min）负离子模式下的准分子离子峰[M−H]⁻为m/z 205.1322；正离子模式下的准分子离子峰[M+H]⁺为m/z 207.0998，仅比正丁烯基苯酞分子量多18，推测M10可能为正丁烯基苯酞的水合物即3−羟基−正丁基苯肽。但3−羟基−正丁基苯肽也可能由藁本内酯经芳香化水合生成，同样产生[M+H−H_2O]⁺m/z 189的二级碎片离子，因此推测代谢物M10也可能为藁本内酯的芳香化水合物，具体的代谢途径有待于进一步研究确定。

M11（17.260 min）正离子模式下的准分子离子峰[M+Na]⁺为m/z 350.1005，二级碎片离子m/z 207、m/z 189、m/z 179与洋川芎内酯I和洋川芎内酯H相同，且仅比洋川芎内酯I和洋川芎内酯H分子量多103，推测M11可能为洋川芎内酯I或洋川芎内酯H的半胱氨酸结合物。

M12（17.922 min）、M14（18.533 min）负离子模式下的准分子离子峰[M−H]⁻均为m/z 512；正离子模式下M12（m/z 514.1809）、M14（m/z 514.1809），准分子离子峰[M+H]⁺均为m/z 514，且均比洋川芎内酯I、洋川芎内酯H分子量多289，二级碎片离子[M+Na−glycine]⁺m/z 439、[M+Na−glutamic acid]⁺m/z 385、[M+Na−GSH]⁺m/z 207，推测M12、M14可能为洋川芎内酯I、洋川芎内酯H的谷胱甘肽结合物[4]。

M13（18.211min）、M16（21.166 min）负离子模式下的准分子离子峰[M−H]⁻均为m/z 383；正离子模式下M13（m/z 407.1276）、M16（m/z 407.1276），准分子离子峰[M+Na]⁺均为m/z 407，二级碎片离子m/z 207、m/z 189、m/z 162与体外川芎药效组分样品中洋川芎内酯I、洋川芎内酯H的二级碎片一致，且均比洋川芎内酯I、洋川芎内酯H分子量多160，推测M13、M16可能为洋川芎内酯I、洋川芎内酯H的两次硫酸化代谢产物。

M15（19.179min）负离子模式下的准分子离子峰[M−H]⁻为m/z 385.1527；正离子模式下的准分子离子峰[M+Na]⁺为m/z 409.1434，二级碎片离子m/z 209、m/z 191与洋川芎内酯J相同，且仅比洋川芎内酯J分子量多160，推测M15可能为洋川芎内酯J的两次硫酸化代谢产物。

M17（21.841min）负离子模式下的准分子离子峰[M−H]⁻为m/z 370.1318；正离子模式下的准分子离子峰[M+H]⁺为m/z 372.1438，比洋川芎内酯J分子量多145，二级碎片离子[M+H−acetyl]⁺m/z 329、[M+H−acetyl−COOH]⁺m/z 284、[M+H−acetylcysteine]⁺m/z 209，推测M17可能为洋川芎内酯J的乙酰半胱氨酸结合物。

M18（22.172min）负离子模式下的准分子离子峰[M−H]⁻为m/z 379.2719；正离子模式下的准分子离子峰[M+H]⁺为m/z 381.1493，比正丁烯基苯酞分子量多192，主要的二级碎片离子[M+H−Glu]⁺m/z 205比正丁烯基苯酞分子量多16，推测M18可能为正丁烯基苯肽羟基化的葡萄糖醛酸化物。

M19（23.038min）负离子模式的准分子离子峰[M−H]⁻为m/z 207.1058，比阿魏酸的分子量多14，二级碎片离子为m/z 193、m/z 161、m/z 133与体外川芎药效组分样品中阿魏酸的二级碎片一致，推测M19可能为阿魏酸的甲基化代谢产物。

M20（23.272min）负离子模式下的准分子离子峰$[M-H]^-$为m/z 381.1375；正离子模式下的准分子离子峰$[M+H]^+$为m/z 383.1639，仅比3-羟基-正丁基苯肽分子量多176，推测M20可能为3-羟基-正丁基苯肽的葡萄糖醛酸化物。

M21（23.726min）、M22（24.007min）负离子模式下的准分子离子峰$[M-H]^-$均为m/z 368；正离子模式下M21（m/z 370.1289）、M22（m/z 370.1283），准分子离子峰$[M+H]^+$均为m/z 370，均比洋川芎内酯I、洋川芎内酯H分子量多145，比M11的分子量多42，表明M21和22中可能存在乙酰半胱氨酸残基，主要的二级碎片离子$[M+H-acetylcysteine]^+$m/z 207，可能由M21和M22丢失乙酰半胱氨酸m/z 163产生，推测M21、M22可能为洋川芎内酯I、洋川芎内酯H的乙酰半胱氨酸结合物。

M23（24.388min）负离子模式下的准分子离子峰$[M-H]^-$为m/z 395.0842；正离子模式下的准分子离子峰$[M+H]^+$为m/z 397.0865，比M18的分子量多16，推测M23可能为正丁烯基苯肽双羟基化的葡萄糖醛酸化物[5]。

M24（30.586min）负离子模式下的准分子离子峰$[M-H]^-$为m/z 235.1005，比阿魏酸的分子量多42，二级碎片离子为m/z 161、m/z 133与体外川芎药效组分样品中阿魏酸的二级碎片一致，推测M24可能为阿魏酸的乙酰化代谢产物。

M25（33.541min）负离子模式下的准分子离子峰$[M-H]^-$为m/z 530.1565；正离子模式下的准分子离子峰$[M+H]^+$为m/z 532.2008，二级碎片离子$[M+H-GSH-2H_2O]^+$m/z 207、m/z 191、m/z 179，与文献报道一致，推测M25可能为藁本内酯氧化、两次水合的谷胱甘肽结合物[6]。

（四）小结

本节在川芎药效组分体外 UPLC-Q-TOF-MS 分析方法的建立及所含化学成分分析与鉴定的基础上，对生理状态下川芎药效组分大鼠血中移行成分进行分析，正、负离子模式下，血浆样本中共检测出 43 个移行成分，其中 18 个原型成分、25 个代谢产物，并对 25 个代谢产物进行结构推测。结果发现，生理状态下川芎药效组分经口服给药后主要原型入血成分为酚酸类和洋川芎内酯类成分，主要代谢物为洋川芎内酯 J、洋川芎内酯 I、洋川芎内酯 H 相关的代谢产物，主要代谢类型为谷胱甘肽结合、半胱氨酸结合、乙酰半光氨酸结合、硫酸化等，这些原型入血成分及推测的相关代谢途径的产物可能为川芎药效组分真正发挥药效的物质基础。

第三节　基于生理状态下的复方大川芎片入血成分分析研究

（一）实验材料

1. 仪器与设备

VORTEX-5 涡旋混合器（江苏其林尔仪器制造有限公司）；台式冷冻离心机（美国科峻仪器公司）；Agilent-1290 型高效液相色谱仪（美国安捷伦科技有限公司）；Agilent-6550 四极杆飞行时间质谱仪（美国安捷伦科技有限公司）；YJ-200A 型高速中药粉碎机（亿健品牌）；HS6150 型超声波清洗器（天津恒奥科技发展有限公司）。

2. 药材与试剂

戊巴比妥钠（德国 Merck 公司）；川芎、天麻药材由大连富生药业提供，经辽宁中医药大学许亮教授鉴定分别为伞形科植物川芎 *Ligusticum chuanxiong* Hort.的干燥根茎和兰科植物天麻 *Gastrodia elata* Bl.的干燥块茎；绿原酸、香草酸、阿魏酸、洋川芎内酯 A、洋川芎内酯 I 和巴利森苷 A 对照品（成都普菲德生物技术有限公司，批号分别为：140601、201306、201309、140914、150213、140320）；腺苷、天麻素对照品（中国药品生物制品检定所，批号分别为：110807-201308、110807-201306）；乙腈、甲醇（色谱纯，德国 Merck 公司）；甲酸（色谱纯，天津市科密欧化学试剂有限公司）；其他化学试剂均为分析纯；纯净水（娃哈哈集团有限公司，中国杭州）。

3. 实验动物

健康 SD 大鼠，SPF 级，雄性，体重 200g±20g，由辽宁长生生物技术有限公司提供，许可证号：SCXK（辽）2015—0001。大鼠于室温 20～25℃、相对湿度 55%～65%的空调室内颗粒饲料喂养，自由饮水，适应性饲养 7d 后用于实验。

（二）实验方法

1. 复方大川芎片灌胃用溶液的制备

参照复方大川芎片处方及工艺，自制复方大川芎片浸提物干燥粉。取川芎、天麻（粉碎过 2 号或 3 号筛）加水煎煮两次，第一次加 8 倍量水，煎煮 1.5h，第二次加 6 倍量水，煎煮 1h，合并煎煮液，滤过，滤液浓缩至相对密度 1.20～1.25（60℃），加入 3 倍量 90%乙醇，搅拌均匀，静置 48h，吸取上清液，回收乙醇，药液浓缩成相对密度为 1.30～1.35（60℃）的稠膏，减压干燥成干浸膏，粉碎成细粉，即得复方大川芎片浸提物干燥粉，精密称定，加蒸馏水配置充分溶解，既得。

2. 动物分组及给药

取 SD 大鼠 12 只，随机分成空白组和给药组，给药组大鼠灌胃含复方大川芎片生药浓度为 9.45g/ml 的药液，给药体积为 15ml/kg，连续灌胃 7d，每天两次，空白组给予等量生理盐水，末次给药前 12h，禁食不禁水。末次给药 60min 后经肝门静脉取血，血浆静置 30min 后，3000r/min 低温（4℃）离心 15min，取上清液置-80℃冰箱保存，备用。

3. 血浆样本的处理

将血浆样本于室温解冻，精密吸取血浆样本 200μl，1∶4 倍甲醇除蛋白，涡旋 3min，13000r/min 低温（4℃）离心 15min，取上清液，氮气吹干，50μl 50%甲醇复溶，涡旋 3min，再次 13000r/min 低温（4℃）离心 15min，取上清液，直接进 LC-MS 检测。

4. 分析条件

（1）色谱条件

色谱柱为 Agilent Poroshell 120 SB-C18（4.5mm×100mm，2.7μm）；流动相为 1‰甲酸水溶液（A）-乙腈（B）；流速为 0.6ml/min；进样量为 0.2μl；柱温为 30℃。

流动相梯度洗脱程序见表 8.3。

表 8.3 流动相梯度洗脱程序表

时间/min	流动相 A/%	流动相 B/%
0	98.00	2.00
10	93.00	7.00
20	80.00	20.00
47	32.00	68.00
60	0.00	100.00

（2）质谱条件

电喷雾离子源（Dual AJS ESI），干燥气体流速（drying gas flow）为 11L/min，干燥气体温度（drying gas temp）为 220℃，雾化器压力（nebulizer pressure）为 20psig，鞘气温度为 400℃，鞘气流速为 12L/min。碎裂电压（fragmentor）为 150V，OCT IRF Vpp 为 500V，采集速率为 1.5Spectra/s，采用正、负离子模式检测，正离子毛细管电压（Vcap）为 4000V，负离子毛细管电压（Vcap）为 3500V，质量扫描范围为 100～1500，二级质谱碰撞电压为 40eV。

（三）实验结果

1. 原型入血成分分析

利用 Agilent Analysis Software 软件 B.02.00（Agilent Technologies，USA）对复方大川芎片体内入血成分（图 8.5 和图 8.6）进行分子量提取，并通过与体外化学成分信息的比对，在正、负离子模式下发现共有 12 个（2 号峰、3 号峰、4 号峰、10 号峰、19 号峰、21 号峰、22 号峰、23 号峰、24 号峰、27 号峰、29 号峰、30 号峰）为原型成分入血；同时，通过比对碎片信息和保留时间，在正离子模式下确定其中 7 个原型入血成分 m/z 268.1024、m/z 309.0929、m/z 339.1031、m/z 249.1086、m/z 247.0928、m/z 247.0919 和 m/z 279.1573 分别为腺苷、天麻素、葡萄糖香草醇、洋川芎内酯 J、洋川芎内酯 I、洋川芎内酯 H 和棕榈酸，在负离子模式下确定其中 6 个原型入血成分 m/z 331.1031、m/z167.0363、m/z 221.0845、m/z 193.0897、m/z 205.0903 和 m/z 203.0737 分别为天麻素、香草酸、洋川芎内酯 D、阿魏酸、洋川芎内酯 F 和洋川芎内酯 C。

2. 代谢产物成分分析

大鼠口服复方大川芎片后，血浆样本中共检测出 24 个移行成分，正、负离子模式下复方大川芎片体外谱、给药组及空白组血浆总离子流图见图 8.5 和图 8.6，通过对照品及标准谱图比对，对其中的 12 个移行成分结构进行了鉴定，代谢产物结构推测如下：

M1（8.017min）正离子模式下的准分子离子峰$[M+Na]^+$为 m/z 323.0054；负离子模式下的准分子离子峰$[M-H]^-$为 m/z 299.0781，仅比天麻素分子量多 14，推测可能是天麻素的甲基化或氧化产物，进一步的二级碎片离子 m/z 137、m/z 93，表明是由—CH_2OH 到—COOH 转化而不是—CH_2OH 到—CH_2OCH_3 转化，推测 M1 可能为天麻素的氧化脱氢产物。

M2（18.629min）负离子模式下的准分子离子峰$[M-H]^-$为m/z 355.0702，比绿原酸分子量多2，主要的二级碎片离子m/z 181，推测M2可能为绿原酸的还原代谢产物二氢绿原酸。

M3（20.788min）正离子模式下的准分子离子峰[M+Na]$^+$为 m/z 307.0773；负离子模式下的准分子离子峰[M−H]$^-$为 m/z 283.0846，二级碎片离子[M−H−176]$^-$m/z 107，推断丢掉的 m/z 为 176 的基团为葡萄糖醛酸，且二级碎片离子 m/z 107，仅比对羟基苯甲醇分子量少 16，推测 M3 可能为对羟基苯甲醇的去羟基葡萄糖醛酸化产物。

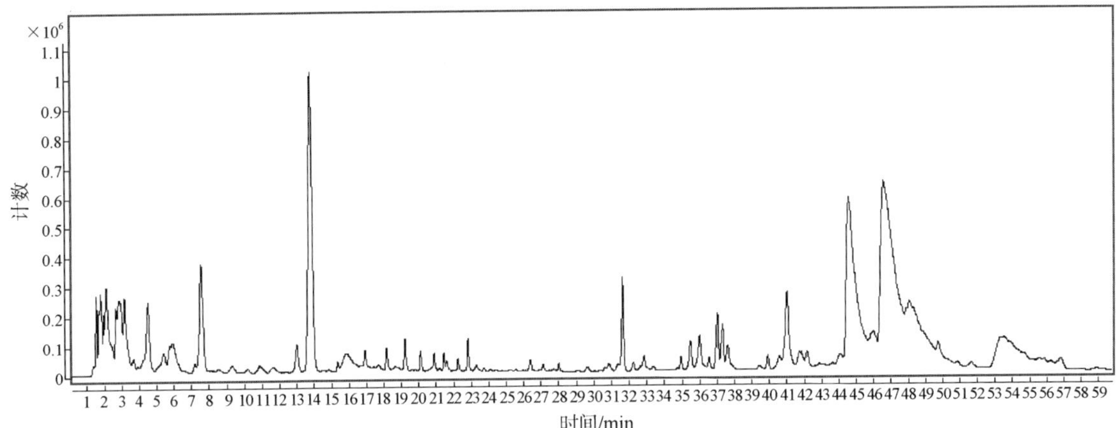

（a）

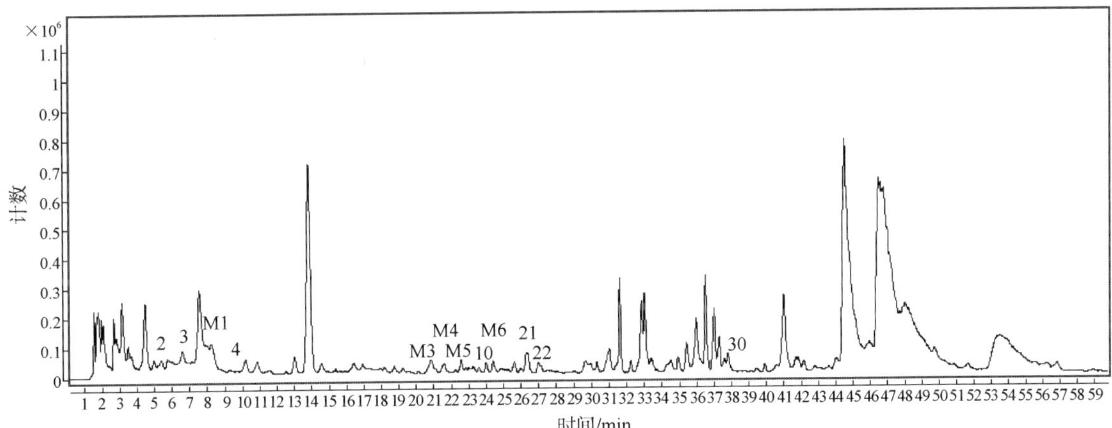

（b）

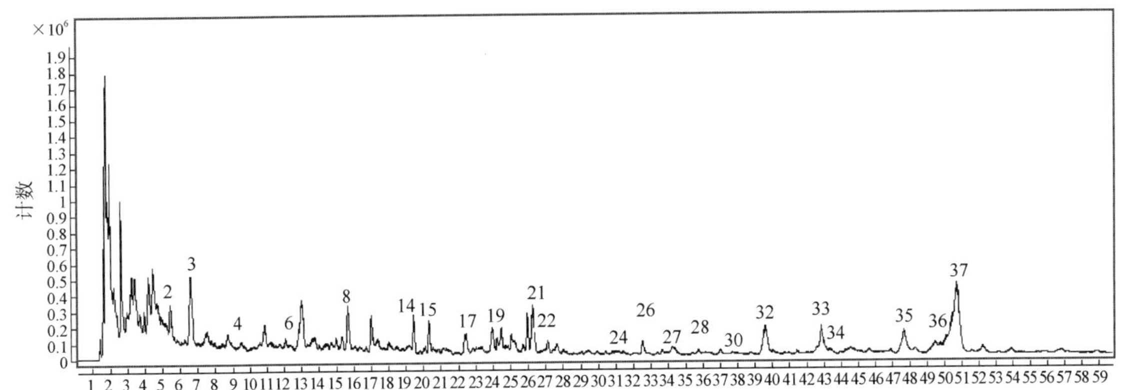

（c）

图 8.5 正离子模式下生理状态大鼠复方大川芎片吸收入血化学成分总离子流图

（a）生理状态下空白血浆总离子流图；（b）生理状态下含药血浆总离子流图；（c）复方大川芎片总离子流图

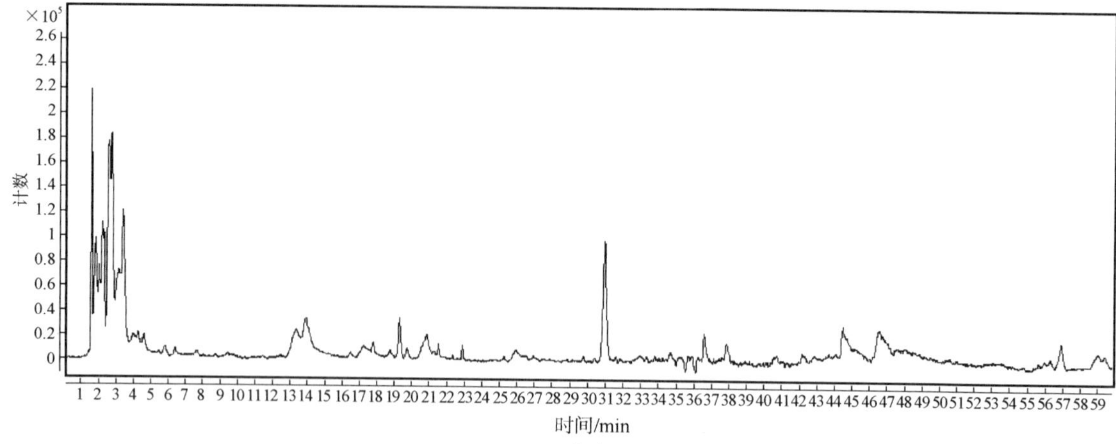

（a）

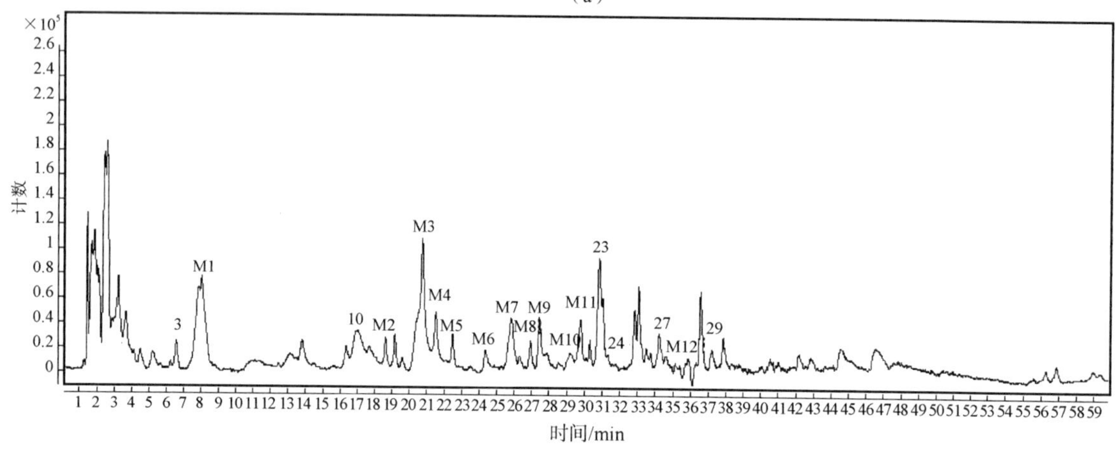

（b）

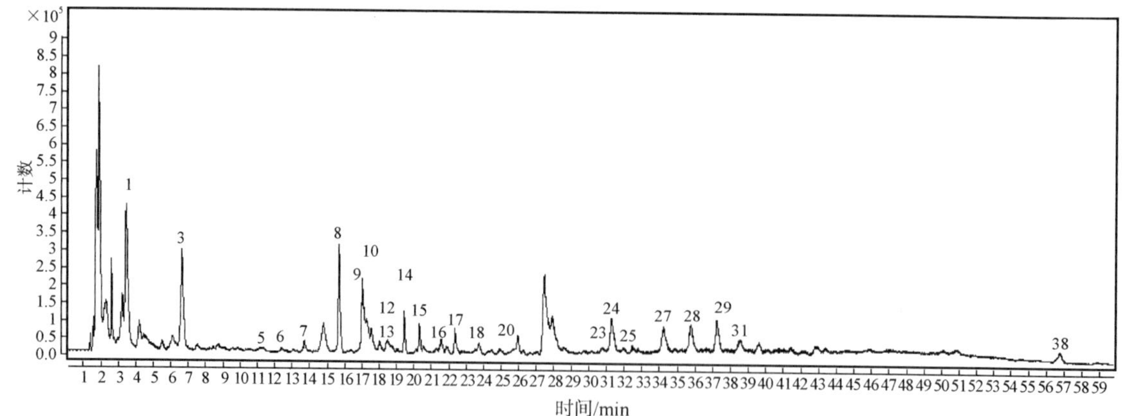

（c）

图 8.6 负离子模式下生理状态大鼠复方大川芎片吸收入血化学成分总离子流图

（a）生理状态下空白血浆总离子流图；（b）生理状态下含药血浆总离子流图；（c）复方大川芎片总离子流图

M4（21.561min）负离子模式下的准分子离子峰$[M-H]^-$为 m/z 285.0764；正离子模式下的准分子离子峰$[M+H]^+$为 m/z 287.0848，比 M6 的分子量多 80，主要的二级碎片离子$[M+H-SO_3]^+$m/z 207，m/z 189，推测 M4 可能为 M6 的硫酸化物，即为 3-羟基-正丁基苯肽的硫酸化物。

M5（22.492min）正离子模式下的准分子离子峰$[M+Na]^+$为m/z 323.0702；负离子模式下的准分子离子峰$[M-H]^-$为m/z 299.0694，仅比天麻素分子量多14，二级碎片离子$[M-H-CH_2]^-$m/z 285、m/z 123、m/z 105，推测M5可能为天麻素的甲基化产物。

M6（24.364min）负离子模式下的准分子离子峰$[M-H]^-$为m/z 205.1322；正离子模式下的准分子离子峰$[M+H]^+$为m/z 207.0999，产生$[M+H-H_2O]^+$m/z 189的二级碎片离子，推测代谢物M6可能为藁本内酯的芳香化水合物。

M7（25.817min）负离子模式下的准分子离子峰$[M-H]^-$为 m/z 137.0261，产生$[M-H-COOH]^-$m/z 93、m/z 65 等与对羟基苯甲酸相同的碎片离子，推测 M7 可能为天麻素水解成天麻苷元的氧化产物对羟基苯甲酸。

M8（26.909min）负离子模式下的准分子离子峰$[M-H]^-$为 m/z 369.1228，比阿魏酸的分子量多 176，二级碎片离子 m/z 193、m/z 161、m/z 133 与体外复方大川芎片样品中阿魏酸的二级碎片一致，推测 M8 可能为阿魏酸的葡萄糖醛酸化代谢产物。

M9（27.455min）负离子模式下的准分子离子峰$[M-H]^-$为m/z 237.0794，比M12分子量多2，二级碎片离子m/z 193、m/z 133与M12的二级碎片一致，推测M9可能为阿魏酸的乙酰化还原代谢产物。

M10（29.242min）负离子模式下的准分子离子峰$[M-H]^-$为 m/z 273.0473，比阿魏酸的分子量多 80，二级碎片离子 m/z 193，m/z 161 与体外复方大川芎片样品中阿魏酸的二级碎片一致，推测 M10 可能为阿魏酸的硫酸化代谢产物。

M11（29.771min）负离子模式的准分子离子峰$[M-H]^-$为m/z 207.1055，比阿魏酸的分子量多14，二级碎片离子m/z 193、m/z 161、m/z 133与体外复方大川芎片样品中阿魏酸的二级碎片一致，推测M11可能为阿魏酸的甲基化代谢产物。

M12（35.817min）负离子模式下的准分子离子峰$[M-H]^-$为m/z 235.1007，比阿魏酸的分子量多42，二级碎片离子m/z 161、m/z 133与体外复方大川芎片样品中阿魏酸的二级碎片一致，推测M12可能为阿魏酸的乙酰化代谢产物。

（四）小结

本节在复方大川芎片体外 UPLC-Q-TOF-MS 分析方法的建立及所含化学成分分析与鉴定的基础上，对生理状态下大鼠复方大川芎片血中移行成分进行分析，正、负离子模式下，血浆样本中共检测出 24 个移行成分，其中 12 个原型成分、12 个代谢产物，并对 12 个代谢产物进行结构推测。结果发现，生理状态下复方大川芎片经口服给药后主要原型入血成分为洋川芎内酯类成分，主要代谢物为天麻素及阿魏酸相关的代谢产物，主要代谢类型为甲基化、葡萄糖醛酸化等，这些原型入血成分及推测的相关代谢途径的产物可能为复方大川芎片真正发挥药效的物质基础。

第四节　本 章 小 结

本实验前期对单次及多次给药、给药剂量、取血时间、血浆样本的处理方法等[7, 8]进行了考察。对单次及多次给药考察发现，多次给药（连续给药 7d，每天两次）检测出的色谱图信息量大，可能与中药服用 3～5d 达到稳态血药浓度有关，因此，本实验对复方大川芎片及其组成药材药效组分的入血成分分析均采用了连续给药 7d，每天两次给药方案。对给药剂量（相当于临床等效剂量的 10 倍、20 倍、30 倍）、取血时间（末次给药后 15min、30min、60min、90min、120min、180min）考察发现，复方大川芎片及其组成药材药效组分的入血成分均在 30 倍给药量下最多。天麻药效组分、川芎药效组分、复方大川芎片的入血成分分别在取血时间为 15min、30min、60min 得到的大鼠血浆样本中最多。根据本实验室现有条件，对甲醇法、乙腈法、高氯酸法以及沸水浴法等[9, 10]几种常见的血浆样品前处理方法进行考察发现，甲醇处理法色谱峰保留最多，且内源性杂质较少，得到的信息量最大，操作简单，可重复率较高，故对复方大川芎片及组成药材药效组分的入血成分分析均选取甲醇除蛋白法处理血浆样本。

本章在复方大川芎片及其组成药材药效组分体外 UPLC-Q-TOF-MS 分析方法的建立及所含化学成分分析与鉴定的基础上，分别对生理状态下天麻药效组分、川芎药效组分、复方大川芎片血中移行成分进行分析，利用 Agilent Qualitative Analysis 质谱工作站，对各化合物进行色谱峰预测及提取，并通过对照品、标准谱库和相关文献比对，在生理状态下天麻药效组分的入血成分分析中共鉴定出 21 个化学成分（12 个原型入血成分和 9 个代谢成分），其中，主要原型入血成分为巴利森苷类成分，主要代谢物为天麻素及天麻苷元相关的代谢产物；在生理状态下川芎药效组分的入血成分分析中共鉴定出 43 个化学成分（18 个原型入血成分和 25 个代谢成分），其中，主要原型入血成分为酚酸类和洋川芎内酯类成分，主要代谢物为洋川芎内酯 J、洋川芎内酯 I、洋川芎内酯 H 相关的代谢产物；在生理状态下复方大川芎片的入血成分分析中共鉴定出 24 个化学成分（12 个原型入血成分和 12 个代谢成分），其中，主要原型入血成分为洋川芎内酯类成分，主要代谢物为天麻素及阿魏酸相关的代谢产物。本章研究进一步阐述了复方大川芎片及其组成药材药效组分真正可能发挥药效的物质基础是什么，为下一步研究奠定基础。

参考文献

[1] Tang C，Wang L，Li J，et al. Analysis of the metabolic profile of parishin by ultra-performance liquid chromatography/quadrupole-time of flight mass spectrometry[J]. Biomedical Chromatography，2015，29（12）：1913-1920.

[2] Wu J，Wu B，Tang C. Analytical techniques and pharmacokinetics of gastrodia elata blume and its constituents[J]. Molecules，2017，22（7）：1137-1155.

[3] Wang L，Huang S，Chen B，et al. Characterization of the anticoagulative constituents of angelicae sinensis radix and their metabolites in rats by HPLC-DAD-ESI-IT-TOF-MS[J]. Planta Medica，2016，82（4）：362-370.

[4] Zuo A，Wang L，Xiao H，et al. Identification of the absorbed components and metabolites in rat plasma after oral administration of Rhizoma Chuanxiong decoction by HPLC-ESI-MS/MS[J]. Journal of Pharmaceutical and Biomedical Analysis，2011，56（5）：1046-1056.

[5] Li CY，Qi LW，Li P，et al. Identification of metabolites of Danggui Buxue Tang in rat urine by liquid chromatography coupled with electrospray ionization time-of-flight mass spectrometry[J]. Rapid Communications in Mass Spectrometry：RCM，2009，23（13）：1977-1988.

[6] Yan R，Ko NL，Li SL，et al. Pharmacokinetics and metabolism of ligustilide，a major bioactive component in Rhizoma Chuanxiong，in the rat[J]. Drug Metabolism and Disposition：The Biological Fate of Chemicals，2008，36（2）：400-408.

[7] 张灵娜，林兵，宋洪涛. 中药血清药理学、血清药物化学的研究概况及展望[J]. 中草药，2015，46（17）：2662-2666.

[8] 王喜军. 中药血清药物化学[M]. 北京：北京科技出版社，2010.

[9] 柯玮，朱建华. 中药血清药理方法学的研究概况[J]. 中国医药指南，2011，9（6）：24-25.

[10] 黄海艳. 补阳还五汤指纹图谱及血清药物化学初步研究[D]. 广州：广东药科大学硕士论文，2016.

第九章　基于病理状态下复方大川芎片及组成药材有效组分的入血成分分析研究

引　言

药物在正常生理状态下与病理状态下的体内过程可能不一样，因此，在同一采血时间点血中所含成分也可能不同。本章采用硝酸甘油构建大鼠偏头痛模型，应用液质联用技术，建立大鼠偏头痛病理状态下复方大川芎片及组成药材药效组分血浆指纹图谱，通过与病理空白血浆指纹图谱、复方大川芎片及组成药材药效组分体外化学成分谱比较，解析大鼠偏头痛病理状态下复方大川芎片及其组成药材药效组分血中移行成分，探讨大鼠偏头痛病理状态下复方大川芎片及其组成药材药效组分真正发挥药效的物质基础。

第一节　基于硝酸甘油致大鼠偏头痛模型的天麻有效组分入血成分分析研究

（一）实验材料

1. 仪器与设备

VORTEX-5 涡旋混合器（江苏其林尔仪器制造有限公司）；台式冷冻离心机（美国科峻仪器公司）；Agilent-1290 型高效液相色谱仪（美国安捷伦科技有限公司）；Agilent-6550 四极杆飞行时间质谱仪（美国安捷伦科技有限公司）；YJ-200A 型高速中药粉碎机（亿健品牌）；HS6150 型超声波清洗器（天津恒奥科技发展有限公司）。

2. 药材与试剂

硝酸甘油注射液 5mg/ml（北京益民药业有限公司，批号：201570329）；戊巴比妥钠（德国 Merck 公司）；天麻药材由大连富生药业提供，经辽宁中医药大学许亮教授鉴定为兰科植物天麻 *Gastrodia elata* Bl.的干燥块茎；绿原酸、香草酸、阿魏酸、洋川芎内酯 A、洋川芎内酯 I 和巴利森苷 A 对照品（成都普菲德生物技术有限公司，批号分别为：140601、201306、201309、140914、150213 和 140320）；腺苷、天麻素对照品（中国药品生物制品检定所，批号分别为：110807-201308、110807-201306）；乙腈、甲醇（色谱纯，德国 Merck 公司）；甲酸（色谱纯，天津市科密欧化学试剂有限公司）；其他化学试剂均为分析纯；纯净水（娃哈哈集团有限公司，中国杭州）。

3. 实验动物

健康 SD 大鼠，SPF 级，雄性，体重 200g±20g，由辽宁长生生物技术有限公司提供，许

可证号：SCXK（辽）2015—0001。大鼠于室温 20～25℃，相对湿度 55%～65%的空调室内颗粒饲料喂养，自由饮水，适应性饲养 7d 后用于实验。

（二）实验方法

1. 天麻药效组分灌胃用溶液的制备

取天麻粉末（过 40 目筛）约 5g，置圆底烧瓶中，加入 70%乙醇 50ml 进行加热回流提取，提取 3 次，每次 1h，过滤，合并滤液，滤液浓缩至 10ml，湿法上 AB-8 树脂柱（10g），先用 10ml 蒸馏水除杂，再用 50ml 90%乙醇进行洗脱，收集洗脱液，蒸至近干，加甲醇溶液溶解并定容至 10ml 容量瓶中，摇匀，过 0.22μm 滤膜。水浴蒸干得天麻药效组分干燥粉，精密称定，加蒸馏水配置充分溶解，既得。

2. 动物分组、造模及给药方法

取 SD 大鼠 12 只，随机分成模型组和模型给药组，均连续 3d 皮下注射硝酸甘油注射液（10mg/kg）复制大鼠偏头痛模型。于第 3 天造模后，给药组大鼠灌胃含天麻生药浓度为 1.8g/ml 的药液，给药体积为 15ml/kg，连续灌胃 7d，每天两次，空白组给予等量生理盐水，末次给药前 12h，禁食不禁水。末次给药 30min 后经肝门静脉取血，血浆静置 30min 后，3000r/min 低温（4℃）离心 15min，取上清液置–80℃冰箱保存，备用。

3. 血浆样本的处理

将血浆样本于室温解冻，精密吸取血浆样本 200μl，1∶4 倍甲醇除蛋白，涡旋 3min，13000r/min 低温（4℃）离心 15min，取上清液，氮气吹干，50μl 50%甲醇复溶，涡旋 3min，再次 13000r/min 低温（4℃）离心 15min，取上清液，直接进 LC-MS 检测。

4. 分析条件

（1）色谱条件

色谱柱为 Agilent Poroshell 120 SB-C18（4.5mm×100mm，2.7μm）；流动相为 1‰甲酸水溶液（A）-甲醇（B）；流速为 0.6ml/min；进样量为 0.2μl；柱温为 30ºC。

流动相梯度洗脱程序见表 9.1。

表 9.1 流动相梯度洗脱程序表

时间/min	流动相 A/%	流动相 B/%
0	98.00	2.00
18	84.00	16.00
32	62.00	38.00
35	58.00	42.00
37	30.00	70.00

（2）质谱条件

电喷雾离子源（Dual AJS ESI），干燥气体流速（drying gas flow）为 11L/min，干燥气体温度（drying gas temp）为 220℃，雾化器压力（nebulizer pressure）为 20psig，鞘气温度为 400℃，鞘气流速为 12L/min。碎裂电压（fragmentor）为 150V，OCT IRF Vpp 为 500V，采集速率为

1.5Spectra/s，采用正、负离子模式检测，正离子毛细管电压（Vcap）为 4000V，负离子毛细管电压（Vcap）为 3500V，质量扫描范围为 100～1500，二级质谱碰撞电压为 40eV。

（三）实验结果

1. 基于硝酸甘油致大鼠偏头痛模型天麻药效组分原型入血成分分析

偏头痛模型大鼠口服天麻药效组分后，在正、负离子模式下（图 9.1 和图 9.2）血浆样本中共检测出 11 个（1 号峰、2 号峰、3 号峰、4 号峰、6 号峰、7 号峰、9 号峰、10 号峰、11 号峰、14 号峰、18 号峰）原型成分入血，通过对照品及标准谱库比对，鉴定这 11 个原型入血成分分别为柠檬酸、腺苷、天麻素、葡萄糖香草醇、对醛基苯基-1-*O*-*β*-*D*-吡喃葡萄糖苷、1，5-二甲基-柠檬酸酯、巴利森苷 H、对羟基苄基焦谷氨酸、巴利森苷 E、丁香酸葡萄糖苷和对甲基苯基-1-*O*-*β*-*D*-吡喃葡萄糖苷。

2. 基于硝酸甘油致大鼠偏头痛模型天麻药效组分代谢产物分析

偏头痛模型大鼠口服天麻药效组分后，血浆样本中共检测出 22 个移行成分，正、负离子模式下天麻药效组分体外谱、模型给药组及模型组血浆总离子流图见图 9.1 和图 9.2，通过对照品及标准谱图比对，对其中的 11 个移行成分结构进行了鉴定，代谢产物结构推测如下：

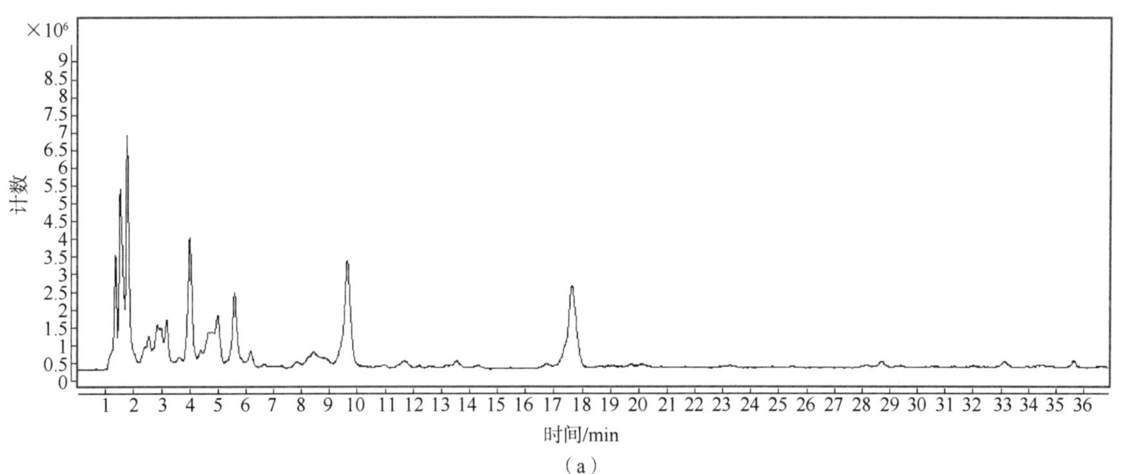

（a）

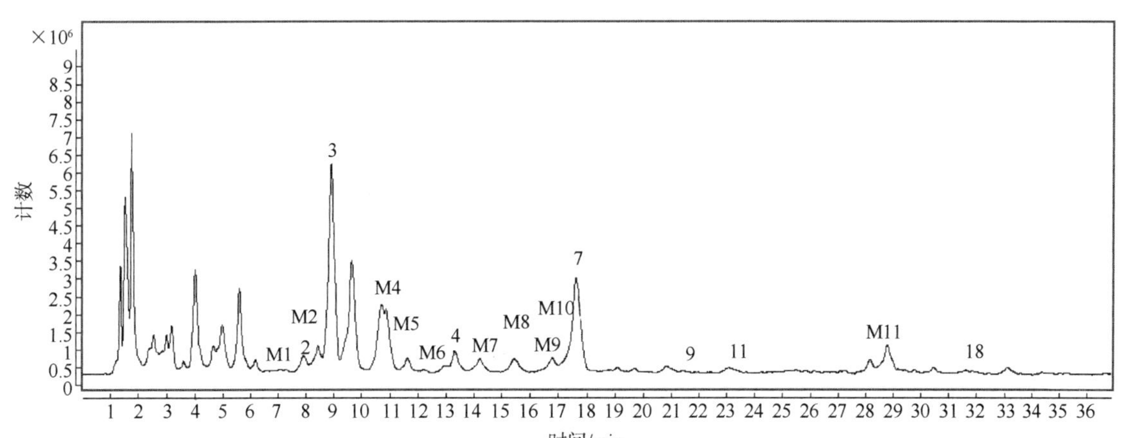

（b）

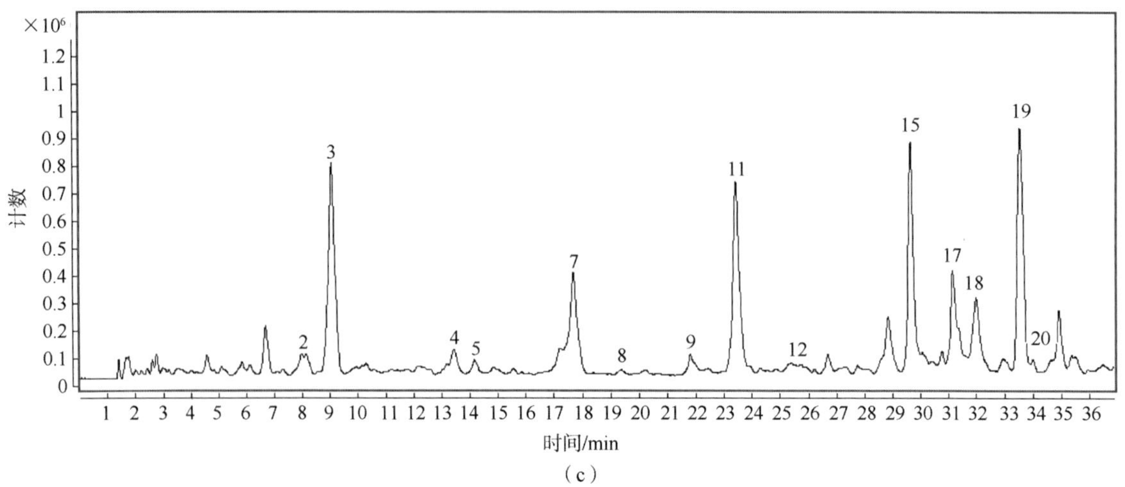

（c）

图 9.1　正离子模式下病理状态大鼠天麻药效组分吸收入血化学成分总离子流图

（a）病理状态下空白血浆总离子流图；（b）病理状态下含药血浆总离子流图；（c）天麻药效组分总离子流图

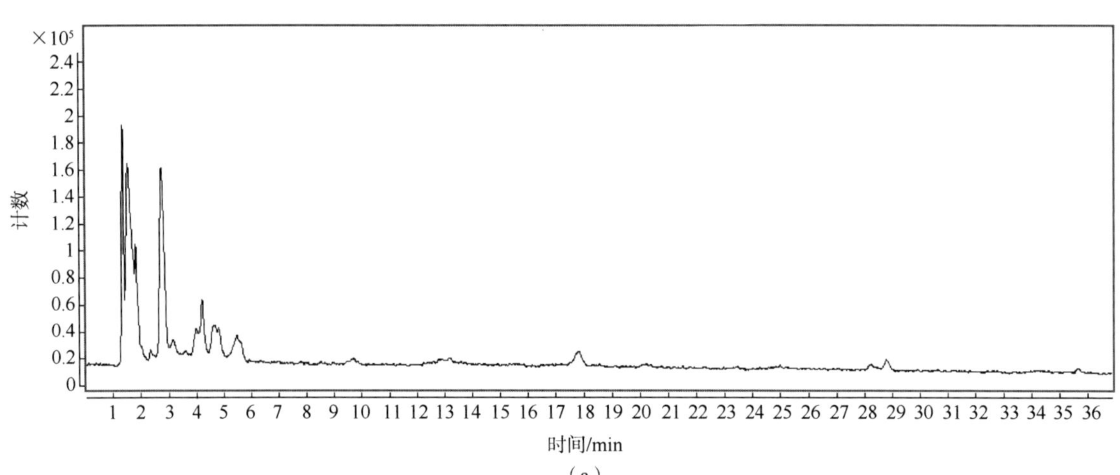

（a）

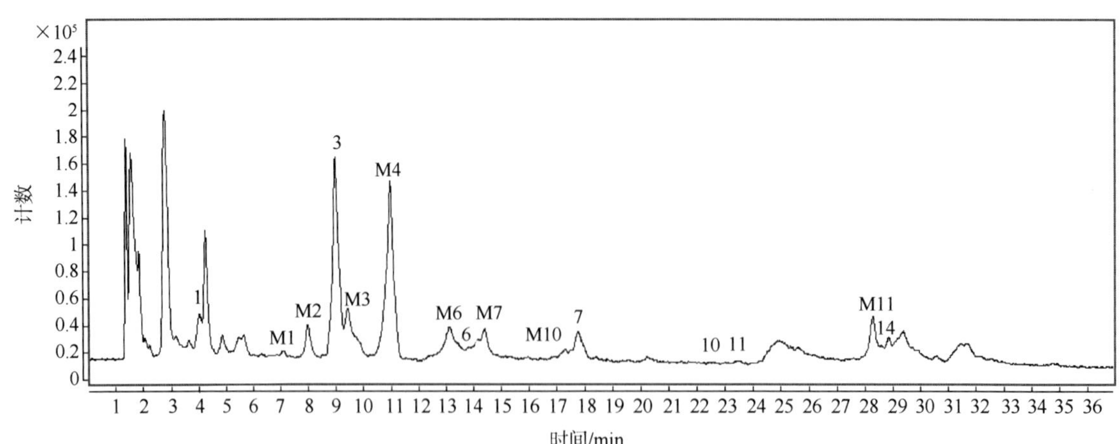

（b）

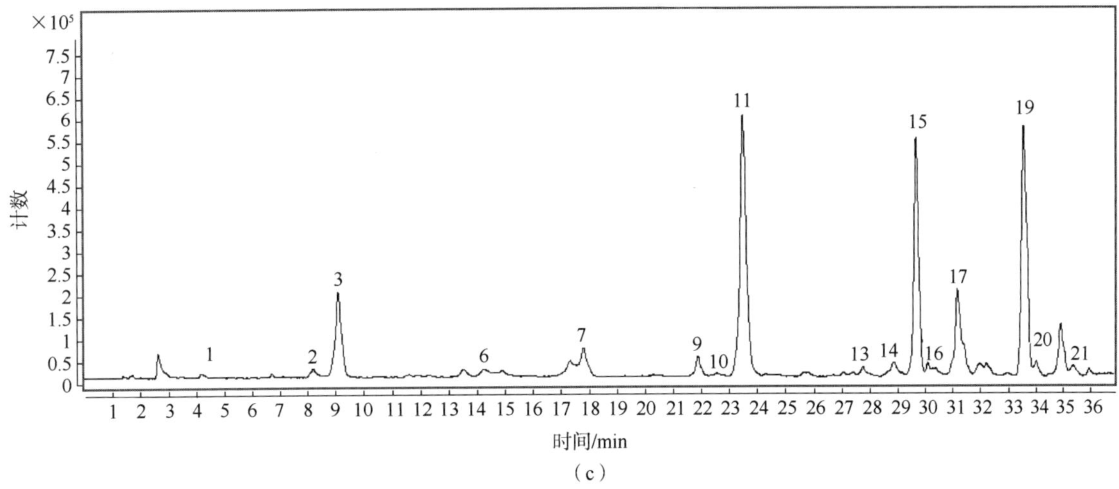

（c）

图 9.2　负离子模式下病理状态大鼠天麻药效组分吸收入血化学成分总离子流图

（a）病理状态下空白血浆总离子流图；（b）病理状态下含药血浆总离子流图；（c）天麻药效组分总离子流图

M1（7.196min）正离子模式下的准分子离子峰$[M+H]^+$为 m/z 149.0129；负离子模式下的准分子离子峰$[M-H]^-$为 m/z 147.0650，仅比柠檬酸的分子量少 44，且具有和柠檬酸相同的二级碎片离子 m/z 111，推测 M1 可能为柠檬酸的脱羧反应产物。

M2（8.079min）正离子模式下的准分子离子峰$[M+Na]^+$为 m/z 323.0747；负离子模式下的准分子离子峰$[M-H]^-$为 m/z 299.0759，仅比天麻素分子量多 14，推测可能是天麻素的甲基化或氧化产物，然而，二级碎片离子$[M-H-176]^-$m/z 123，$[M-H-194]^-$m/z 105 却与天麻苷元对羟基苯甲醇一致，推断丢掉的 m/z 为 176 的基团为葡萄糖醛酸，推测 M2 可能为对羟基苯甲醇的葡萄糖醛酸化产物。

M3（9.545min）负离子模式下的准分子离子峰$[M-H]^-$为 m/z 203.0005，表现出 m/z 123/m/z 105 等与对羟基苯甲醇相同的碎片离子，且仅比对羟基苯甲醇分子量多 80，推测 M3 可能为对羟基苯甲醇的硫酸化产物。

M4（11.092min）正离子模式下的准分子离子峰$[M+Na]^+$为 m/z 323.0750；负离子模式下的准分子离子峰$[M-H]^-$为 m/z 299.0762，仅比天麻素分子量多 14，推测可能是天麻素的甲基化或氧化产物，进一步的二级碎片离子 m/z 137、m/z 93，表明是由—CH_2OH 到—COOH 转化而不是—CH_2OH 到—CH_2OCH_3 转化，推测 M4 可能为天麻素的氧化脱氢产物。[1]

M5（11.785min）正离子模式下的准分子离子峰$[M+H]^+$为 m/z 235.1570，表现出 m/z 155 等与葡萄糖香草醇相同的碎片离子，且仅比香草醇的分子量多 80，推测 M5 可能为对香草醇的硫酸化产物。

M6（13.191min）正离子模式下的准分子离子峰$[M+Na]^+$为 m/z 337.0538；负离子模式下的准分子离子峰$[M-H]^-$为 m/z 313.0553，表现出 m/z 137、m/z 93 等与对羟基苯甲酸相同的碎片离子，且仅比对羟基苯甲酸分子量多 176，推测 M6 可能为对羟基苯甲酸的葡萄糖醛酸化产物。

M7（14.357min）正离子模式下的准分子离子峰$[M+Na]^+$为 m/z 389.0236；负离子模式下的准分子离子峰$[M+COOH]^-$为 m/z 411.0802，二级碎片离子 m/z 331、m/z 123、m/z 105 与天麻素相同，且仅比天麻素分子量多 80，推测 M7 可能为天麻素的硫酸化产物。

M8（15.590min）正离子模式下的准分子离子峰[M+H]$^+$为 m/z 193.0297，二级碎片信息表现出和柠檬酸相同的碎片 m/z 87，推测 M8 可能为柠檬酸的异构化产物异柠檬酸。

M9（16.897min）正离子模式下的准分子离子峰[M+H]$^+$为 m/z 203.0903，仅比对羟基苯甲醛分子量多 80，推测 M9 可能为对羟基苯甲醛的硫酸化产物。

M10（17.361min）正离子模式下的准分子离子峰[M+Na]$^+$为 m/z 485.0388；负离子模式下的准分子离子峰[M–H]$^-$为 m/z 461.0883，仅比天麻素分子量多 176，推测 M10 可能为天麻素的葡萄糖醛酸化产物。

M11（28.279min）正离子模式下的准分子离子峰[M+Na]$^+$为 m/z 307.0794；负离子模式下的准分子离子峰[M–H]$^-$为 m/z 283.0812，二级碎片离子[M–H–176]$^-$m/z 107，推断丢掉的 m/z 为 176 的基团为葡萄糖醛酸，且二级碎片离子 m/z 107，仅比对羟基苯甲醇分子量少 16，推测 M11 可能为对羟基苯甲醇的去羟基葡萄糖醛酸化产物[2]。

（四）小结

本节在天麻药效组分体外 UPLC-Q-TOF-MS 分析方法的建立及所含化学成分分析与鉴定的基础上，采用颈背部皮下注射硝酸甘油造成大鼠偏头痛模型，应用液-质连用技术对天麻药效组分在偏头痛模型大鼠血中移行成分进行分析。正、负离子模式下，血浆样本中共检测出 22 个移行成分，其中 11 个原型成分、11 个代谢产物，并对 11 个代谢产物进行结构推测。结果发现，在偏头痛模型大鼠灌胃服用天麻药效组分后含药血浆中检测到的代谢产物多来自天麻药材中的苷类成分和柠檬酸，如天麻苷的氧化脱氢、硫酸化、葡萄糖醛酸化代谢产物，天麻苷水解成天麻苷元（对羟基苯甲醇）的硫酸化、葡萄糖醛酸化等代谢产物，柠檬酸的脱羧、异构化代谢产物。这些成分可能为天麻药效组分治疗偏头痛的体内直接物质，对其深入研究将有助于阐明天麻药效组分治疗偏头痛的物质基础和作用机制。

第二节　基于硝酸甘油致大鼠偏头痛模型的川芎有效组分入血成分分析研究

（一）实验材料

1. 仪器与设备

VORTEX-5 涡旋混合器（江苏其林尔仪器制造有限公司）；台式冷冻离心机（美国科峻仪器公司）；Agilent-1290 型高效液相色谱仪（美国安捷伦科技有限公司）；Agilent-6550 四极杆飞行时间质谱仪（美国安捷伦科技有限公司）；YJ-200A 型高速中药粉碎机（亿健品牌）；HS6150 型超声波清洗器（天津恒奥科技发展有限公司）。

2. 药材与试剂

硝酸甘油注射液 5mg/ml（北京益民药业有限公司，批号：201570329）；戊巴比妥钠（德国 Merck 公司）；川芎药材由大连富生药业提供，经辽宁中医药大学许亮教授鉴定为伞形科植物川芎 *Ligusticum chuanxiong* Hort.的干燥根茎；绿原酸、香草酸、阿魏酸、洋川芎内酯 A、洋川芎内酯 I 和巴利森苷 A 对照品（成都普菲德生物技术有限公司，批号分别为：140601、201306、

201309、140914、150213 和 140320）；腺苷、天麻素对照品（中国药品生物制品检定所，批号分别为：110807-201308、110807-201306）；乙腈、甲醇（色谱纯，德国 Merck 公司）；甲酸（色谱纯，天津市科密欧化学试剂有限公司）；其他化学试剂均为分析纯；纯净水（娃哈哈集团有限公司，中国杭州）。

3. 实验动物

健康 SD 大鼠，SPF 级，雄性，体重 200g±20g，由辽宁长生生物技术有限公司提供，许可证号：SCXK（辽）2015—0001。大鼠于室温 20～25℃、相对湿度 55%～65%的空调室内颗粒饲料喂养，自由饮水，适应性饲养 7d 后用于实验。

（二）实验方法

1. 川芎药效组分灌胃用溶液的制备

取川芎粉末（过 40 目筛）约 5g，置圆底烧瓶中，加入 10 倍量 90%乙醇进行加热回流提取，提取 3 次，每次 1h，过滤，合并滤液，滤液浓缩至 0.2mg/ml，以树脂药材比（1∶1）湿法上 HPD-300 树脂柱，先用 1 倍量蒸馏水除杂，再用 5 倍量 90%乙醇进行洗脱，收集洗脱液，重复上柱两次，得到二次纯化的纯化产物，蒸至近干，加甲醇溶液溶解并定容至 10ml 容量瓶中，摇匀，过 0.22μm 滤膜，水浴干燥得川芎药效组分干燥粉，精密称定，加蒸馏水配置充分溶解，既得。

2. 动物分组、造模及给药方法

取 SD 大鼠 12 只，随机分成模型组和模型给药组，均连续 3d 皮下注射硝酸甘油注射液（10mg/kg）复制大鼠偏头痛模型。于第 3 天造模后，给药组大鼠灌胃含川芎生药浓度为 1.8g/ml 的药液，给药体积为 15ml/kg，连续灌胃 7d，每天两次，空白组给予等量生理盐水，末次给药前 12h，禁食不禁水。末次给药 30min 后经肝门静脉取血，血浆静置 30min 后，3000r/min 低温离心 15min，取上清液置−80℃冰箱保存，备用。

3. 血浆样本的处理

将血浆样本于室温解冻，精密吸取血浆样本 200μl，1∶4 倍甲醇除蛋白，涡旋 3min，13000r/min 低温（4℃）离心 15min，取上清液，氮气吹干，50μl 50%甲醇复溶，涡旋 3min，再次 13000r/min 低温（4℃）离心 15min，取上清液，直接进 LC-MS 检测。

4. 分析条件

（1）色谱条件

色谱柱为 Agilent Poroshell 120 SB-C18（4.5mm×100mm，2.7μm）；流动相为 1‰甲酸水溶液（A）-甲醇（B）；流速为 0.6ml/min；进样量为 0.2μl；柱温为 30℃。

流动相梯度洗脱程序见表 9.2。

表 9.2　流动相梯度洗脱程序表

时间/min	流动相 A/%	流动相 B/%
0	98.00	2.00
18	84.00	16.00

续表

时间/min	流动相 A/%	流动相 B/%
32	62.00	38.00
35	58.00	42.00
37	30.00	70.00

（2）质谱条件

电喷雾离子源（Dual AJS ESI），干燥气体流速（drying gas flow）为 11L/min，干燥气体温度（drying gas temp）为 220℃，雾化器压力（nebulizer pressure）为 20psig，鞘气温度为 400℃，鞘气流速为 12L/min。碎裂电压（fragmentor）为 150V，OCT IRF Vpp 为 500V，采集速率为 1.5Spectra/s，采用正、负离子模式检测，正离子毛细管电压（Vcap）为 4000V，负离子毛细管电压（Vcap）为 3500V，质量扫描范围为 100～1500，二级质谱碰撞电压为 40eV。

（三）实验结果

1. 基于硝酸甘油致大鼠偏头痛模型川芎药效组分原型入血成分分析

偏头痛模型大鼠口服川芎药效组分后，在正、负离子模式下（图 9.3 和图 9.4）血浆样本中共检测出 16 个（3 号峰、4 号峰、7 号峰、9 号峰、15 号峰、16 号峰、17 号峰、21 号峰、23 号峰、25 号峰、28 号峰、30 号峰、31 号峰、32 号峰、33 号峰和 39 号峰）原型成分入血，通过对照品及标准谱库比对，鉴定这 16 个原型入血成分分别为绿原酸、隐绿原酸、阿魏酰奎宁酸、阿魏酸、松柏醇、洋川芎内酯 D、洋川芎内酯 G、洋川芎内酯 F、川芎酚、洋川芎内酯 C、洋川芎内酯 A、正丁基苯酞、新蛇床内酯、Z-藁本内酯、棕榈酸甲酯和 Levistolide A。

2. 基于硝酸甘油致大鼠偏头痛模型川芎药效组分代谢产物分析

偏头痛模型大鼠口服川芎药效组分后，血浆样本中共检测出 39 个移行成分，正、负离子模式下川芎药效组分体外谱、模型给药组及模型组血浆总离子流图见图 9.3 和图 9.4，通过对照品及标准谱图比对，对其中的 23 个移行成分结构进行了鉴定，代谢产物结构推测如下：

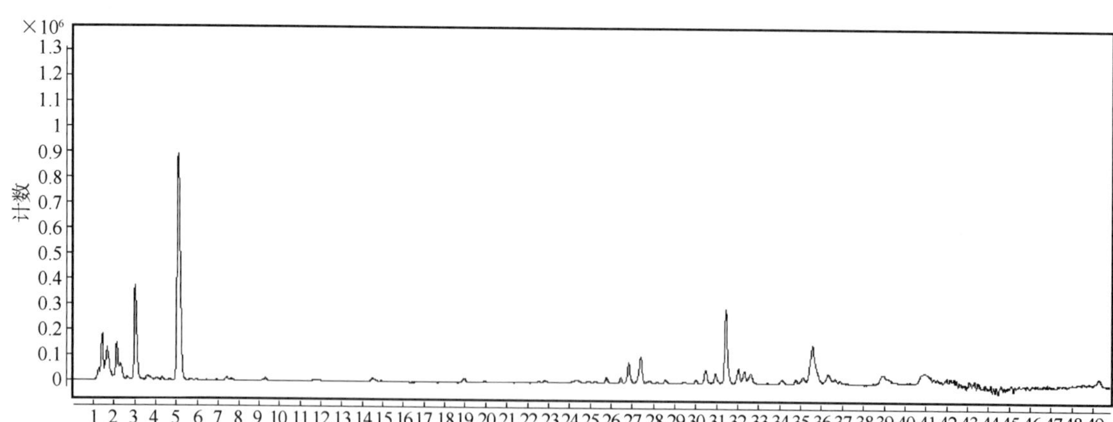

（a）

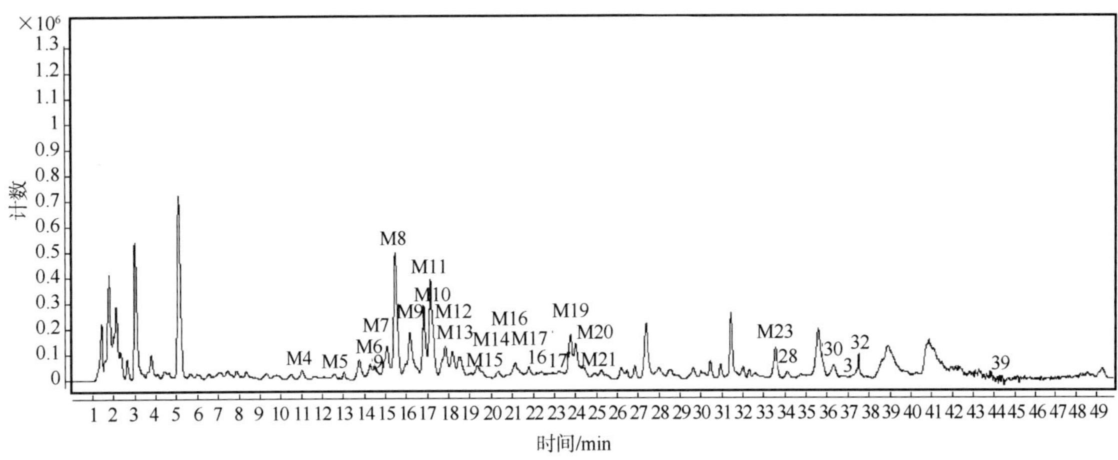

（b）

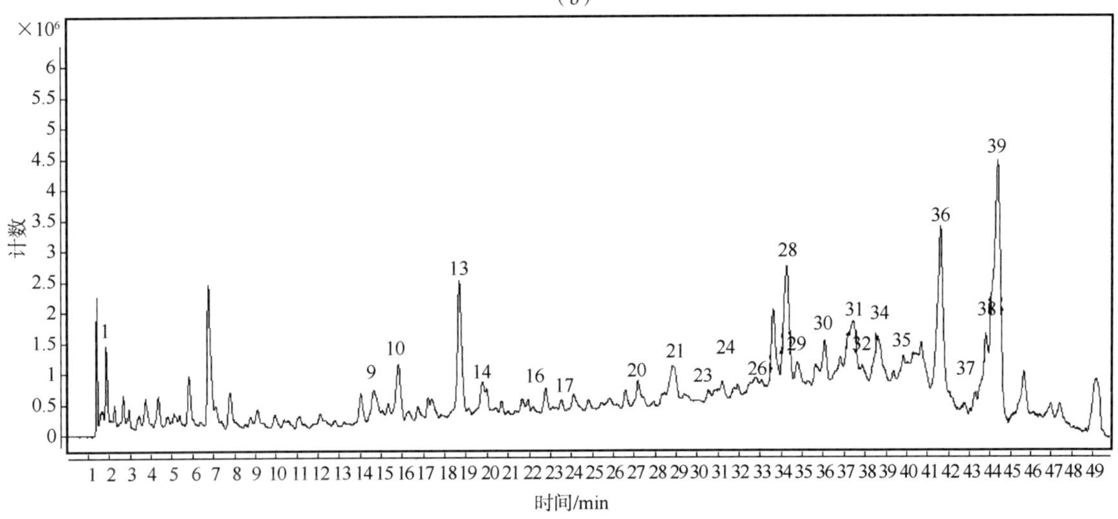

（c）

图 9.3　正离子模式下病理状态大鼠川芎药效组分吸收入血化学成分总离子流图

（a）病理状态下空白血浆总离子流图；（b）病理状态下含药血浆总离子流图；（c）川芎药效组分总离子流图

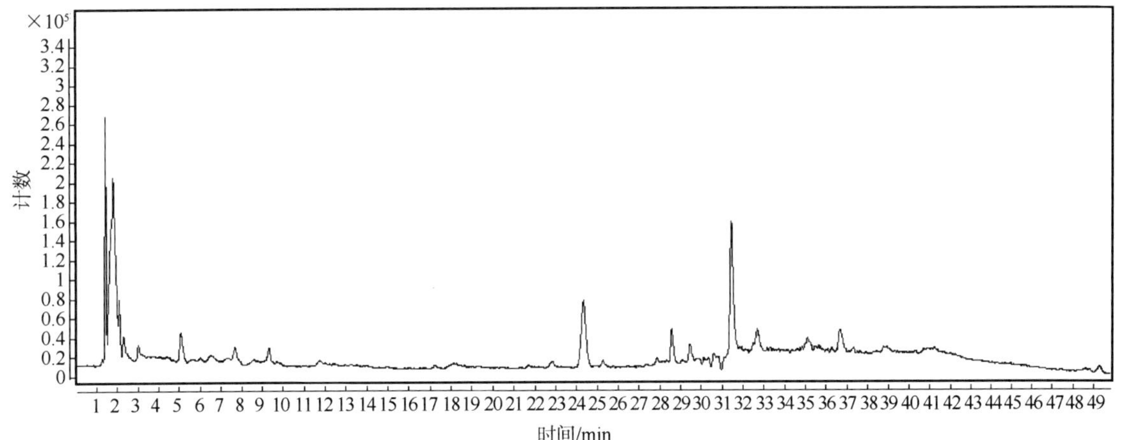

（a）

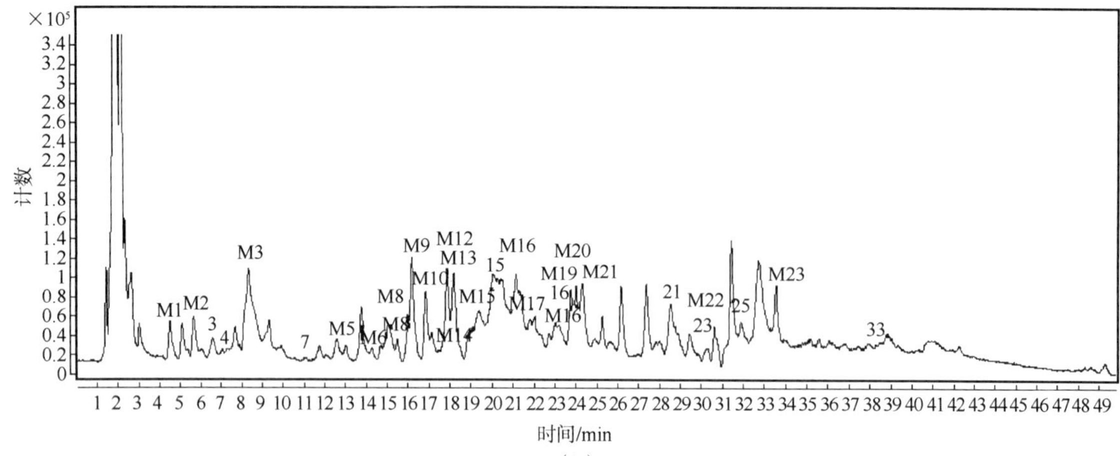

（b）

（c）

图 9.4 负离子模式下病理状态大鼠川芎药效组分吸收入血化学成分总离子流图

（a）病理状态下空白血浆总离子流图；（b）病理状态下含药血浆总离子流图；（c）川芎药效组分总离子流图

M1（4.595min）负离子模式下的准分子离子峰$[M-H]^-$为m/z 357.1234，二级碎片离子$[M-H-Glu]^-$m/z 181，m/z 137，推测M1可能为咖啡酸的还原、葡萄糖醛酸化代谢产物。

M2（5.728min）负离子模式下的准分子离子峰$[M-H]^-$为m/z 369.0872，比阿魏酸的分子量多176，二级碎片离子m/z 193、m/z 161、m/z 133与体外川芎药效组分样品中阿魏酸的二级碎片一致，推测M2可能为阿魏酸的葡萄糖醛酸化代谢产物。

M3（8.441min）负离子模式下的准分子离子峰$[M-H]^-$为m/z 273.0111，比阿魏酸的分子量多80，二级碎片离子m/z 161、m/z 133与体外川芎药效组分样品中阿魏酸的二级碎片一致，推测M3可能为阿魏酸的硫酸化代谢产物。

M4（11.087min）正离子模式下的准分子离子峰$[M+H]^+$为 m/z 354.0974，比 M19 和 M20 的分子量少 16，推测 M4 可能为 M19 和 M20 脱羟基的产物，即推测 M4 为洋川芎内酯 I 或洋川芎内酯 H 脱羟基的乙酰半胱氨酸结合物。

M5（12.674min）负离子模式下的准分子离子峰$[M-H]^-$为 m/z 285.0642；正离子模式下的准分子离子峰$[M+H]^+$为 m/z 287.0826，比 M10 的分子量多 80，主要的二级碎片离子

$[M+H-SO_3]^+$m/z 207，推测 M5 可能为 M10 的硫酸化物，即为 3-羟基-正丁基苯肽的硫酸化物。

M6（14.311min）负离子模式下的准分子离子峰$[M-H]^-$为m/z 241.1095；正离子模式下的准分子离子峰$[M+H]^+$为m/z 243.0603，比洋川芎内酯I、洋川芎内酯H的分子量多18，主要的二级碎片离子$[M+H-H_2O]^+$m/z 225，推测M6可能为洋川芎内酯I或洋川芎内酯H的水合物。

M7（15.130min）负离子模式下的准分子离子峰$[M-H]^-$为m/z 514.1283；正离子模式下的准分子离子峰$[M+Na]^+$为m/z 538.1357，仅比洋川芎内酯J分子量多289，二级碎片离子$[M+Na-glycine]^+$m/z 463、$[M+Na-glutamic\ acid]^+$m/z 409、$[M+Na-GSH]^+$m/z 231，推测M7可能为洋川芎内酯J的谷胱甘肽结合物。

M8（15.519min）负离子模式下的准分子离子峰$[M-H]^-$为m/z 328.1261；正离子模式下的准分子离子峰$[M+Na]^+$为m/z 352.1161，二级碎片离子m/z 191、m/z 161、m/z 153与洋川芎内酯J相同，且仅比洋川芎内酯J分子量多103，推测M8可能为洋川芎内酯J的半胱氨酸结合物。

M9（16.188min）负离子模式下的准分子离子峰$[M-H]^-$为 m/z 205.1343；正离子模式下的准分子离子峰$[M+H]^+$为 m/z 207.0998，比藁本内酯分子量多 16，二级碎片离子 m/z 173、m/z 145与体外川芎药效组分样品中藁本内酯的二级碎片一致，推测 M9 可能为藁本内酯的氧化产物[3]。

M10（16.875min）负离子模式下的准分子离子峰$[M-H]^-$为m/z 205.1338；正离子模式下的准分子离子峰$[M+H]^+$为m/z 207.0998，仅比正丁烯基苯酞分子量多18，推测M10可能为正丁烯基苯酞的水合物即3-羟基-正丁基苯肽。但3-羟基-正丁基苯肽也可能由藁本内酯经芳香化水合生成，同样产生$[M+H-H_2O]^+$m/z 189的二级碎片离子，因此推测代谢物M10也可能为藁本内酯的芳香化水合物，具体的代谢途径有待于进一步研究确定。

M11（17.189min）正离子模式下的准分子离子峰$[M+Na]^+$为m/z 350.1005，二级碎片离子m/z 207、m/z 189、m/z 179与洋川芎内酯I和洋川芎内酯H相同，且仅比洋川芎内酯I和洋川芎内酯H分子量多103，推测M11可能为洋川芎内酯I或洋川芎内酯H的半胱氨酸结合物。

M12（17.875min）、M14（18.570min）负离子模式下的准分子离子峰均为$[M-H]^-$为m/z 512；正离子模式下M12（m/z 514.1811）、M14（m/z 514.1810）、准分子离子峰$[M+H]^+$均为m/z 514，且均比洋川芎内酯I、洋川芎内酯H分子量多289，二级碎片离子$[M+Na-glycine]^+$m/z 439、$[M+Na-glutamic\ acid]^+$m/z 385、$[M+Na-GSH]^+$m/z 207，推测M12、M14可能为洋川芎内酯I、洋川芎内酯H的谷胱甘肽结合物[4]。

M13（18.223min）、M16（21.141min）负离子模式下的准分子离子峰均为$[M-H]^-$为m/z 383；正离子模式下M13（m/z 407.1274）、M16（m/z 407.1276）、准分子离子峰$[M+Na]^+$均为m/z 407，二级碎片离子m/z 207、m/z 189、m/z 162与体外川芎药效组分样品中洋川芎内酯I、洋川芎内酯H的二级碎片一致，且均比洋川芎内酯I、洋川芎内酯H分子量多160，推测M13、M16可能为洋川芎内酯I、洋川芎内酯H的两次硫酸化代谢产物。

M15（19.380min）负离子模式下的准分子离子峰$[M-H]^-$为m/z 385.1550；正离子模式下的准分子离子峰$[M+Na]^+$为m/z 409.1425，二级碎片离子m/z 209、m/z 191与洋川芎内酯J相同，且仅比洋川芎内酯J分子量多160，推测M15可能为洋川芎内酯J的两次硫酸化代谢产物。

M17（21.828min）负离子模式下的准分子离子峰$[M-H]^-$为m/z 370.1338；正离子模式下的准分子离子峰$[M+H]^+$为m/z 372.1438，比洋川芎内酯J分子量多145，二级碎片离子$[M+H-acetyl]^+$m/z 329、$[M+H-acetyl-COOH]^+$m/z 284、$[M+H-acetylcysteine]^+$m/z 209，推测M17可能为洋川芎内酯J的乙酰半胱氨酸结合物。

M18（23.082min）负离子模式的准分子离子峰$[M-H]^-$为m/z 207.1057，比阿魏酸的分子量多14，二级碎片离子m/z 193、m/z 161、m/z 133与体外川芎药效组分样品中阿魏酸的二级碎片一致，推测M18可能为阿魏酸的甲基化代谢产物。

M19（23.771min）、M20（24.027min）负离子模式下的准分子离子峰$[M-H]^-$均为m/z 368；正离子模式下M19（m/z 370.1287）、M20（m/z 370.1283）、准分子离子峰$[M+H]^+$均为m/z 370，均比洋川芎内酯I、洋川芎内酯H分子量多145，比M11的分子量多42，表明M19和M20中可能存在乙酰半胱氨酸残基，主要的二级碎片离子$[M+H-acetylcysteine]^+$m/z 207，可能由M19和M20丢失乙酰半胱氨酸m/z 163产生，推测M19、M20可能为洋川芎内酯I、洋川芎内酯H的乙酰半胱氨酸结合物。

M21（24.306min）负离子模式下的准分子离子峰$[M-H]^-$为m/z 395.0845；正离子模式下的准分子离子峰$[M+H]^+$为m/z 397.0869，比生理状态下M18的分子量多16，推测M21可能为正丁烯基苯肽双羟基化的葡萄糖醛酸化物[5]。

M22（30.625min）负离子模式下的准分子离子峰$[M-H]^-$为m/z 235.1004，比阿魏酸的分子量多42，二级碎片离子m/z 161、m/z 133与体外川芎药效组分样品中阿魏酸的二级碎片一致，推测M22可能为阿魏酸的乙酰化代谢产物。

M23（33.512min）负离子模式下的准分子离子峰$[M-H]^-$为m/z 530.1656；正离子模式下的准分子离子峰$[M+H]^+$为m/z 532.1991，二级碎片离子$[M+H-GSH-2H_2O]^+$m/z 207、m/z 191、m/z 179，推测M23可能为藁本内酯氧化、两次水合的谷胱甘肽结合物[6]。

（四）小结

本节在川芎药效组分体外 UPLC-Q-TOF-MS 分析方法的建立及所含化学成分分析与鉴定的基础上，对偏头痛模型大鼠灌胃给予川芎药效组分后经肝门静脉采血得到的血浆样本进行分析。正、负离子模式下，血浆样本中共检测出 39 个移行成分，其中 16 个原型成分、23 个代谢产物，并对 23 个代谢产物进行结构推测。结果发现，在偏头痛模型大鼠灌胃服用川芎药效组分血浆中检测到的代谢产物大多来自川芎药材中酚酸类和苯肽类成分，如阿魏酸的甲基化、乙酰化、硫酸化和葡萄糖醛酸化代谢产物，洋川芎内酯 J、洋川芎内酯 I、洋川芎内酯 H 的谷胱甘肽结合、乙酰半胱氨酸结合、硫酸化、半胱氨酸结合等代谢产物，藁本内酯的氧化、水合、谷胱甘肽结合等代谢产物，正丁烯基苯肽的水合、葡萄糖醛酸化、硫酸化等代谢产物。这些成分可能为川芎药效组分治疗偏头痛的体内直接物质，对其深入研究将有助于阐明川芎药效组分治疗偏头痛的物质基础和作用机制。

第三节　基于硝酸甘油致大鼠偏头痛模型的复方大川芎片入血成分分析研究

（一）实验材料

1. 仪器与设备

VORTEX-5 涡旋混合器（江苏其林尔仪器制造有限公司）；台式冷冻离心机（美国科峻仪器公司）；Agilent-1290 型高效液相色谱仪（美国安捷伦科技有限公司）；Agilent-6550 四极杆飞行时间质谱仪（美国安捷伦科技有限公司）；YJ-200A 型高速中药粉碎机（亿健品牌）；HS6150

型超声波清洗器（天津恒奥科技发展有限公司）。

2. 药材与试剂

硝酸甘油注射液 5mg/ml（北京益民药业有限公司，批号：201570329）；戊巴比妥钠（德国 Merck 公司）；川芎、天麻药材由大连富生药业提供，经辽宁中医药大学许亮教授鉴定分别为伞形科植物川芎 *Ligusticum chuanxiong* Hort.的干燥根茎和兰科植物天麻 *Gastrodia elata* Bl.的干燥块茎；绿原酸、香草酸、阿魏酸、洋川芎内酯 A、洋川芎内酯 I 和巴利森苷 A 对照品（成都普菲德生物技术有限公司，批号分别为：140601、201306、201309、140914、150213 和 140320）；腺苷、天麻素对照品（中国药品生物制品检定所，批号分别为：110807-201308、110807-201306）。乙腈、甲醇（色谱纯，德国 Merck 公司）；甲酸（色谱纯，天津市科密欧化学试剂有限公司）；其他化学试剂均为分析纯；纯净水（娃哈哈集团有限公司，中国杭州）。

3. 实验动物

健康 SD 大鼠，SPF 级，雄性，体重 200g±20g，由辽宁长生生物技术有限公司提供，许可证号：SCXK（辽）2015—0001。大鼠于室温 20～25℃，相对湿度 55%～65%的空调室内颗粒饲料喂养，自由饮水，适应性饲养 7d 后用于实验。

（二）实验方法

1. 复方大川芎片灌胃用溶液的制备

参照复方大川芎片处方及工艺，自制复方大川芎片浸提物干燥粉。取川芎、天麻（粉碎过 2 号或 3 号筛）加水煎煮两次，第一次加 8 倍量水，煎煮 1.5h，第二次加 6 倍量水，煎煮 1h，合并煎煮液，滤过，滤液浓缩至相对密度 1.20～1.25（60℃），加入 3 倍量 90%乙醇，搅拌均匀，静置 48h，吸取上清液，回收乙醇，药液浓缩成相对密度为 1.30～1.35（60℃）的稠膏，减压干燥成干浸膏，粉碎成细粉，即得复方大川芎片浸提物干燥粉，精密称定，加蒸馏水配置充分溶解，即得。

2. 动物分组、造模及给药方法

取 SD 大鼠 12 只，随机分成模型组和模型给药组，均连续 3d 皮下注射硝酸甘油注射液（10mg/kg）复制大鼠偏头痛模型。于第 3 天造模后，给药组大鼠灌胃含复方大川芎片生药浓度为 9.45g/ml 的药液，给药体积为 15ml/kg，连续灌胃 7d，每天两次，空白组给予等量生理盐水，末次给药前 12h，禁食不禁水。末次给药 60min 后经肝门静脉取血，血浆静置 30min 后，3000r/min 低温离心 15min，取上清液置–80℃冰箱保存，备用。

3. 血浆样本的处理

将血浆样本于室温解冻，精密吸取血浆样本 200μl，1∶4 倍甲醇除蛋白，涡旋 3min，13000r/min 低温（4℃）离心 15min，取上清液，氮气吹干，50μl 50%甲醇复溶，涡旋 3min，再次 13000r/min 低温（4℃）离心 15min，取上清液，直接进 LC-MS 检测。

4. 分析条件

（1）色谱条件

色谱柱为 Agilent Poroshell 120 SB-C18（4.5mm×100mm，2.7μm）；流动相为 1‰甲酸水

溶液（A）-乙腈（B）；流速为 0.6ml/min；进样量为 0.2μl；柱温为 30℃。

流动相梯度洗脱程序见表 9.3。

表 9.3 流动相梯度洗脱程序表

时间/min	流动相 A/%	流动相 B/%
0	98.00	2.00
10	93.00	7.00
20	80.00	20.00
47	32.00	68.00
60	0.00	100.00

（2）质谱条件

电喷雾离子源（Dual AJS ESI），干燥气体流速（drying gas flow）为 11L/min，干燥气体温度（drying gas temp）为 220℃，雾化器压力（nebulizer pressure）为 20psig，鞘气温度为 400℃，鞘气流速为 12L/min。碎裂电压（fragmentor）为 150V，OCT IRF Vpp 为 500V，采集速率为 1.5Spectra/s，采用正、负离子模式检测，正离子毛细管电压（Vcap）为 4000V，负离子毛细管电压（Vcap）为 3500V，质量扫描范围为 100～1500，二级质谱碰撞电压为 40eV。

（三）实验结果

1. 基于硝酸甘油致大鼠偏头痛模型复方大川芎片原型入血成分分析

偏头痛模型大鼠口服复方大川芎片后，在正、负离子模式下（图 9.5 和图 9.6）血浆样本中共检测出 14 个（3 号峰、4 号峰、6 号峰、9 号峰、10 号峰、19 号峰、21 号峰、22 号峰、23 号峰、24 号峰、26 号峰、27 号峰、29 号峰、30 号峰）原型成分入血，通过对照品及标准谱库比对，鉴定这 14 个原型入血成分分别为天麻素、葡萄糖香草醇、1，5-二甲基-柠檬酸酯、绿原酸、香草酸、洋川芎内酯 J、洋川芎内酯 I、洋川芎内酯 H、洋川芎内酯 D、阿魏酸、单棕榈酸甘油酯、洋川芎内酯 F、洋川芎内酯 C 和棕榈酸。

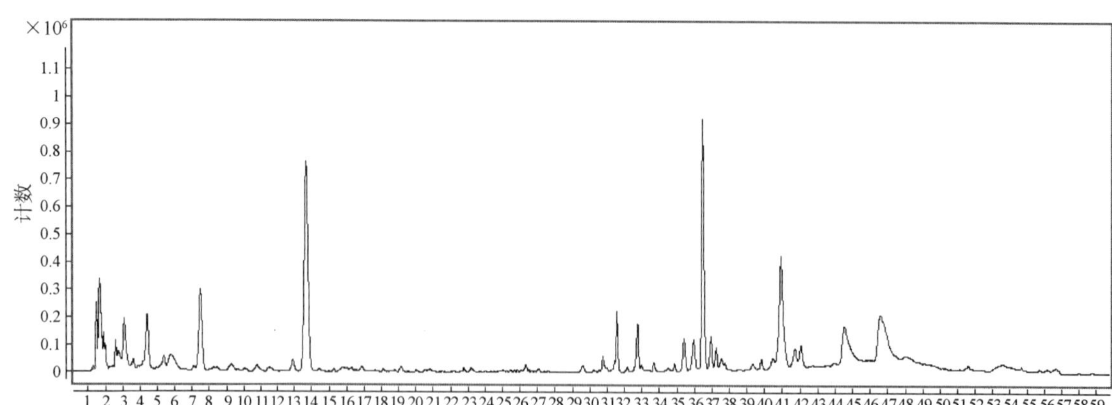

（a）

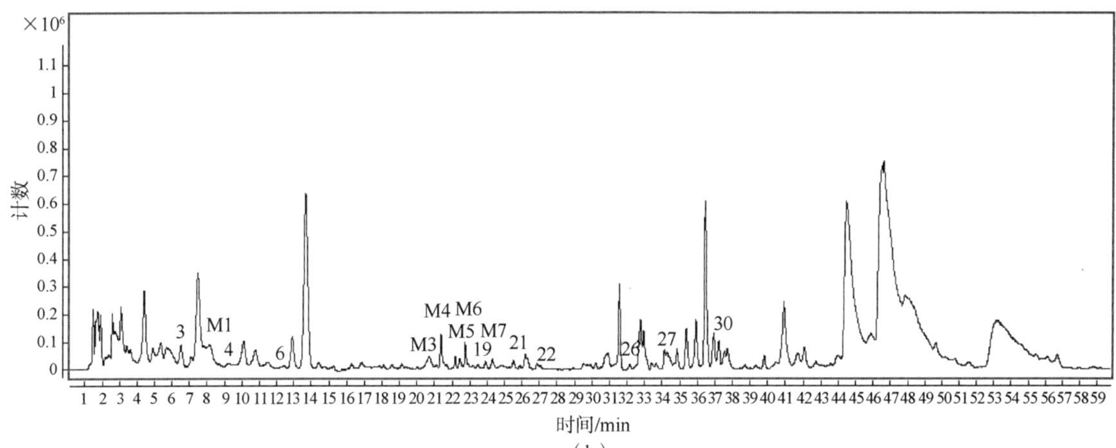

（b）

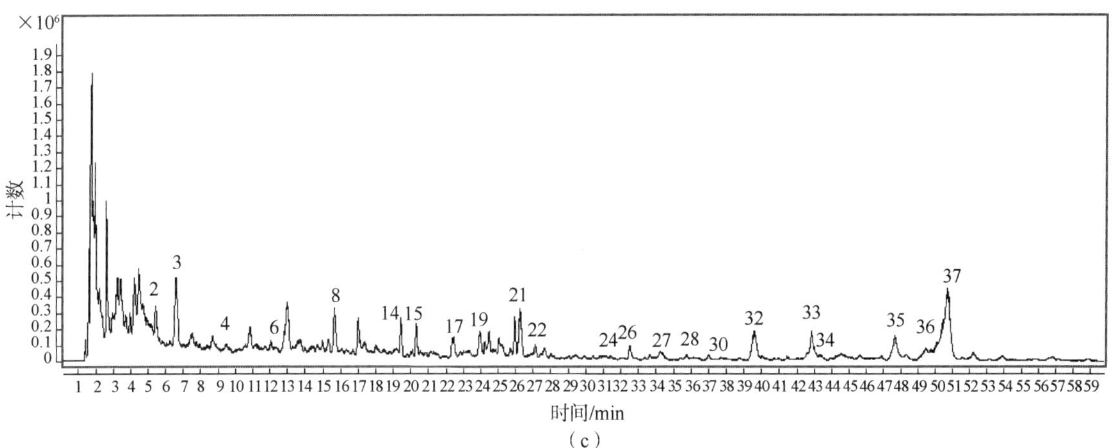

（c）

图 9.5 正离子模式下病理状态大鼠复方大川芎片吸收入血化学成分总离子流图

（a）病理状态下空白血浆总离子流图；（b）病理状态下含药血浆总离子流图；（c）复方大川芎片总离子流图

2. 基于硝酸甘油致大鼠偏头痛模型复方大川芎片代谢产物分析

偏头痛模型大鼠口服复方大川芎片后，血浆样本中共检测出 27 个移行成分，正、负离子模式下复方大川芎片体外谱、模型给药组及模型组血浆总离子流图见图 9.5 和图 9.6，通过对照品及标准谱图比对，对其中的 13 个移行成分结构进行了鉴定，代谢产物结构推测如下：

M1（8.003min）正离子模式下的准分子离子峰$[M+Na]^+$为 m/z 323.0065；负离子模式下的准分子离子峰$[M-H]^-$为 m/z 299.0761，仅比天麻素分子量多 14，推测可能是天麻素的甲基化或氧化产物，进一步的二级碎片离子 m/z 137、m/z 93，表明是由—CH_2OH 到—COOH 转化而不是—CH_2OH 到—CH_2OCH_3 转化，推测 M1 可能为天麻素的氧化脱氢产物。

M2（18.697min）负离子模式下的准分子离子峰$[M-H]^-$为m/z 355.0706，比绿原酸分子量多2，主要的二级碎片离子m/z 181，推测M2可能为绿原酸的还原代谢产物二氢绿原酸。

M3（20.745min）正离子模式下的准分子离子峰$[M+Na]^+$为 m/z 307.0774；负离子模式下的准分子离子峰$[M-H]^-$为 m/z 283.0815，二级碎片离子$[M-H-176]^-$m/z 107，推断丢掉的 m/z 为 176 的基团为葡萄糖醛酸，且二级碎片离子 m/z 107，仅比对羟基苯甲醇分子量少 16，推测 M3 可能为对羟基苯甲醇的去羟基葡萄糖醛酸化产物。

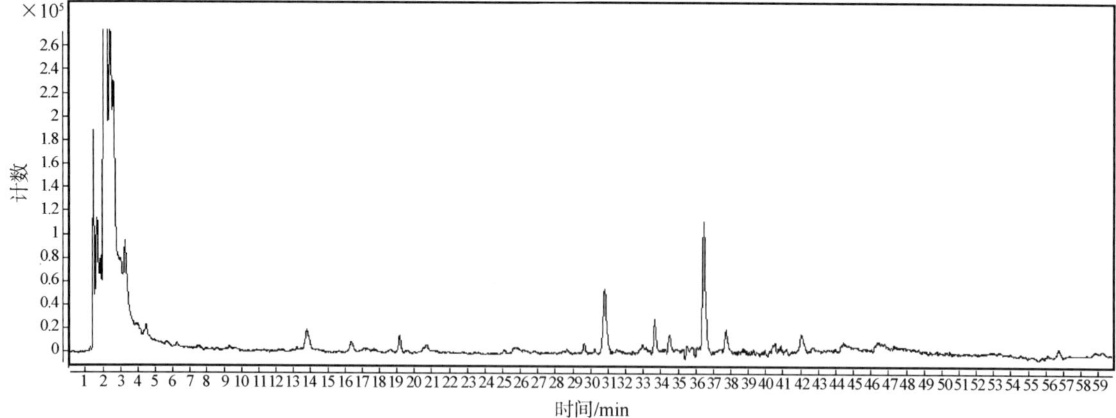

（a）

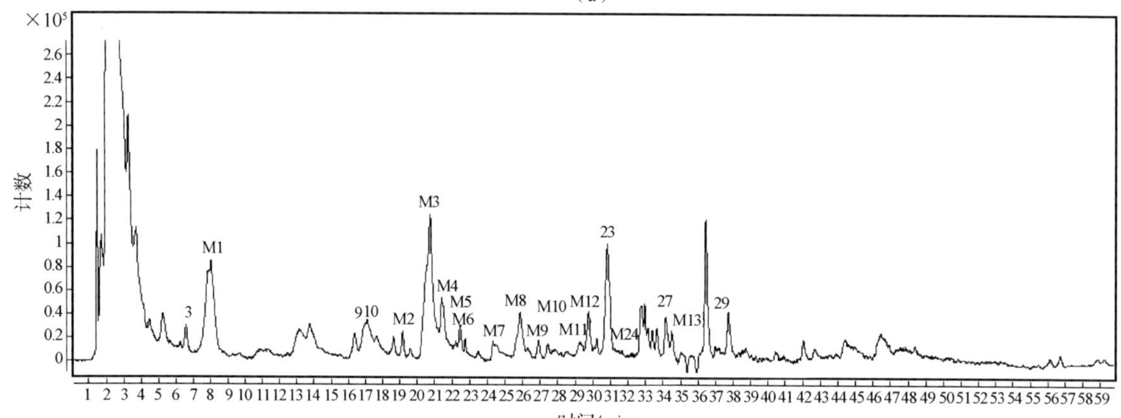

（b）

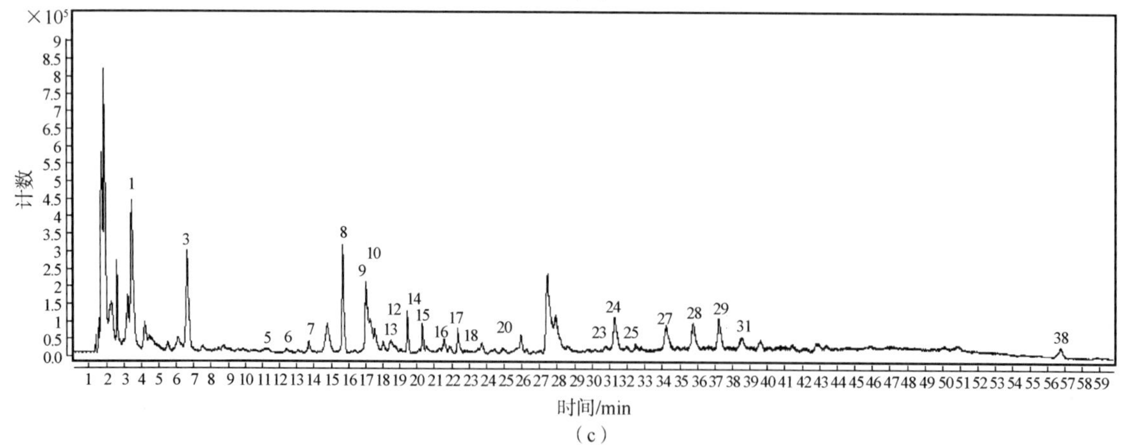

（c）

图 9.6 负离子模式下病理状态大鼠复方大川芎片吸收入血化学成分总离子流图

（a）病理状态下空白血浆总离子流图；（b）病理状态下含药血浆总离子流图；（c）复方大川芎片总离子流图

M4（21.547min）负离子模式下的准分子离子峰$[M-H]^-$为 m/z 285.0736；正离子模式下的准分子离子峰$[M+H]^+$为 m/z 287.0854，比 M7 的分子量多 80，主要的二级碎片离子$[M+H-SO_3]^+$m/z 207、m/z 189，推测 M4 可能为 M7 的硫酸化物，即为 3-羟基-正丁基苯肽的硫酸化物。

M5（22.560min）正离子模式下的准分子离子峰$[M+Na]^+$为m/z 323.0723；负离子模式下的

准分子离子峰[M–H]$^-$为m/z 299.0653，仅比天麻素分子量多14，二级碎片离子[M–H–CH_2]$^-$m/z 285、m/z 123、m/z 105，推测M5可能为天麻素的甲基化产物。

M6（22.796min）负离子模式下的准分子离子峰[M–H]$^-$为 m/z 205.1321；正离子模式下的准分子离子峰[M+H]$^+$为 m/z 207.0998，比藁本内酯分子量多 16，二级碎片离子 m/z 173、m/z 145 与体外复方大川芎片样品中藁本内酯的二级碎片一致，推测 M6 可能为藁本内酯的氧化产物。

M7（24.367min）负离子模式下的准分子离子峰[M–H]$^-$为 m/z 205.1222；正离子模式下的准分子离子峰[M+H]$^+$为 m/z 207.1006，产生[M+H–H_2O]$^+$m/z 189 的二级碎片离子，推测代谢物 M7 可能为藁本内酯的芳香化水合物。

M8（25.902min）负离子模式下的准分子离子峰[M–H]$^-$为 m/z 137.0235，产生[M–H–COOH]$^-$m/z 93、m/z 65 等与对羟基苯甲酸相同的碎片离子，推测 M8 可能为天麻素水解成天麻苷元的氧化产物对羟基苯甲酸。

M9（26.969min）负离子模式下的准分子离子峰[M–H]$^-$为 m/z 369.1179，比阿魏酸的分子量多 176，二级碎片离子 m/z 193、m/z 161、m/z 133 与体外复方大川芎片样品中阿魏酸的二级碎片一致，推测 M9 可能为阿魏酸的葡萄糖醛酸化代谢产物。

M10（27.473min）负离子模式下的准分子离子峰[M–H]$^-$为m/z 237.0755，比M13分子量多2，二级碎片离子m/z 193、m/z 133与M13的二级碎片一致，推测M10可能为阿魏酸的乙酰化还原代谢产物。

M11（29.293min）负离子模式下的准分子离子峰[M–H]$^-$为 m/z 273.0429，比阿魏酸的分子量多 80，二级碎片离子 m/z 193、m/z 161 与体外复方大川芎片样品中阿魏酸的二级碎片一致，推测 M11 可能为阿魏酸的硫酸化代谢产物。

M12（29.814min）负离子模式的准分子离子峰[M–H]$^-$为m/z 207.1015，比阿魏酸的分子量多14，二级碎片离子m/z 193、m/z 161、m/z 133与体外复方大川芎片样品中阿魏酸的二级碎片一致，推测M12可能为阿魏酸的甲基化代谢产物。

M13（35.811min）负离子模式下的准分子离子峰[M–H]$^-$为m/z 235.0971，比阿魏酸的分子量多42，二级碎片离子m/z 161、m/z 133与体外复方大川芎片样品中阿魏酸的二级碎片一致，推测M13可能为阿魏酸的乙酰化代谢产物。

（四）小结

本节在复方大川芎片体外 UPLC-Q-TOF-MS 分析方法的建立及所含化学成分分析与鉴定的基础上，采用颈背部皮下注射硝酸甘油造成大鼠偏头痛模型，对偏头痛模型大鼠灌胃给予复方大川芎片后经肝门静脉采血得到的血浆样本进行分析，正、负离子模式下，血浆样本中共检测出 27 个移行成分，其中 14 个原型成分、13 个代谢产物，并对 13 个代谢产物进行结构推测。结果发现，在偏头痛模型大鼠灌胃服用复方大川芎片血浆中检测到的代谢产物大多来自天麻中的天麻素（如天麻素的氧化脱氢、甲基化、葡萄糖醛酸化、水解氧化等代谢产物）和川芎中的阿魏酸（如阿魏酸的葡萄糖醛酸化、乙酰化、甲基化、硫酸化等代谢产物）、藁本内酯（如藁本内酯的芳香化水合、氧化、硫酸化等代谢产物），这些成分可能为复方大川芎片治疗偏头痛的体内直接物质，对其深入研究将有助于阐明复方大川芎片治疗偏头痛的物质基础和作用机制。

第四节 本章小结

前期实验通过对生理状态下大鼠在给药前后入血成分的差异分析，初步探讨了复方大川芎片、天麻药效组分、川芎药效组分的入血成分，但是文献表明病理和正常生理状态下，药物成分的体内过程可能存在不同，生理状态大鼠药物吸收、代谢情况可能无法阐释病理状态下药物入血的活性成分以及活性成分的代谢过程[7, 8]，因此有必要在病理状态下分析中药的血中移行成分。

实验室前期体内药效研究中采用硝酸甘油建立大鼠偏头痛模型，且文献表明，该造模方法稳定且可复制率高[9~11]，故本章采用颈背部皮下注射硝酸甘油的方法建立大鼠偏头痛模型，通过对比模型对照组大鼠与造模成功后分别灌胃给予天麻药效组分、川芎药效组分、复方大川芎片后给药组大鼠血浆中化合物的差异，探讨病理状态下天麻药效组分、川芎药效组分、复方大川芎片的吸收、代谢情况。对比偏头痛模型大鼠灌胃给予天麻药效组分后的血浆与偏头痛模型大鼠的血浆，共发现 11 个原型成分（柠檬酸、腺苷、天麻素、葡萄糖香草醇、对醛基苯基-1-*O*-*β*-*D*-吡喃葡萄糖苷、1, 5-二甲基-柠檬酸酯、巴利森苷 H、对羟基苄基焦谷氨酸、巴利森苷 E、丁香酸葡萄糖苷、对甲基苯基-1-*O*-*β*-*D*-吡喃葡萄糖苷）及 11 个代谢产物，并对 11 个代谢产物进行了结构推测。对比偏头痛模型大鼠灌胃给予川芎药效组分后的血浆与偏头痛模型大鼠的血浆，共发现 16 个原型成分（绿原酸、隐绿原酸、阿魏酰奎宁酸、阿魏酸、松柏醇、洋川芎内酯 D、洋川芎内酯 G、洋川芎内酯 F、川芎酚、洋川芎内酯 C、洋川芎内酯 A、正丁基苯酞、新蛇床内酯、Z-藁本内酯、棕榈酸甲酯和欧当归内酯 A）及 23 个代谢产物，并对 23 个代谢产物进行了结构推测。对比偏头痛模型大鼠灌胃给予复方大川芎片后的血浆与偏头痛模型大鼠的血浆，共发现 14 个原型成分（天麻素、葡萄糖香草醇、1，5-二甲基-柠檬酸酯、绿原酸、香草酸、洋川芎内酯 J、洋川芎内酯 I、洋川芎内酯 H、洋川芎内酯 D、阿魏酸、单棕榈酸甘油酯、洋川芎内酯 F、洋川芎内酯 C、棕榈酸）及 13 个代谢产物，并对 13 个代谢产物进行了结构推测。由实验结果可知，与在生理状态下复方大川芎片及组成药材药效组分的血中移行成分相比较，其在病理状态下的入血成分有不同的代谢形式，这些可能为病理模型下复方大川芎片及组成药材药效组分发挥药效作用的药效物质。

参考文献

[1] Tang C，Wang L，Li J，et al. Analysis of the metabolic profile of parishin by ultra-performance liquid chromatography/quadrupole-time of flight mass spectrometry[J]. Biomedical Chromatography，2015，29（12）：1913-1920.

[2] Wu J，Wu B，Tang C. Analytical techniques and pharmacokinetics of gastrodia elata blume and its constituents[J]. Molecules，2017，22（7）：1137-1155.

[3] Wang L，Huang S，Chen B，et al. Characterization of the anticoagulative constituents of angelicae sinensis radix and their metabolites in rats by HPLC-DAD-ESI-IT-TOF-MS[J]. Planta Medica，2016，82（4）：362-370.

[4] Zuo A，Wang L，Xiao H，et al. Identification of the absorbed components and metabolites in rat plasma after oral administration of Rhizoma Chuanxiong decoction by HPLC-ESI-MS/MS[J]. Journal of Pharmaceutical and Biomedical Analysis，2011，56（5）：1046-1056.

[5] Li C Y，Qi L W，Li P，et al. Identification of metabolites of Danggui Buxue Tang in rat urine by liquid chromatography coupled with electrospray ionization time-of-flight mass spectrometry[J]. Rapid Communications in Mass Spectrometry：RCM，2009，23（13）：1977-1988.

[6] Yan R，Ko N L，Li S L，et al. Pharmacokinetics and metabolism of ligustilide， a major bioactive component in Rhizoma Chuanxiong，in the rat[J]. Drug Metabolism and Disposition：the Biological Fate of Chemicals，2008，36（2）：400-408.

[7] 董婉茹，丁雅光，荆雷，等. 病理及生理状态下的栀子血清药物化学对比研究[J]. 中草药，2011，42（11）：2270-2274.
[8] Shi X, Tang Y, Zhu H, et al. Pharmacokinetic comparison of seven major bioactive components in normal and blood deficiency rats after oral administration of Danggui Buxue decoction by UP-LC-TQ/MS[J]. J Ethnopharmacol，2014，153（1）：169.
[9] 张素慧，宁炼，石劲敏，等. 葛根总黄酮经鼻给药对硝酸甘油致偏头痛模型大鼠的保护作用[J]. 中国新药与临床杂志，2013，32（5）：394-398.
[10] 黄琳. 加味散偏汤对硝酸甘油致偏头痛模型大鼠行为症状及 NO，NOS，CGRP 含量的影响[D]. 郑州：河南中医药大学硕士论文，2016.
[11] 曲极冰，董秀华，阎鑫，等. 清脑止痛胶囊对硝酸甘油偏头痛模型大鼠的影响机制[J]. 中国实验诊断学，2016，20（4）：529-532.

第十章　基于生理、病理状态下的复方大川芎片及组成药材有效组分入血成分差异性研究

引　　言

前期实验分别在大鼠生理状态及偏头痛病理状态下对复方大川芎片、天麻药效组分、川芎药效组分口服给药后大鼠血浆中移行成分进行了研究。实验结果表明，大鼠生理及偏头痛病理状态下，复方大川芎片、天麻药效组分、川芎药效组分的吸收及代谢并不完全相同。本章将分别对大鼠生理及病理状态下复方大川芎片、天麻药效组分、川芎药效组分入血成分异同进行比较，探讨生理及病理状态下复方大川芎片、天麻药效组分、川芎药效组分的体内吸收、代谢过程，寻找异同，以期更为合理地揭示大川芎片药效物质基础。

第一节　基于生理、病理状态下的天麻有效组分入血成分差异性研究

（一）实验材料

1. 仪器与设备

VORTEX-5 涡旋混合器（江苏其林尔仪器制造有限公司）；台式冷冻离心机（美国科峻仪器公司）；Agilent-1290 型高效液相色谱仪（美国安捷伦科技有限公司）；Agilent-6550 四极杆飞行时间质谱仪（美国安捷伦科技有限公司）；YJ-200A 型高速中药粉碎机（亿健品牌）；HS6150 型超声波清洗器（天津恒奥科技发展有限公司）。

2. 药材与试剂

硝酸甘油注射液 5mg/ml（北京益民药业有限公司，批号：201570329）；戊巴比妥钠（德国 Merck 公司）；天麻药材由大连富生药业提供，经辽宁中医药大学许亮教授鉴定为兰科植物天麻 *Gastrodia elata* Bl.的干燥块茎；绿原酸、香草酸、阿魏酸、洋川芎内酯 A、洋川芎内酯 I 和巴利森苷 A 对照品（成都普菲德生物技术有限公司，批号分别为：140601、201306、201309、140914、150213 和 140320）；腺苷、天麻素对照品（中国药品生物制品检定所，批号分别为：110807-201308、110807-201306）；乙腈、甲醇（色谱纯，德国 Merck 公司）；甲酸（色谱纯，天津市科密欧化学试剂有限公司）；其他化学试剂均为分析纯；纯净水（娃哈哈集团有限公司，中国杭州）。

3. 实验动物

健康 SD 大鼠，SPF 级，雄性，体重 200g±20g，由辽宁长生生物技术有限公司提供，许可证号：SCXK（辽）2015—0001。大鼠于室温 20～25℃，相对湿度 55%～65%的空调室内颗粒饲料喂养，自由饮水，适应性饲养 7d 后用于实验。

（二）实验方法

1. 天麻药效组分灌胃用溶液的制备

取天麻粉末（过 40 目筛）约 5g，置圆底烧瓶中，加入 70%乙醇 50ml 进行加热回流提取，提取 3 次，每次 1h，过滤，合并滤液，滤液浓缩至 10ml，湿法上 AB-8 树脂柱（10g），先用 10ml 蒸馏水除杂，再用 50ml 90%乙醇进行洗脱，收集洗脱液，蒸至近干，加甲醇溶液溶解并定容至 10ml 容量瓶中，摇匀，过 0.22μm 滤膜。水浴蒸干得天麻药效组分干燥粉，精密称定，加蒸馏水配置充分溶解，既得。

2. 动物分组、造模及给药方法

取 SD 大鼠 12 只，随机分成空白组和给药组，给药组大鼠灌胃含天麻生药浓度为 1.8g/ml 的药液，给药体积为 15ml/kg，连续灌胃 7d，每天两次，空白组给予等量生理盐水，末次给药前 12h，禁食不禁水。末次给药 30min 后经肝门静脉取血，血浆静置 30min 后，3000r/min 低温离心 15min，取上清液置−80℃冰箱保存，备用。

取 SD 大鼠 12 只，随机分成模型组和模型给药组，均连续 3d 皮下注射硝酸甘油注射液（10mg/kg）复制大鼠偏头痛模型。于第 3 天造模后，给药组大鼠灌胃含天麻生药浓度为 1.8g/ml 的药液，给药体积为 15ml/kg，连续灌胃 7d，每天两次，空白组给予等量生理盐水，末次给药前 12h，禁食不禁水。末次给药 30min 后经肝门静脉取血，血浆静置 30min 后，3000r/min 低温离心 15min，取上清液置−80℃冰箱保存，备用。

3. 血浆样本的处理

将血浆样本于室温解冻，精密吸取血浆样本 200μl，1∶4 倍甲醇除蛋白，涡旋 3min，13000r/min 低温（4℃）离心 15min，取上清液，氮气吹干，50μl 50%甲醇复溶，涡旋 3min，再次 13000r/min 低温（4℃）离心 15min，取上清液，直接进 LC-MS 检测。

4. 分析条件

（1）色谱条件

色谱柱为 Agilent Poroshell 120 SB-C18（4.5mm×100mm，2.7μm）；流动相为 1‰甲酸水溶液（A）-甲醇（B）；流速为 0.6ml/min；进样量为 0.2μl；柱温为 30ºC。

流动相梯度洗脱程序见表 10.1。

表 10.1　流动相梯度洗脱程序表

时间/min	流动相 A/%	流动相 B/%
0	98.00	2.00
18	84.00	16.00
32	62.00	38.00

续表

时间/min	流动相 A/%	流动相 B/%
35	58.00	42.00
37	30.00	70.00

（2）质谱条件

电喷雾离子源（Dual AJS ESI），干燥气体流速（drying gas flow）为 11L/min，干燥气体温度（drying gas temp）为 220℃，雾化器压力（nebulizer pressure）为 20psig，鞘气温度为 400℃，鞘气流速为 12L/min。碎裂电压（fragmentor）为 150V，OCT IRF Vpp 为 500V，采集速率为 1.5Spectra/s，采用正、负离子模式检测，正离子毛细管电压（Vcap）为 4000V，负离子毛细管电压（Vcap）为 3500V，质量扫描范围为 100～1500，二级质谱碰撞电压为 40eV。

（三）实验结果

正、负离子模式下天麻药效组分、生理及病理状态空白血浆、生理及病理状态含药血浆总离子流图见图 10.1 和图 10.2。

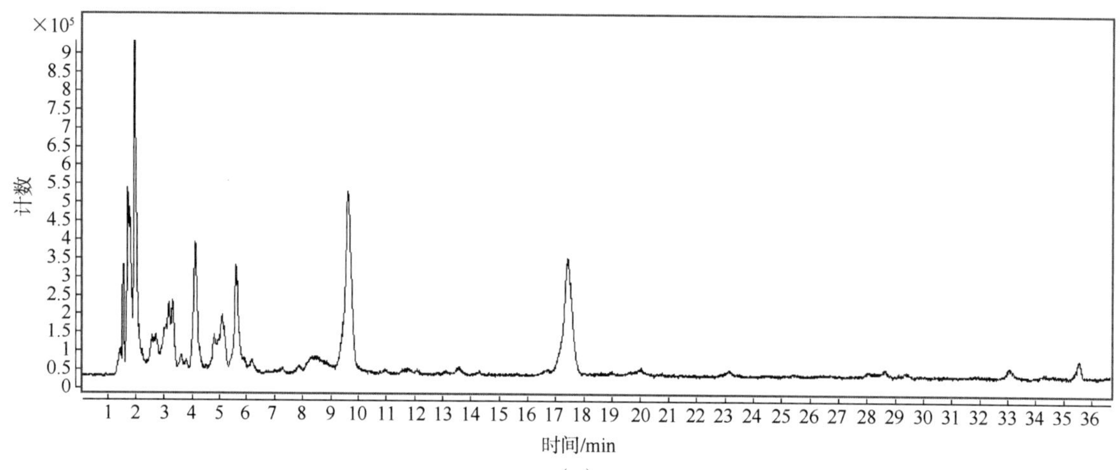

（a）

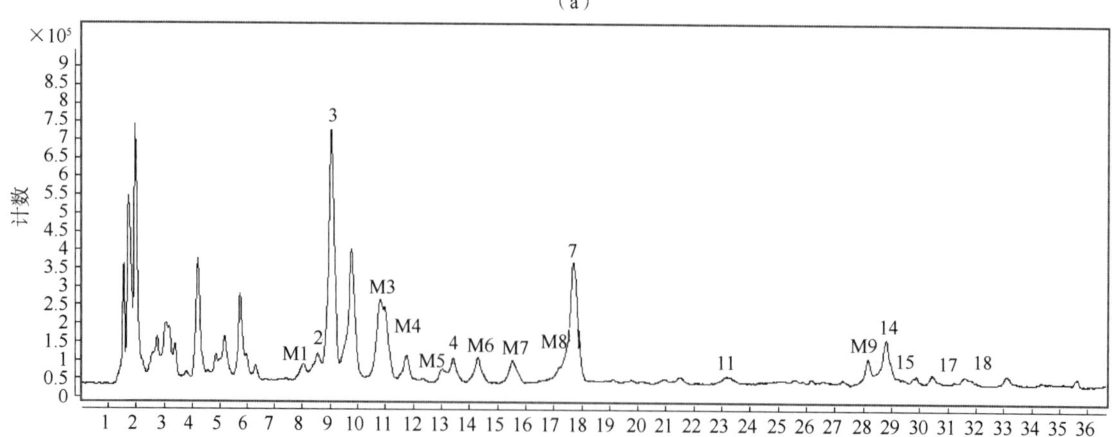

（b）

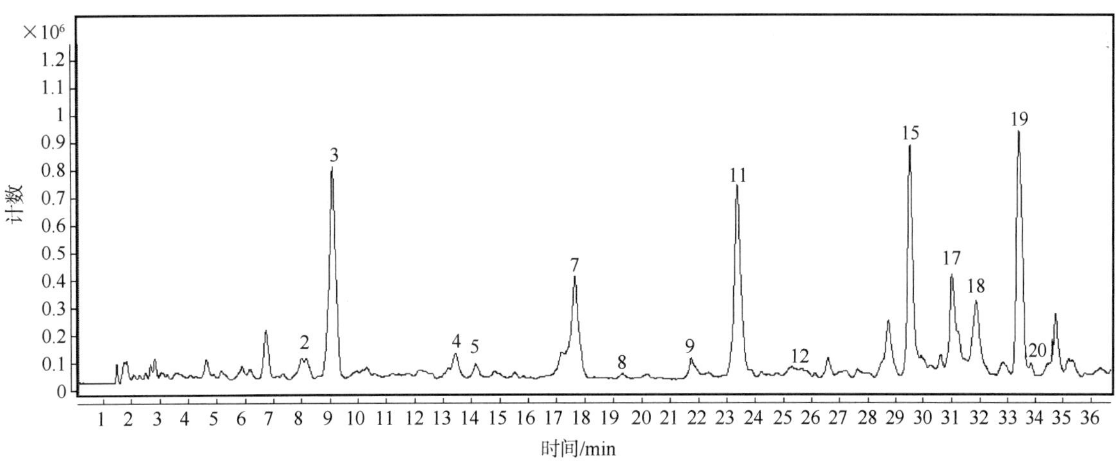

（c）

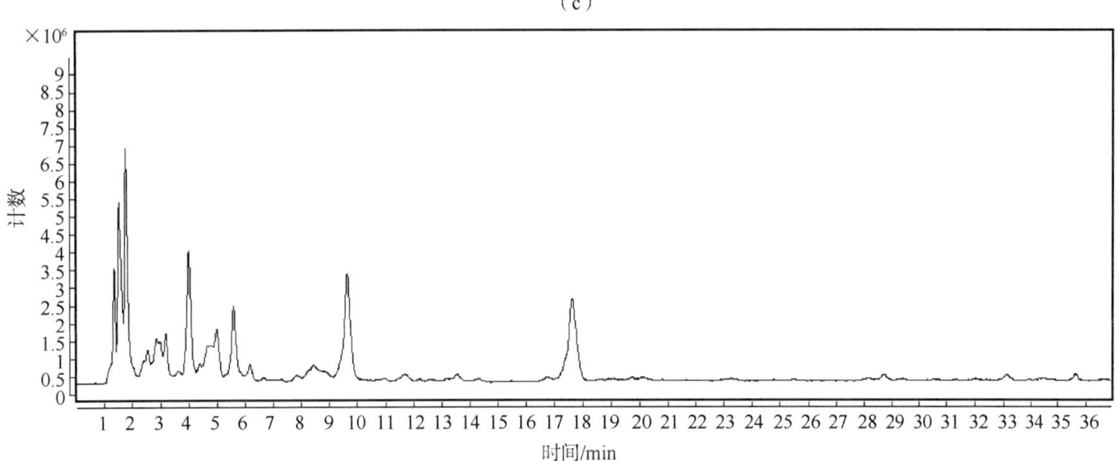

（d）

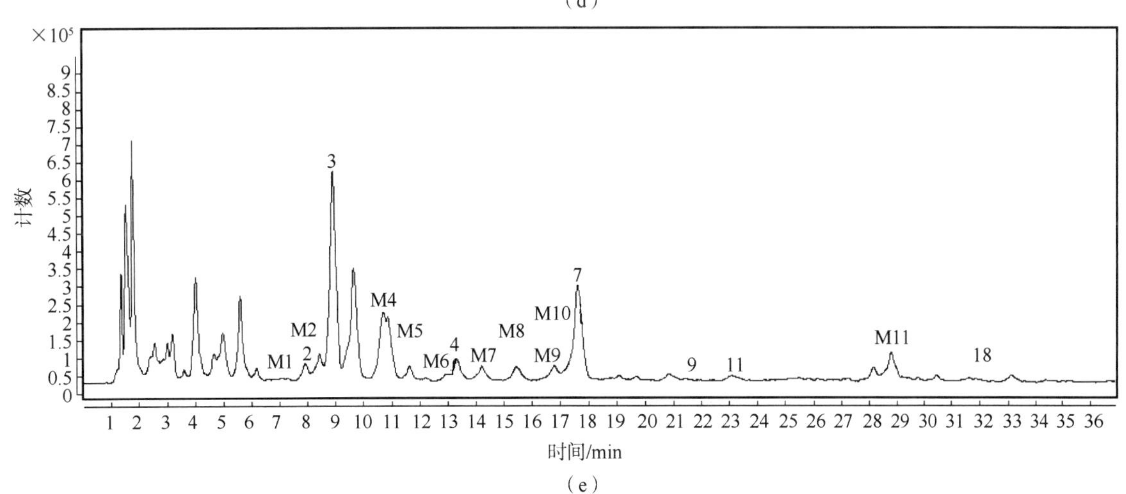

（e）

图 10.1　正离子模式生理、病理状态下吸收入血化学成分总离子流图

（a）生理状态下空白血浆总离子流图；（b）生理状态下含药血浆总离子流图；（c）天麻药效组分总离子流图；（d）病理状态下空白血浆总离子流图；（e）病理状态下含药血浆总离子流图

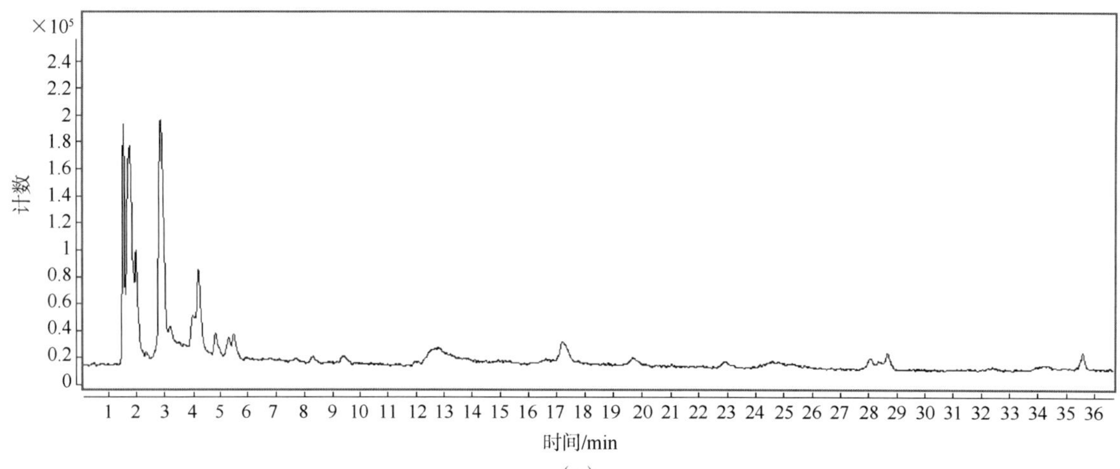

（a）

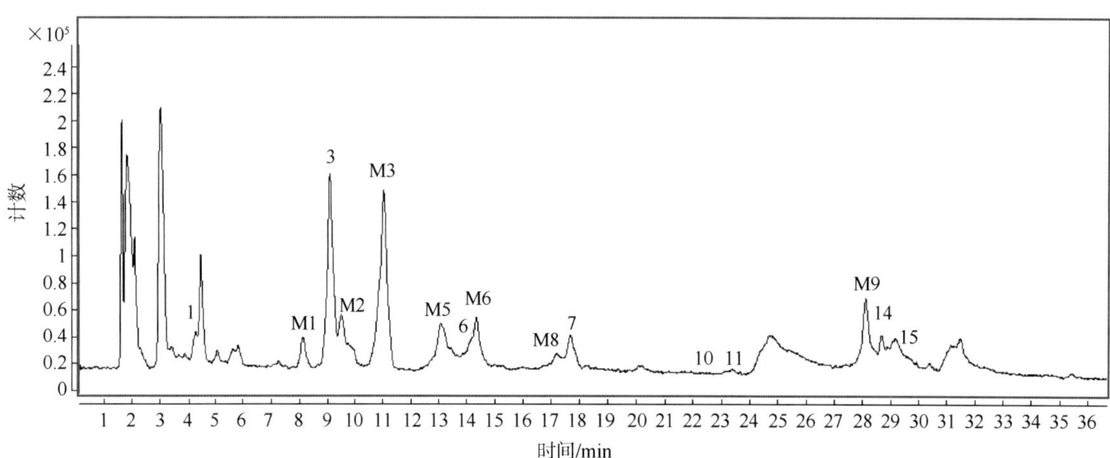

（b）

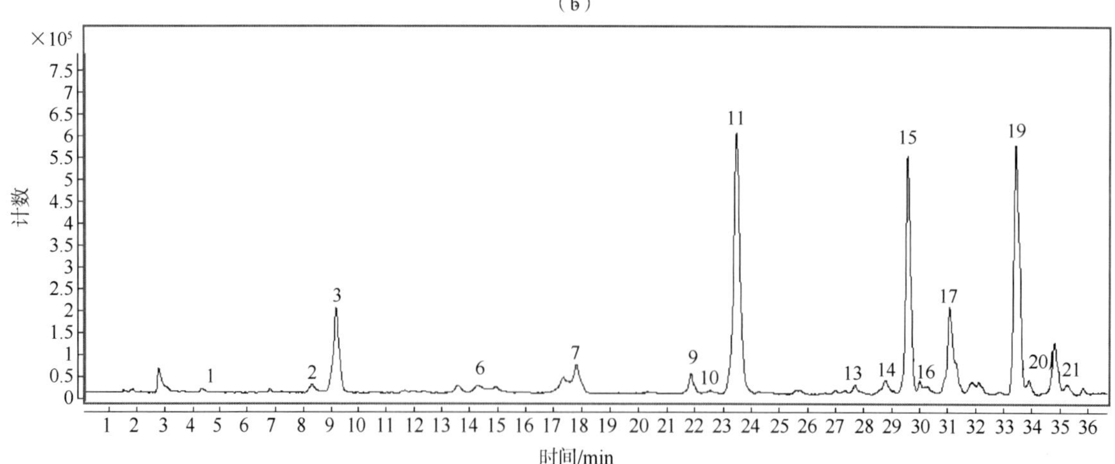

（c）

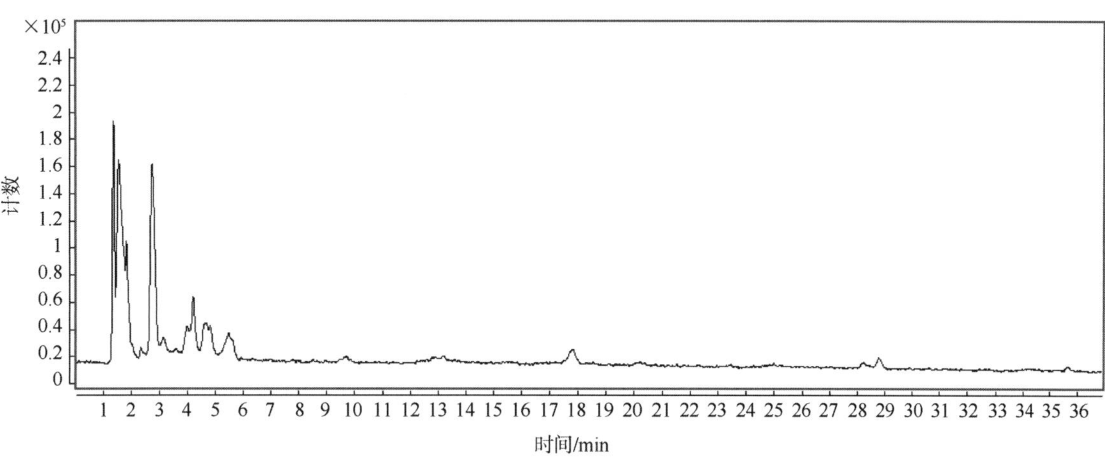

（d）

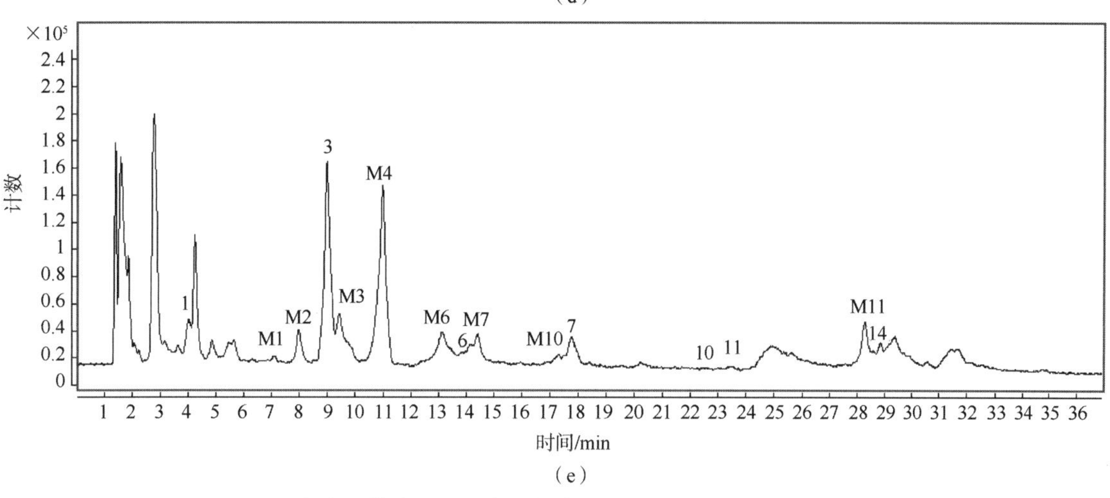

（e）

图 10.2 负离子模式生理、病理状态下吸收入血化学成分总离子流图

（a）生理状态下空白血浆总离子流图；（b）生理状态下含药血浆总离子流图；（c）天麻药效组分总离子流图；（d）病理状态下空白血浆总离子流图；（e）病理状态下含药血浆总离子流图

1. 生理、病理状态下天麻药效组分原型入血成分分析

结合第八章、第九章第一节实验结果，将生理、病理状态下天麻药效组分原型入血成分进行总结，结果见表 10.2。

表 10.2 生理、病理状态下天麻药效组分原型入血成分异同表

成分	生理状态	病理状态
柠檬酸	√	√
腺苷	√	√
天麻素	√	√
葡萄糖香草醇	√	√

续表

成分	生理状态	病理状态
对醛基苯基-1-*O*-*β*-*D*-吡喃葡萄糖苷	√	√
1, 5-二甲基-柠檬酸酯	√	√
巴利森苷 H		√
对羟基苄基焦谷氨酸	√	√
巴利森苷 E	√	√
丁香酸葡萄糖苷	√	√
巴利森苷 B	√	
巴利森苷 C	√	
对甲基苯基-1-*O*-*β*-*D*-吡喃葡萄糖苷	√	√

注：√表示检测到该成分。

由表 10.2 可知，柠檬酸、腺苷、天麻素、葡萄糖香草醇、对醛基苯基-1-*O*-*β*-*D*-吡喃葡萄糖苷、1，5-二甲基-柠檬酸酯、对羟基苄基焦谷氨酸、巴利森苷 E、丁香酸葡萄糖苷和对甲基苯基-1-*O*-*β*-*D*-吡喃葡萄糖苷在生理、病理状态下均以原型入血，推测病理状态下不会影响上述成分的吸收。偏头痛模型下，巴利森苷 H 以原型形式入血，在生理状态下却没有检测到，推测偏头痛模型下巴利森苷 H 可能显示出较好的药效作用，机体加大了对巴利森苷 H 的吸收。巴利森苷 B 和巴利森苷 C 在生理状态下以原型入血，但病理状态下却没有检测到，推测可能是病理状态下，机体对该化合物的吸收较差或者吸收后全部转化成相关代谢产物。

2. 生理、病理状态下天麻药效组分代谢成分分析（表 10.3）

表 10.3　生理、病理状态下天麻药效组分代谢产物成分异同表

化合物	代谢类型	代谢物结构	生理状态	病理状态
柠檬酸	异构化	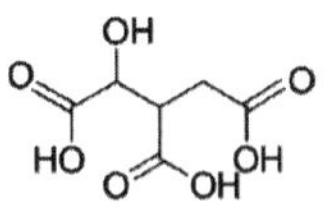	√	√
	脱羧	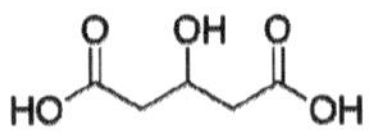		√
对羟基苯甲醇	葡萄糖醛酸化	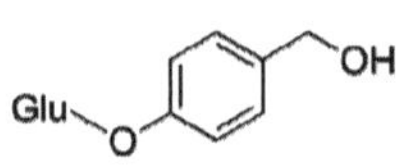	√	√
	硫酸化	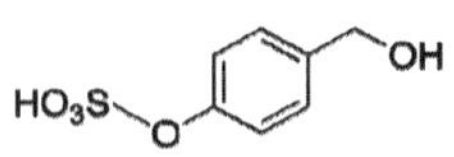	√	√
	去羟基化 葡萄糖醛酸化	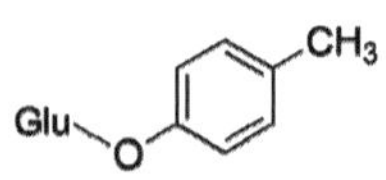	√	√

续表

化合物	代谢类型	代谢物结构	生理状态	病理状态
天麻素	氧化脱氢	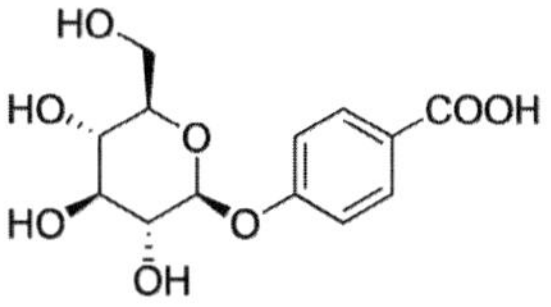	√	√
	硫酸化	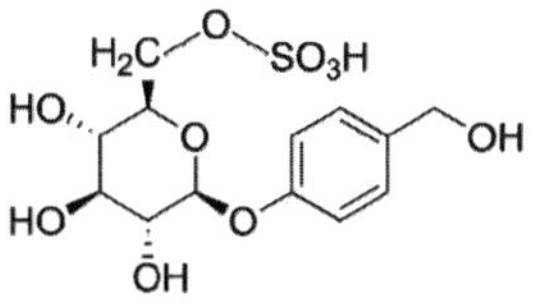	√	√
	葡萄糖醛酸化	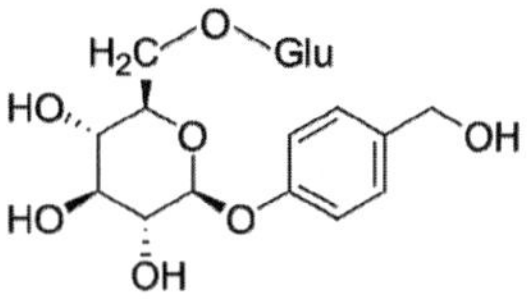	√	√
对羟基苯甲醛	硫酸化	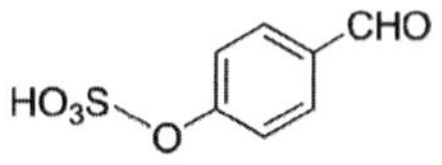		√
葡萄糖香草醇	水解硫酸化	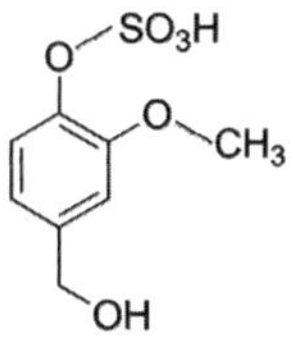	√	√
对羟基苯甲酸	葡萄糖醛酸化	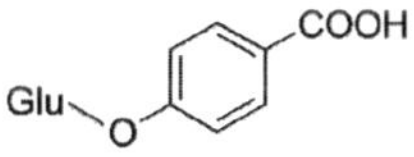	√	√

注：√表示检测到该成分。

由表 10.3 可知，天麻药效组分在大鼠生理及病理状态下代谢产物大体相似，主要有柠檬酸的异构化反应，对羟基苯甲醇的葡萄糖醛酸化、硫酸化、去羟基化葡萄糖醛酸化反应，天麻素的氧化脱氢、硫酸化、葡萄糖醛酸化反应，葡萄糖香草醇的水解硫酸化反应，对羟基苯甲酸的葡萄糖醛酸化反应。与病理状态下代谢成分比较，生理状态下柠檬酸脱羧代谢产物和对羟基苯甲醛硫酸化代谢产物未检测到，推测可能病理状态下对柠檬酸、对羟基苯甲醛的代谢产生影响，具体原因有待于研究。

3. 天麻药效组分主要代谢类型

对天麻药效组分相关化合物可能的代谢过程总结如下：

巴利森苷类成分[1~3]见图 10.3。

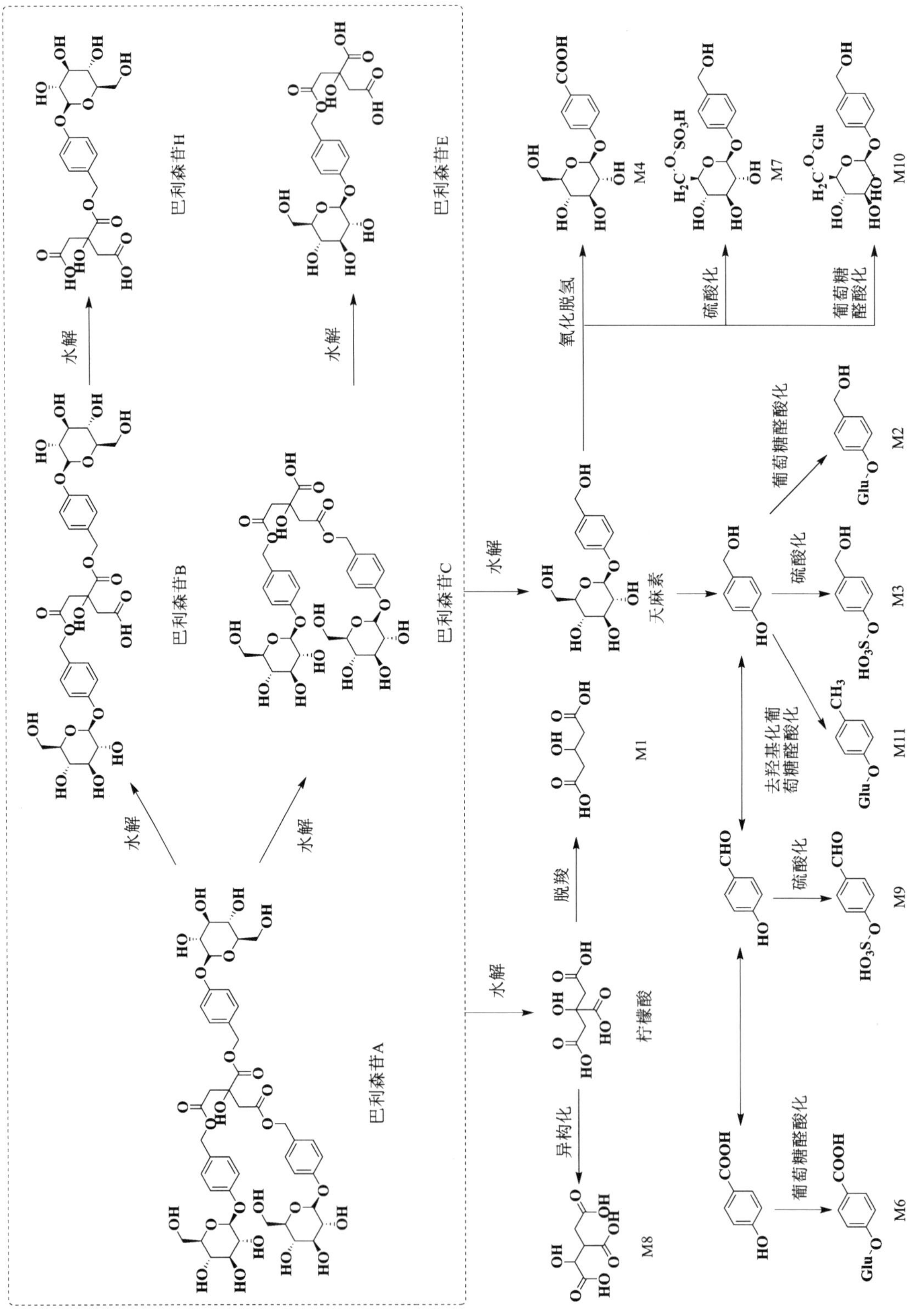

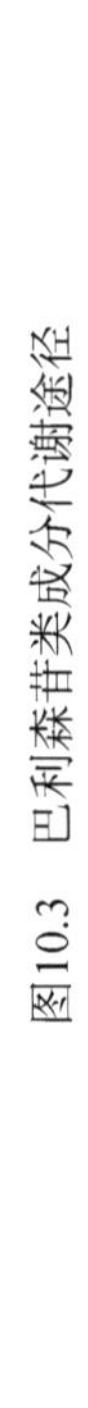

图10.3 巴利森苷类成分代谢途径

葡萄糖香草醇见图 10.4。

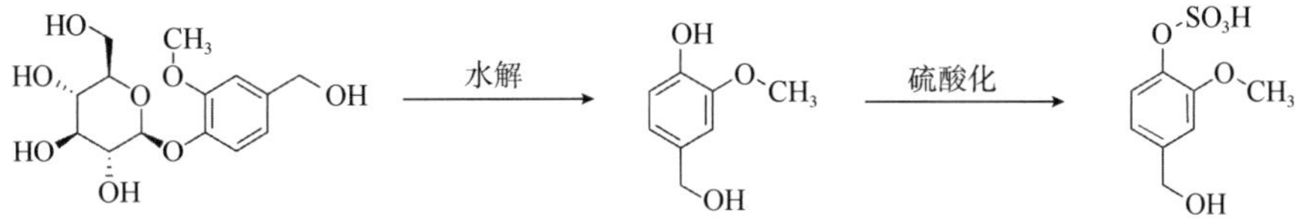

图 10.4　葡萄糖香草醇代谢途径

第二节　基于生理、病理状态下的川芎有效组分入血成分差异性研究

（一）实验材料

1. 仪器与设备

VORTEX-5 涡旋混合器（江苏其林尔仪器制造有限公司）；台式冷冻离心机（美国科峻仪器公司）；Agilent-1290 型高效液相色谱仪（美国安捷伦科技有限公司）；Agilent-6550 四极杆飞行时间质谱仪（美国安捷伦科技有限公司）；YJ-200A 型高速中药粉碎机（亿健品牌）；HS6150 型超声波清洗器（天津恒奥科技发展有限公司）。

2. 药材与试剂

硝酸甘油注射液 5mg/ml（北京益民药业有限公司，批号：201570329）；戊巴比妥钠（德国 Merck 公司）；川芎药材由大连富生药业提供，经辽宁中医药大学许亮教授鉴定为伞形科植物川芎 *Ligusticum chuanxiong* Hort.的干燥根茎；绿原酸、香草酸、阿魏酸、洋川芎内酯 A、洋川芎内酯 I 和巴利森苷 A 对照品（成都普菲德生物技术有限公司，批号分别为：140601、201306、201309、140914、150213 和 140320）；腺苷、天麻素对照品（中国药品生物制品检定所，批号分别为：110807-201308、110807-201306）；乙腈、甲醇（色谱纯，德国 Merck 公司）；甲酸（色谱纯，天津市科密欧化学试剂有限公司）；其他化学试剂均为分析纯；纯净水（娃哈哈集团有限公司，中国杭州）。

3. 实验动物

健康 SD 大鼠，SPF 级，雄性，体重 200g±20g，由辽宁长生生物技术有限公司提供，许可证号：SCXK（辽）2015—0001。大鼠于室温 20～25℃，相对湿度 55%～65%的空调室内颗粒饲料喂养，自由饮水，适应性饲养 7d 后用于实验。

（二）实验方法

1. 川芎药效组分灌胃用溶液的制备

取川芎粉末（过 40 目筛）约 5g，置圆底烧瓶中，加入 10 倍量 90%乙醇进行加热回流提取，提取 3 次，每次 1h，过滤，合并滤液，滤液浓缩至 0.2mg/ml，以树脂药材比（1∶1）湿法上 HPD-300 树脂柱，先用 1 倍量蒸馏水除杂，再用 5 倍量 90%乙醇进行洗脱，收集洗脱液，重复上柱两次，得到二次纯化的纯化产物，蒸至近干，加甲醇溶液溶解并定容至 10ml 容量瓶中，摇匀，过 0.22μm 滤膜，水浴干燥得川芎药效组分干燥粉，精密称定，加蒸馏水配制充分溶解，即得。

2. 动物分组、造模及给药方法

取 SD 大鼠 12 只，随机分成空白组和给药组，给药组大鼠灌胃含川芎生药浓度为 1.8g/ml 的药液，给药体积为 15ml/kg，连续灌胃 7d，每天两次，空白组给予等量生理盐水，末次给药前 12h，禁食不禁水。末次给药 30min 后经肝门静脉取血，血浆静置 30min 后，3000r/min 低温离心 15min，取上清液置−80°C冰箱保存，备用。

取 SD 大鼠 12 只，随机分成模型组和模型给药组，均连续 3d 皮下注射硝酸甘油注射液（10mg/kg）复制大鼠偏头痛模型。于第 3 天造模后，给药组大鼠灌胃含川芎生药浓度为 1.8g/ml 的药液，给药体积为 15ml/kg，连续灌胃 7d，每天两次，空白组给予等量生理盐水，末次给药前 12h，禁食不禁水。末次给药 30min 后经肝门静脉取血，血浆静置 30min 后，3000r/min 低温离心 15min，取上清液置−80°C冰箱保存，备用。

3. 血浆样本的处理

将血浆样本于室温解冻，精密吸取血浆样本 200μl，1∶4 倍甲醇除蛋白质，涡旋 3min，13000r/min 低温（4°C）离心 15min，取上清液，氮气吹干，50μl 50%甲醇复溶，涡旋 3min，再次 13000r/min 低温（4°C）离心 15min，取上清液，直接进 LC-MS 检测。

4. 分析条件

（1）色谱条件

色谱柱为 Agilent Poroshell 120 SB-C18（4.6mm×100mm，2.7μm）；流动相为 1‰甲酸水溶液（A）-甲醇（B）；流速为 0.6ml/min；进样量为 0.2μl；柱温为 30°C。

流动相梯度洗脱程序见表 10.4。

表 10.4 流动相梯度洗脱程序表

时间/min	流动相 A/%	流动相 B/%
0	98	2
18	84	16
32	62	38
35	58	42
37	30	70

（2）质谱条件

电喷雾离子源（Dual AJS ESI），干燥气体流速（drying gas flow）为 11L/min，干燥气体温度（drying gas temp）为 220°C，雾化器压力（nebulizer pressure）为 20psig，鞘气温度为 400°C，鞘气流速为 12L/min。碎裂电压（fragmentor）为 150V，OCT IRF Vpp 为 500V，采集速率为 1.5Spectra/s，采用正、负离子模式检测，正离子毛细管电压（Vcap）为 4000V，负离子毛细管电压（Vcap）为 3500V，质量扫描范围为 100～1500，二级质谱碰撞电压为 40eV。

（三）实验结果

正、负离子模式下川芎药效组分、生理及病理状态空白血浆、生理及病理状态含药血浆总离子流图见图 10.5 和图 10.6。

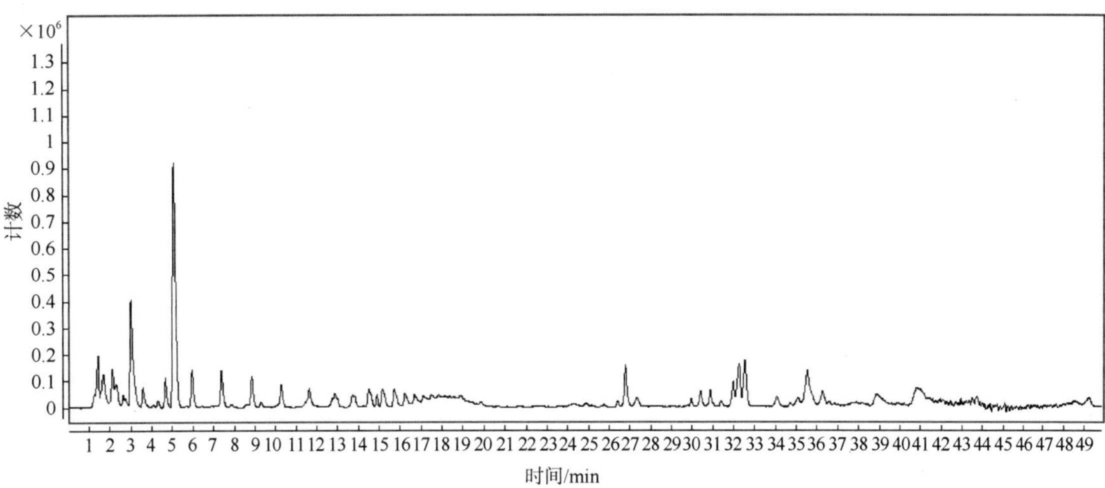

×10⁶
计数
时间/min

×10⁶
计数
M8
M11
M10
M13
M9
M6
M7
M14
M17
M21
M22
M18
M12
M15
M23
9
14
M16
M20
M4
M5
M25
24
26
28
30
32
39
时间/min

×10⁶
计数
1
9
10
13
14
16
17
20
21
23
24
26
28
29
30
31
32
34
35
36
37
38
39
时间/min

（a）

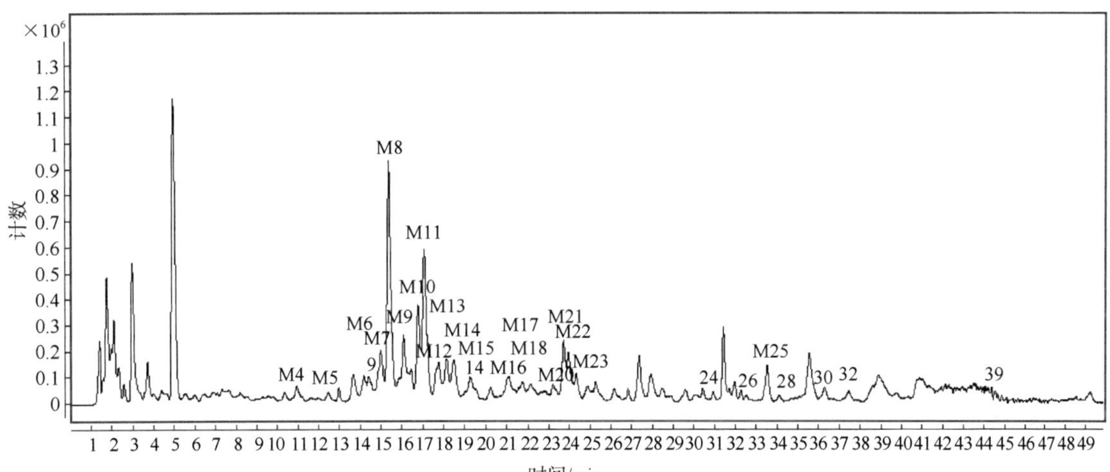

（b）

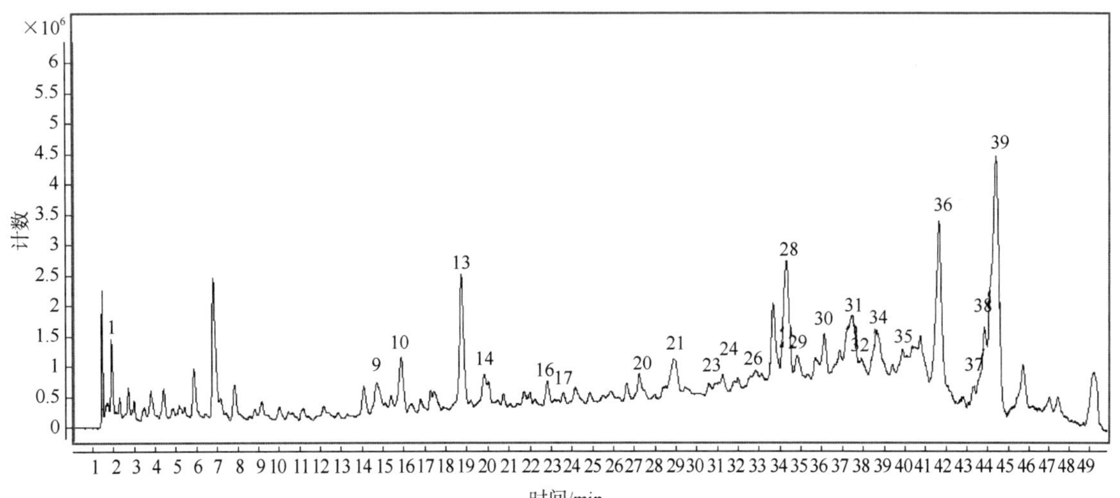

（c）

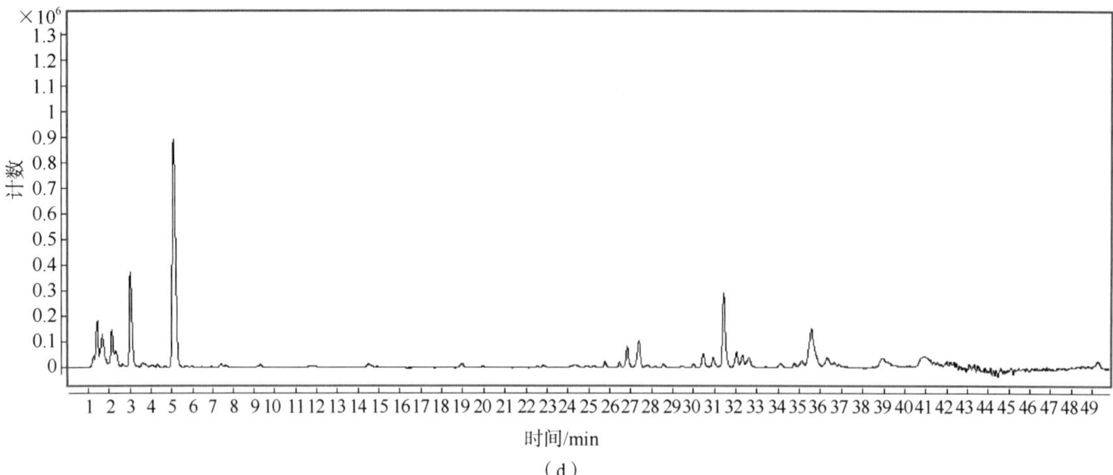

（d）

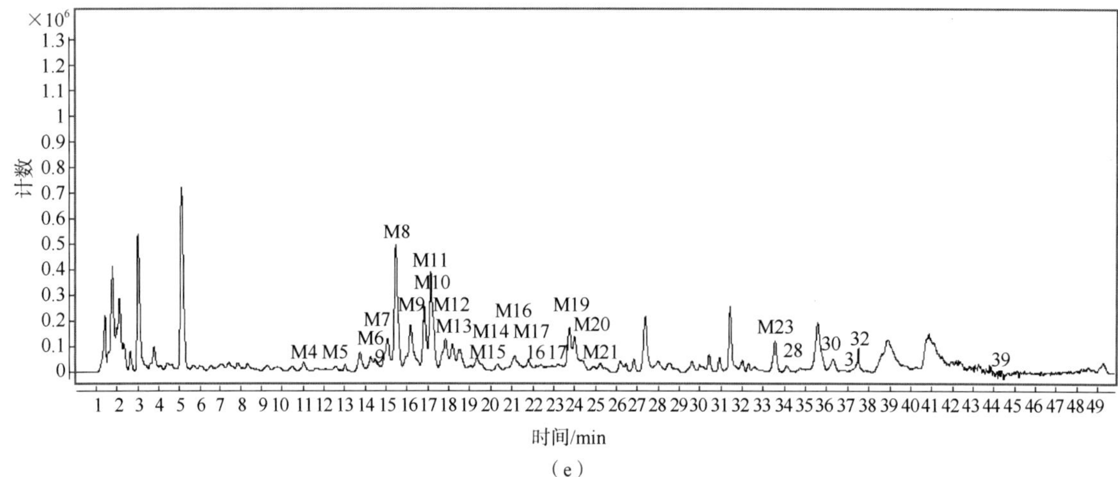

（e）

图 10.5　正离子模式生理、病理状态下吸收入血化学成分总离子流图

（a）生理状态下空白血浆总离子流图；（b）生理状态下含药血浆总离子流图；（c）川芎药效组分总离子流图；（d）病理状态下空白血浆总离子流图；（e）病理状态下含药血浆总离子流图

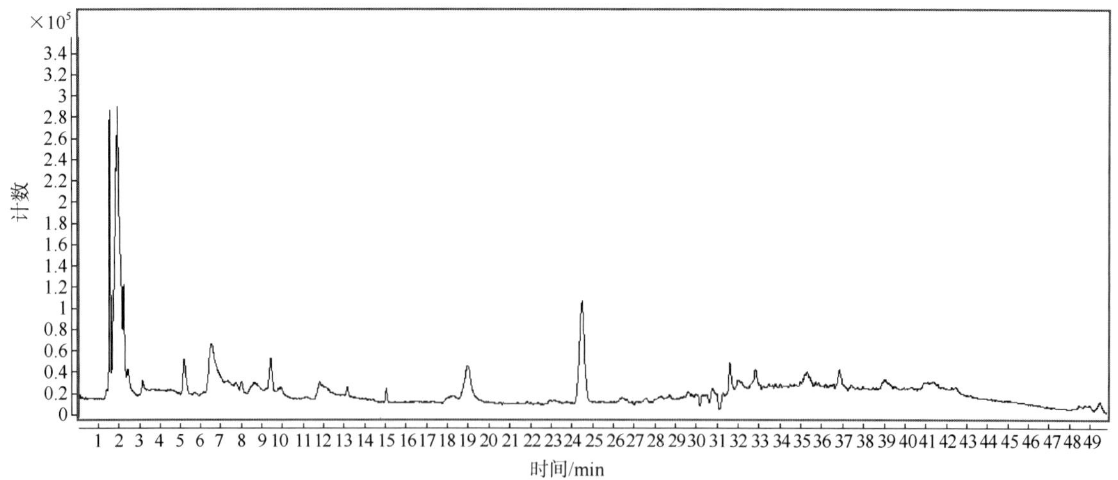

（a）

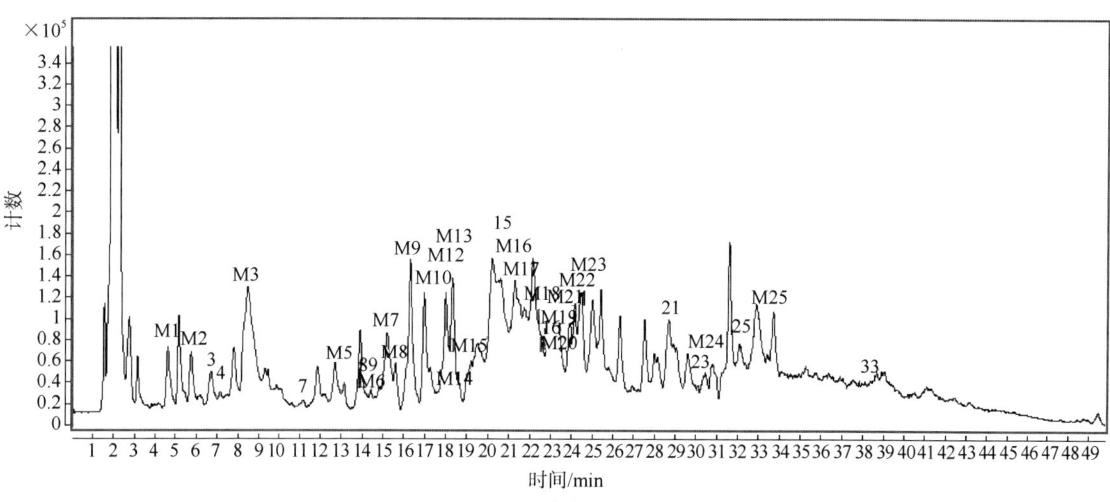

（b）

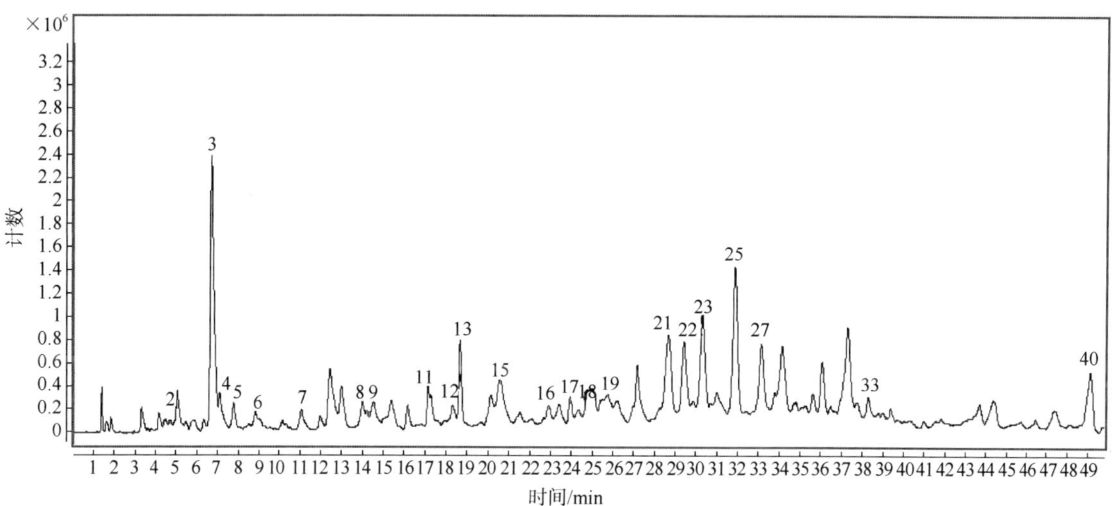

（c）

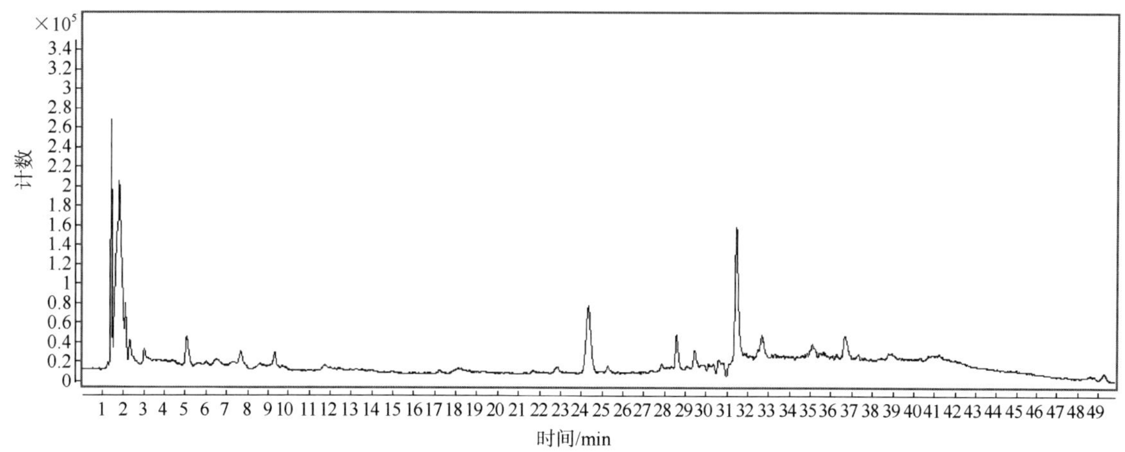

（d）

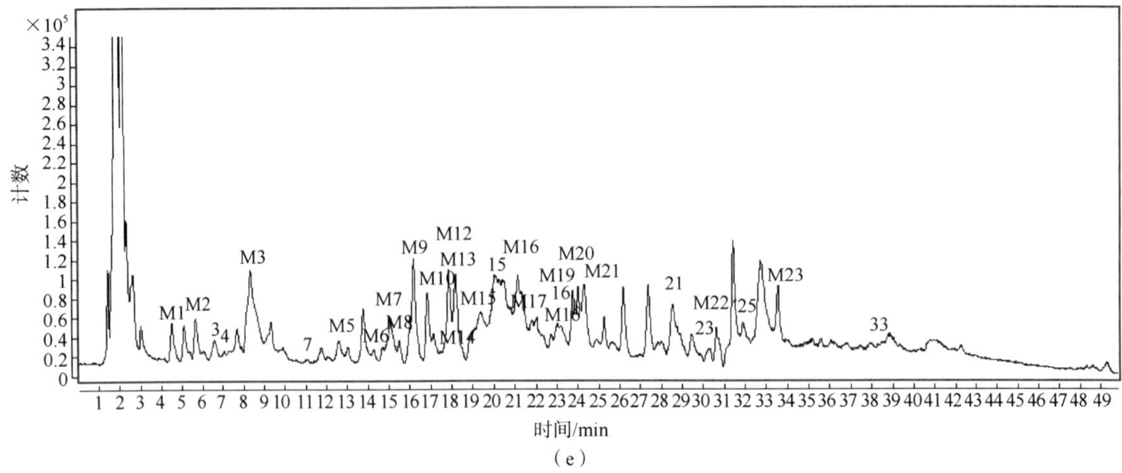

(e)

图 10.6　负离子模式生理、病理状态下吸收入血化学成分总离子流图

(a) 生理状态下空白血浆总离子流图；(b) 生理状态下含药血浆总离子流图；(c) 川芎药效组分总离子流图；(d) 病理状态下空白血浆总离子流图；(e) 病理状态下含药血浆总离子流图

1. 生理、病理状态下川芎药效组分原型入血成分分析

结合第八章、第九章第二节实验结果，将生理、病理状态下川芎药效组分原型入血成分进行总结，结果见表 10.5。

表 10.5　生理、病理状态下川芎药效组分原型入血成分异同表

成分	生理状态	病理状态
绿原酸	√	√
隐绿原酸	√	√
阿魏酰奎宁酸	√	√
芥子酸	√	
阿魏酸	√	√
洋川芎内酯 H	√	
松柏醇	√	√
洋川芎内酯 D	√	√
洋川芎内酯 G		√
洋川芎内酯 F	√	√
川芎酚	√	√
邻苯二甲酸二丁酯	√	
洋川芎内酯 C	√	√
棕榈酸	√	
洋川芎内酯 A	√	√
正丁基苯酞	√	√
新蛇床内酯		√
Z-藁本内酯	√	√
棕榈酸甲酯	√	√
Levistolide A	√	√

注：√表示检测到该成分。

由表 10.5 可知，绿原酸、隐绿原酸、阿魏酰奎宁酸、阿魏酸、松柏醇、洋川芎内酯 D、洋川芎内酯 F、川芎酚、洋川芎内酯 C、洋川芎内酯 A、正丁基苯酞、Z-藁本内酯、棕榈酸甲酯、Levistolide A 在生理、病理状态下均以原型入血，推测病理状态下不会影响上述成分的吸收。偏头痛模型下，洋川芎内酯 G 和新蛇床内酯以原型形式入血，在生理状态下却没有检测到，推测偏头痛模型下洋川芎内酯 G 和新蛇床内酯可能显示出较好的药效作用，机体加大了对洋川芎内酯 G 和新蛇床内酯的吸收。芥子酸、洋川芎内酯 H、邻苯二甲酸二丁酯和棕榈酸在生理状态下以原型入血，但病理状态下却没有检测到，推测可能是病理状态下，机体对该化合物的吸收较差或者吸收后全部转化成相关代谢产物。

2. 生理、病理状态下川芎药效组分代谢成分分析（表 10.6）

表 10.6　生理、病理状态下川芎药效组分代谢产物成分异同表

化合物	代谢类型	代谢物结构	生理状态	病理状态
咖啡酸	还原 葡萄糖醛酸化		√	√
阿魏酸	甲基化		√	√
	乙酰化		√	√
	硫酸化		√	√
	葡萄糖醛酸化		√	√
洋川芎内酯 J	谷胱甘肽结合		√	√
	乙酰半胱氨酸结合		√	√
	两次硫酸化		√	√

续表

化合物	代谢类型	代谢物结构	生理状态	病理状态
洋川芎内酯 J	半胱氨酸结合	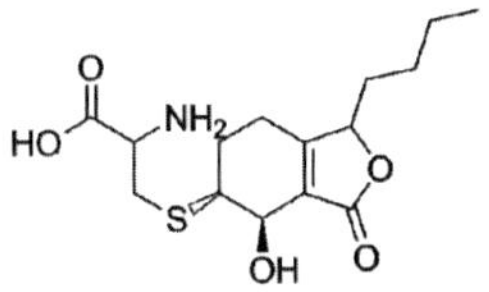	√	√
洋川芎内酯 I	水合	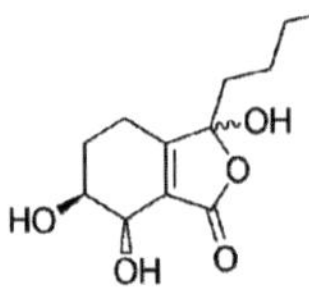	√	√
	乙酰半胱氨酸结合	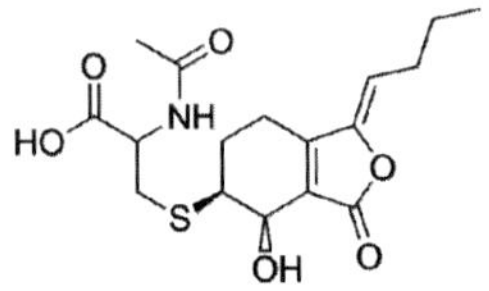	√	√
	半胱氨酸结合	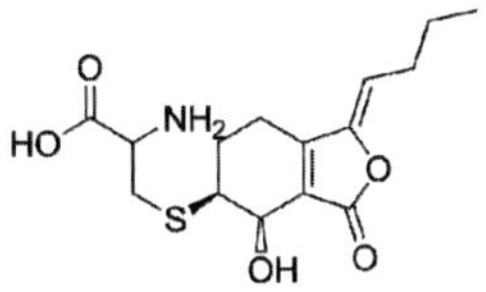	√	√
	两次硫酸化	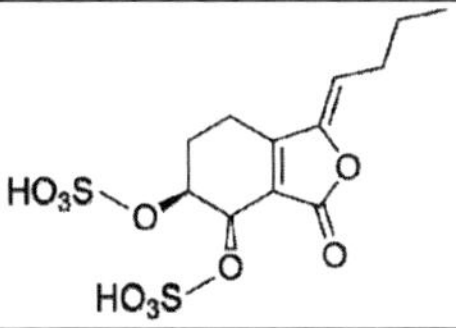	√	√
	乙酰半胱氨酸结合 脱羟基	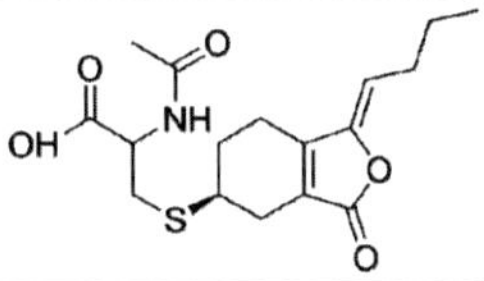	√	√
	谷胱甘肽结合	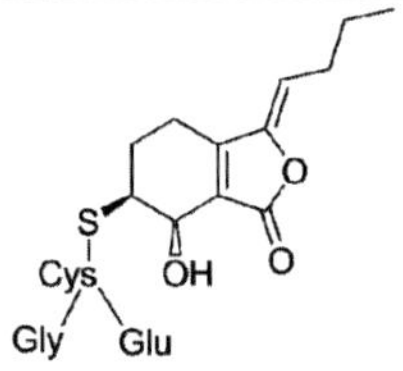	√	√
洋川芎内酯 H	水合	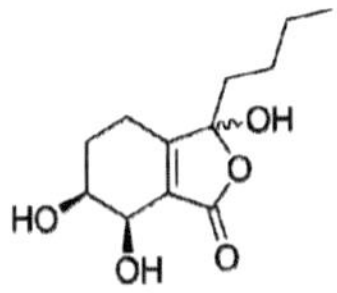	√	√
	乙酰半胱氨酸结合	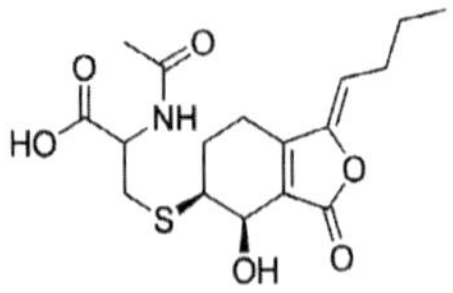	√	√
	半胱氨酸结合	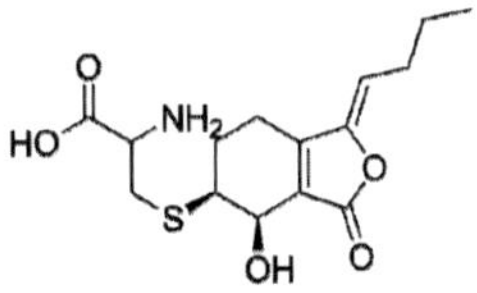	√	√

续表

化合物	代谢类型	代谢物结构	生理状态	病理状态
洋川芎内酯 H	两次硫酸化	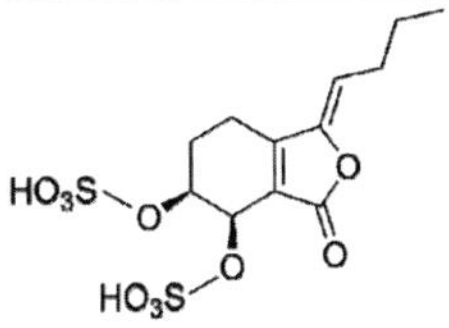 HO_3S, O, O, HO_3S, O, O	√	√
	乙酰半胱氨酸结合 脱羟基	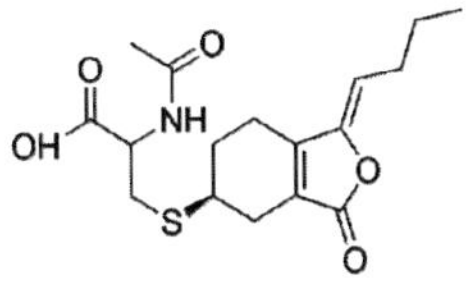 O, OH, O, NH, S, O, O	√	√
	谷胱甘肽结合	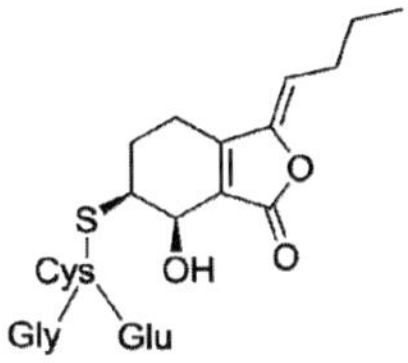 S, Cys, Gly, Glu, OH, O, O	√	√
藁本内酯	氧化	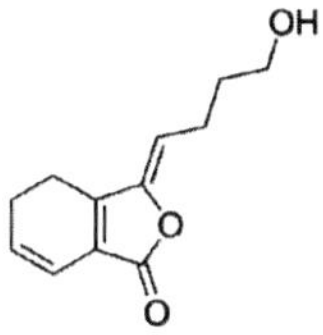 OH, O, O	√	√
	两次水合 谷胱甘肽结合	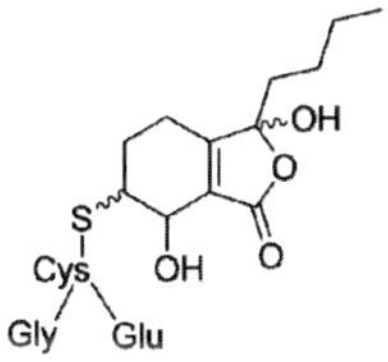 OH, O, S, Cys, Gly, Glu, OH, O	√	√
	芳香化 水合	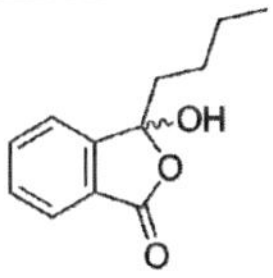 OH, O, O	√	√
正丁烯基苯肽	水合	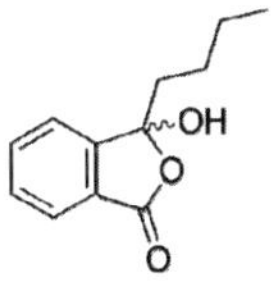 OH, O, O	√	√
	水合 葡萄糖醛酸化	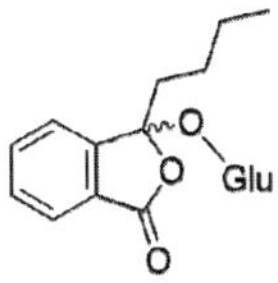 O, Glu, O, O	√	
	水合 硫酸化	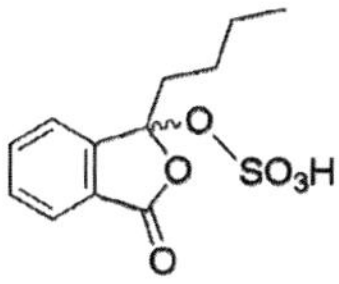 O, SO_3H, O, O	√	√

续表

化合物	代谢类型	代谢物结构	生理状态	病理状态
正丁烯基苯肽	羟基化 葡萄糖醛酸化	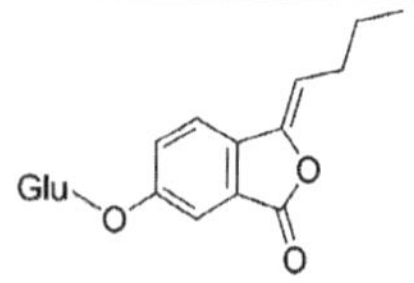 Glu O O O	√	
	两次羟基化 葡萄糖醛酸化	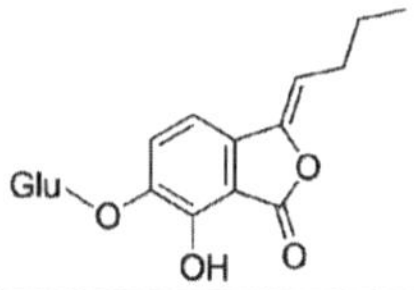 Glu O O O OH	√	√

注：√表示检测到该成分。

由表 10.6 可知，川芎药效组分在大鼠生理及病理状态下代谢产物大体相似，主要有咖啡酸的还原、葡萄糖醛酸化反应，阿魏酸的甲基化、乙酰化、硫酸化、葡萄糖醛酸化反应，洋川芎内酯 J 的谷胱甘肽结合、乙酰半胱氨酸结合、两次硫酸化、半胱氨酸结合反应，洋川芎内酯 I、H 的水合、乙酰半胱氨酸结合、半胱氨酸结合、两次硫酸化、乙酰半胱氨酸结合脱羟基、谷胱甘肽结合反应，藁本内酯的氧化、两次水合谷胱甘肽结合、芳香化水合反应，正丁烯基苯肽的水合、水合硫酸化、两次羟基化葡萄糖醛酸化反应。与生理状态下代谢成分比较，病理状态下未检测到正丁烯基苯肽水合葡萄糖醛酸化、羟基化葡萄糖醛酸化反应的代谢产物，推测可能病理状态下对正丁烯基苯肽的部分代谢产生影响，具体原因有待于研究。

3. 川芎药效组分主要代谢类型

对川芎药效组分相关化合物可能的代谢过程总结如下：

酚酸类成分[4~6]见图 10.7。

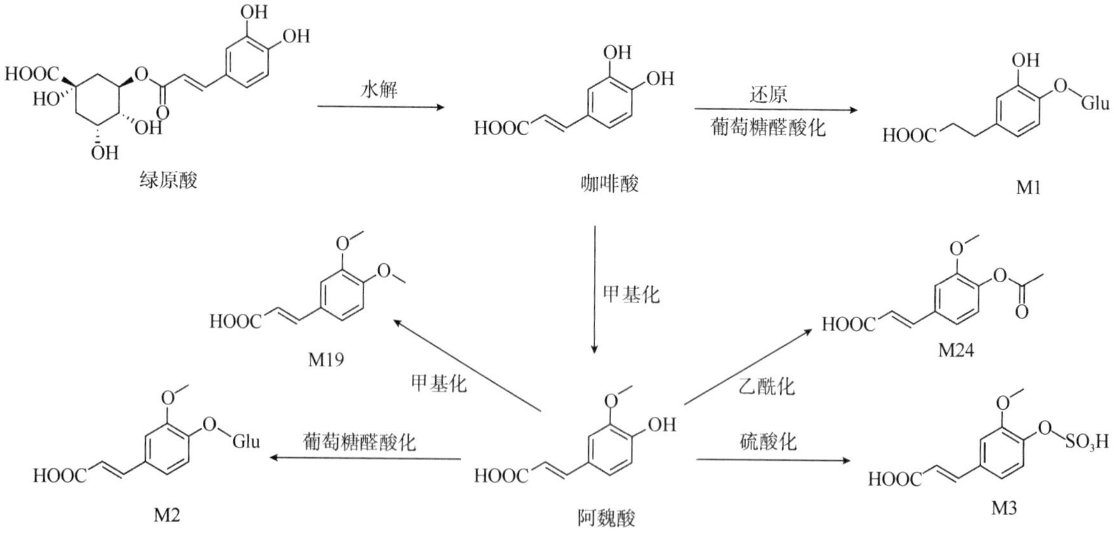

绿原酸 —水解→ 咖啡酸 —还原、葡萄糖醛酸化→ M1

咖啡酸 —甲基化→ 阿魏酸

阿魏酸 —甲基化→ M19；阿魏酸 —乙酰化→ M24；阿魏酸 —葡萄糖醛酸化→ M2；阿魏酸 —硫酸化→ M3

图 10.7 酚酸类成分代谢途径

苯肽类成分[7~10]见图 10.8。

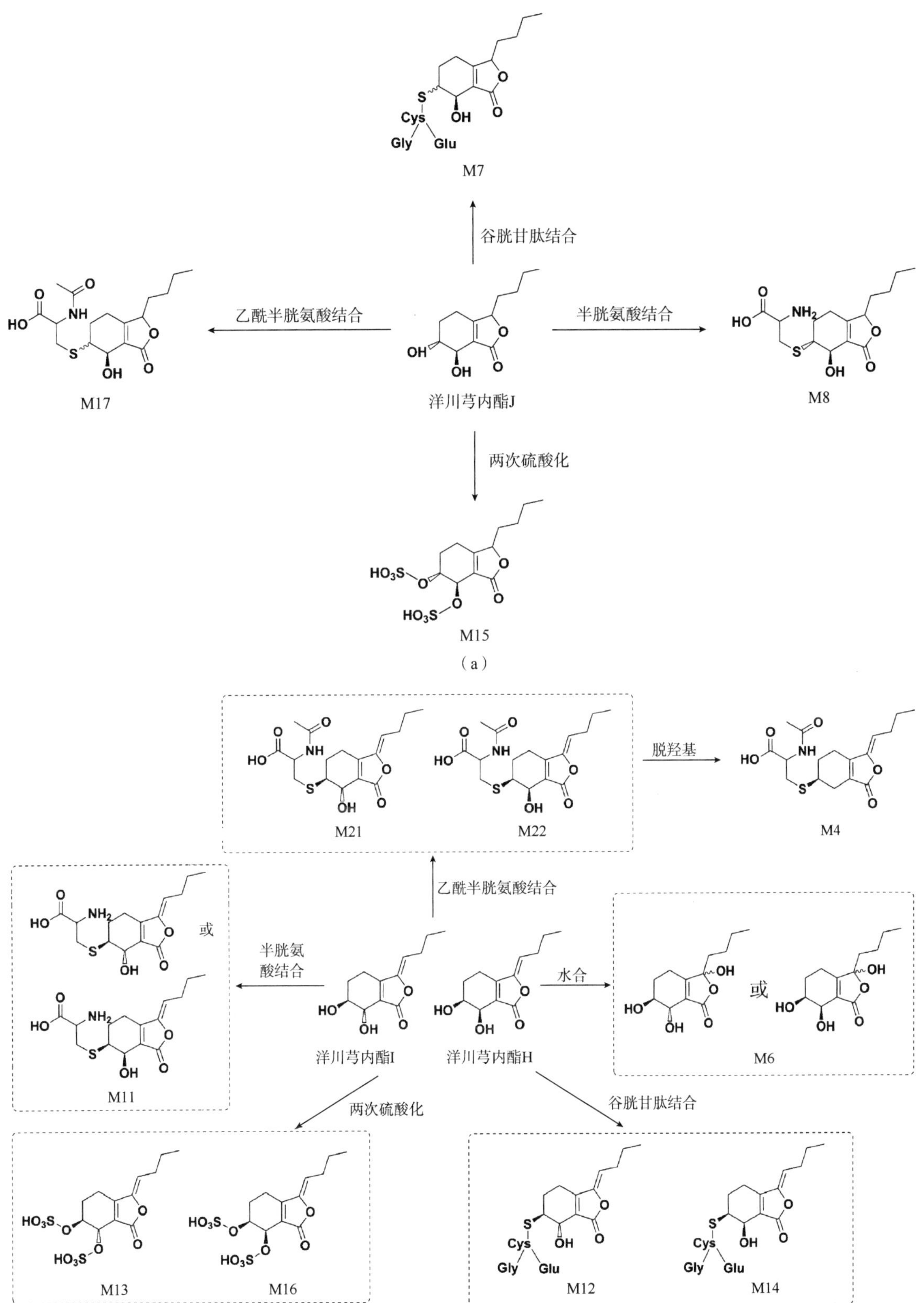

M7
谷胱甘肽结合
乙酰半胱氨酸结合
半胱氨酸结合
M17
洋川芎内酯J
M8
两次硫酸化
M15
M21
M22
脱羟基
M4
乙酰半胱氨酸结合
或
半胱氨酸结合
水合
或
洋川芎内酯I
洋川芎内酯H
M6
M11
两次硫酸化
谷胱甘肽结合
M13
M16
M12
M14

（a）

（b）

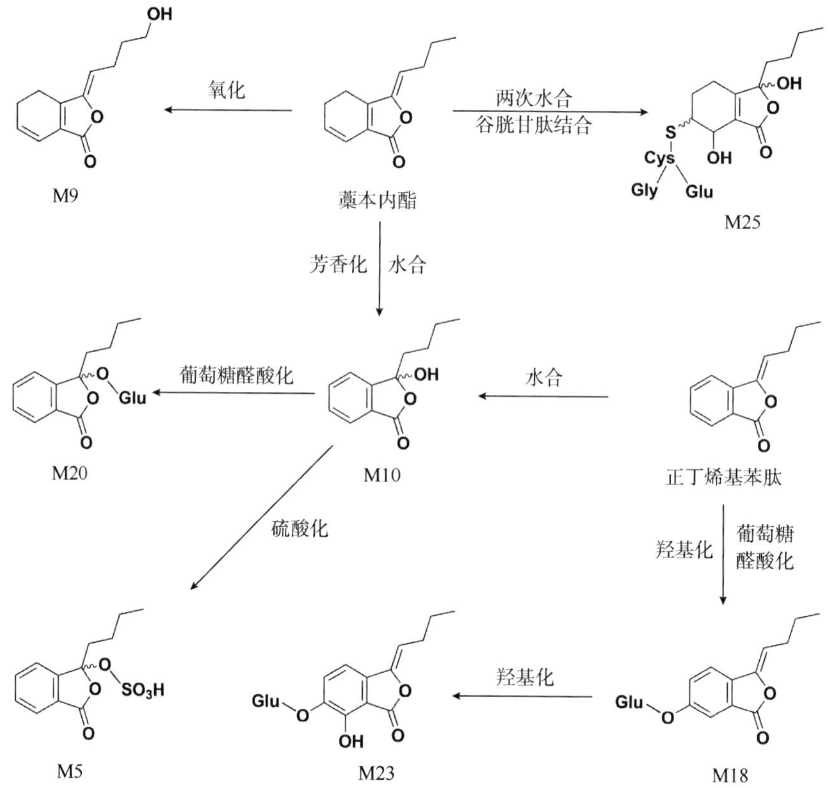

M9
藁本内酯
M25
M20
M10
正丁烯基苯肽
M5
M23
M18

（c）

图 10.8 苯肽类成分代谢途径

（a）洋川芎内酯 J 代谢过程；（b）洋川芎内酯 I、H 代谢过程；（c）藁本内酯、正丁烯基苯肽代谢过程

第三节 基于生理、病理状态下的复方大川芎片入血成分差异性研究

（一）实验材料

1. 仪器与设备

VORTEX-5 涡旋混合器（江苏其林尔仪器制造有限公司）；台式冷冻离心机（美国科峻仪器公司）；Agilent-1290 型高效液相色谱仪（美国安捷伦科技有限公司）；Agilent-6550 四极杆飞行时间质谱仪（美国安捷伦科技有限公司）；YJ-200A 型高速中药粉碎机（亿健品牌）；HS6150 型超声波清洗器（天津恒奥科技发展有限公司）。

2. 药材与试剂

硝酸甘油注射液 5mg/ml（北京益民药业有限公司，批号：201570329）；戊巴比妥钠（德国 Merck 公司）；川芎、天麻药材由大连富生药业提供，经辽宁中医药大学许亮教授鉴定分别为伞形科植物川芎 *Ligusticum chuanxiong* Hort.的干燥根茎和兰科植物天麻 *Gastrodia elata* Bl.的干燥块茎；绿原酸、香草酸、阿魏酸、洋川芎内酯 A、洋川芎内酯 I 和巴利森苷 A 对照品（成都普菲德生物技术有限公司，批号分别为：140601、201306、201309、140914、

150213 和 140320）；腺苷、天麻素对照品（中国药品生物制品检定所，批号分别为：110807-201308、110807-201306）；乙腈、甲醇（色谱纯，德国 Merck 公司）；甲酸（色谱纯，天津市科密欧化学试剂有限公司）；其他化学试剂均为分析纯；纯净水（娃哈哈集团有限公司，中国杭州）。

3. 实验动物

健康 SD 大鼠，SPF 级，雄性，体重 200g±20g，由辽宁长生生物技术有限公司提供，许可证号：SCXK（辽）2015—0001。大鼠于室温 20～25℃，相对湿度 55%～65%的空调室内颗粒饲料喂养，自由饮水，适应性饲养 7d 后用于实验。

（二）实验方法

1. 复方大川芎片灌胃用溶液的制备

参照复方大川芎片处方及工艺，自制复方大川芎片浸提物干燥粉。取川芎、天麻（粉碎过 2 号或 3 号筛）加水煎煮两次，第一次加 8 倍量水，煎煮 1.5h，第二次加 6 倍量水，煎煮 1h，合并煎煮液，滤过，滤液浓缩至相对密度 1.20～1.25（60℃），加入 3 倍量 90%乙醇，搅拌均匀，静置 48h，吸取上清液，回收乙醇，药液浓缩成相对密度为 1.30～1.35（60℃）的稠膏，减压干燥成干浸膏，粉碎成细粉，即得复方大川芎片浸提物干燥粉，精密称定，加蒸馏水配制充分溶解，即得。

2. 动物分组、造模及给药方法

取 SD 大鼠 12 只，随机分成空白组和给药组，给药组大鼠灌胃含复方大川芎片生药浓度为 9.45g/ml 的药液，给药体积为 15ml/kg，连续灌胃 7d，每天两次，空白组给予等量生理盐水，末次给药前 12h，禁食不禁水。末次给药 60min 后经肝门静脉取血，血浆静置 30min 后，3000r/min 低温离心 15min，取上清液置−80℃冰箱保存，备用。

取 SD 大鼠 12 只，随机分成模型组和模型给药组，均连续 3d 皮下注射硝酸甘油注射液（10mg/kg）复制大鼠偏头痛模型。于第 3 天造模后，给药组大鼠灌胃含复方大川芎片生药浓度为 9.45g/ml 的药液，给药体积为 15ml/kg，连续灌胃 7d，每天两次，空白组给予等量生理盐水，末次给药前 12h，禁食不禁水。末次给药 60min 后经肝门静脉取血，血浆静置 30min 后，3000r/min 低温（4℃）离心 15min，取上清液置−80℃冰箱保存，备用。

3. 血浆样本的处理

将血浆样本于室温解冻，精密吸取血浆样本 200μl，1∶4 倍甲醇除蛋白质，涡旋 3min，13000r/min 低温（4℃）离心 15min，取上清液，氮气吹干，50μl 50%甲醇复溶，涡旋 3min，再次 13000r/min 低温（4℃）离心 15min，取上清液，直接进 LC-MS 检测。

4. 分析条件

（1）色谱条件

色谱柱为 Agilent Poroshell 120 SB-C18（4.6mm×100mm，2.7μm）；流动相为 1‰甲酸水溶液（A）-乙腈（B）；流速为 0.6ml/min；进样量为 0.2μl；柱温为 30℃。

流动相梯度洗脱程序见表 10.7。

表 10.7 流动相梯度洗脱程序表

时间/min	流动相 A/%	流动相 B/%
0	98	2
10	93	7
20	80	20
47	32	68
60	0	100

（2）质谱条件

电喷雾离子源（Dual AJS ESI），干燥气体流速（drying gas flow）为 11L/min，干燥气体温度（drying gas temp）为 220℃，雾化器压力（nebulizer pressure）为 20psig，鞘气温度为 400℃，鞘气流速为 12L/min。碎裂电压（fragmentor）为 150V，OCT IRF Vpp 为 500V，采集速率为 1.5Spectra/s，采用正、负离子模式检测，正离子毛细管电压（Vcap）为 4000V，负离子毛细管电压（Vcap）为 3500V，质量扫描范围为 100～1500，二级质谱碰撞电压为 40eV。

（三）实验结果

正、负离子模式下复方大川芎片、生理及病理状态空白血浆、生理及病理状态含药血浆总离子流图见图 10.9 和图 10.10。

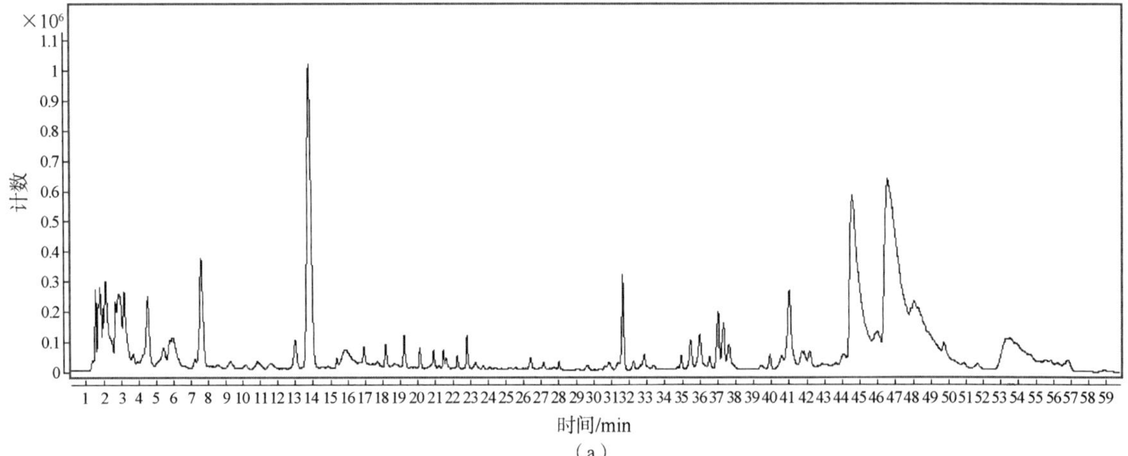

（a）

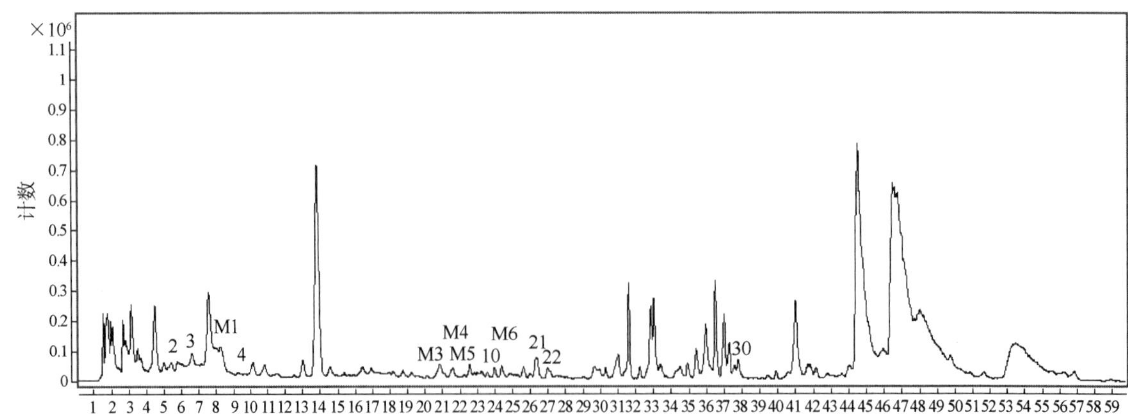

（b）

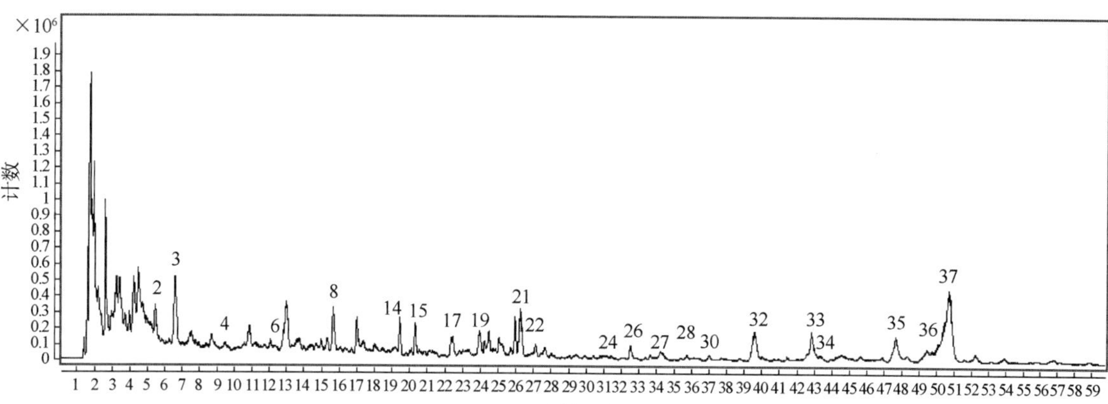
（c）

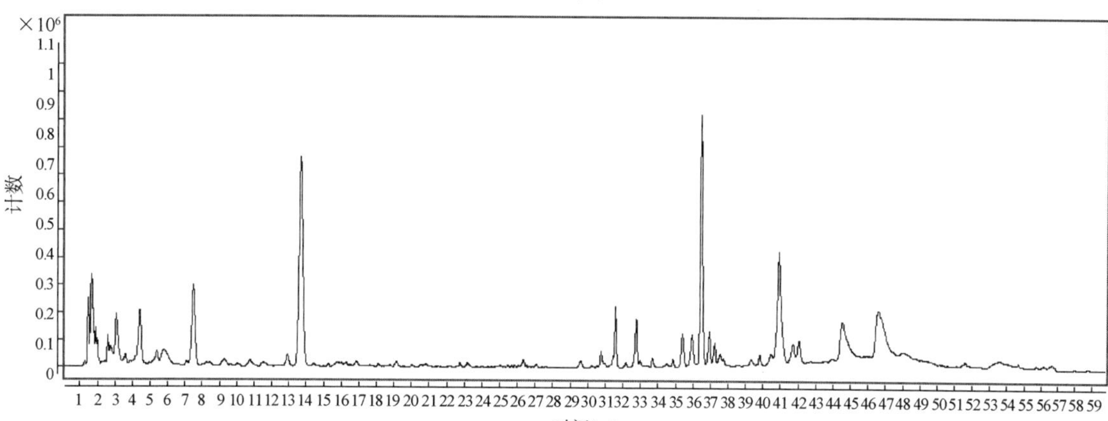
（d）

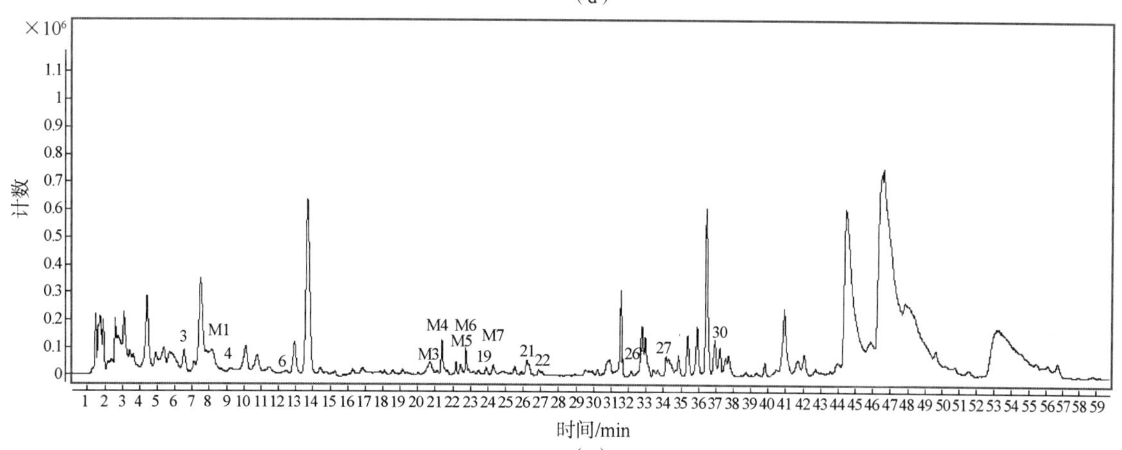
（e）

图 10.9 正离子模式生理、病理状态下吸收入血化学成分总离子流图

（a）生理状态下空白血浆总离子流图；（b）生理状态下含药血浆总离子流图；（c）复方大川芎片总离子流图；（d）病理状态下空白血浆总离子流图；（e）病理状态下含药血浆总离子流图

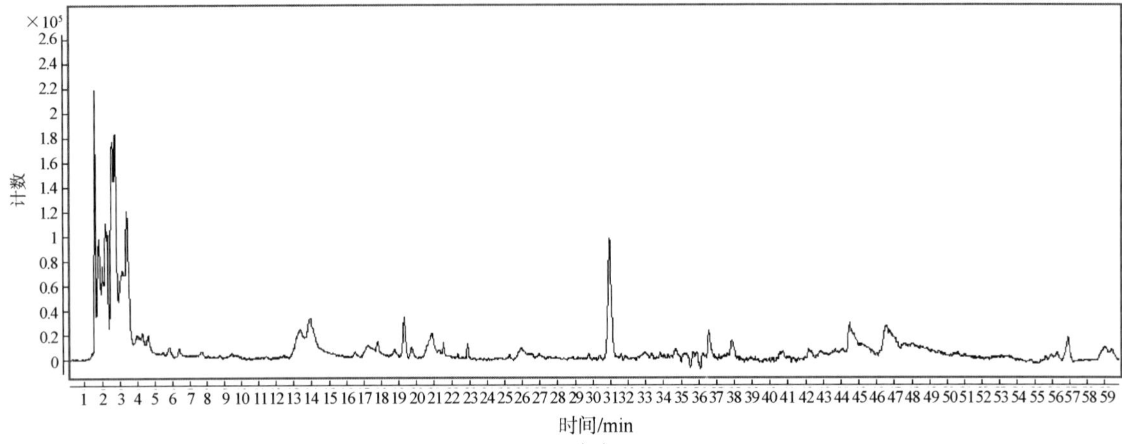

（a）

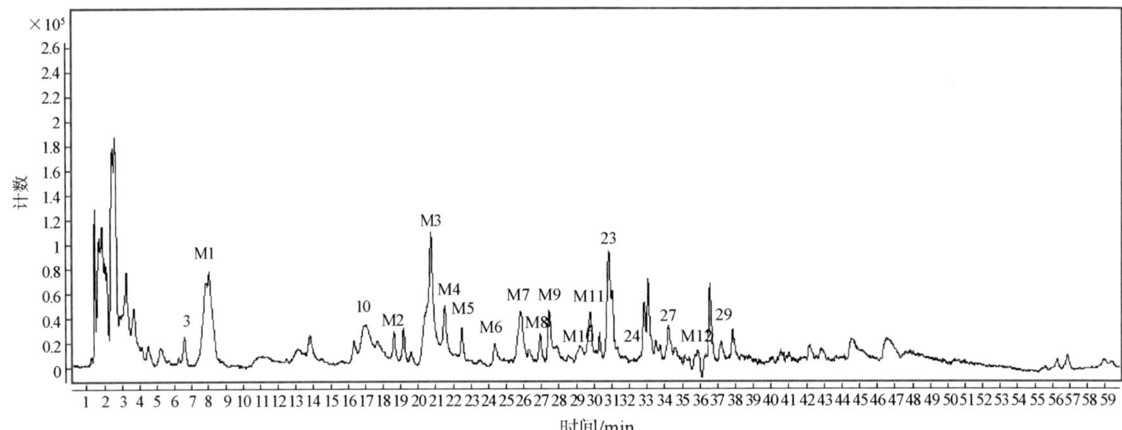

（b）

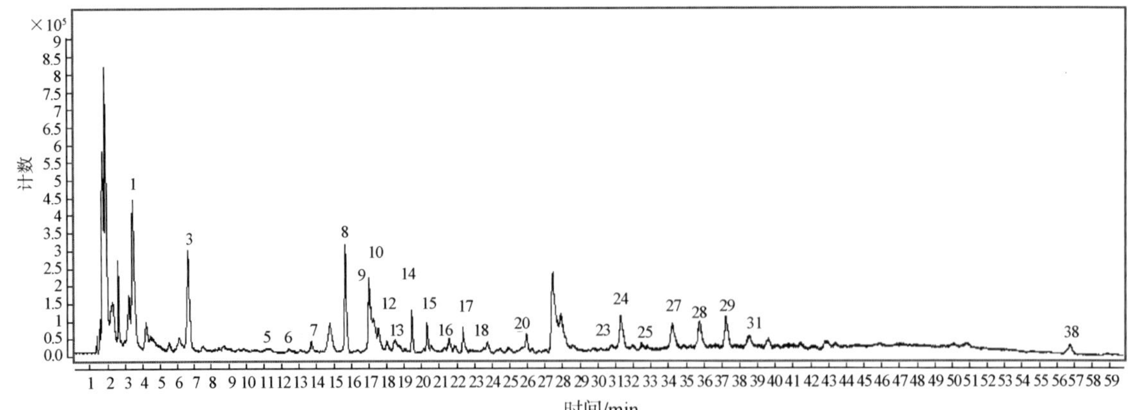

（c）

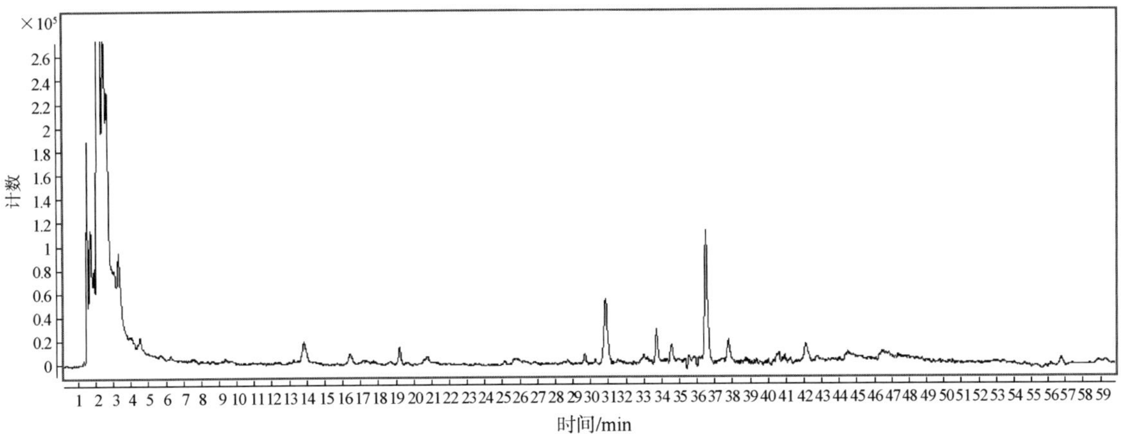

（d）

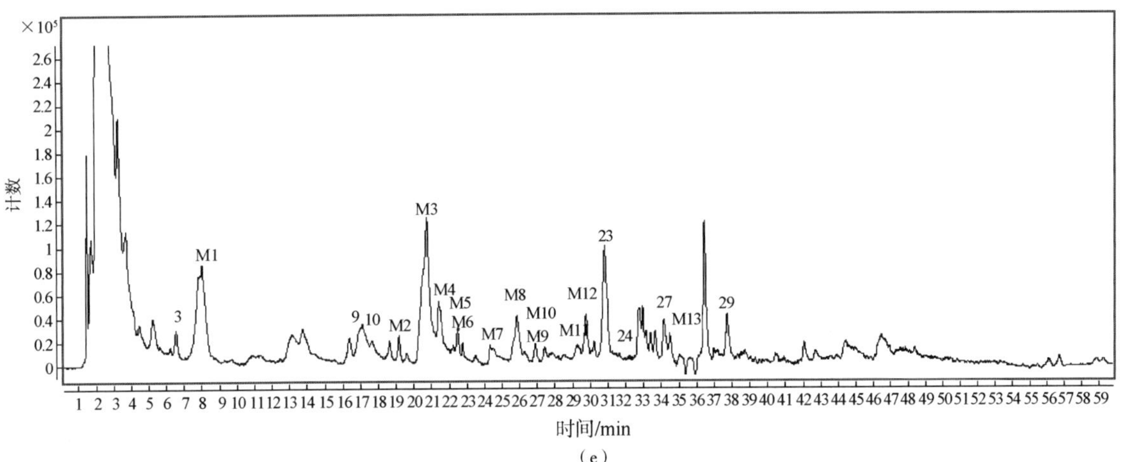

（e）

图 10.10　负离子模式生理、病理状态下吸收入血化学成分总离子流图

（a）生理状态下空白血浆总离子流图；（b）生理状态下含药血浆总离子流图；（c）复方大川芎片总离子流图；（d）病理状态下空白血浆总离子流图；（e）病理状态下含药血浆总离子流图

1. 生理、病理状态下复方大川芎片原型入血成分分析

结合第八章、第九章第三节实验结果，将生理、病理状态下复方大川芎片原型入血成分进行总结，结果见表 10.8。

表 10.8　生理、病理状态下复方大川芎片原型入血成分异同表

成分	生理状态	病理状态
腺苷	√	
天麻素	√	√
葡萄糖香草醇	√	√
1, 5-二甲基-柠檬酸酯		√
绿原酸		√
香草酸	√	√
洋川芎内酯 J	√	√
洋川芎内酯 I	√	√

续表

成分	生理状态	病理状态
洋川芎内酯 H	√	√
洋川芎内酯 D	√	√
阿魏酸	√	√
单棕榈酸甘油酯		√
洋川芎内酯 F	√	√
洋川芎内酯 C	√	√
棕榈酸	√	√

注：√表示检测到该成分。

由表 10.8 可知，天麻素、葡萄糖香草醇、香草酸、洋川芎内酯 J、洋川芎内酯 I、洋川芎内酯 H、洋川芎内酯 D、阿魏酸、洋川芎内酯 F、洋川芎内酯 C、棕榈酸在生理、病理状态下均以原型入血，推测病理状态下不会影响上述成分的吸收。偏头痛模型下，1, 5-二甲基-柠檬酸酯、绿原酸和单棕榈酸甘油酯以原型形式入血，在生理状态下却没有检测到，推测偏头痛模型下 1, 5-二甲基-柠檬酸酯、绿原酸和单棕榈酸甘油酯可能显示出较好的药效作用，机体加大了对 1, 5-二甲基-柠檬酸酯、绿原酸和单棕榈酸甘油酯的吸收。腺苷在生理状态下以原型入血，但病理状态下却没有检测到，推测可能是病理状态下，机体对该化合物的吸收较差或者吸收后全部转化成相关代谢产物。

2. 生理、病理状态下复方大川芎片代谢成分分析（表 10.9）

表 10.9　生理、病理状态下复方大川芎片代谢产物成分异同表

化合物	代谢类型	代谢物结构	生理状态	病理状态
天麻素	氧化脱氢	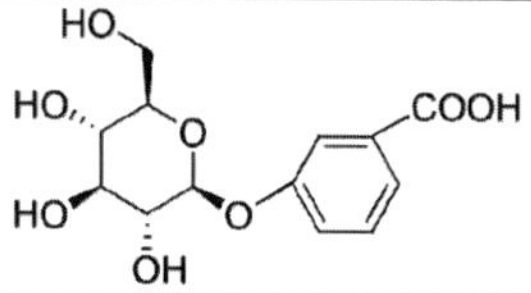	√	√
	甲基化	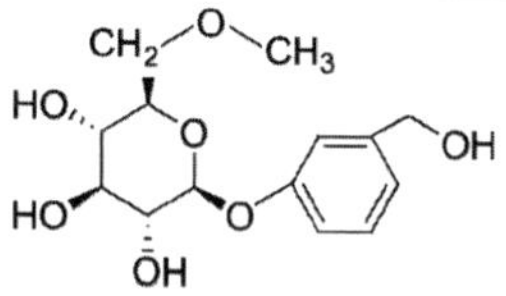	√	√
	水解、去羟基化葡萄糖醛酸化	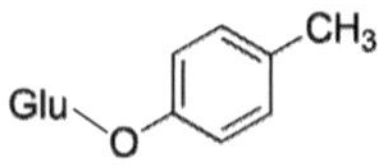	√	√
	水解、氧化	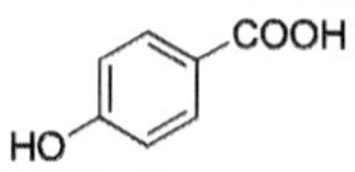	√	√
绿原酸	还原	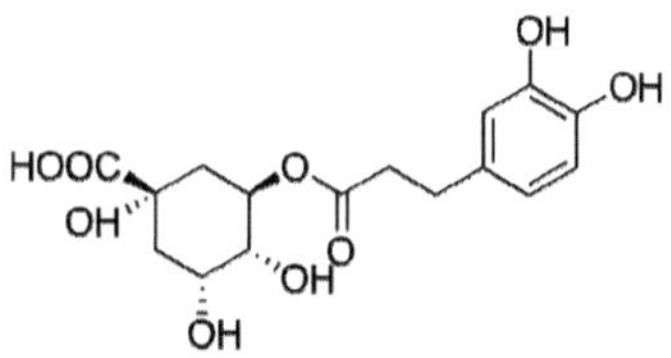	√	√

续表

化合物	代谢类型	代谢物结构	生理状态	病理状态
藁本内酯	芳香化 水合	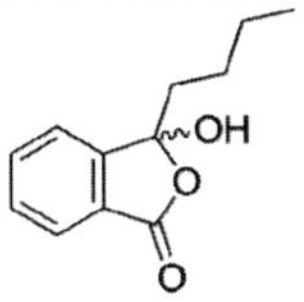	√	√
	芳香化 水合 硫酸化	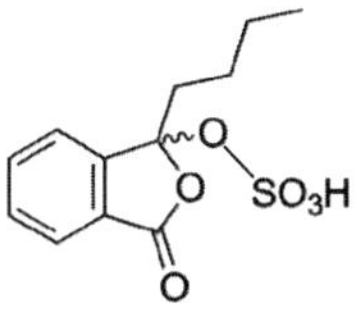	√	√
	氧化	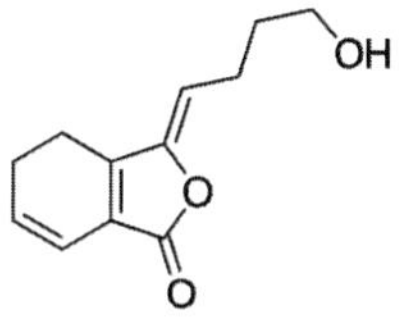		√
阿魏酸	葡萄糖醛酸化	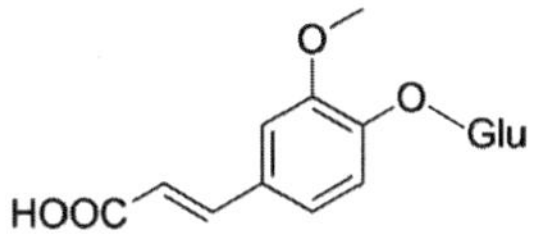	√	√
	乙酰化还原	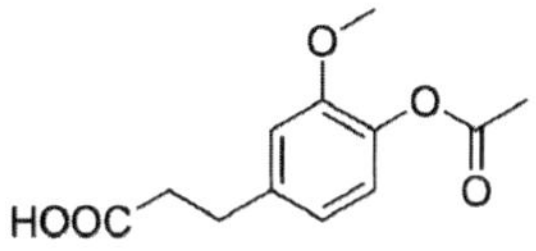	√	√
	硫酸化	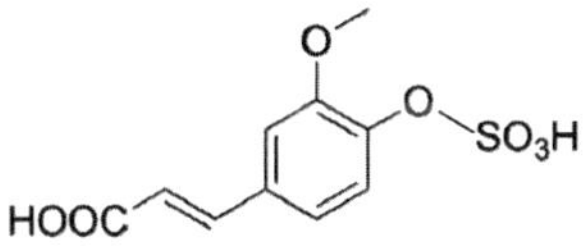	√	√
	甲基化	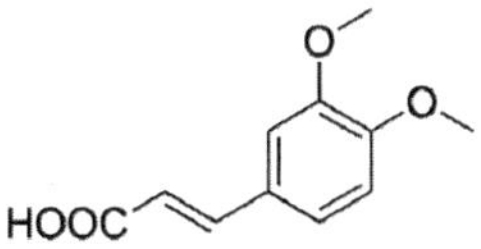	√	√
	乙酰化	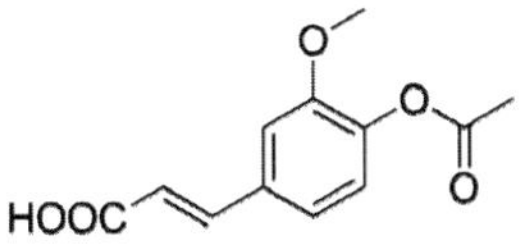	√	√

注：√表示检测到该成分。

由表 10.9 可知，复方大川芎片在大鼠生理及病理状态下代谢产物大体相似，主要有天麻素的氧化脱氢、甲基化、水解和去羟基化葡萄糖醛酸化、水解和氧化反应，绿原酸的还原反应，藁本内酯的芳香化水合、芳香化水合硫酸化反应，阿魏酸的葡萄糖醛酸化、乙酰化还原、硫酸化、甲基化、乙酰化反应。与病理状态下代谢成分比较，生理状态下未检测到藁本内酯氧化反应的代谢产物，推测可能生理状态下对藁本内酯的部分代谢产生影响，具体原因有待于研究。

3. 复方大川芎片主要代谢类型

对复方大川芎片相关化合物可能的代谢过程总结如下：

苯肽类成分见图 10.11。

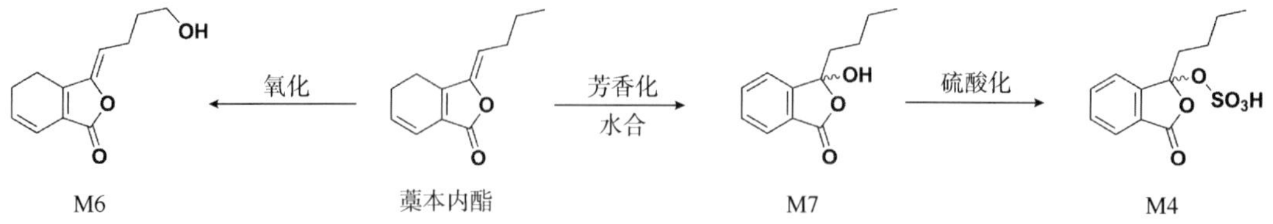

图 10.11　苯肽类成分代谢途径

天麻苷类成分见图 10.12。

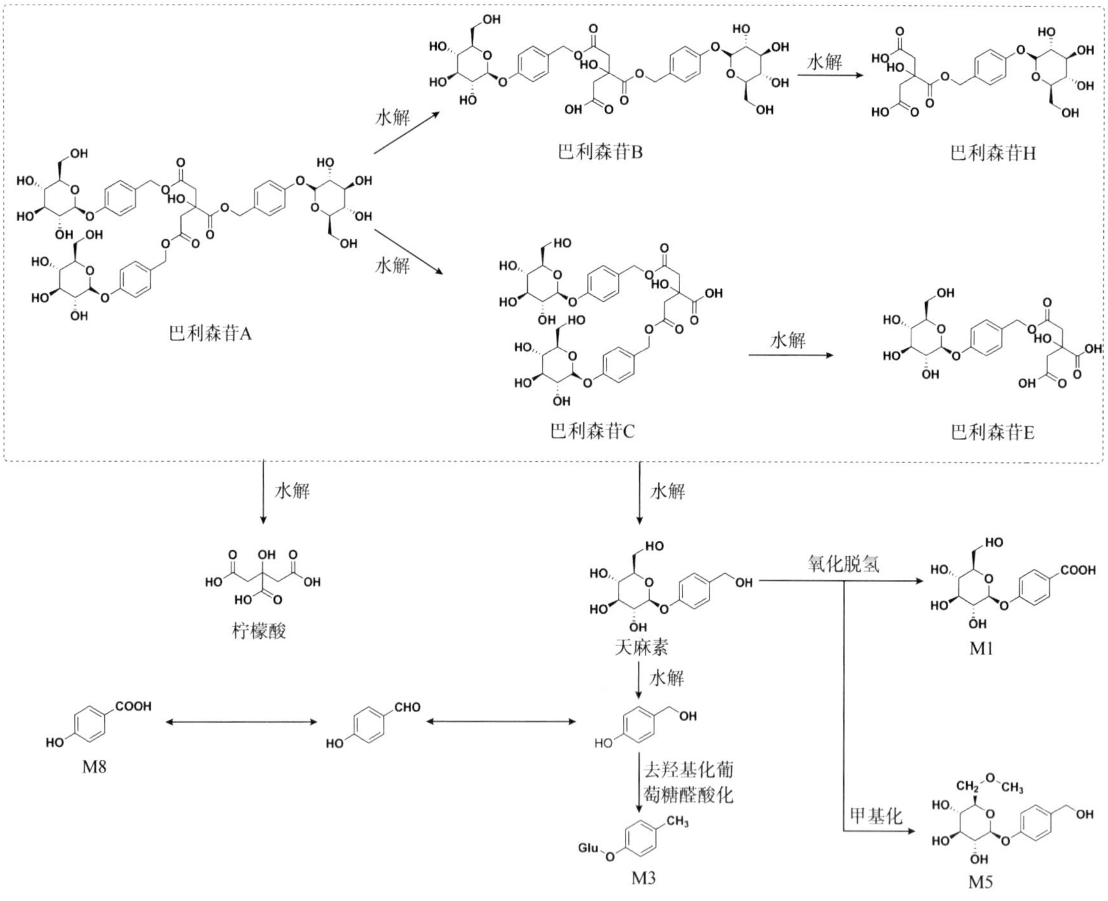

图 10.12　天麻苷类成分代谢途径

酚酸类成分（图 10.13）。

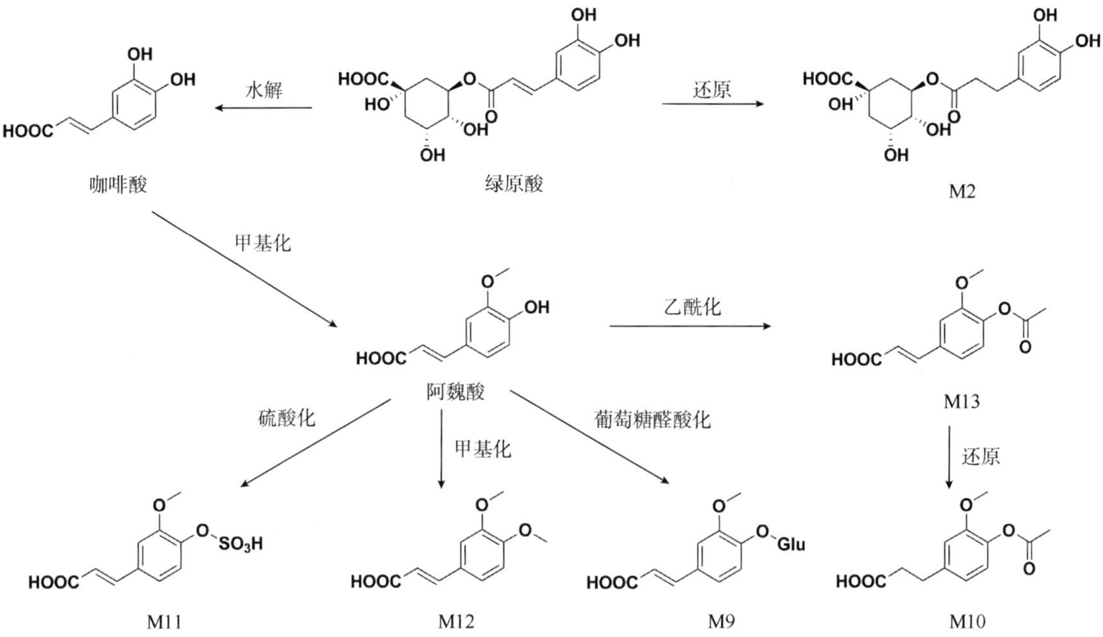

图 10.13　酚酸类成分代谢途径

第四节　本 章 小 结

本章分别对大鼠生理及偏头痛病理状态下天麻药效组分、川芎药效组分、复方大川芎片入血成分异同进行比较。

对比大鼠生理及偏头痛病理状态下天麻药效组分含药血浆，共发现 10 个原型成分（柠檬酸、腺苷、天麻素、葡萄糖香草醇、对醛基苯基-1-*O*-*β*-*D*-吡喃葡萄糖苷、1，5-二甲基-柠檬酸酯、对羟基苄基焦谷氨酸、巴利森苷 E、丁香酸葡萄糖苷、对甲基苯基-1-*O*-*β*-*D*-吡喃葡萄糖苷）在大鼠生理、病理状态下均吸收入血，3 个原型成分（巴利森苷 H、巴利森苷 B、巴利森苷 C）吸收存在差异；共发现 9 个代谢成分（主要为柠檬酸、对羟基苯甲醇、天麻素、葡萄糖香草醇、对羟基苯甲酸的代谢产物）均吸收入血，2 个代谢成分（柠檬酸脱羧代谢产物、对羟基苯甲醛硫酸化代谢产物）吸收存在差异。

对比大鼠生理及偏头痛病理状态下川芎药效组分含药血浆，共发现 14 个原型成分（绿原酸、隐绿原酸、阿魏酰奎宁酸、阿魏酸、松柏醇、洋川芎内酯 D、洋川芎内酯 F、川芎酚、洋川芎内酯 C、洋川芎内酯 A、正丁基苯酞、Z-藁本内酯、棕榈酸甲酯、Levistolide A）在大鼠生理、病理状态下均吸收入血，6 个原型成分（洋川芎内酯 G、新蛇床内酯、芥子酸、洋川芎内酯 H、邻苯二甲酸二丁酯、棕榈酸）吸收存在差异；共发现 23 个代谢成分（主要为咖啡酸、阿魏酸、洋川芎内酯 J、洋川芎内酯 I、洋川芎内酯 H、藁本内酯、正丁烯基苯肽的代谢产物）均吸收入血，2 个代谢成分（正丁烯基苯肽水合葡萄糖醛酸化、羟基化葡萄糖醛酸化反应代谢产物）吸收存在差异。

对比大鼠生理及偏头痛病理状态下复方大川芎片含药血浆，共发现 11 个原型成分（天麻素、葡萄糖香草醇、香草酸、洋川芎内酯 J、洋川芎内酯 I、洋川芎内酯 H、洋川芎内酯 D、阿魏酸、洋川芎内酯 F、洋川芎内酯 C、棕榈酸）在大鼠生理、病理状态下均吸收入血，4 个原型成分（1，5-二甲基-柠檬酸酯、绿原酸、单棕榈酸甘油酯、腺苷）吸收存在差异；共发现 12 个代谢成分（主要为天麻素、绿原酸、藁本内酯、阿魏酸的代谢产物）均吸收入血，1 个代谢成分（藁本内酯氧化反应代谢产物）吸收存在差异。

结果发现，天麻药效组分、川芎药效组分、复方大川芎片在生理及病理状态下的原型入血成分略有差异、代谢产物大体相似。推测可能与病理状态下机体加快或者减慢对某些成分的吸收和转化有关，而这些差异可能是药物发挥治疗作用的关键，具体原因及机制有待进一步研究。

参考文献

[1] 谢淼，邵明莎，翟庆超，等. 天麻中巴利森苷类成分研究进展[J]. 广东化工，2016，43（22）：93-95.
[2] 马风伟，杨兴成，王瑞，等. 天麻中巴利森苷类化合物的结构解析研究进展[J]. 贵阳学院学报（自然科学版），2018，13（3）：76-83.
[3] 杨飞，王信，马传江，等. 天麻加工炮制、成分分析与体内代谢研究进展[J]. 中国中药杂志，2018，43（11）：2207-2215.
[4] 张瑜，张富赓，朱明丹，等. 芪苈强心胶囊中酚酸类成分在大鼠体内药动学研究[J]. 天津中医药，2019，36（8）：808-813.
[5] 李菊，李玉梅，苟亚妮，等. 酚酸类物质代谢及其化感效应研究进展[J]. 黑龙江农业科学，2019，（8）：175-182.
[6] 曾慧婷，宿树兰，朱悦，等. 丹参酚酸类成分生物合成途径及调控机制研究进展[J]. 中草药，2016，47（18）：3324-3331.
[7] 张丽娟，刘继勇，姚翀，等. 洋川芎内酯类化合物药理作用研究进展[J]. 中国药学杂志，2015，50（13）：1081-1084.
[8] 刘洋，罗志强，吕贝然，等. 多成分药物序贯代谢方法用于川芎水煎液多成分不同阶段吸收代谢研究[J]. 中国中药学杂志，2014，41（7）：1178-1182.
[9] 姚淞允，张开霞，马强，等. 藁本内酯的临床前研究进展[J]. 药学服务与研究，2019，19（2）：106-110.
[10] 李海刚，胡晒平，周意，等. 川芎主要药理活性成分药理研究进展[J]. 中国临床药理学与治疗学，2018，23（11）：1302-1308.

第十一章 复方大川芎片及其药材有效组分治疗偏头痛作用机制研究

引言

本章基于代谢组学结合相关基因研究方法，对复方大川芎片及其药材药效组分治疗偏头痛的作用机制进行研究。以硝酸甘油诱导大鼠偏头痛模型为动物模型，利用高效液相色谱-飞行时间质谱（HPLC-QTOF-MS）获取数据，构建空白组、模型组、阳性药组、复方大川芎片及其药材各药效组分血浆代谢物轮廓谱，经 Agilent MPP 软件对数据降维挖掘，通过 KEGG、HMDB、METLIN 等在线数据库对化合物进行鉴定、查询和分析，寻找潜在生物标志物及其代谢通路。进而采用 RT-PCR 技术，对代谢通路上相关差异基因进行验证，从而揭示复方大川芎片及其药效组分治疗偏头痛的作用机制，为其合理的临床应用奠定基础。

第一节 硝酸甘油诱导大鼠偏头痛模型代谢组学评价

（一）实验材料

1. 仪器与设备

Agilent-1100 型高效液相色谱仪（DAD 检测器，美国安捷伦科技有限公司）；Agilent TOF G1969A（ESI 电离源接口，美国安捷伦科技有限公司）；LEGEND MICRO 17R 型低温高速离心机（Thermo Fisher Scientific）。

2. 药物与试剂

硝酸甘油注射液规格 5mg/ml（北京益民药业有限公司，批号：20140729）；乙腈（质谱级 J. T. Baker 公司）。

3. 实验动物

健康昆明种雄性大鼠，体重 200g±20g，购于辽宁长生生物技术有限公司，动物许可证号 SCXK（辽）2014—0022。大鼠于室温 20℃±2℃，相对湿度 50%～60%的空调室内颗粒饲料喂养，自由饮水，适应性饲养 3～4d 后用于实验。

（二）实验方法与结果

1. 血清供试品溶液制备

（1）血清样品制备

SD 雄性大鼠（200g±20g）16 只，随机分为空白组、模型组，模型组按 10mg/kg 剂量皮下注射硝酸甘油注射液复制偏头痛模型，造模 3d，空白对照组注射生理盐水。于最后一天造模后 30min，各组大鼠分别摘眼球取血，血浆静置后离心，3000r/min，离心 15min，取上清液置–20℃冰箱保存，备用。

（2）血清样品前处理

样品室温解冻，取 200μl 血浆样品加入 4 倍量乙腈，涡旋 3min，4℃条件下 10000r/min 离心，离心 10min，取上清液，用氮气吹干仪吹干，加入 100μl 甲醇复溶，4℃条件下 10000r/min 离心，离心 10min，取上清液 5μl 进 LC-MS 检测。

2. HPLC/TOF-MS 分析条件

（1）色谱条件

色谱柱为 Agilent Poroshell 120 SB-C18（4.6mm×100mm，2.7μm）；流动相为 0.1%甲酸水溶液（A）-乙腈（B）；流速为 1.0ml/min，分流比 3∶1；进样量为 5μl；进样高度 14mm；柱温为 45℃。

梯度洗脱程序见表 11.1。

表 11.1　梯度洗脱程序表

时间/min	流动相 A/%	流动相 B/%
0	95	5
3	30	70
20	0	100
25	0	100

（2）质谱条件

电喷雾离子源（Dual ESI），正离子模式检测；干燥气体气温为 350℃，干燥气体流速为 9L/min，雾化器压力为 45psig，毛细管电压 4000V，碎裂电压 175V，Skimmer 65V，OCT 1RF Vpp 250V。以质心模式采集，采集速率 1.1Spectra/s，质量扫描范围质核比 50～1050。采用校正混合溶液（Agilent，USA，m/z 为 121.050873、922.009798）作为锁定质量（Lockmass）。

3. 数据处理

使用 Agilent Qualitative Analysis B.04.00 软件中 Molecular Feathers Extraction（MFE）功能原始数据中化合物信息进行提取，并计算其精确分子量。再用 Agilent MPP 12.0 软件进行色谱峰匹配，数据采用 Agilent MPP 12.0 软件进行单因素方差分析、倍数检验和 PCA 分析，筛选出 $P<0.05$、$f>2$ 的生物标志物。

4. 血浆样品结果分析

采用所建立的样品处理方法和液质联用条件对血浆样品进行分析，精密度和重现性考察结果符合要求。在此条件下，得到的空白组、模型组轮廓代谢图谱见图 11.1。

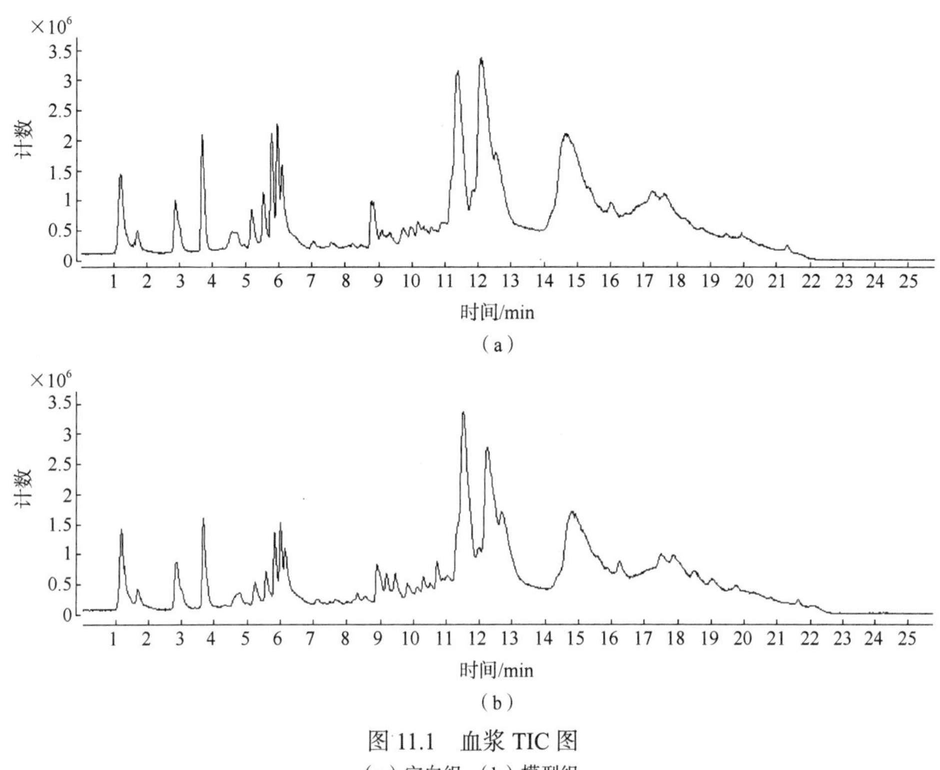

图 11.1　血浆 TIC 图

（a）空白组；（b）模型组

5. PCA 分析结果

PCA 的主要目的是使多维数据降维，最终用平面图形简化表示，通过这种平面化降维处理可以明显观察到样本在图形中的分布情况，了解数据的变化趋势，从而筛选出差异生物标志物。PCA 既可以简化庞大的数据，还可以保持原始数据所代表的信息，避免手动处理的复杂性和耗时性，在代谢组学数据处理起着至关重要的作用。本实验采用 Agilent MPP 12.0 软件进行峰匹配、峰提取和归一化处理，再对所得的数据进行 PCA 分析，结果如图 11.2。

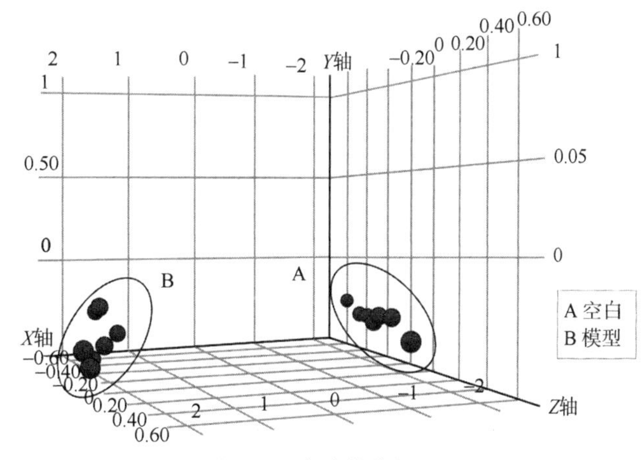

图 11.2　主成分分析图

由空白组和模型组大鼠血浆样本 PCA 三维得分散点图可知，空白组与模型组可以很好地区分，说明硝酸甘油诱导大鼠偏头痛模型的空白组和模型组血浆中内源性物质存在差异，通过以上分析结果可以得出由硝酸甘油诱导的大鼠偏头痛模型造模成功。

（三）小结

偏头痛的发生与遗传、内分泌、精神因素等有一定关联，目前其发病机制仍不完全清楚，本书基于代谢组学天麻有效组分药效作用机制进行初步研究，模型成功是代谢组学分析的基本前提，故本节通过代谢组学评价模型成功与否，通过以上分析结果可以得出硝酸甘油诱导的大鼠偏头痛模型造模成功，此模型操作简单、稳定可靠，是目前抗偏头痛药物研究的首选模型，可用来进行药物治疗偏头痛的代谢组学研究。

第二节　基于代谢组学的天麻总苷类组分药效作用机制初步研究

（一）实验材料

1. 仪器与设备

Agilent-1100 型高效液相色谱仪（DAD 检测器，美国安捷伦科技有限公司）；Agilent TOF G1969A（ESI 电离源接口，美国安捷伦科技有限公司）；LEGEND MICRO 17R 型低温高速离心机（Thermo Fisher Scientific）。

2. 药物与试剂

天麻药材（购于大连民大中药有限公司，批号为：C140135，经辽宁中医药大学翟延君教授鉴定为兰科植物天麻 *Gastrodia elata* B1.的干燥根）；硝酸甘油注射液规格 5mg/ml（北京益民药业有限公司，批号：20140729）；乙腈（质谱级 J. T. Baker 公司）。

3. 实验动物

健康昆明种雄性大鼠 48 只，体重 200g±20g，购于辽宁长生生物技术有限公司，动物许可证号 SCXK（辽）2014—0022。大鼠于室温 20℃±2℃，相对湿度 50%～60%的空调室内颗粒饲料喂养，自由饮水，适应性饲养 3～4d 后用于实验。

（二）实验方法与结果

1. 血清供试品溶液制备

（1）血清样品制备

SD 雄性大鼠（200g±20g）48 只，随机分成 6 组，空白组，模型组，布洛芬阳性药组，天麻总苷低、中、高剂量组（灌胃 0.9g/kg、2.7g/kg、8.1g/kg），于造模前预防灌胃给药 10d，每天 1 次，于第 7 天末次给药 30min 后，空白对照组注射生理盐水，其余各组皮下注射硝酸甘油注射液（10mg/kg）复制偏头痛模型，造模 3d。于最后一天造模 30min 后，各组大鼠分别摘眼球取血，血浆静置后离心，3000r/min，离心 15min，取上清液置–20℃冰箱保存，备用。

（2）血清样品前处理

样品室温解冻，取 200μl 血浆样品加入 4 倍量乙腈，涡旋 3min，4℃条件下 10000r/min 离心，离心 10min，取上清液，用氮气吹干仪吹干，加入 100μl 甲醇复溶，4℃条件下 10000r/min 离心，离心 10min，取上清液 5μl 进 LC-MS 检测。

2. HPLC/TOF-MS 分析条件

（1）色谱条件

色谱柱为 Agilent Poroshell 120 SB-C18（4.6mm×100mm，2.7μm）；流动相为 0.1%甲酸水溶液（A）-乙腈（B）；流速为 1.0ml/min，分流比 3∶1；进样量为 5μl；进样高度 14mm；柱温为 45℃。

梯度洗脱程序见表 11.2。

表 11.2　梯度洗脱程序表

时间/min	流动相 A/%	流动相 B/%
0	95	5
3	30	70
20	0	100
25	0	100

（2）质谱条件

电喷雾离子源（Dual ESI），正离子模式检测；干燥气体气温为 350℃，干燥气体流速为 9L/min，雾化器压力 45psig，毛细管电压 4000V，碎裂电压 175V，Skimmer 65V，OCT 1RF Vpp 250V。以质心模式采集，采集速率 1.1Spectra/s，质量扫描范围 m/z 50～1050。采用校正混合溶液（Agilent，USA，m/z 为 121.050873、922.009798）作为锁定质量（Lockmass）。

3. 数据处理

使用 Agilent Qualitative Analysis B.04.00 软件中 Molecular Feathers Extraction（MFE）功能原始数据中化合物信息进行提取，并计算其精确分子量。再用 Agilent MPP 12.0 软件进行色谱峰匹配，数据采用 Agilent MPP 12.0 软件进行单因素方差分析、倍数检验和 PCA 分析，筛选出 $P<0.05$、$f>2$ 的生物标志物。

4. 血浆样品结果分析

采用所建立的样品处理方法和液质联用条件对血浆样品进行分析，精密度和重现性考察结果符合要求。在此条件下，得到的空白组、模型组、布洛芬阳性药组和天麻总苷高、中、低剂量组各组轮廓代谢图谱图 11.3。

5. 天麻总苷组 PCA 分析结果

PCA 的主要目的是使多维数据降维，最终用平面图形简化表示，通过这种平面化降维处理可以明显观察到样本在图形中的分布情况，了解数据的变化趋势，从而筛选出差异生物标志物。PCA 不仅可以简化庞大的数据，还能保持原始数据所代表的信息，避免手动处理的复杂性和耗时性，在代谢组学数据处理中起着至关重要的作用。本实验采用 Agilent MPP 12.0 软件进行峰匹配、峰提取和归一化处理，再对所得的数据进行 PCA 分析，结果如图 11.4。

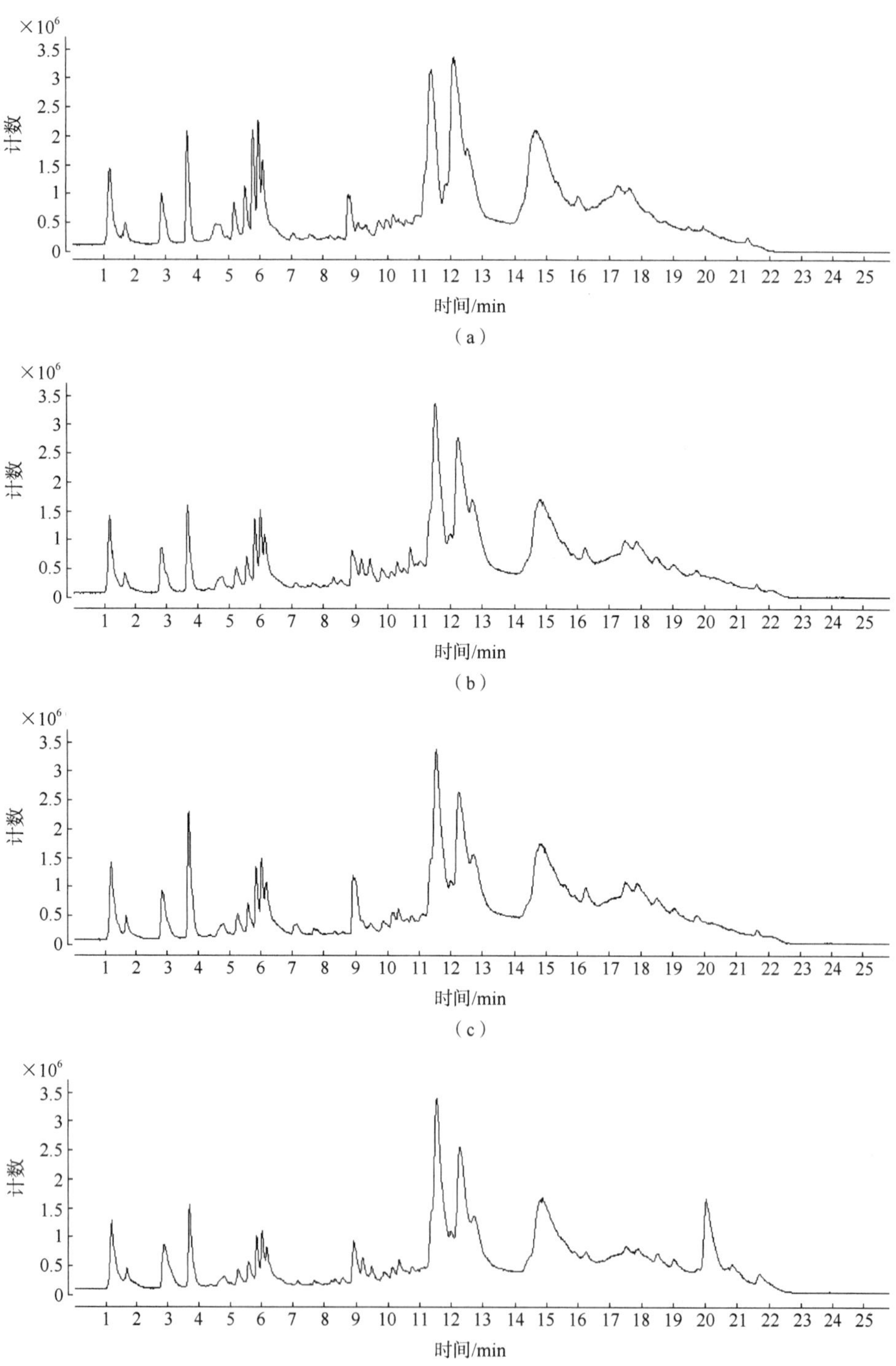

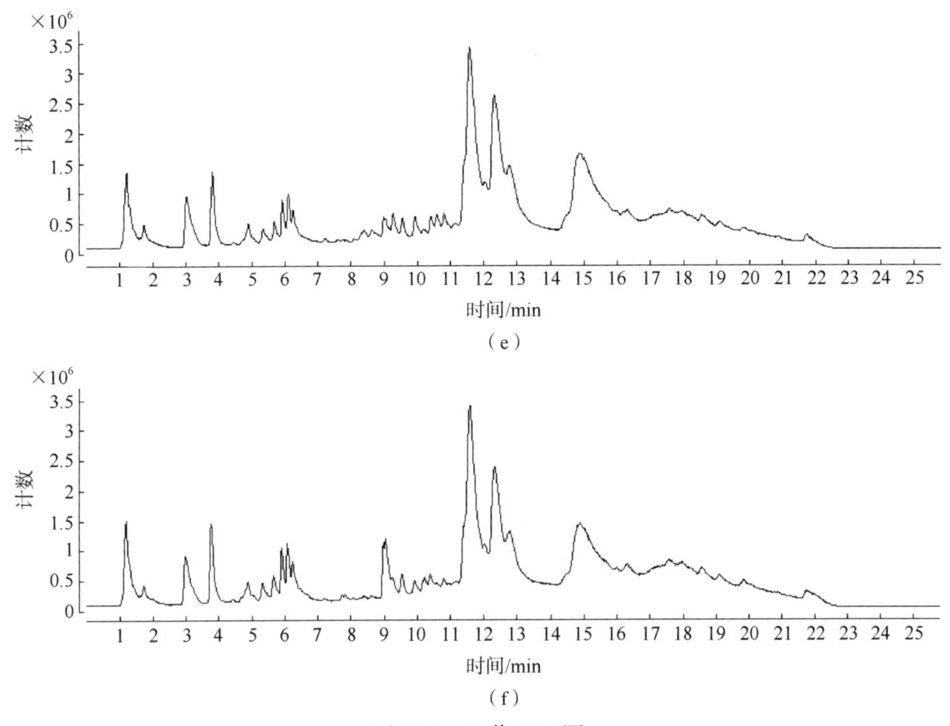

图 11.3 血浆 TIC 图

（a）空白组；（b）模型组；（c）布洛芬阳性药组；（d）天麻总苷高剂量组；（e）天麻总苷中剂量组；（f）天麻总苷低剂量组

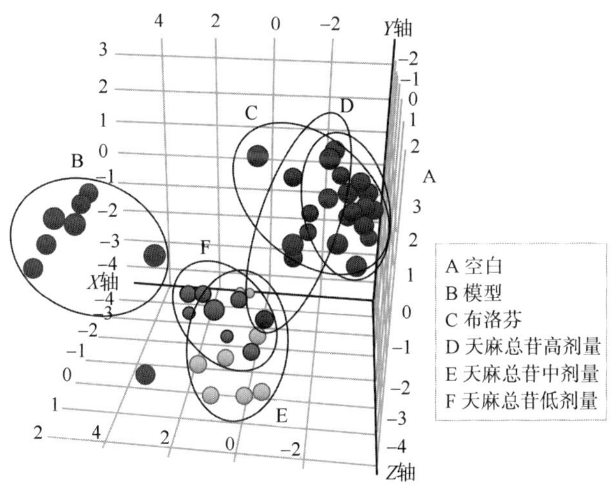

图 11.4 主成分分析图

对空白组、模型组、布洛芬阳性药组和天麻总苷高、中、低剂量组进行主成分分析，由 PCA 图可看出各给药组、模型组、空白组得到较好的分离，组分各剂量都有一定效果，布洛芬阳性药组和天麻总苷高剂量组与空白组更为靠近，说明高剂量的组分效果最好。

6. 潜在生物标记物鉴定

采用 PCA 结合 *T* 检验或方差分析及倍数检验等统计分析方法，筛选出组间具有显著性差异（$P<0.05$，$f>2$）的化合物，对具有显著性差异的化合物进行鉴定。使用 Agilent MPP12.0

软件中 ID Browsers 进行谱库匹配（Mentlin）及分子式生成，得到其可能结果和化合物，再结合 KEGG、HMDB 等代谢物数据库进行辅助检索，最终得到代谢物的初步鉴定结果，结果见表 11.3。

表 11.3　天麻总苷类有效组分治疗偏头痛的潜在生物标志物

序号	保留时间/min	精确分子量	分子式	变化趋势（与模型组比较）	鉴定结果
1	1.237	131.0700	$C_4H_9N_3O_2$	↓	Creatine（肌酸）
2	1.975	131.0934	$C_6H_{13}NO_2$	↑	L-Isoleucine（L-异亮氨酸）
3	7.066	129.0574	C_9H_7N	↑	Isoquinoline（异喹啉）
4	1.290	111.0439	$C_{26}H_{29}NO_2$	↑	Cytosine（胞嘧啶）
5	10.409	300.2089	$C_{20}H_{28}O_2$	↓	9, 13-di-*cis*-retinoic acid

7. 潜在生物标志物相关代谢途径及其生物学意义研究

KEGG 数据库是一个联系基因组信息和功能信息的知识库，通过在线代谢物数据库的查询分析结果如下：

（1）精氨酸和脯氨酸代谢通路

本实验得到 5 个天麻总苷类有效组分治疗偏头痛的潜在生物标志物，其中 Creatine 作用在精氨酸和脯氨酸代谢通路，与头痛有着密切关系[1]。Creatine 的变化引起通路中一氧化氮合酶的变化，一氧化氮合酶催化左旋精氨酸代谢为一氧化氮，一氧化氮是头痛过程中重要的血管活性物质又是重要的神经递质，所以天麻总苷类有效组分通过调控 Creatine 的变化，从而调节一氧化氮合酶催化左旋精氨酸代谢为一氧化氮，达到抗偏头痛的作用。初步确定天麻总苷类有效组分治疗头痛的作用机制与精氨酸和脯氨酸代谢通路有关见图 11.5。

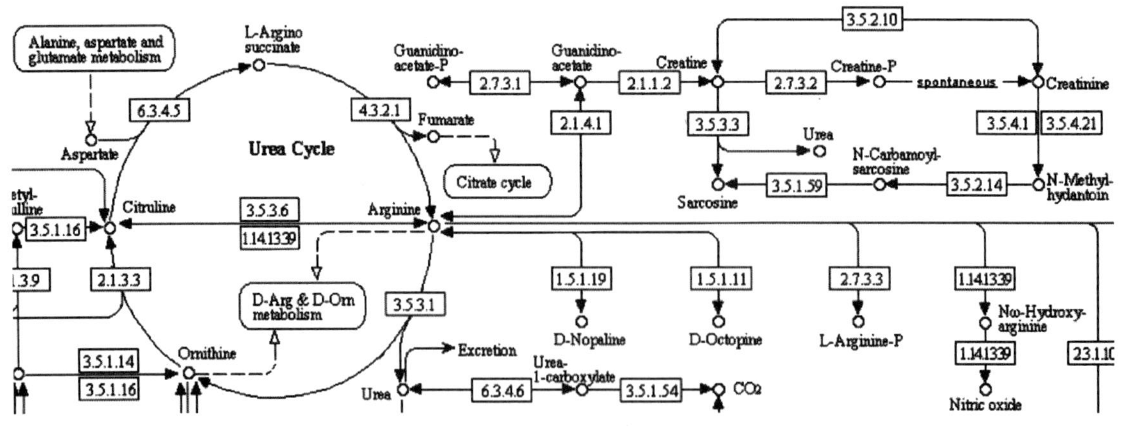

图 11.5　精氨酸和脯氨酸代谢通路（一氧化氮合成和代谢部分通路）

（2）氨基酸代谢

本实验得到 5 个天麻总苷类有效组分治疗偏头痛的潜在生物标志物，其中 L-Isoleucine 作用在氨基酸代谢通路，与头痛有着密切关系[2]。L-Isoleucine（L-异亮氨酸）引起大脑 5-HT 和多巴胺的变化，5 羟色胺和多巴胺是重要的神经递质，在偏头痛过程中起着至关重要的作用，本研究结果显示，模型组血浆中 L-Isoleucine 含量有所降低，说明大鼠体内氨基酸代谢发生异常，给予天麻总苷类组分干预后这种异常变化有所减弱，说明天麻总苷类组分调节了偏头痛大鼠体内氨基酸的异常代谢。

（三）小结

通过采用硝酸甘油诱导大鼠偏头痛模型，以代谢组学技术为研究手段，对天麻总苷类组分的药理机制进行研究。综合药理实验结果，可以筛选出天麻总苷类有效组分的高剂量药效突出。在治疗偏头痛作用机制研究中可以得出天麻总苷类有效组分的多靶点作用模式，所调控的相关潜在生物标志物主要存在于精氨酸和脯氨酸代谢通路及氨基酸代谢中，可推断天麻总苷类有效组分通过精氨酸和脯氨酸代谢及氨基酸代谢等途径直接或间接的起到治疗偏头痛的作用。

第三节　基于代谢组学的天麻多糖类组分药效作用机制初步研究

（一）实验材料

1. 仪器与设备

Agilent-1100 型高效液相色谱仪（DAD 检测器，美国安捷伦科技有限公司）；Agilent TOF G1969A（ESI 电离源接口，美国安捷伦科技有限公司）；LEGEND MICRO 17R 型低温高速离心机（Thermo Fisher Scientific）。

2. 药物与试剂

天麻药材（购于大连民大中药有限公司，批号为：C140135，经辽宁中医药大学翟延君教授鉴定为兰科植物天麻 *Gastrodia elata* B1.的干燥根）；硝酸甘油注射液规格 5mg/ml（北京益民药业有限公司，批号：20140729）；乙腈（质谱级 J. T. Baker 公司）。

3. 实验动物

健康昆明种雄性大鼠 48 只，体重 200g±20g，购于辽宁长生生物技术有限公司，动物许可证号 SCXK（辽）2014—0022。大鼠于室温 20℃±2℃，相对湿度 50%～60%的空调室内颗粒饲料喂养，自由饮水，适应性饲养 3～4d 后用于实验。

（二）实验方法与结果

1. 血清供试品溶液制备

（1）血清样品制备

SD 雄性大鼠（200g±20g）48 只，随机分成 6 组，空白组、模型组、布洛芬阳性药组和天麻多糖低、中、高剂量组（灌胃 0.9g/kg、2.7g/kg、8.1g/kg），于造模前预防灌胃给药 10d，每天 1 次，于第 7 天末次给药 30min 后，空白对照组注射生理盐水，其余各组皮下注射硝酸甘油注射液（10mg/kg）复制偏头痛模型，造模 3d。于最后一天造模 30min 后，各组大鼠分别摘眼球取血，血浆静置后离心，3000r/min，离心 15min，取上清液置−20℃冰箱保存，备用。

（2）血清样品前处理

样品室温解冻，取 200μl 血浆样品加入 4 倍量乙腈，涡旋 3min，4℃条件下 10000r/min 离心，离心 10min，取上清液，用氮气吹干仪吹干，加入 100μl 甲醇复溶，4℃条件下 10000r/min 离心，离心 10min，取上清液 5μl 进 LC-MS 检测。

2. HPLC/TOF-MS 分析条件

（1）色谱条件

色谱柱为 Agilent Poroshell 120 SB-C18（4.6mm×100mm，2.7μm）；流动相为 0.1%甲酸水溶液（A）-乙腈（B）；流速为 1.0ml/min，分流比 3∶1；进样量为 5μl；进样高度 14mm；柱温为 45℃。

梯度洗脱程序见表 11.4。

表 11.4　梯度洗脱程序表

时间/min	流动相 A/%	流动相 B/%
0	95	5
3	30	70
20	0	100
25	0	100

（2）质谱条件

电喷雾离子源（Dual ESI），正离子模式检测；干燥气体气温为 350℃，干燥气体流速为 9L/min，雾化器压力 45psig，毛细管电压 4000V，碎裂电压 175V，Skimmer 65V，OCT 1RF Vpp 250V。以质心模式采集，采集速率 1.1Spectra/s，质量扫描范围 m/z 50～1050。采用校正混合溶液（Agilent，USA，m/z 为 121.050873、922.009798）作为锁定质量（Lockmass）。

3. 数据处理

使用 Agilent Qualitative Analysis B.04.00 软件 Molecular Feathers Extraction（MFE）功能原始数据中化合物信息进行提取，并计算其精确分子量。再用 Agilent MPP 12.0 软件进行色谱峰匹配，数据采用 Agilent MPP 12.0 软件进行单因素方差分析、倍数检验和 PCA 分析，筛选出 $P<0.05$、$f>2$ 的生物标志物。

4. 血浆样品结果分析

采用所建立的样品处理方法和液质联用条件对血浆样品进行分析，精密度和重现性考察结果符合要求。在此条件下，得到的空白组、模型组、布洛芬阳性药组和天麻多糖高、中、低剂量组各组轮廓代谢图谱图 11.6。

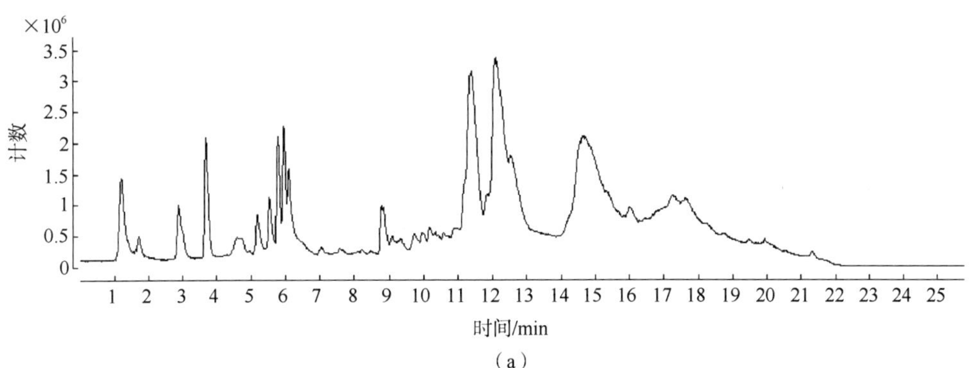

×10^6
3.5
3
2.5
2
1.5
1
0.5
0
计数
1 2 3 4 5 6 7 8 9 10 11 12 13 14 15 16 17 18 19 20 21 22 23 24 25
时间/min

×10^6
3.5
3
2.5
2
1.5
1
0.5
0
计数
1 2 3 4 5 6 7 8 9 10 11 12 13 14 15 16 17 18 19 20 21 22 23 24 25
时间/min

×10^6
3.5
3
2.5
2
1.5
1
0.5
0
计数
1 2 3 4 5 6 7 8 9 10 11 12 13 14 15 16 17 18 19 20 21 22 23 24 25
时间/min

×10^6
3.5
3
2.5
2
1.5
1
0.5
0
计数
1 2 3 4 5 6 7 8 9 10 11 12 13 14 15 16 17 18 19 20 21 22 23 24 25
时间/min

（a）

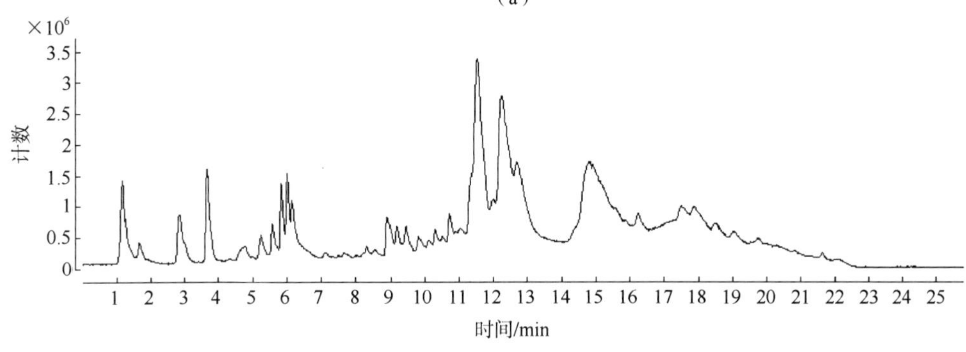

（b）

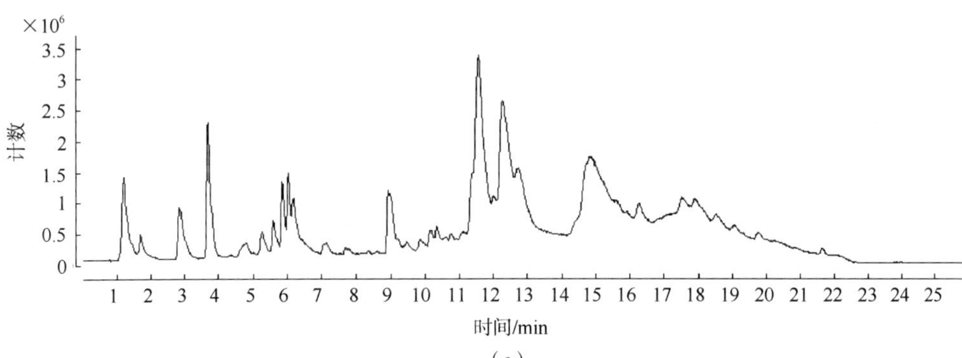

（c）

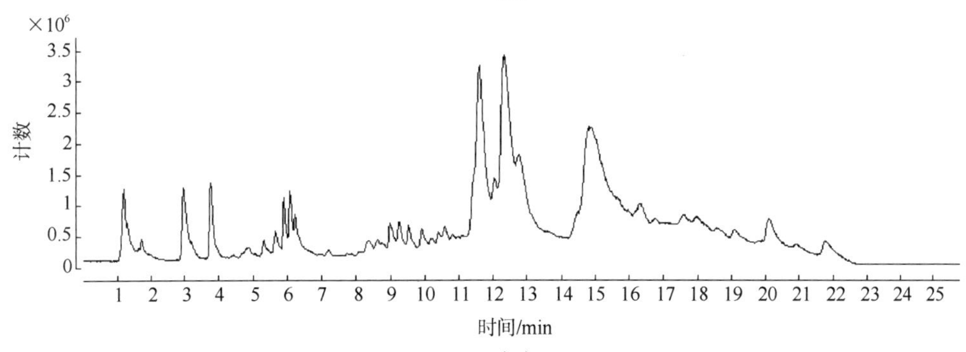

（d）

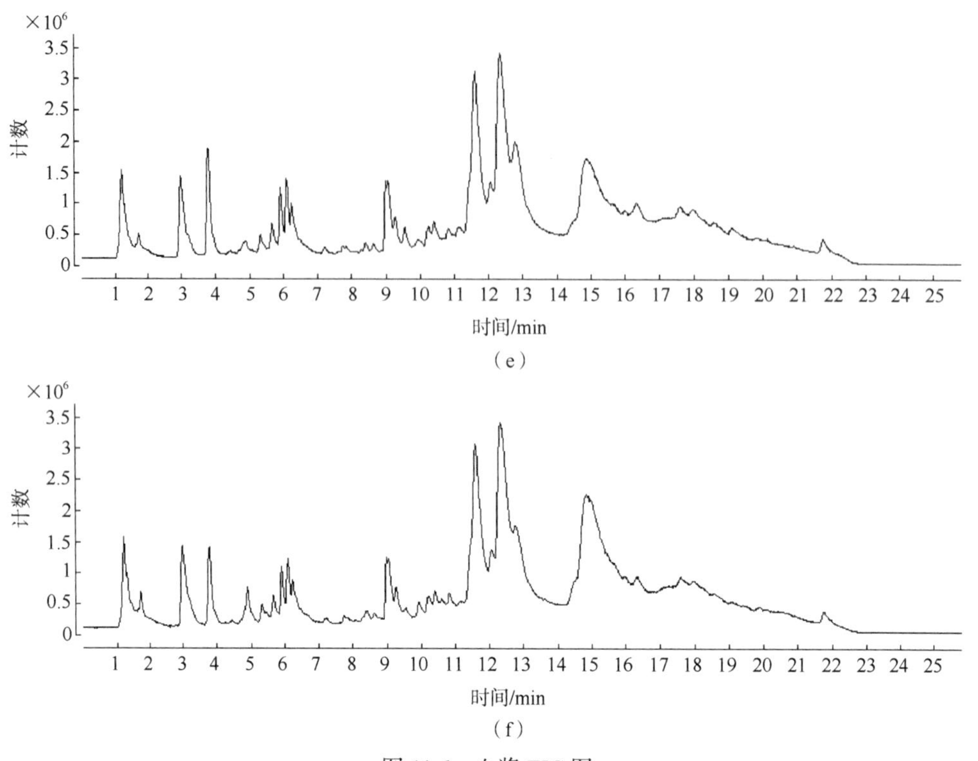

图 11.6 血浆 TIC 图

（a）空白组；（b）模型组；（c）布洛芬阳性药组；（d）天麻多糖高剂量组；（e）天麻多糖中剂量组；（f）天麻多糖低剂量组

5. 天麻多糖组 PCA 分析结果

PCA 的主要目的是使多维数据降维，最终用平面图形简化表示，通过这种平面化降维处理可以明显观察到样本在图形中的分布情况，了解数据的变化趋势，从而筛选出差异生物标志物。PCA 不仅可以简化庞大的数据，还能保持原始数据所代表的信息，避免手动处理的复杂性和耗时性，在代谢组学数据处理中起着至关重要的作用。本实验采用 Agilent MPP 12.0 软件进行峰匹配、峰提取和归一化处理，再对所得的数据进行 PCA 分析，结果如图 11.7。

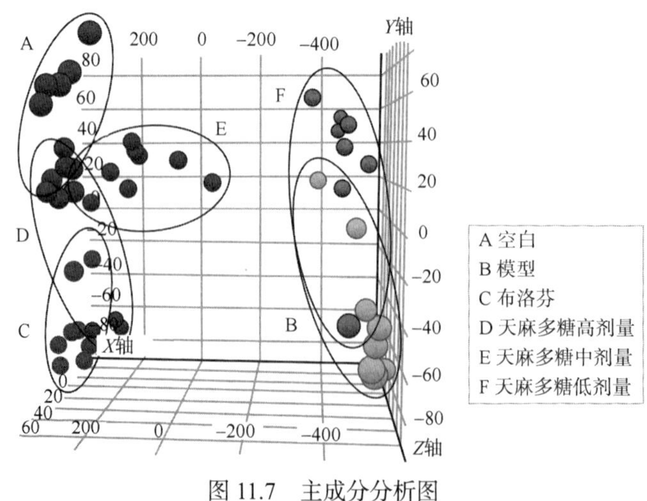

图 11.7 主成分分析图

对空白组、模型组、布洛芬阳性药组和天麻多糖高、中、低剂量组进行主成分分析，由PCA图可看出各给药组、模型组、空白组得到较好的分离，组分各剂量都有一定效果，天麻多糖高剂量组与空白组更为靠近，说明高剂量的组分效果最好。

6. 潜在生物标记物鉴定

采用PCA结合T检验或方差分析及倍数检验等统计分析方法，筛选出组间具有显著性差异（$P<0.05$、$f>2$）的化合物，对具有显著性差异的化合物进行鉴定。使用Agilent MPP 12.0软件中ID Browsers进行谱库匹配（Mentlin）及分子式生成，得到其可能结果和化合物，再结合KEGG、HMDB等代谢物数据库进行辅助检索，最终得到代谢物的初步鉴定结果，结果见表11.5。

表 11.5　天麻多糖有效组分治疗偏头痛的潜在生物标志物

序号	保留时间/min	精确分子量	分子式	变化趋势（与模型组比较）	鉴定结果
1	1.290	111.0439	$C_{26}H_{29}NO_2$	↑	Cytosine（胞嘧啶）
2	7.066	129.0574	C_9H_7N	↑	Isoquinoline（异喹啉）
3	8.8865	317.2932	$C_{18}H_{39}NO_3$	↑	Phytosphingosine（糖脂）
4	9.092	354.255	$C_{24}H_{34}O_2$	↓	Bufadienolide
5	9.725	298.1936	$C_{20}H_{26}O_2$	↓	Norethynodrel（异炔诺酮）
6	7.02	301.2989	$C_{18}H_{39}NO_2$	↑	Sphinganine（*D*-赤式-C18-二氢-*D*-神经鞘胺醇）
7	9.9990	414.2038	—	↓	Estra-1, 3, 5(10)-triene-3, 6alpha, 17beta-triol triacetate
8	11.190	329.3293	$C_{20}H_{43}NO_2$	↑	*N*，*N*-dimethyl-Safingol
9	12.123	495.3317	$C_{24}H_{50}NO_7P$	↑	PE（19:0/0:0）（1-十六酰-SN-丙三醇-磷酸胆碱）
10	21.810	539.5261	$C_{34}H_{69}NO_3$	↑	Cer（d18:0/16:0）
11	10.917	493.3166	$C_{24}H_{48}NO_7P$	↑	PE[19:1（9Z）/0:0]
12	14.609	523.3616	$C_{26}H_{54}NO_7P$	↑	PE（21:0/0:0）

7. 潜在生物标志物相关代谢途径及其生物学意义研究

KEGG数据库是一个联系基因组信息和功能信息的知识库，通过在线代谢物数据库的查询分析结果如下：

本实验得到12个天麻多糖类有效组分治疗偏头痛的潜在生物标志物，其中Phytosphingosine（糖脂）、Sphinganine（D-赤式-C18-二氢-D-神经鞘胺醇）、Cer（d18:0/16:0）作用靶点在鞘脂类代谢通路上，与鞘脂类代谢有关。它们的变化会引起体内鞘胺醇激酶1和鞘胺醇激酶2的变化，鞘胺醇激酶1和鞘胺醇激酶2催化鞘胺醇使其磷酸化成鞘胺醇-1-磷酸（SIP），S1P可以使IL-8对中性粒细胞的诱导趋化作用减弱，从而减轻炎症反应。偏头痛属于一种神经源性炎症疾病，鞘脂类的代谢与其有着密不可分的联系，初步确定天麻多糖类有效组分治疗头痛的作用机制与鞘脂类代谢通路有关，见图11.8。

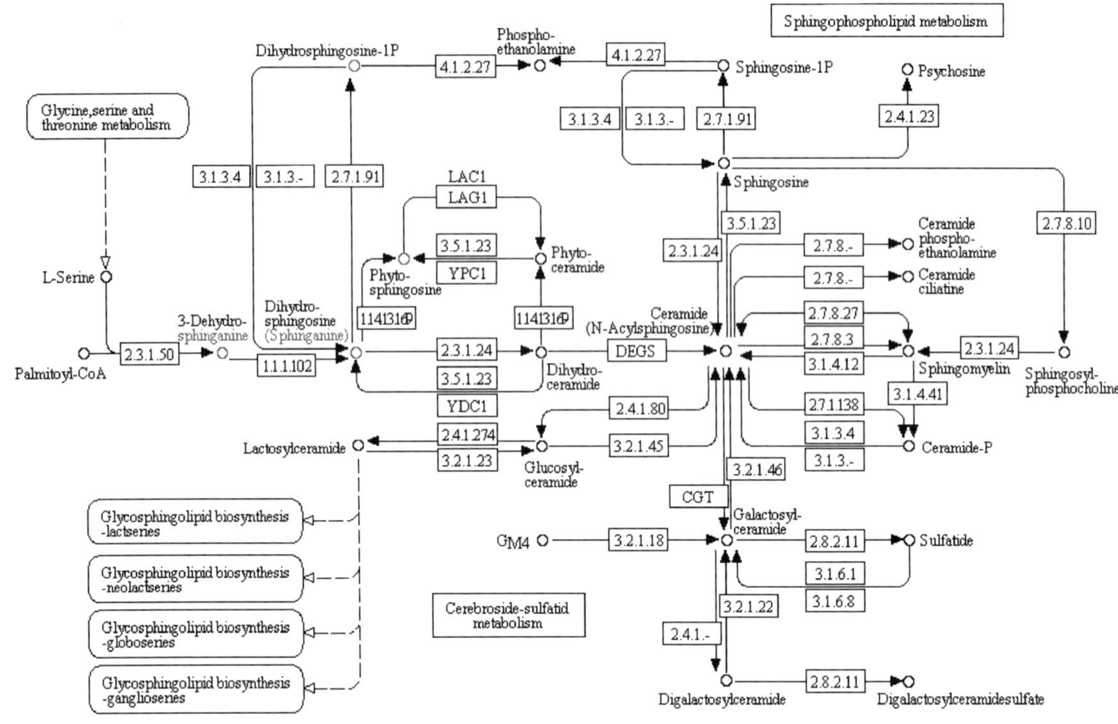

图 11.8 鞘脂类代谢通路

（三）小结

通过采用硝酸甘油诱导大鼠偏头痛模型，以代谢组学技术为研究手段，对天麻多糖类成分的药理机制进行研究。综合药理实验结果，可以筛选出天麻多糖有效组分的高剂量药效突出。在治疗偏头痛作用机制研究中可以得出天麻多糖类有效组分的多靶点作用模式，调控了 12 个代谢物小分子，所调控的相关潜在生物标志物主要存在于鞘脂类代谢通路中，可推断天麻多糖有效组分通过鞘脂类代谢途径可直接或间接的起到治疗偏头痛的作用。

第四节　基于代谢组学的川芎酚酸类组分药效作用机制初步研究

（一）实验材料

1. 实验动物

健康昆明种雄性大鼠 72 只，体重 200g±20g，购于辽宁长生生物技术有限公司，动物许可证号 SCXK（辽）2015—0022。大鼠于室温 20℃±2℃，相对湿度 50%～60%的空调室内颗粒饲料喂养，自由饮水，适应性饲养 3～4d 后用于实验。

2. 药物与试剂

川芎药材（购于大连民大中药有限公司，批号为：C140135，经辽宁中医药大学翟延君教授鉴定为伞形科植物川芎 *Ligusticum chuanxiong* Hort.的干燥根）；硝酸甘油注射液 5mg/ml（北京益民药业有限公司，批号：20150729）；生理盐水（吉林省都邦药业股份有限公司，批号：

1004280105）；大鼠 CGRP ELISA 检测试剂盒（上海朗顿生物科技有限公司）；大鼠 NO ELISA 检测试剂盒（上海朗顿生物科技有限公司）。

3. 仪器与设备

Agilent-1290 型高效液相色谱仪（DAD 检测器，美国安捷伦科技有限公司）；Agilent-6550 Q-TOF（ESI 电离源接口，美国安捷伦科技有限公司）；LEGEND MICRO 17R 型低温高速离心机（Thermo Fisher Scientific）。

（二）实验方法与结果

1. 血浆供试品溶液制备

（1）血浆样品制备

SD 雄性大鼠（200g±20g）72 只，随机分成 9 组，空白组、模型组、布洛芬阳性药组和川芎酚酸低、中、高剂量组（灌胃 0.9g/kg、2.7g/kg、8.1g/kg），川芎挥发油低、中、高剂量组（灌胃 0.9g/kg、2.7g/kg、8.1g/kg），于造模前预防灌胃给药 7d，每天 1 次，于第 6 或 7 天末次给药 30min 后，空白对照组注射生理盐水，其余各组皮下注射硝酸甘油注射液（10mg/kg、15mg/kg）复制偏头痛模型。于第 7 天造模 30min 后，各组大鼠分别摘眼球取血，血浆静置 30min 后离心，3000r/min，离心 15min，取上清液置−80℃冰箱保存，备用。（注：以成人药典剂量的 0.018 倍作为 200g 大鼠的低剂量给药剂量）

采用 ELISA 法测定每组大鼠血浆中 CGRP、NO、5-HT、DA 和 NE 的含量，操作方法严格按照试剂盒说明书进行测定。

（2）血浆样品前处理

样品室温解冻，取 200μl 血浆样品加入 4 倍量甲醇，涡旋 3min，4℃条件下 12000r/min 离心，离心 10min，取上清液，用氮气吹干仪吹干，加入 200μl 甲醇复溶，4℃条件下 12000r/min 离心，离心 10min，取上清液进 UPLC-MS 检测。

2. UPLC-Q-TOF-MS/MS 分析条件

（1）色谱条件

色谱柱为 Eclipse Plus C18（2.1mm×50mm，1.8μm）；流动相为 0.1%甲酸水溶液（A）-乙腈（B）；流速为 0.6ml/min；进样量为正离子 0.1μl，负离子 1μl；进样高度 14mm；柱温为 40℃。

梯度洗脱程序见表 11.6、表 11.7。

表 11.6　正离子梯度洗脱程序表

时间/min	流动相 A/%	流动相 B/%
0	97	3
2	97	3
5	70	30
10	55	45
20	45	55
25	20	80
28	0	100

表 11.7 负离子梯度洗脱程序表

时间/min	流动相 A/%	流动相 B/%
0	97	3
1	97	3
2	80	20
3	77	23
4	65	35
7	55	45
10	55	45
14	30	70
17	15	85
19	0	100

（2）质谱条件

电喷雾离子源（ESI），正、负离子模式检测，干燥气体流速为 13L/min，干燥气体温度为 225℃，毛细管电压（Vcap）分别为正（4000V）、负（3500V），雾化器压力为 20psig，Skimmer 65V，OCTIRF Vpp 为 750V，m/z 范围为 100～1500，采用校正混合溶液（Agilent，USA，m/z 为 121.050873、922.009798）作为锁定质量（Lockmass）。

3. 数据处理

使用 Agilent Qualitative Analysis B.04.00 软件 Molecular Feathers Extraction（MFE）功能原始数据中化合物信息进行提取，并计算其精确分子量。再用 Agilent MPP 12.0 软件进行色谱峰匹配，数据采用 Agilent MPP 12.0 软件进行单因素方差分析、倍数检验和 PCA 分析，筛选出 $P<0.05$、$f>2$ 的生物标志物。

4. 血浆样品结果分析

采用所建立的样品处理方法和液质联用条件对血浆样品进行分析,精密度和重现性考察结果符合要求。在此条件下，得到的空白组、模型组、布洛芬阳性药组和川芎酚酸高、中、低剂量组各组正、负离子轮廓代谢图谱见图 11.9、图 11.10。

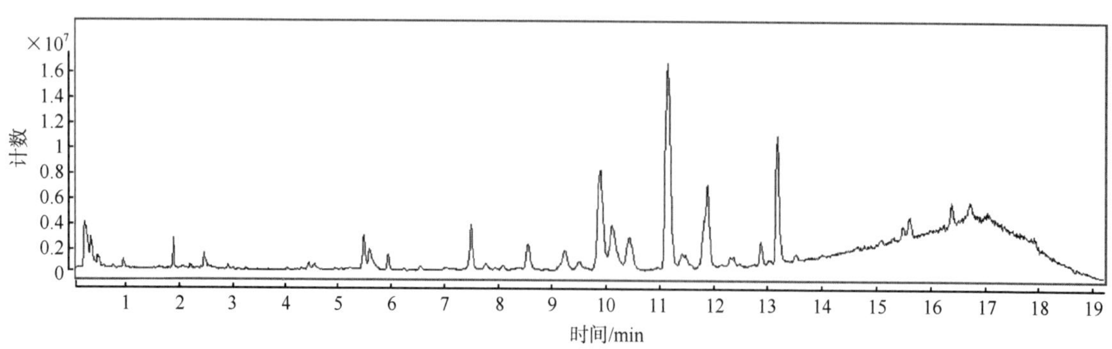

（a）

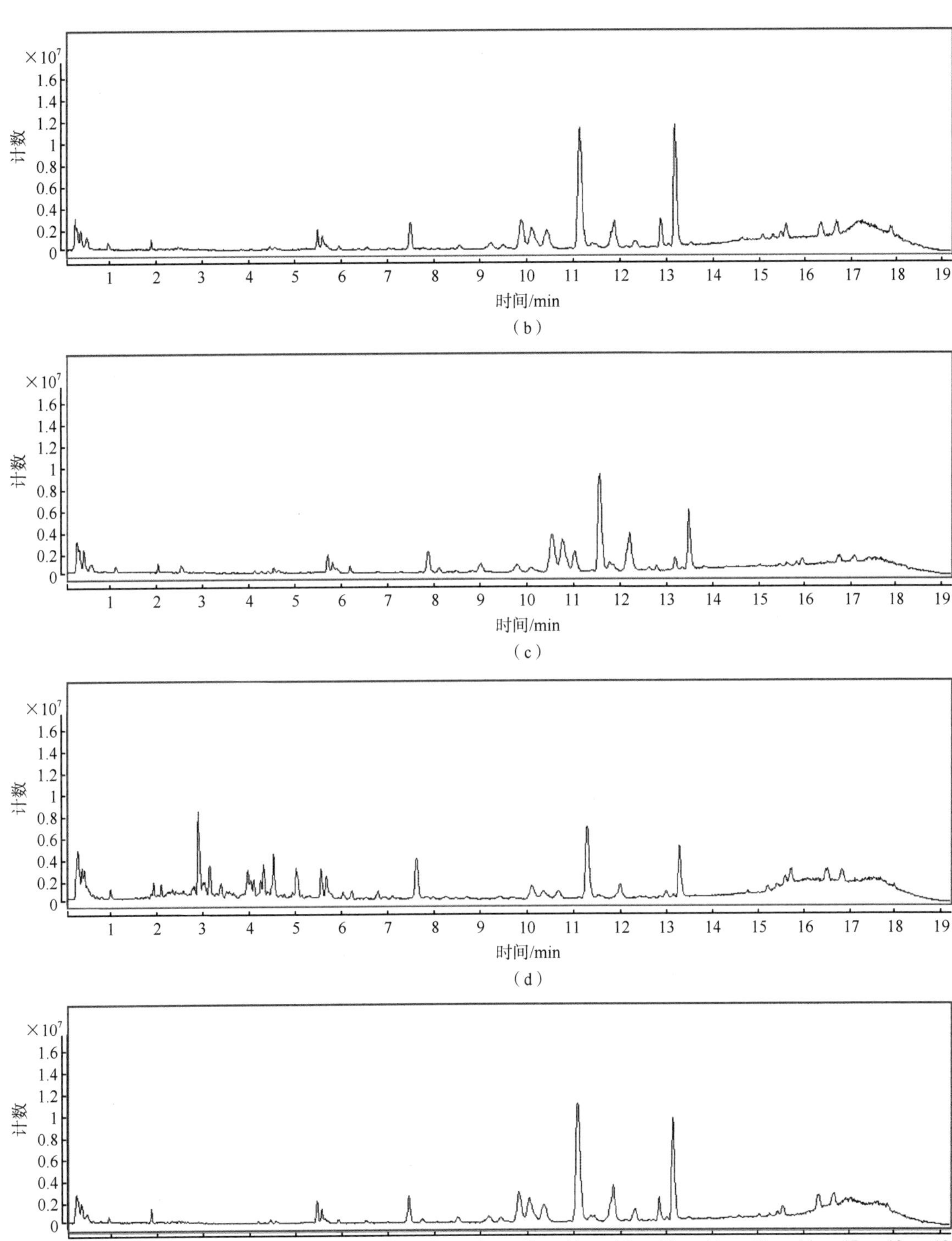

（b）

（c）

（d）

（e）

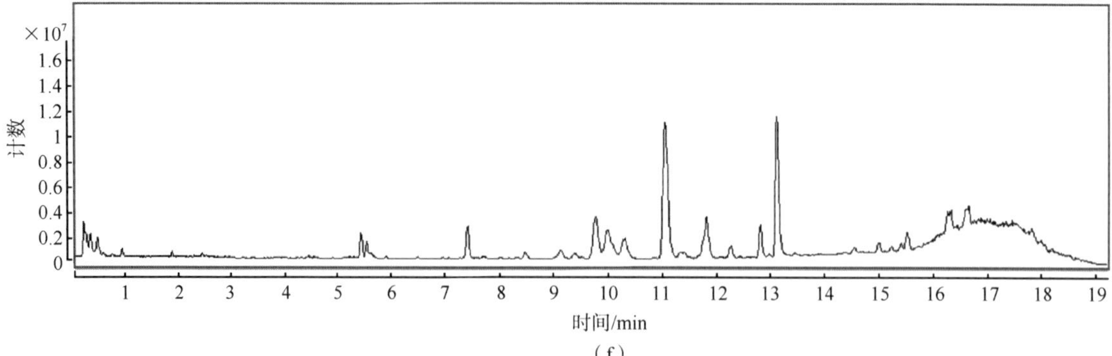

（f）

图 11.9 正离子模式血浆 TIC 图

（a）空白组；（b）模型组；（c）布洛芬阳性药组；（d）川芎酚酸高剂量组；（e）川芎酚酸中剂量组；（f）川芎酚酸低剂量组

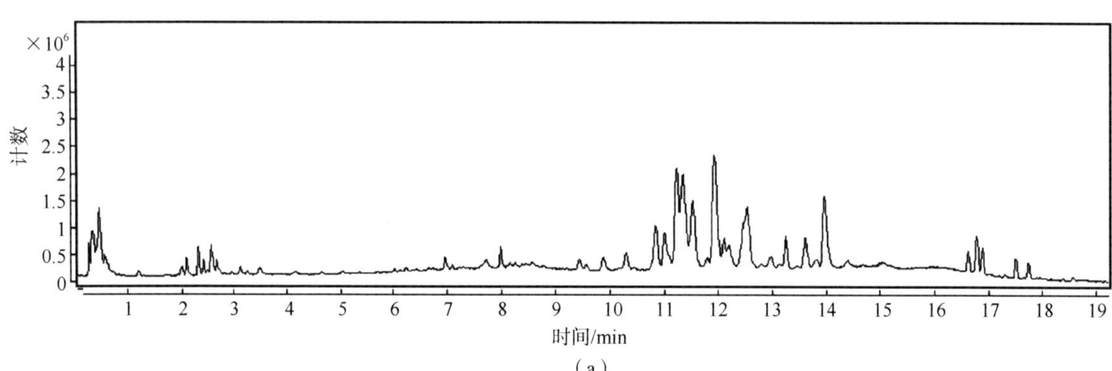

（a）

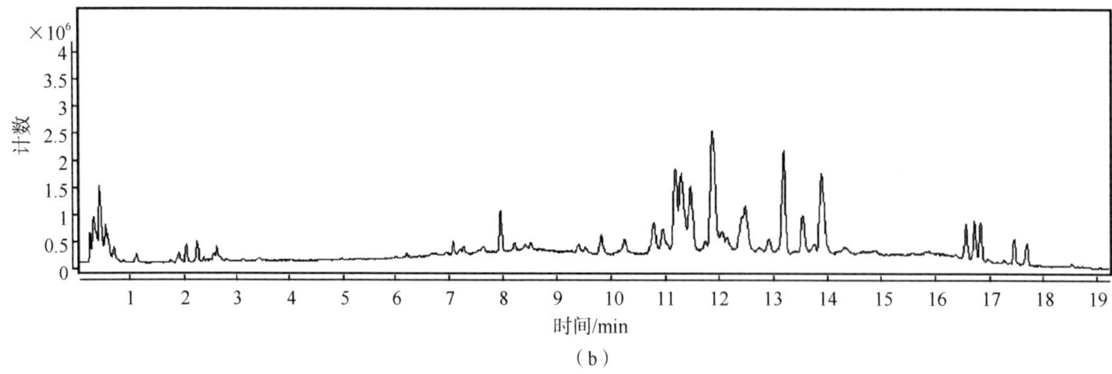

（b）

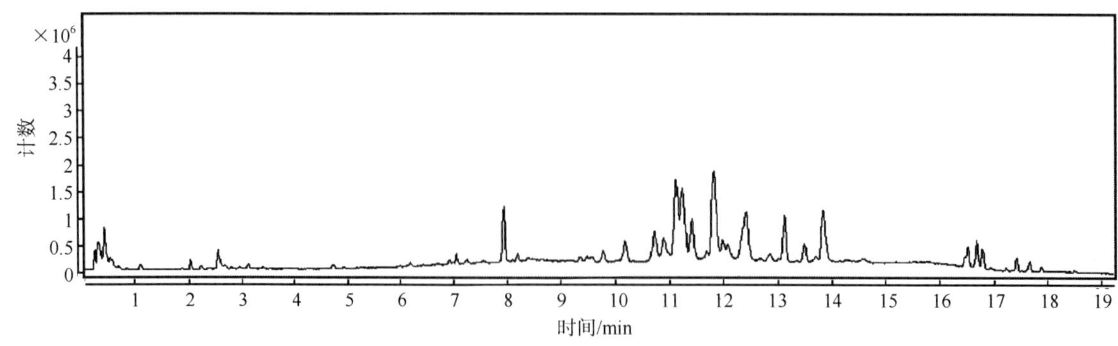

（c）

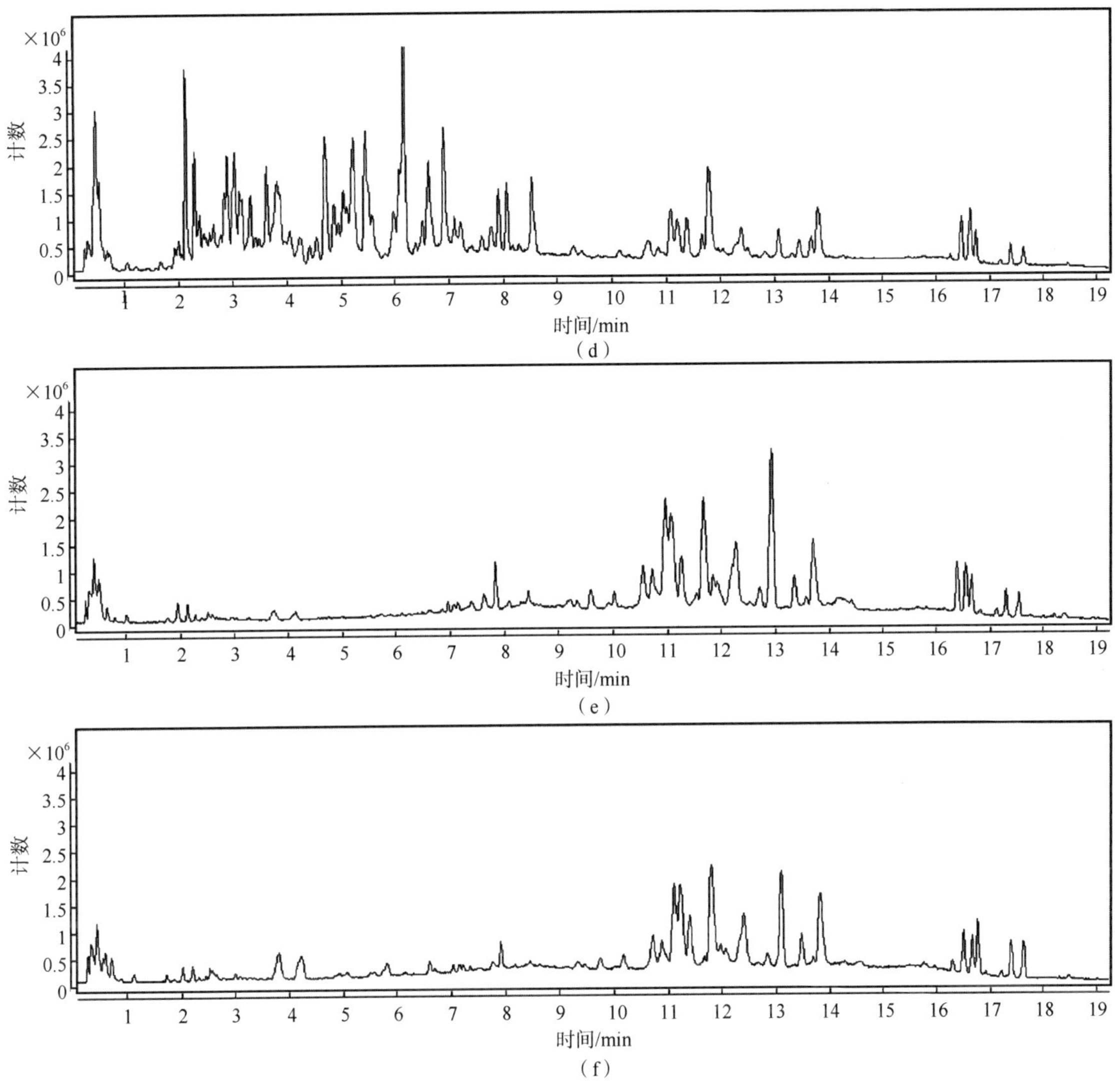

（d）

（e）

（f）

图 11.10　负离子模式血浆 TIC 图

（a）空白组；（b）模型组；（c）布洛芬阳性药组；（d）川芎酚酸高剂量组；（e）川芎酚酸中剂量组；（f）川芎酚酸低剂量组

5. Agilent MPP 12.6 数据分析

（1）PCA 分析

通过 MPP 软件对空白组、模型组、布洛芬组、川芎酚酸高剂量组、川芎酚酸中剂量组、川芎酚酸低剂量组进行分析，结果见图 11.11、图 11.12（空白组、模型组、布洛芬阳性药组、川芎酚酸高剂量组、川芎酚酸中剂量组、川芎酚酸低剂量组）。由图可以看出空白组、模型组、给药组数据基本分开，具有显著差异性。

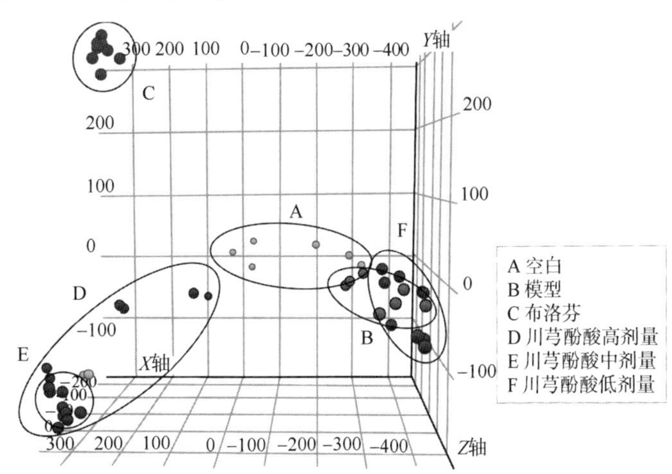

图 11.11　正离子川芎酚酸主成分分析图

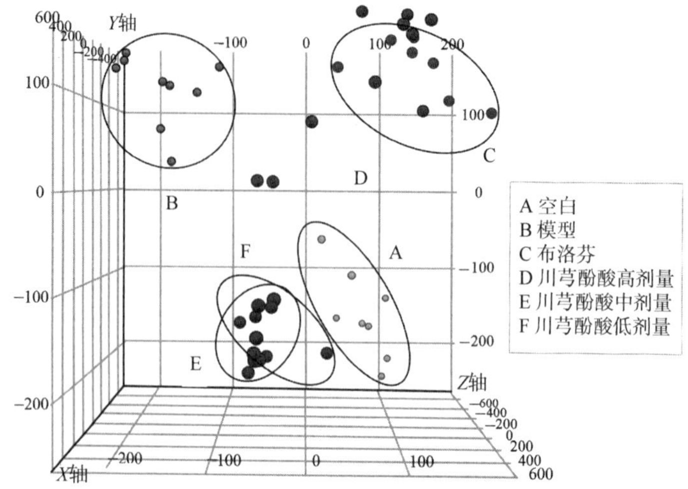

图 11.12　负离子川芎酚酸主成分分析图

（2）聚类分析结果

分别对各组进行聚类分析，可得到各组间关系的远近程度，图中化合物的颜色代表物质含量的高低，聚类分析结果如图 11.13、图 11.14。通过聚类分析图可以看出，在正离子模式下川芎酚酸中剂量组和高剂量组与空白组接近，川芎酚酸低剂量组与模型组比较接近。由此可知随着给药剂量的增大，给药组逐渐向空白组靠近。在负离子模式下通过聚类分析得知空白组为一类，酚酸高中低为一类，模型阳性药组为一类，随着给药剂量的增大，与模型组的距离也逐渐增大。

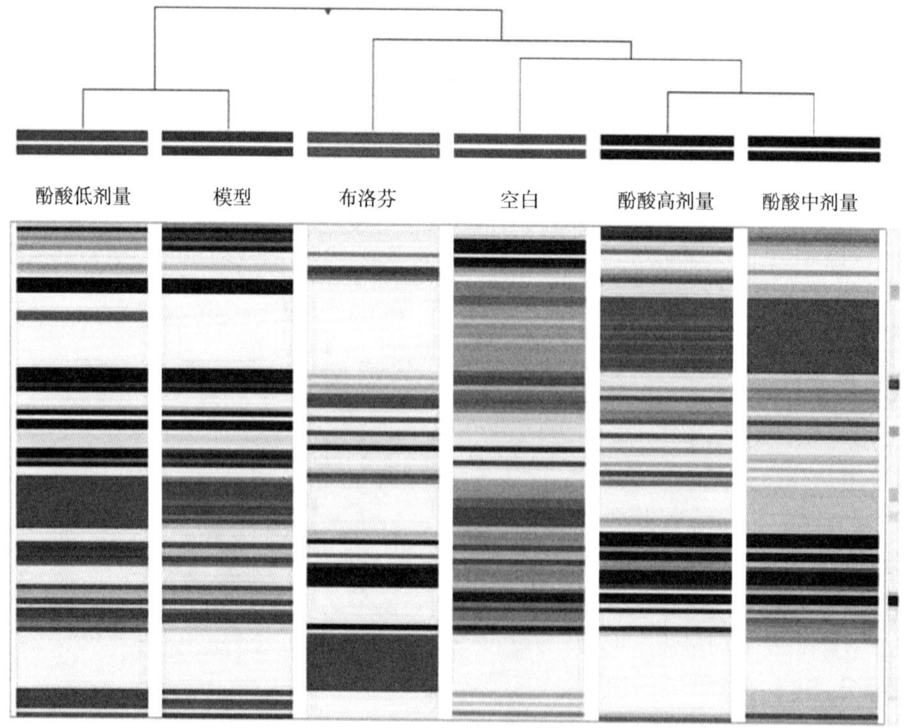

图 11.13　正离子川芎酚酸聚类分析图

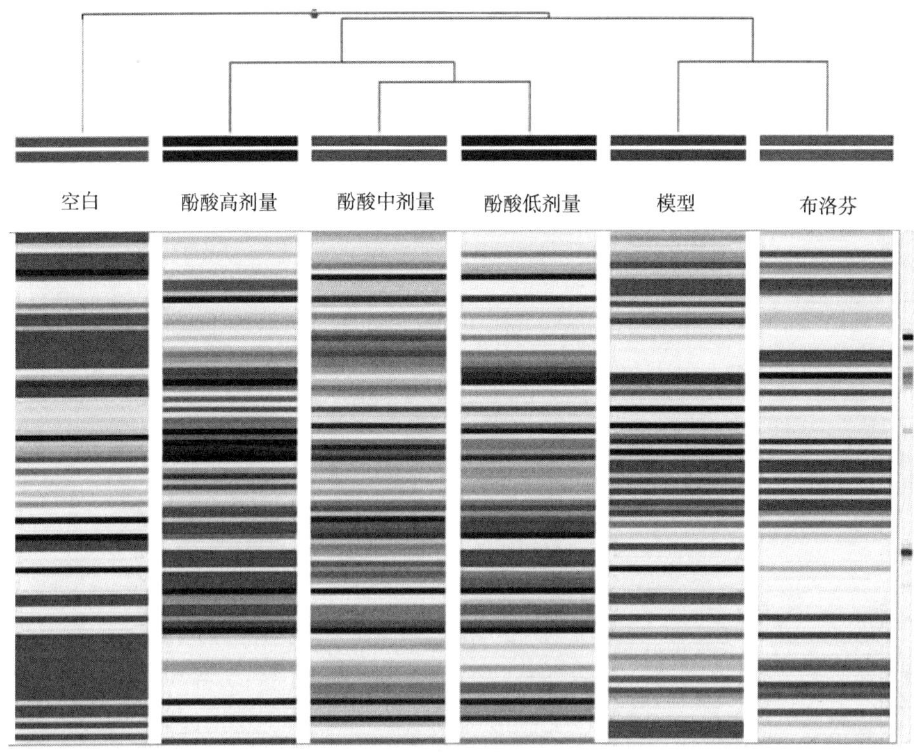

图 11.14 负离子川芎酚酸聚类分析图

6. 潜在生物标记物鉴定

采用 PCA 结合 T 检验或方差分析及倍数检验等统计分析方法，筛选出组间具有显著性差异($P<0.05$, $f>2$)的化合物，对具有显著性差异的化合物进行鉴定。使用 Agilent MPP12.0 软件中 ID Browsers 进行谱库匹配（Mentlin）及分子式生成，得到其可能结果和化合物，再结合 KEGG、HMDB 等代谢物数据库进行辅助检索，最终得到代谢物的初步鉴定结果见表 11.8。

表 11.8 川芎酚酸类有效组分治疗偏头痛的潜在生物标志物

序号	保留时间/min	精确分子量	分子式	离子模式	鉴定结果
1	0.465	131.0700	$C_6H_{13}NO_2$	+	L-Isoleucine（L-异亮氨酸）
2	6.701	465.3090	$C_{26}H_{43}NO_6$	–	Glycocholic
3	7.663	408.2876	C_9H_7N	–	Cholic acid
4	9.025	379.2488	$C_{18}H_{38}NO_5P$	–	Sphingosine-1-phosphate
5	12.195	302.2246	$C_{20}H_{30}O_2$	+	Eicosapentaenoic acid
6	12.552	320.2251	$C_{20}H_{32}O_3$	–	（±）12-HETE
7	16.089	328.2402	$C_{22}H_{32}O_3$	–	Docosahexaenoic
8	16.246	304.2402	$C_{20}H_{32}O_2$	–	Arachidonic acid

通过潜在生物标志物的二级谱图与 HMDB 库中二级谱图对比发现其主要碎片离子几乎相同，进一步确定了鉴定结果的可靠性，见图 11.15 至图 11.22。

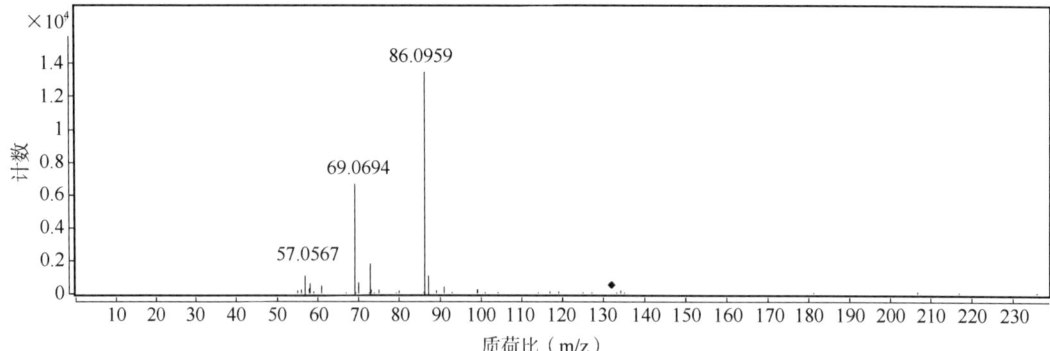

图 11.15 L-Isoleucine（L-异亮氨酸）碎片离子图

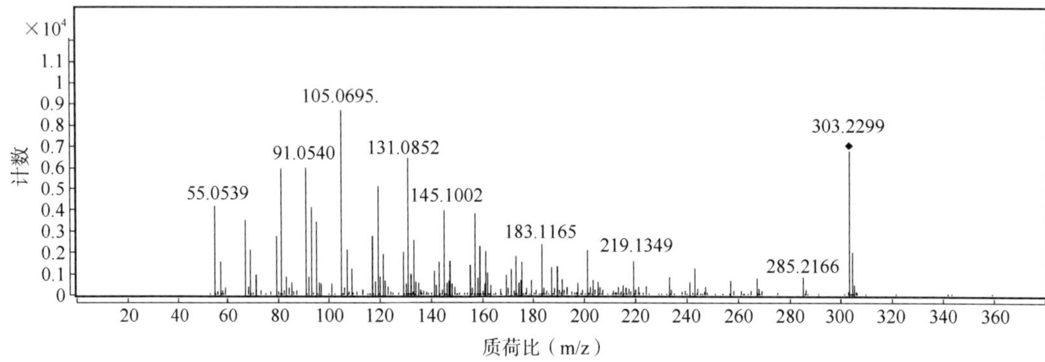

图 11.16 Glycocholic 碎片离子图

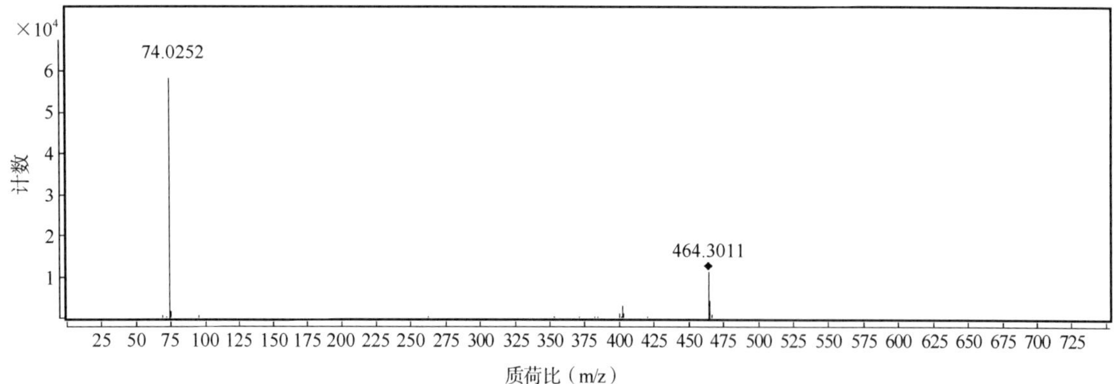

图 11.17 Cholic acid 碎片离子图

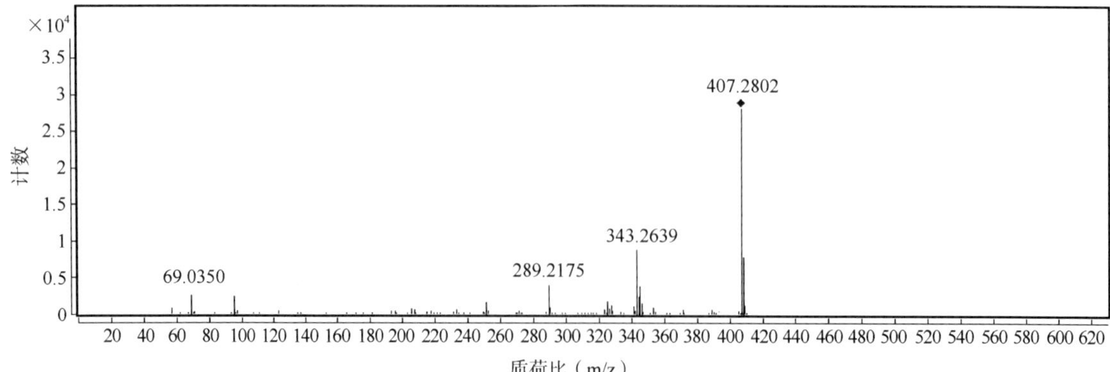

图 11.18 Sphingosine-1-phosphate 碎片离子图

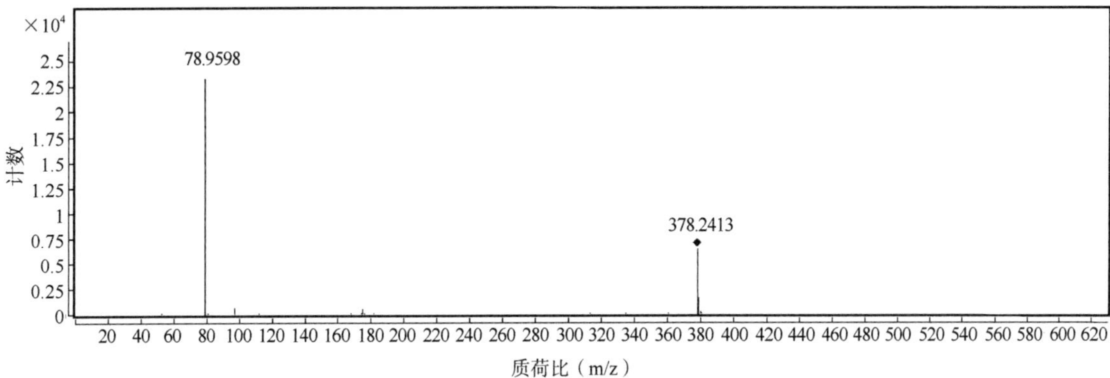

图 11.19　Eicosapentaenoic acid 碎片离子图

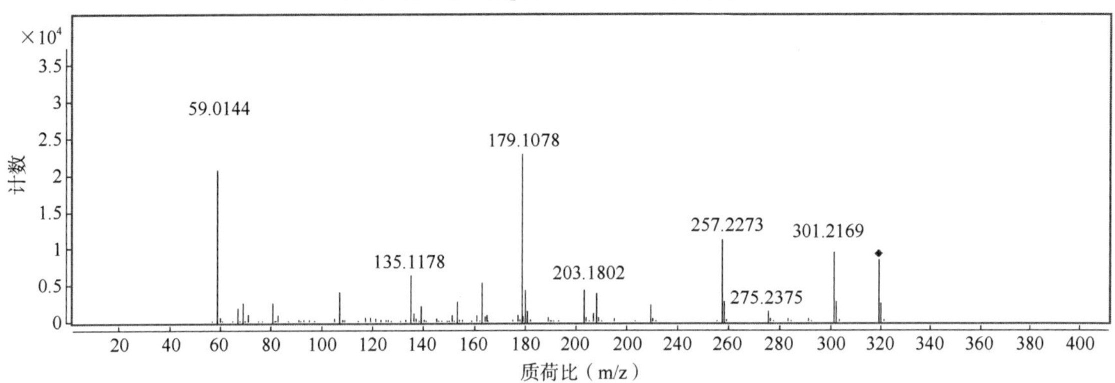

图 11.20　（±）12-HETE 碎片离子图

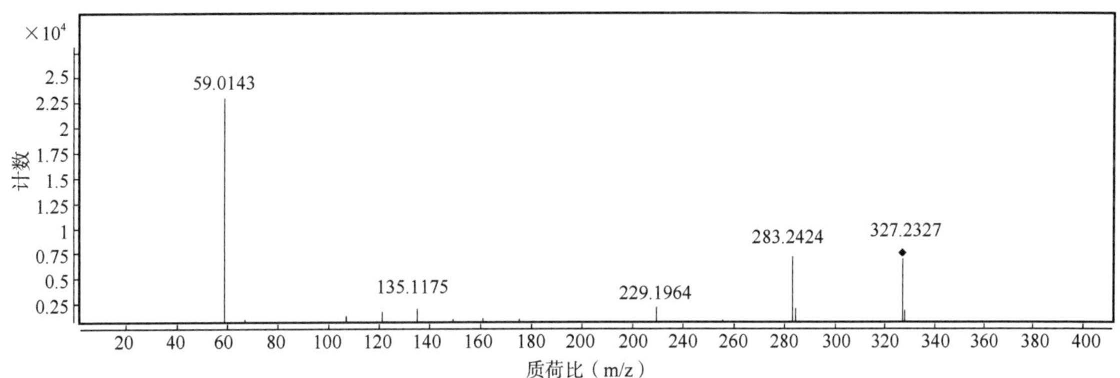

图 11.21　Docosahexaenoic 碎片离子图

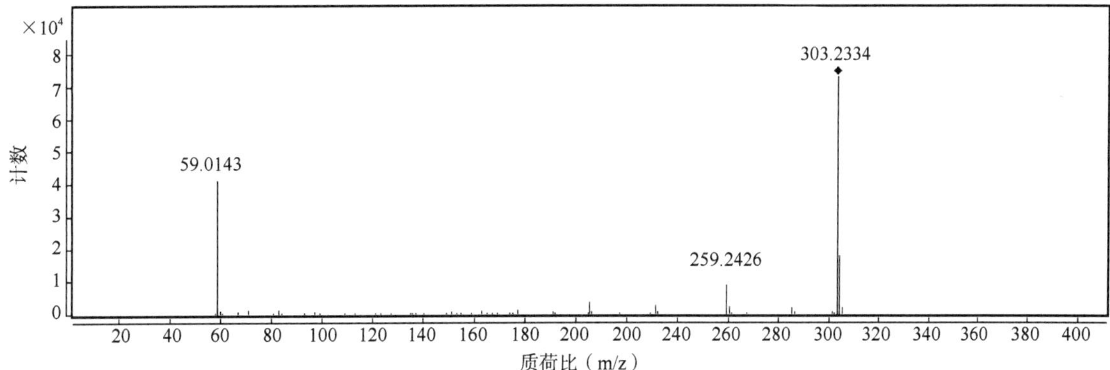

图 11.22　Arachidonic acid 碎片离子图

7. 潜在生物标志物相关代谢途径及其生物学意义研究

KEGG 数据库是一个联系基因组信息和功能信息的知识库，通过在线代谢物数据库的查询分析结果如下：

（1）L-异亮氨酸的合成与降解

L-Isoleucine（L-异亮氨酸）作用在氨基酸代谢通路，与头痛有着密切关系。L-Isole ucine 可引起大脑 5-HT 和多巴胺的变化，5-羟色胺和多巴胺是重要的神经递质，在偏头痛过程中起着至关重要的作用，本研究结果显示，L-Isoleucine 在各组中为差异性元素，说明大鼠体内氨基酸代谢发生异常，使大鼠脑内 5-HT 和多巴胺的含量发生变化造成 5-HT 和多巴胺代谢紊乱。引起偏头痛。川芎酚酸可通过调节 L-Isoleucine 的合成和降解来控制 5-HT 和多巴胺的代谢平衡，说明川芎酚酸通过调节 L-Isoleucine 的合成和降解而缓解偏头痛的产生，见图 11.23。

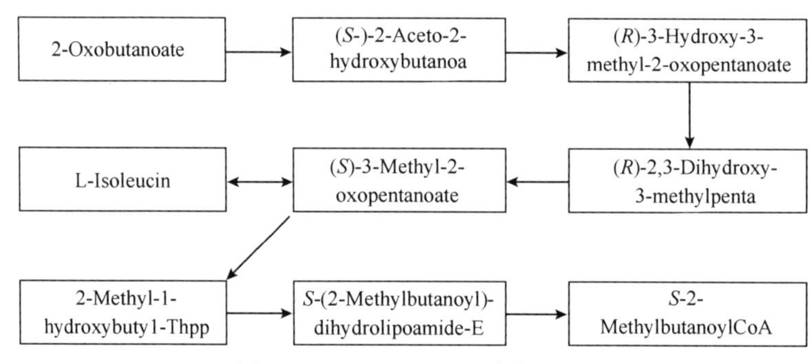

图 11.23　L-Isoleucine 代谢途径

（2）磷酸鞘氨醇代谢

通过 1-磷酸鞘氨醇代谢可实现对 NO 的控制，川芎酚酸可通过降低 1-磷酸鞘氨醇的含量来调控一氧化氮合酶(eNOS)的含量，同时 1-磷酸鞘氨醇的减少同时也阻断了电压依赖性$[Ca]^{2+}$离子通道，从而减少了细胞内游离钙离子的水平。而一氧化氮合酶具有钙离子依赖性，因此，钙离子含量的减少可协同降低一氧化氮合酶的含量。一氧化氮合酶的减少对 NO 含量的降低产生立竿见影的效果。由于 NO 是引起 5-HT 和 CGRP 代谢紊乱导致偏头痛的根源，因此，川芎酚酸通过对 1-磷酸鞘氨醇代谢的影响来降低 NO 的含量，进而达到治疗偏头痛的目的，见图 11.24。

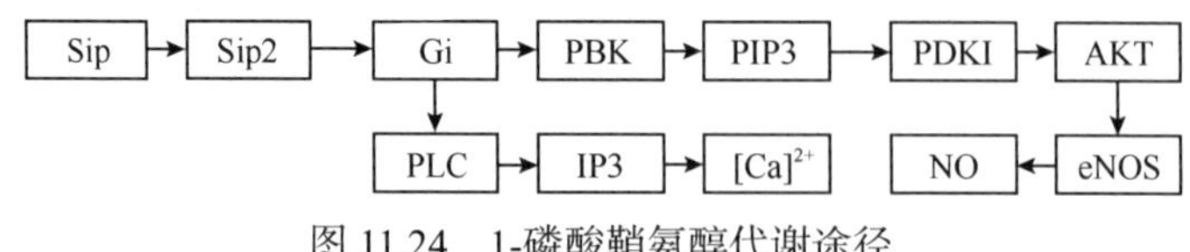

图 11.24　1-磷酸鞘氨醇代谢途径

（3）花生四烯酸代谢

花生四烯酸介导炎症及多个器官和系统的功能直接或间接转换成类花生酸。花生四烯酸在细胞膜磷脂的衬底是一系列生物活性化合物的合成类花生酸，包括前列腺素、血栓素、白细胞三烯。这些化合物本身可以作为介质，也可以作为其他进程的监管机构，如血小板聚集、血液凝结、平滑肌收缩、白细胞趋化作用、炎症细胞因子的生产和免疫功能。川芎酚酸给药组 5-HT

含量升高，可使花生四烯酸含量升高，而 EPA 和 DHA 与花生四烯酸存在竞争抑制作用，从而进一步佐证了川芎酚酸类成分可通过升高 5-HT 含量达到治疗目的见图 11.25。

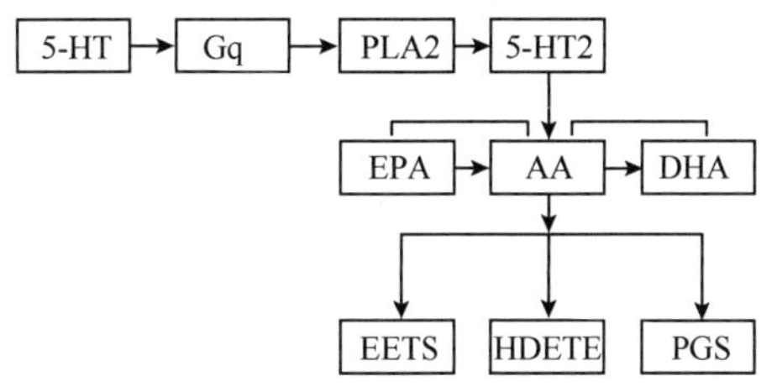

图 11.25　花生四烯酸代谢通路

（三）小结

通过硝酸甘油诱导大鼠偏头痛模型，以代谢组学技术为研究手段，对川芎酚酸类组分治疗偏头痛的作用机制进行研究。共发现了 8 个生物潜在生物标志物，分别作用在 *L*-异亮氨酸、1-磷酸鞘氨醇和花生四烯酸等代谢通路上，在治疗偏头痛作用机制研究中可以得出川芎酚酸有效组分可通过 *L*-异亮氨酸、1-磷酸鞘氨醇和花生四烯酸等代谢途径降低了 NO 的含量，缓解了 5-HT 及多巴胺的代谢紊乱，从而达到治疗偏头痛的目的。充分体现了中药多靶点治疗的特点。

第五节　基于代谢组学的川芎挥发油组分药效作用机制初步研究

（一）实验材料

1. 实验动物

健康昆明种雄性大鼠 72 只，体重 200g±20g，购于辽宁长生生物技术有限公司，动物许可证号 SCXK（辽）2015—0022。大鼠于室温 20℃±2℃，相对湿度 50%～60%的空调室内颗粒饲料喂养，自由饮水，适应性饲养 3～4d 后用于实验。

2. 药物与试剂

川芎药材（购于大连民大中药有限公司，批号：C140135，经辽宁中医药大学翟延君教授鉴定为伞形科植物川芎 *Ligusticum chuanxiong* Hort.的干燥根）；硝酸甘油注射液 5mg/ml（北京益民药业有限公司，批号：20150729）；生理盐水（吉林省都邦药业股份有限公司，批号：1004280105）；大鼠 CGRP ELISA 检测试剂盒（上海朗顿生物科技有限公司）；大鼠 NO ELISA 检测试剂盒（上海朗顿生物科技有限公司）。

3. 仪器与设备

Agilent-1290 型高效液相色谱仪（DAD 检测器，美国安捷伦科技有限公司）；Agilent-6550 Q-TOF（ESI 电离源接口，美国安捷伦科技有限公司）；LEGEND MICRO 17R 型低温高速离心机（Thermo Fisher Scientific）。

（二）实验方法与结果

1. 血浆供试品溶液制备

（1）血浆样品制备

SD 雄性大鼠（200g±20g）72 只，随机分成 9 组，空白组、模型组、布洛芬阳性药组和川芎酚酸低、中、高剂量组（灌胃 0.9g/kg、2.7g/kg、8.1g/kg）川芎挥发油低、中、高剂量组（灌胃 0.9g/kg、2.7g/kg、8.1g/kg），于造模前预防灌胃给药 7d，每天 1 次，于第 6/7 天末次给药 30min 后，空白对照组注射生理盐水，其余各组皮下注射硝酸甘油注射液（10mg/kg、15mg/kg）复制偏头痛模型。于第 7 天造模 30min 后，各组大鼠分别摘眼球取血，血浆静置 30min 后离心，3000r/min，离心 15min，取上清液置−80℃冰箱保存，备用。（注：以成人药典剂量的 0.018 倍作为 200g 大鼠的低剂量给药剂量）

采用 ELISA 法测定每组大鼠血浆中 CGRP、NO、5-HT、DA 和 NE 的含量，操作方法严格按照试剂盒说明书进行测定。

（2）血浆样品前处理

样品室温解冻，取 200μl 血浆样品加入 4 倍量甲醇，涡旋 3min，4℃条件下 12000r/min 离心，离心 10min，取上清液，用氮气吹干仪吹干，加入 200μl 甲醇复溶，4℃条件下 12000r/min 离心，离心 10min，取上清液进行 UPLC-MS 检测。

2. UPLC-Q-TOF-MS/MS 分析条件

（1）色谱条件

色谱柱为 Eclipse Plus C18（2.1mm×50mm，1.8μm）；流动相为 0.1%甲酸水溶液（A）-乙腈（B）；流速为 0.6ml/min；进样量为正离子 0.1μl，负离子 1μl；进样高度 14mm；柱温：40℃。

梯度洗脱程序见表 11.9、表 11.10。

表 11.9　正离子梯度洗脱程序表

时间/min	流动相 A/%	流动相 B/%
0	97	3
2	97	3
5	70	30
10	55	45
20	45	55
25	20	80
28	0	100

表 11.10　负离子梯度洗脱程序表

时间/min	流动相 A/%	流动相 B/%
0	97	3
1	97	3
2	80	20
3	77	23
4	65	35

续表

时间/min	流动相 A/%	流动相 B/%
7	55	45
10	55	45
14	30	70
17	15	85
19	0	100

（2）质谱条件

电喷雾离子源（ESI），正/负离子模式检测，干燥气体流速为 13L/min，干燥气体温度为 225℃，毛细管电压（Vcap）为正（4000V）/负（3500V），雾化器压力为 20psig，Skimmer 65V，OCTIRF Vpp 为 750V，m/z 范围为 100～1500 采用校正混合溶液（Agilent，USA，m/z 为 121.050873、922.009798）作为锁定质量（Lockmass）。

3. 数据处理

使用 Agilent Qualitative Analysis B.04.00 软件中 Molecular Feathers Extraction（MFE）功能原始数据中化合物信息进行提取，并计算其精确分子量。再用 Agilent MPP 12.0 软件进行色谱峰匹配，数据采用 Agilent MPP 12.0 软件进行单因素方差分析、倍数检验和 PCA 分析，筛选出 $P<0.05$、$f>2$ 的生物标志物。

4. 血浆样品结果分析

采用所建立的样品处理方法和液质联用条件对血浆样品进行分析，精密度和重现性考察结果符合要求。在此条件下，得到的空白组、模型组、布洛芬阳性药组和川芎挥发油高、中、低剂量组各组正负离子轮廓代谢图谱图 11.26、图 11.27。

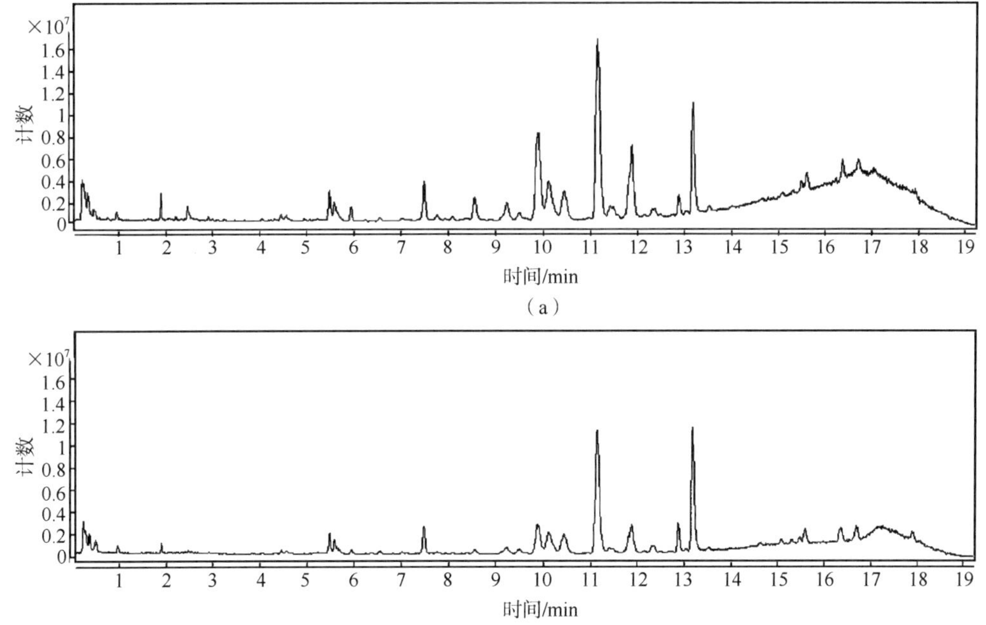

（a）

（b）

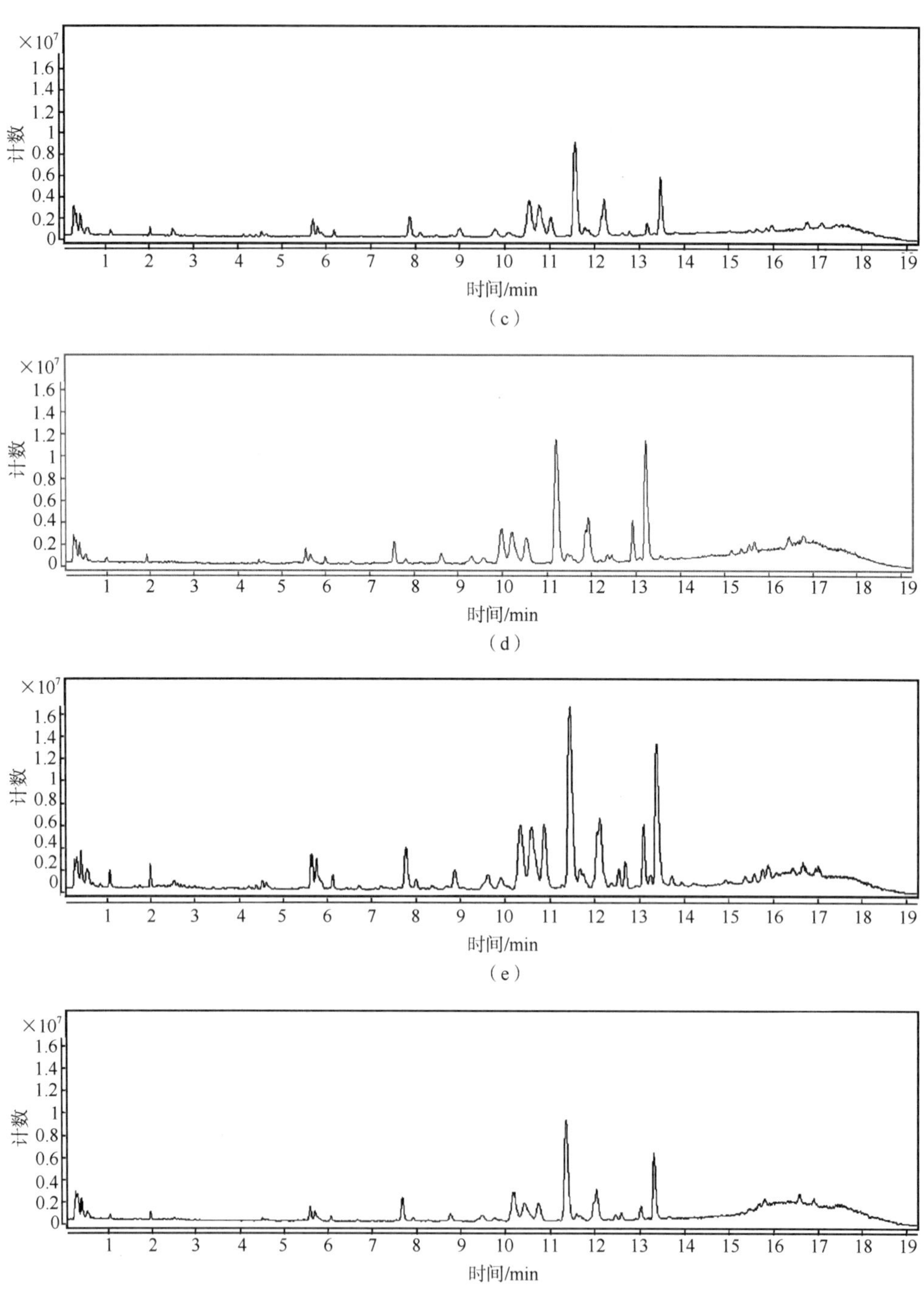

图 11.26 正离子模式血浆 TIC 图

(a) 空白组；(b) 模型组；(c) 布洛芬阳性药组；(d) 川芎挥发油高剂量组；(e) 川芎挥发油中剂量组；(f) 川芎挥发油低剂量组

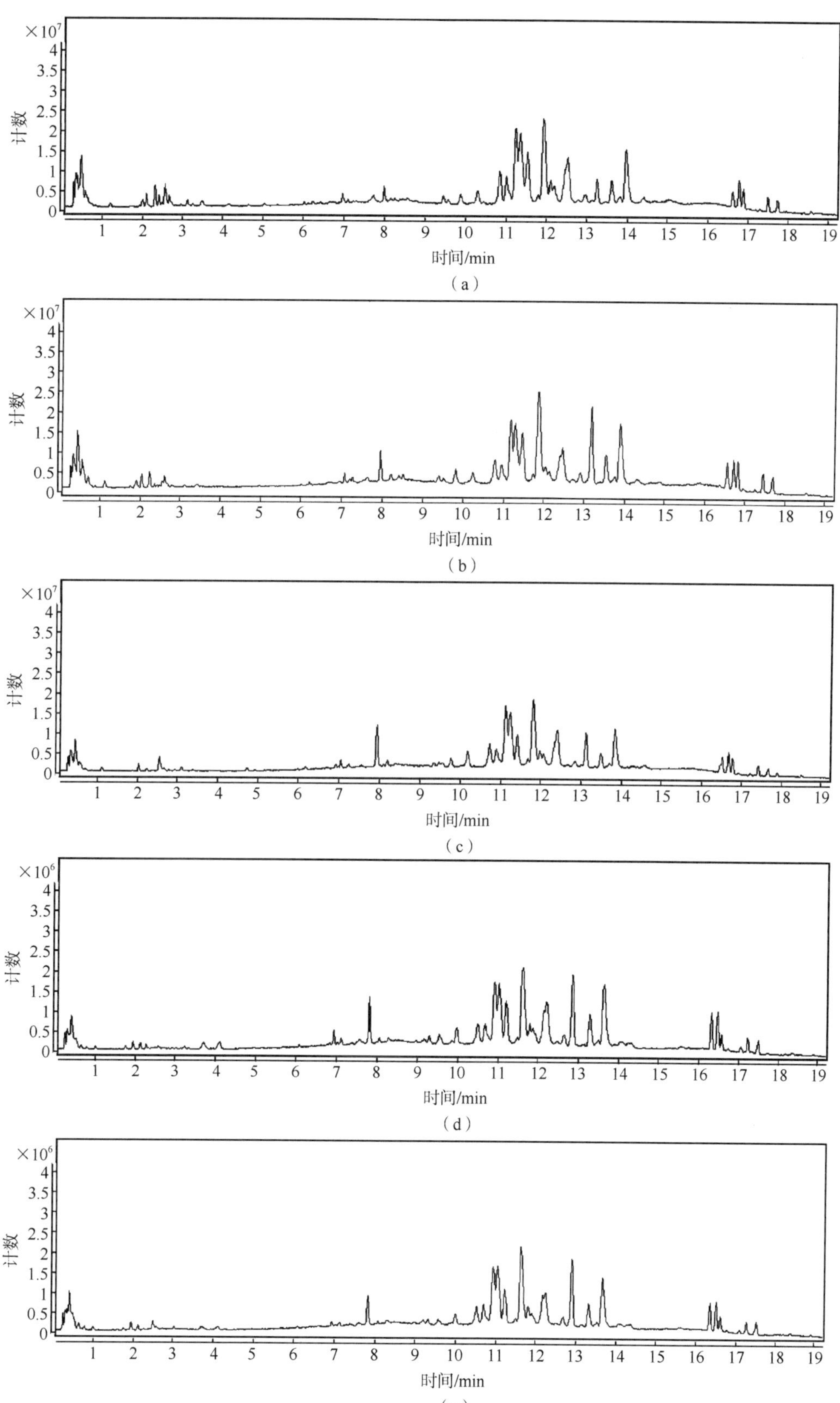

（a）

（b）

（c）

（d）

（e）

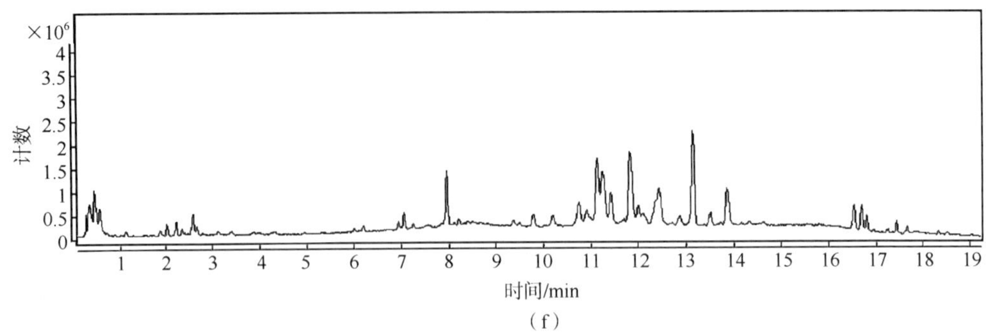

图 11.27 负离子模式血浆 TIC 图

（a）空白组；（b）模型组；（c）布洛芬阳性药组；（d）川芎挥发油高剂量组；（e）川芎挥发油中剂量组；（f）川芎挥发油低剂量组

5. Agilent MPP 12.6 数据分析

（1）PCA 分析结果

PCA 的主要目的是使多维数据降维，最终用平面图形简化表示，通过这种平面化降维处理可以明显观察到样本在图形中的分布情况，了解数据的变化趋势，从而筛选出差异生物标志物。PCA 不仅可以简化庞大的数据，还能保持原始数据所代表的信息，避免手动处理的复杂性和耗时性，在代谢组学数据处理中起着至关重要的作用。本实验采用 Agilent MPP 12.0 软件进行峰匹配、峰提取和归一化处理，再对所得的数据进行 PCA 分析，结果如图 11.28、图 11.29。对空白组、模型组、布洛芬阳性药组和川芎挥发油高、中、低剂量组进行主成分分析，由 PCA 图可看出各给药组、模型组、空白组得到较好的分离，川芎挥发油组分各剂量都有一定效果。

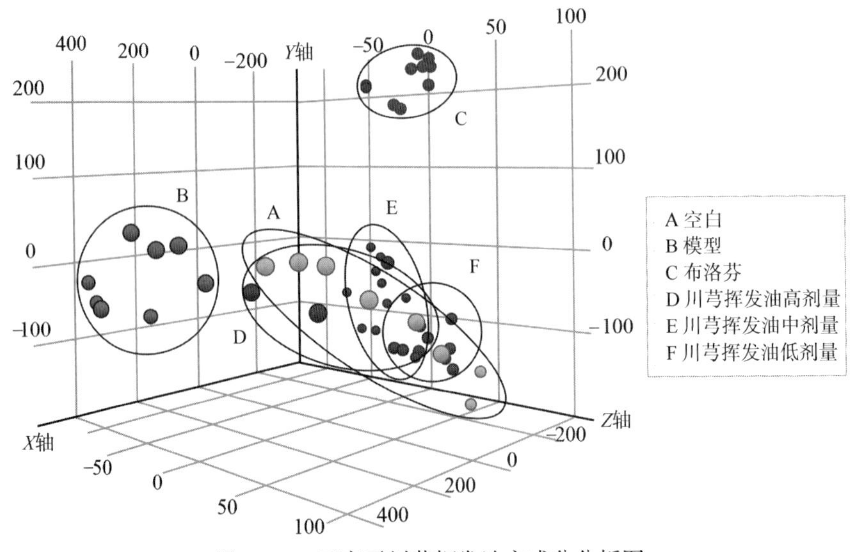

图 11.28 正离子川芎挥发油主成分分析图

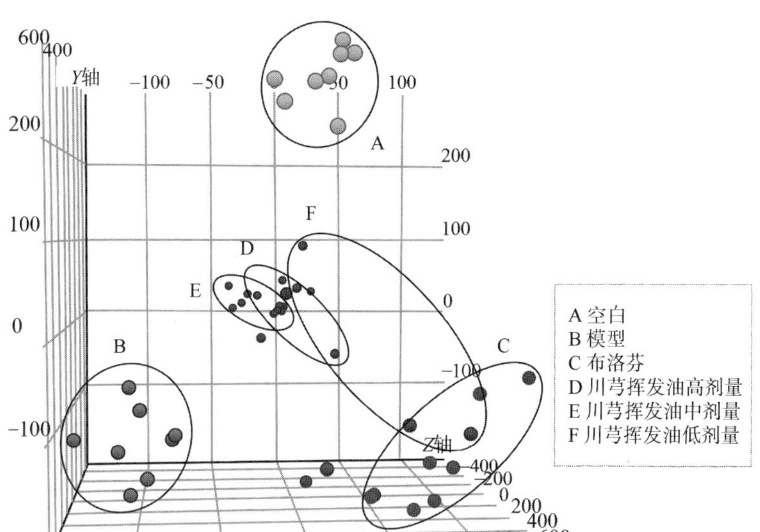

图 11.29 负离子川芎挥发油主成分分析图

（2）聚类分析结果

分别对各组进行聚类分析，可得到各组间关系的远近程度，图中化合物的颜色代表物质含量的高低，聚类分析结果如图 11.30、图 11.31。正离子聚类分析图显示空白、挥发油高剂量组、挥发油中剂量组为一类，挥发油低剂量组、模型组和布洛芬阳性药组为一类。负离子聚类分析图显示挥发油低剂量组、模型组为一类，挥发油高剂量组、挥发油中剂量组、空白组和布洛芬阳性药组为一类，随着给药剂量的增大，给药组与模型组的距离越来越远，与空白组越来越近。

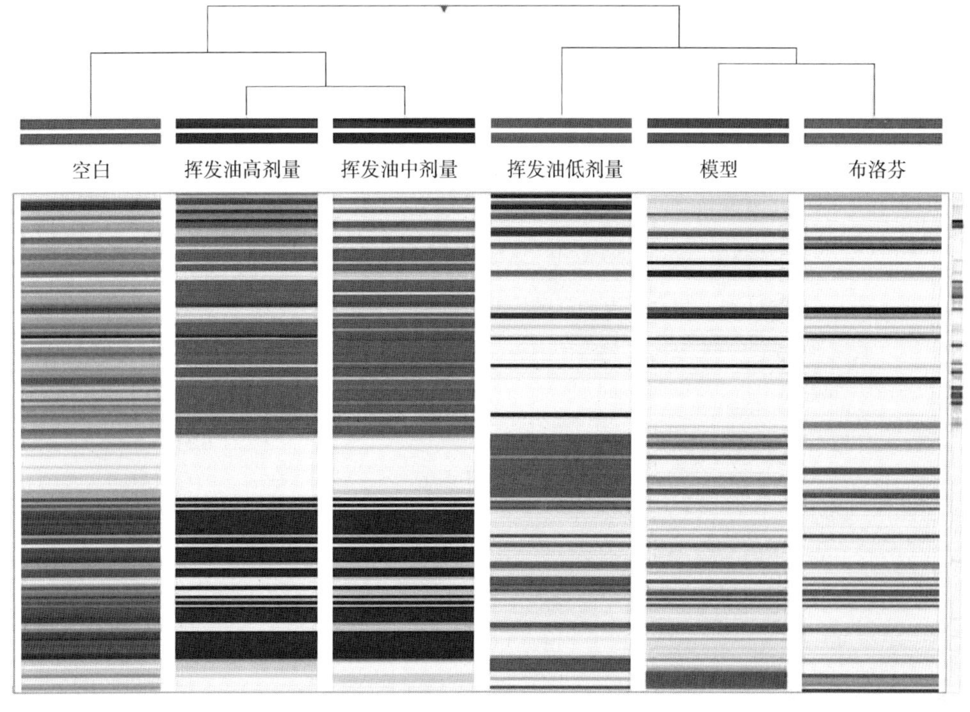

图 11.30 正离子川芎挥发油聚类分析图

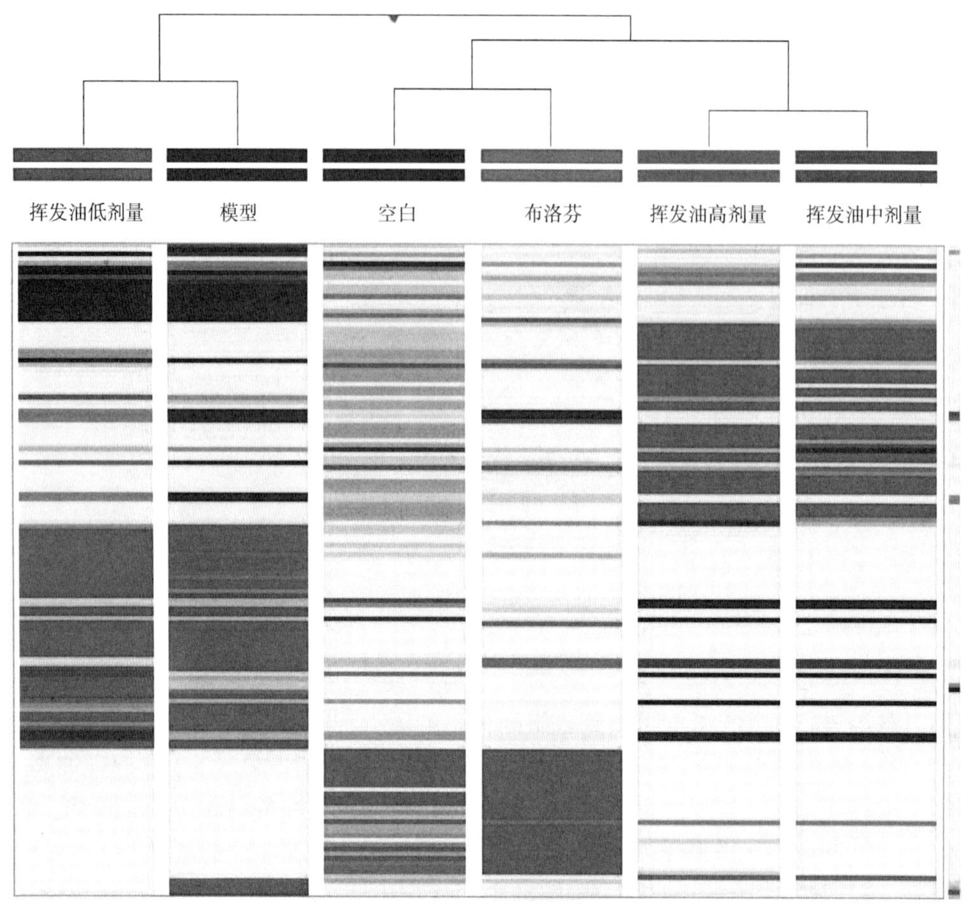

图 11.31　负离子川芎挥发油聚类分析图

6. 潜在生物标志物鉴定

采用 PCA 结合 *T* 检验或方差分析及倍数检验等统计分析方法，筛选出组间具有显著性差异（$P<0.05$，$f>2$）的化合物，对具有显著性差异的化合物进行鉴定。使用 Agilent MPP 12.0 软件中 ID Browsers 对进行谱库匹配（Mentlin）及分子式生成，得到其可能结果和化合物，再结合 KEGG、HMDB 等代谢物数据库进行辅助检索，最终得到代谢物的初步鉴定结果，结果见表 11.11。

表 11.11　川芎挥发油有效组分治疗偏头痛的潜在生物标志物

序号	保留时间/min	精确分子量	分子式	离子模式	鉴定结果
1	0.465	131.0700	$C_6H_{13}NO_2$	+	L-Isoleucine（L-异亮氨酸）
2	1.856	204.0899	$C_{11}H_{12}N_2O_2$	+	L-Tryptophan
3	6.701	465.3090	$C_{26}H_{43}NO_6$	–	Glycocholic
4	7.663	408.2876	C_9H_7N	–	Cholic acid
5	9.025	379.2488	$C_{18}H_{38}NO_5P$	–	Sphingosine-1-phosphate
6	12.195	302.2246	$C_{20}H_{30}O_2$	+	Eicosapentaenoic acid
7	12.552	320.2251	$C_{20}H_{32}O_3$	–	（±）12-HETE
8	16.089	328.2402	$C_{22}H_{32}O_3$	–	Docosahexaenoic
9	16.246	304.2402	$C_{20}H_{32}O_2$	–	Arachidonic acid

经数据分析显示，挥发油组分中可确定的潜在生物标志物有 9 个，除第 2 个化合物外其他 8 个与酚酸组分的潜在生物标志物相同。通过潜在生物标志物的二级谱图与 HMDB 库中二级谱图对比发现其主要碎片离子几乎相同，进一步确定了鉴定结果的可靠性，图 11.32 为 2 号化合物的二级质谱图。经数据库比对推断该化合物为左旋色氨酸。通过潜在生物标志物的二级谱图与 HMDB 库中二级谱图对比发现其主要碎片离子几乎相同，进一步确定了鉴定结果的可靠性。

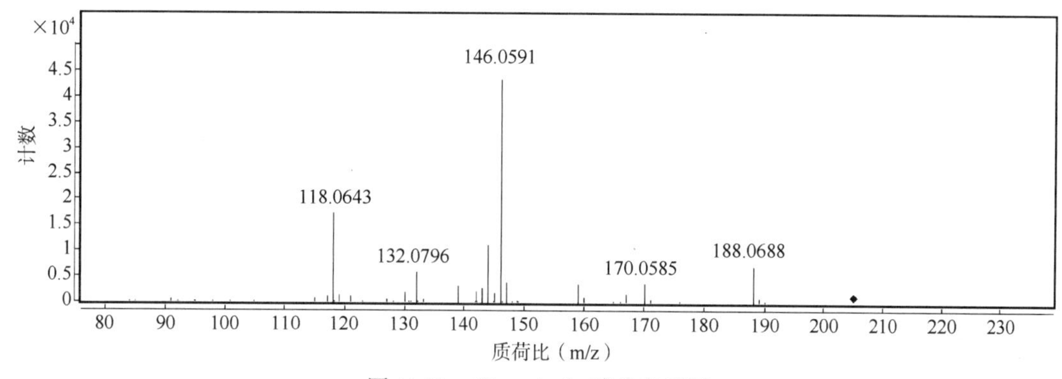

图 11.32　Glycocholic 碎片离子图

7. 潜在生物标志物相关代谢途径及其生物学意义研究

KEGG 数据库是一个联系基因组信息和功能信息的知识库，通过在线代谢物数据库的查询分析结果如图 11.33。

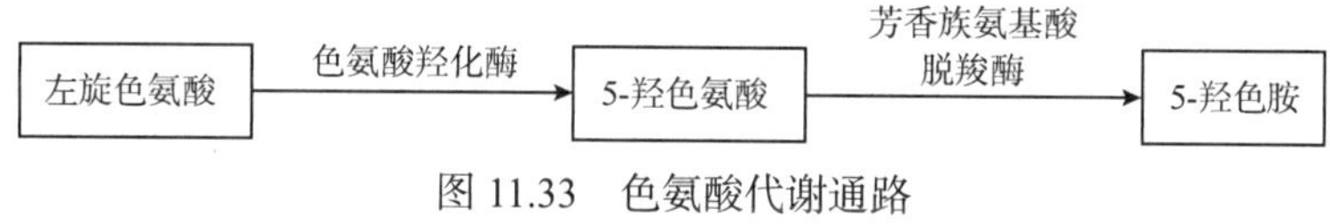

图 11.33　色氨酸代谢通路

色氨酸是一种不可缺少的必需氨基酸，其在体内含量相对较低，但多相生理功能色氨酸都参与其中，色氨酸不但是人体蛋白质的重要组成部分，也是 5-羟色胺（5-HT）和烟酸的合成前体。左旋色氨酸通过色氨酸羟化酶的作用合成 5-羟色氨酸，5-羟色氨酸在芳香族氨基酸脱羧酶的作用下生成 5-HT。川芎挥发油便是通过增加左旋色氨酸的含量进而使 5-HT 的含量升高。

（三）小结

通过采用硝酸甘油诱导大鼠偏头痛模型，以代谢组学技术为研究手段，对川芎挥发类成分的药理机制进行研究。综合药理实验结果，川芎挥发油类成分在与空白组和模型组共同进行潜在生物标志物分析时共得到 9 个潜在生物标志物，分别作用在左旋异亮氨酸代谢、1-磷酸鞘氨醇代谢、花生四烯酸代谢和色氨酸代谢通路上。通过对已上通路的影响，川芎挥发油可通过增加左旋色氨酸的含量而升高 5-羟色胺的含量，通过降低 1-磷酸鞘氨醇的含量而降低钙离子的浓度，最终达到降低 NO 含量的目的。充分体现了中药多靶点发挥药效的特征。

第六节　复方大川芎片有效组分对偏头痛相关基因表达的影响

（一）实验材料

1. 仪器与设备

FS-2 可调高速匀浆机（江苏恒丰仪器有限公司）；凝胶成像系统（美国 UVP 公司）；电子天平（瑞士 METTLER TOLEDO）；DYY-6C 电泳仪（北京六一仪器厂）；电泳槽（北京六一仪器厂）；超低温冰箱（日本 SANYO）；内循环灭菌锅（日本 TOMY 公司）；冷冻离心机（美国科峻仪器公司）。

2. 药材与试剂

Trizol 试剂、DEPC 水（宝生物工程大连有限公司）；色谱级氯仿、异丙醇（天津市科密欧化学试剂开发中心）；TransScript One-Step gDNA Removal 和 cDNA Synthesis SuperMix 试剂盒（北京全式金生物技术有限公司）；2×EasyPfu PCR Super Mix 试剂盒（北京全式金生物技术有限公司）；nNOS、NF-κB、IRAG 引物（Invitrogen 生物试剂公司）；硼酸、NaOH（天津市科密欧化学试剂开发中心）；$Na_2EDTA·2H_2O$（北京 Solarbio 公司）。

（二）方法与结果

1. 动物分组及处理

将 48 只雄性 SD 大鼠（200g±20g）随机分成 6 组，分别为空白组、模型组、布洛芬阳性药组、川芎酚酸组、川芎挥发油组、天麻总苷组，各给药组预防性灌胃给药 10d，每天 1 次，空白组和模型组灌胃相同体积生理盐水。第 7 天末次给药 30min 后，空白组皮下注射生理盐水，其余各组均皮下注射硝酸甘油注射液 10mg/kg 造成偏头痛模型，每天 1 次，共 3d。于第 9 天造模 4h 后，对所有大鼠进行摘眼球取血，取血后静置 30min 离心，3000r/min，15min，取上清液于–80℃冰箱保存，备用，将脑组织解剖后立即投入液氮，数分钟后转移至–80℃冰箱，备用。

2. 脑组织总 RNA 提取

从–80℃冰箱中取出大鼠脑组织约 0.1g，精密称定，将其迅速放入加有 1ml Trizol 裂解液的匀浆瓶中，置于冰上使用电动匀浆器匀浆至无明显组织块为止，将裂解液转移到 1.5ml EP 管中，4℃离心，3000r/min，15min，取上清液于 1.5ml EP 管中。

在 1.5ml EP 管中加入 200μl 氯仿，剧烈震动 15s，使其充分乳化，4℃静置 5min 后离心，3000r/min，15 min，吸取 600μl 的上层液体转移至 1.5ml EP 管中（离心后 EP 管中液体分为三层：上层为无色液体，中间层为白色蛋白层，下层为黄色氯仿层）。

加入与上层溶液等体积即 600μl 的异丙醇，剧烈震动 15s 使其充分混匀，4℃静置 5min 后离心，3000r/min，15min，弃去上清液，下方沉淀物即为 RNA。

向此 EP 中加入 1ml 75%DEPC 水乙醇，将沉淀弹至悬浮状态，洗涤沉淀，4℃离心，

3000r/min，5min，弃去上清液，室温干燥至透明状。

待 RNA 呈透明状后向 EP 管中加入 40μl RNA 溶解液，充分溶解后可进行纯度测定。

3. 总 RNA 纯度及浓度测定

（1）紫外分光光度法检测总 RNA 的浓度

紫外分光光度计使用之前需要预热 30min，在石英比色皿中加入 1.5ml DEPC 水并分别对 260nm、280nm、320nm 波长下的吸光度进行调零。

将 15μl RNA 溶液加入 1485μl DEPC 水中进行稀释，使用移液枪充分混匀，分别测定 RNA 溶液在 260nm、280nm、320nm 波长下的吸光度值。当 OD_{260}/OD_{280} 在 1.8～2.2 的范围内，说明 RNA 提取完整、无杂质，可以进行后续实验。总 RNA 的浓度（μg/ml）=(OD260–OD320)×稀释倍数×0.04μg/μl，即总 RNA 的浓度（μg/ml）=（OD_{260}–OD_{320}）×100×0.04μg/μl。本实验测得硝酸甘油所致偏头痛模型大鼠脑中 RNA 的纯度在标准范围内，可以进行接下来的实验。

（2）琼脂糖凝胶电泳法测定总 RNA 的纯度

吸取 5μl RNA 溶液和 1μl 6×Loading Buffer 充分混匀后，使用移液枪上样于 1%琼脂糖凝胶孔中，上样量为 5μl，电泳电压为 100V，时间为 30min。

采用凝胶成像系统分析电泳结果，当 28S 和 18S 条带的亮度比大于 1∶1 时，且 5S 条带不明显，说明提取的总 RNA 纯度较高，可以进行接下来的实验。本实验硝酸甘油所致偏头痛模型大鼠脑中 RNA 凝胶成像系统分析电泳结果显示，28S 和 18S 处均出现较为清晰的条带，且 28S 处条带的亮度比 18S 处条带更为清晰，5S 条带不明显，可以进行后续实验。

4. PCR 检测目的基因

（1）cDNA 第一链合成

应用 Trans Script One-Step gDNA Removal and cDNA Synthesis SuperMix 试剂盒将总 RNA 逆转录合成第一链 cDNA，反应体系 40μl，具体反应体系如表 11.12。

表 11.12　逆转录反应体系

试剂	组别					
	空白组	模型组	川芎酚酸组	川芎挥发油组	天麻总苷组	布洛芬阳性药组
Total RNA/μl	4～6	4～6	4～6	4～6	4～6	4～6
Random Primer/（0.1μg/μl）	2	2	2	2	2	2
2×TS Reaction mix/μl	20	20	20	20	20	20
Trans Script RT/RI/μl	2	2	2	2	2	2
RNase-free Water/μl	至 40	至 40	至 40	至 40	至 40	至 40

反应条件如下：25℃孵育 10min，42℃反转录 15min，85℃加热失活 5s，反应合成的 cDNA 置于–20℃保存备用。

（2）目的基因 *IRAG*、*nNOS* 和 *NF-κB* 扩增反应

以 *β-actin* 作为内参基因，各目的基因的引物序列见表 11.13。

表 11.13 各基因的引物序列

基因	NM 号	引物序列
IRAG	NM_001105211.1	F:5′-TGCTGTGGTTCCCAAGTTTAATG-3′
		R:5′-CCTGAGGACTCTCTGCCTTCTG-3′
β-actin	NM_031144.3	F:5′-CCTGTGGCATCCATGAAACTAC-3′
		R:5′-CCAGGGCAGTAATCTCCTTCTG-3′
nNOS	NM_052799.1	F:5′-CGCCTCTCTGGCCACTAATG-3′
		R:5′-AGTGTAGCCGGCATCTGGAT-3′
NF-κB	NM_199267.2	F:5′-GCTCAAGATCTGCCGAGTAAA-3′
		R:5′-GTCCCGTGAAATACACCTCAA-3′

应用 2×Easy*Taq* PCR SuperMix 试剂盒进行 RT-PCR 反应扩增目的基因（实验操作须在冰上进行），反应体系 20μl，具体反应体系如表 11.14，反应条件如表 11.15。

表 11.14 RT-PCR 反应体系

试剂	剂量/μl
cDNA	3
Forward Primer（10μmol/L）	1
Reverse Primer（10μmol/L）	1
2×TransStart Top Green qPCR SuperMix	10
RNase Free ddH_2O	5
Total	20

表 11.15 RT-PCR 反应条件

反应温度/℃	反应时间	循环数/cyc
94	3 min	1
94	5 s	
55	15 s	40
72	10 s	
72	30 s	1
4	∞	

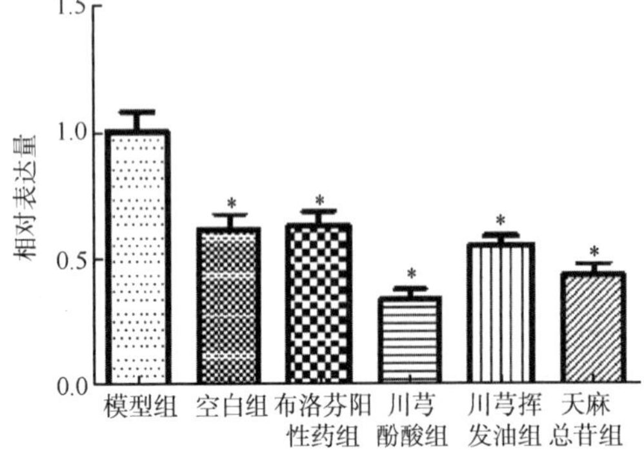

图 11.34 各组大鼠脑中 *IRAG* 基因相对表达量

与模型组相比，$^*P<0.05$

（3）硝酸甘油所致偏头痛模型大鼠脑中 *IRAG*、*nNOS* 及 *NF-κB* 基因的相对表达量

硝酸甘油所致偏头痛模型大鼠脑中 *IRAG*、*nNOS* 及 *NF-κB* 基因相对表达量，见图 11.34 至图 11.36。

由图 11.34 到图 11.36 可知，这 3 种基因，模型组和空白组都具有显著性差异（$P<0.05$），即表示大鼠偏头痛模型造模成功，各给药组与模型组均具有显著性（$P<0.05$），表示各给药组治疗偏头痛都有不同程度的效果。由图 11.34 可知，对于 *IRAG* 基因，各组分相对表达量的强弱顺序为布

洛芬组＞川芎挥发油组＞天麻总苷组＞川芎酚酸组；由图 11.35 可知，对于 *nNOS* 基因，各组分相对表达量的强弱顺序为川芎酚酸组＞川芎挥发油组＞布洛芬组＞天麻总苷组；由图 11.36 可知，对于 *NF-κB* 基因，各组分相对表达量的强弱顺序为川芎酚酸组＞川芎挥发油组＞天麻总苷组＞布洛芬组。

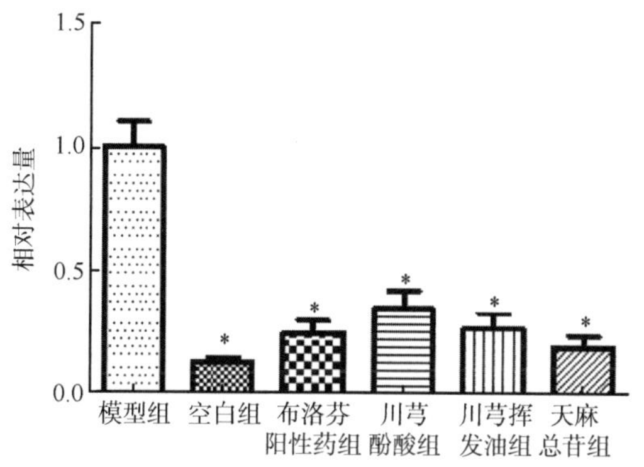

图 11.35　各组大鼠脑中 *nNOS* 基因相对表达量

与模型组相比，$^*P<0.05$

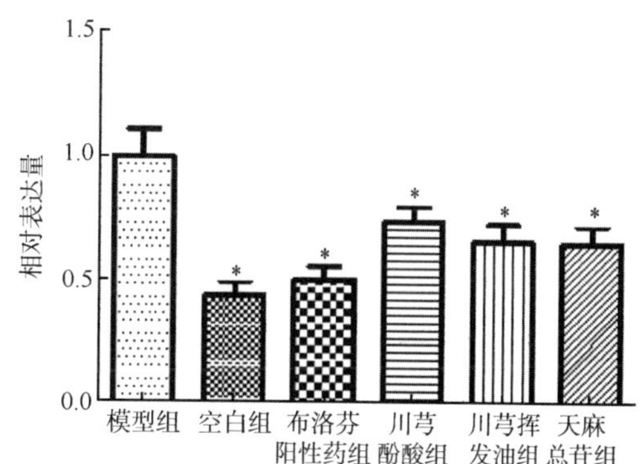

图 11.36　各组大鼠脑中 *NF-κB* 基因相对表达量

与模型组相比，$^*P<0.05$

（三）小结

本实验采用颈背部皮下注射硝酸甘油造成大鼠偏头痛模型，该方法简单易行，且效果较好，注射后观察，大鼠挠头次数及爬笼次数，模型组较空白组次数明显增多，各给药组挠头次数及爬笼次数在两者之间，且更接近于空白组。

经文献调研，可知硝酸甘油为一氧化氮（NO）的前药，是一种脂溶性分子，可以透过生物膜和血脑屏障，从而生成 NO，NO 使降钙素基因相关肽（CGRP）从周围血管神经末梢中释放出来，并在神经源性炎症反应中起作用，另一方面 NO 对神经系统具有毒性作用，可激发三叉神经-血管反射区域，从而产生偏头痛[3~5]。

川芎、天麻是治疗偏头痛的要药，本节应用硝酸甘油造成大鼠偏头痛模型，检测大鼠脑中 *IRAG*、*nNOS* 及 *NF-κB* 基因表达，从而明确了各组分主要调控的基因，为研究川芎、天麻各有效组分治疗偏头痛作用机制奠定基础。

第七节　基于代谢通路分析的复方大川芎片有效组分治疗偏头痛的作用机制研究

（一）实验方法

根据前期代谢实验结果，得到川芎挥发油、川芎酚酸和天麻总苷治疗偏头痛的内源性物质及代谢通路。本节总结归纳三种组分治疗偏头痛代谢通路图，并通过相关基因研究验证此通路图。具体方法为经文献调研及前期代谢基础，确定 *IRAG*、*nNOS* 和 *NF-κB* 三种与偏头痛相关基因为研究对象，应用 RT-PCR 技术计算相对表达量，验证各内源性物质调节方向，进一步从代谢通路和基因角度全面阐述川芎、天麻治疗偏头痛作用机制。

（二）实验结果

1. 天麻总苷代谢通路图

天麻总苷代谢通路图及相关基因调控靶点见图 11.37。

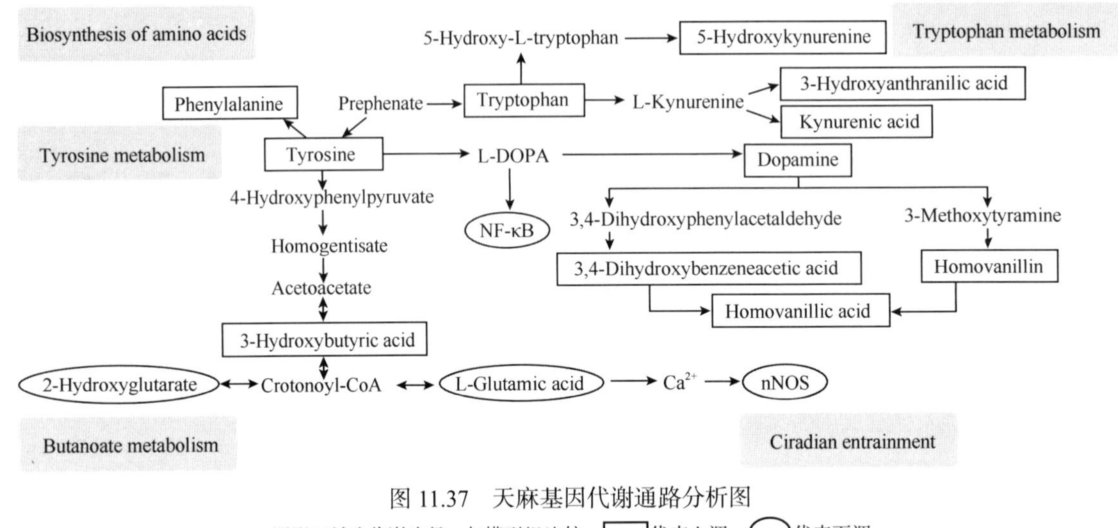

图 11.37　天麻基因代谢通路分析图

阴影区域为代谢途径，与模型组比较，□代表上调，○代表下调

2. 川芎酚酸和川芎挥发油代谢通路图

川芎酚酸和川芎挥发油代谢通路图及相关基因调控靶点见图 11.38。

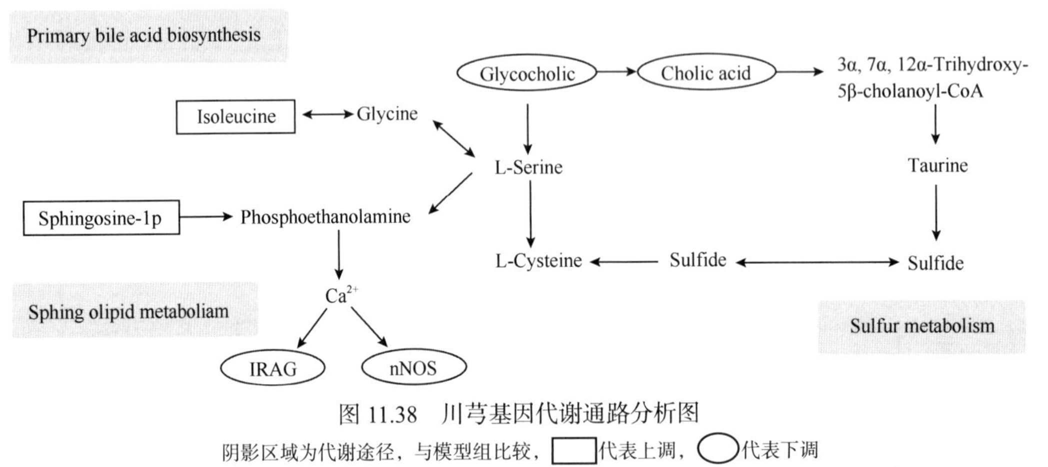

图 11.38　川芎基因代谢通路分析图

阴影区域为代谢途径，与模型组比较，□代表上调，○代表下调

3. 综合代谢通路图

将川芎、天麻通路图综合起来，反应于一张图中，通路图及相关基因调控靶点见图 11.39。

（三）小结

川芎挥发油和川芎酚酸内源性物质基本相同，找出的代谢通路基本一致，主要作用于胆汁酸生物合成途径、鞘脂类代谢途径、花生四烯酸代谢途径，天麻总苷主要作用于色氨酸代谢途

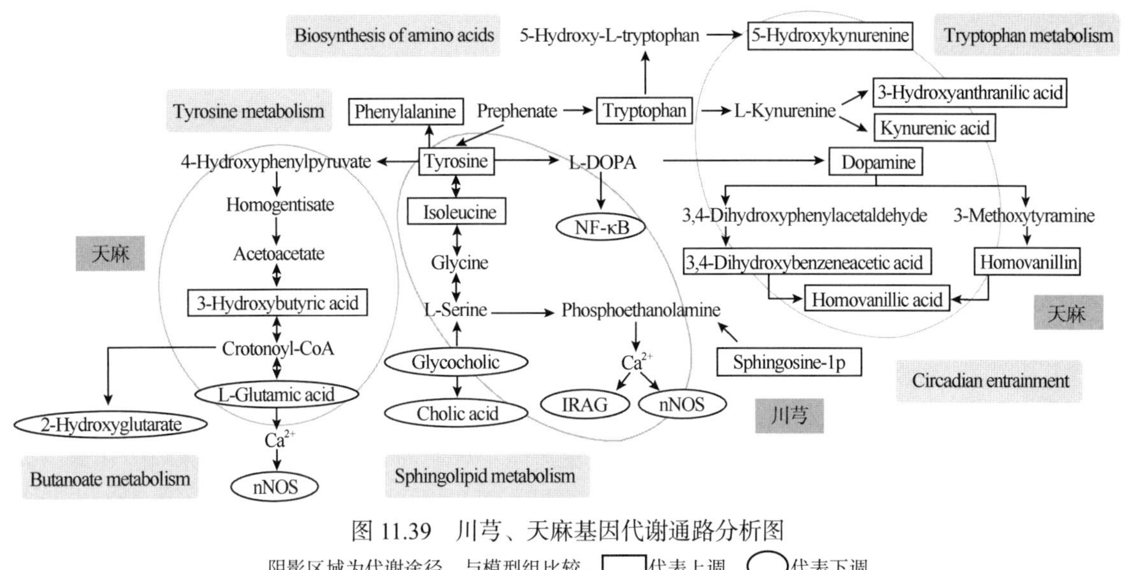

图 11.39　川芎、天麻基因代谢通路分析图

阴影区域为代谢途径，与模型组比较，▭代表上调，◯代表下调

径、酪氨酸代谢途径、花生四烯酸代谢途径。通过本节研究，临床上可通过这些小分子含量变化初步判断偏头痛症状的好坏，为偏头痛的诊断提供了一种新的思路。

NF-κB 是炎性发生过程中重要的转录因子，它可以激活早期炎症反应信号通路，从而引起神经源性炎症，诱导三叉神经激活，产生偏头痛症状[6]。据报道，在硝酸甘油造成的大鼠偏头痛模型中，三叉神经分布区域中，*NF-κB* 的表达量增加，当有头痛症状时，*NF-κB* 促进了炎症反应，因此，*NF-κB* 在偏头痛发作过程中发挥着非常重要作用[7]。本书中模型组与空白组相比，*NF-κB* 的表达量升高，说明发生炎症反应及偏头痛，各给药组 *NF-κB* 的表达量与模型组比较均减小，且具有显著性（$P<0.05$），说明各给药组治疗偏头痛有不用程度的效果。

一氧化氮（NO）是一种潜在的，具有扩张血管和使脑膜上肥大细胞脱颗粒作用的内源性生化指标，当 NO 浓度增加时，就会引起偏头痛。内源性一氧化氮由精氨酸转化而来，其有三种亚型，分别为内皮型一氧化氮合酶（eNOS）、神经型一氧化氮合酶（nNOS）和诱导型一氧化氮合酶（iNOS）[8]。基于 NO 在偏头痛中的重要角色，NOS 成为研发治疗偏头痛的药物的新的靶点，研究显示，iNOS 抑制剂治疗偏头痛疗效欠佳，而 nNOS 参与三叉神经血管通路的痛觉传递及中枢敏化，将成为偏头痛治疗的新方向[9]。本书中模型组与空白组相比，nNOS 的表达量升高，说明发生炎症反应及偏头痛，各给药组 nNOS 的表达量与模型组比较均减小，且具有显著性（$P<0.05$），说明各给药组治疗偏头痛有不用程度的效果。

NO 是第一信使，可以增加细胞质 sGC、cGMP 生成，从而激活蛋白激酶 G（protein kinase G，PKG）生成，使有关蛋白质或酶类的丝氨酸、苏氨酸残基磷酸化，从而松弛血管平滑肌，扩张血管，引起偏头痛。*IRAG* 作为 *PKG* 的下游基因，与 *PKG* 有相同的调控方向。本书中模型组与空白组相比，*IRAG* 的表达量升高，说明发生炎症反应及偏头痛，各给药组 *IRAG* 的表达量与模型组比较均减小，且具有显著性（$P<0.05$），说明各给药组治疗偏头痛有不用程度的效果。

第八节 本章小结

中药因其多成分、多靶点等特性导致其药物作用机制不能明确阐述，制约了中药的现代化发展。本章以硝酸甘油诱导大鼠偏头痛模型为基础，首先采用非靶标代谢组学的研究方法，对复方大川芎片主要药效组分作用机制进行探究。其中，对天麻药效组分（天麻总苷、天麻多糖）的作用机制研究结果表明，天麻总苷类组分调控了 5 个小分子代谢物，这些物质在模型组大鼠血浆中处于异常水平，破坏了体内的环境，通过在线代谢物数据库查询和分析，得出所调控的相关潜在生物标志物主要存在于精氨酸脯氨酸代谢通路和氨基酸代谢中，推测天麻总苷类有效组分可能是通过调节体内精氨酸脯氨酸代谢通路和氨基酸代谢发挥疗效。天麻多糖类成分调控了 12 个小分子代谢物，这些物质在模型组大鼠血浆中处于异常水平，破坏了体内的环境，通过在线代谢物数据库查询和分析，得出所调控的相关潜在生物标志物主要存在于鞘脂类代谢通路中，推断天麻多糖有效组分可能是通过鞘脂类代谢途径直接或间接的起到治疗偏头痛的作用。同样，对川芎药效组分（川芎酚酸、川芎挥发油）的作用机制研究结果表明，川芎酚酸可调控 8 个小分子代谢物，可影响左旋异亮氨酸、1-磷酸鞘氨醇和花生四烯酸等代谢通路，进而降低 NO 的含量，缓解 5-HT 及多巴胺的代谢紊乱，从而达到治疗偏头痛的目的。川芎挥发油可调控 9 个小分子代谢物，可影响左旋异亮氨酸代谢、1-磷酸鞘氨醇代谢、花生四烯酸代谢和色氨酸代谢通路，通过增加左旋色氨酸的含量而升高 5-HT 的含量，通过降低 1-磷酸鞘氨醇的含量而降低钙离子的浓度，最终达到降低 NO 含量的目的，从而发挥治疗偏头痛的作用。

为了验证上述机制研究结果的正确性，本实验进一步应用 RT-PCR 技术，测定偏头痛大鼠脑组织中 *IRAG*、*nNOS* 和 *NF-κB* 三种基因的相对表达量，通过通路图将三种基因关联起来，更清晰大川芎片药效组分调控相应靶点的部位，从基因角度阐述大川芎片治疗偏头痛的作用机制。

通过上述作用机制研究发现，复方大川芎片各药效组分作用机制不尽相同，有些组分之间没有共同调控的潜在生物标志物，所作用的通路没有交叉，有些组分之间部分交叉，从而验证了中药多组分、多靶点、多途径发挥疗效的作用机制。

参考文献

[1] 黄瑞，郑珩. 偏头痛相关酶和 KEGG 通路分析[J]. 生物信息学，2014，(3)：218-226.

[2] 李慧，吴艳华，陈宝田，等. 正天丸对偏头痛大鼠的血浆代谢组学研究[J]. 浙江中医药大学学报，2014，38(9)：1046-1049.

[3] 余剑，方燕南，林健雯，等. 西比灵防治女性偏头痛的对照研究[J]. 中国神经精神疾病杂志，2001，27(4)：290-291.

[4] 王晓杨. 一氧化氮的研究进展[J]. 中国医学理论与实践，2002，12(2)：235-236.

[5] 王贺波，于生元. 偏头痛与一氧化氮[J]. 中国疼痛医学杂志，2001，7(3)：169-172.

[6] Greco R，Tassorelli C，Cappelletti D，et al. Activation of the transcription factor NF-kappa B in the nucleus trigeminalis caudalis in an animal model of migraine[J]. Neurotoxicology，2005，26(5)：795-800.

[7] Yin Z，Fang Y，Ren L，et al. Atovastatin attenuates NF-kappa B activation in trigeminal nucleus caudalis in a rat model of migraine[J]. Neurosci Lett，2009，465(1)：61-65.

[8] Moncada S，Palmer R M，Higgs E A，et al. Nitric oxide：physiology，pathophysiology and pharmacology[J]. Pharmacol Rev，1991，43(2)：109-142.

[9] Barbanti P，Egeo G，Aurilia C，et al. Drugs targeting nitric oxide synthase for migraine treatment[J]. Expert Pin Investig Drugs，2014，23(8)：1141-1148.

第十二章　基于网络药理学的复方大川芎片治疗偏头痛作用机制研究

引　言

前章采用代谢组学结合相关基因研究方法，发现复方大川芎片可影响信号转导、脂代谢、氨基酸代谢发挥治疗偏头痛作用。本章采用网络药理学研究手段，根据“起效的成分首先要在体内吸收”的血清药物化学理论，针对大鼠生理及偏头痛病理状态下，复方大川芎片在大鼠体内吸收的入血成分，利用 ChEMBL、TCMSP、UniProt 等网络数据库平台的大数据资源，挖掘成分调控靶点基因信息。进而采用 GeneCards 数据库，寻找偏头痛、血管性头痛、丛集性头痛、脑缺血、神经系统疾病等复方大川芎片治疗疾病相关靶点，挖掘复方大川芎片活性成分所调控的疾病共有靶点。进而采用 Cytoscape 软件，构建复方大川芎片活性成分调控靶点-疾病网络图，直观反映成分、靶点、疾病信息；采用 STRING 数据库，构建靶点之间蛋白质互作网络图，通过对靶点进行 GO 基因功能注释分析，明确复方大川芎片活性成分参与的生物过程、细胞组成和分子功能；进而利用基迪奥生物分析平台，对靶点进行 KEGG 信号通路富集分析，验证了复方大川芎片在信号转导方面可调控钙信号通路、鞘脂类信号通路；在脂代谢方面可调控花生四烯酸代谢；在氨基酸代谢方面可调控酪氨酸代谢发挥治疗偏头痛的作用机制。

第一节　复方大川芎片入血成分调控靶点信息研究

（一）实验材料

仪器与设备

ChEMBL 数据库（欧洲生物信息研究所，https://www.ebi.ac.uk/chembl）；TCMSP 数据库（https://tcmspw.com/tcmsp.php）；UniProt 数据库（https://www.uniprot.org）。

（二）方法与结果

基于 ChEMBL、TCMSP、UniProt 数据库的复方大川芎片化学成分调控靶点分析。

利用 ChEMBL、TCMSP 数据库对大川芎片生理、病理状态下在大鼠体内吸收、分布的 15 个化学成分所调控靶点进行查询，共找到 10 个化学成分信息，其余 5 个成分没有被数据库收录或数据库中暂无靶点记载，故针对找到的 10 个成分，查询其调控蛋白名称，进而采用 UniProt 数据库将蛋白质名称转换为对应基因名称[1~3]。结果绿原酸可调控 31 个人源靶点（表 12.1），香草酸可调控 7 个人源靶点（表 12.2），阿魏酸可调控 118 个人源靶点（表 12.3），棕榈酸可调控 27 个人源靶点（表 12.4），单棕榈酸甘油酯可调控 1 个人源靶点（表 12.5），洋川芎内酯 C 可调控 11 个人源靶点（表 12.6），洋川芎内酯 D 可调控 5 个人源靶点（表 12.7），洋川芎内酯 F 可调控 2 个人源靶点（表 12.8），洋川芎内酯 I 可调控 12 个人源靶点（表 12.9），洋川芎内酯 J 可调控 5 个人源靶点（表 12.10）。排除重复的靶点，10 个成分共调节 182 个人源靶点，见　　表 12.11、图 12.1。

表 12.1　绿原酸调控靶点信息

Target Classes	List	ChEMBL ID	Protein Names	UniProt Link	Gene Names
Enzyme	1	CHEMBL5983	Aldo-keto reductase family 1 member B10	O60218	*AKR1B10*
	2	CHEMBL1743316	UDP-glucuronosyltransferase 1-6	P19224	*UGT1A6*
	3	CHEMBL1743319	UDP-glucuronosyltransferase 1-9	O60656	*UGT1A9*
	4	CHEMBL3166	Protein-tyrosine phosphatase 1C	P29350	*PTPN6*
	5	CHEMBL3514	LDL-associated phospholipase A2	Q13093	*PLA2G7*
	6	CHEMBL3807	T-cell protein-tyrosine phosphatase	P17706	*PTPN2*
	7	CHEMBL2635	Dual specificity protein phosphatase 3	P51452	*DUSP3*
	8	CHEMBL3864	Protein-tyrosine phosphatase 2C	Q06124	*PTPN11*
	9	CHEMBL1900	Aldose reductase	P15121	*AKR1B1*
	10	CHEMBL335	Protein-tyrosine phosphatase 1B	P18031	*PTPN1*
	11	CHEMBL2146302	Glutaminase kidney isoform, mitochondrial	O94925	*GLS*
	12	CHEMBL230	Cyclooxygenase-2	P35354	*PTGS2*
	13	CHEMBL258	Tyrosine-protein kinase LCK	P06239	*LCK*
	14	CHEMBL267	Tyrosine-protein kinase SRC	P12931	*SRC*
	15	CHEMBL204	Thrombin	P00734	*F2*
	16	CHEMBL2007625	Isocitrate dehydrogenase[NADP]cytoplasmic	O75874	*IDH1*
Unclassified protein	17	CHEMBL1781865	78 kDa glucose-regulated protein	P11021	*HSPA5*
	18	CHEMBL2029197	Rap guanine nucleotide exchange factor 3	O95398	*RAPGEF3*
	19	CHEMBL2029198	Rap guanine nucleotide exchange factor 4	Q8WZA2	*RAPGEF4*
	20	CHEMBL1293278	Geminin	O75496	*GMNN*
Epigenetic regulator	21	CHEMBL2093865	Histone deacetylase	Q13547，O15379，Q9UBN7，Q92769，Q9UQL6，Q8WUI4，Q9BY41，Q96DB2，P56524，Q9UKV0，Q969S8	*HDAC10* *HDAC3* *HDAC2* *HDAC4* *HDAC8* *HDAC9* *HDAC5* *HDAC1* *HDAC7* *HDAC11*
	22	CHEMBL6032	Histone-lysine N-methyltransferase, H3 lysine-9 specific 3	Q96KQ7	*EHMT2*
	23	CHEMBL5896	Lysine-specific demethylase 4A	O75164	*KDM4A*

续表

Target Classes	List	ChEMBL ID	Protein Names	UniProt Link	Gene Names
Transcription factor	24	CHEMBL5817	Signal transducer and activator of transcription 5B	P51692	*STAT5B*
	25	CHEMBL6101	Signal transducer and activator of transcription 1-alpha/beta	P42224	*STAT1*
	26	CHEMBL4026	Signal transducer and activator of transcription 3	P40763	*STAT3*
Transporter	27	CHEMBL3217398	Glucose-6-phosphate translocase	043826	*SLC37A4*
	28	CHEMBL1697668	Solute carrier organic anion transporter family member 1B1	Q9Y6L6	*SLCO1B1*
	29	CHEMBL1743121	Solute carrier organic anion transporter family member 1B3	Q9NPD5	*SLCO1B3*
Membrane receptor	30	CHEMBL2487	Beta amyloid A4 protein	P05067	*APP*
Secreted protein	31	CHEMBL3194	Transthyretin	P02766	*TTR*

表 12.2　香草酸调控靶点信息

Target Classes	List	ChEMBL ID	Protein Names	UniProt Link	Gene Names
Enzyme	1	CHEMBL2500	Thiopurine S-methyltransferase	P51580	*TPMT*
	2	CHEMBL1900	Aldose reductase	P15121	*AKR1B1*
	3	CHEMBL5391	DNA polymerase iota	Q9UNA4	*POLI*
Unclassified protein	4	CHEMBL4296326	Anthrax toxin receptor 2	P58335	*ANTXR2*
	5	CHEMBL5514	Huntingtin	P42858	*HTT*
Epigenetic regulator	6	CHEMBL2093865	Histone deacetylase	Q13547，O15379，Q9UBN7，Q92769，Q9UQL6，Q8WUI4，Q9BY41，Q96DB2，P56524，Q9UKV0，Q969S8	*HDAC10* *HDAC3* *HDAC2* *HDAC4* *HDAC8* *HDAC9* *HDAC5* *HDAC1* *HDAC7* *HDAC11*
Transcription factor	7	CHEMBL206	Estrogen receptor alpha	P03372	*ESR1*

表 12.3　阿魏酸调控靶点信息

Target Classes	List	ChEMBL ID	Protein Names	UniProt Link	Gene Names
Enzyme	1	CHEMBL4528	Hyaluronidase-1	Q12794	*HYAL1*
	2	CHEMBL6161	UDP-glucuronosyltransferase 2B15	P54855	*UGT2B15*
	3	CHEMBL3619	UDP-glucuronosyltransferase 1A4	P22310	*UGT1A4*
	4	CHEMBL1287617	UDP-glucuronosyltransferase 1-1	P22309	*UGT1A1*

续表

Target Classes	List	ChEMBL ID	Protein Names	UniProt Link	Gene Names
Enzyme	5	CHEMBL2885	Carbonic anhydrase III	P07451	*CA3*
	6	CHEMBL1973	Tyrosinase	P14679	*TYR*
	7	CHEMBL3969	Carbonic anhydrase VB	Q9Y2D0	*CA5B*
	8	CHEMBL3025	Carbonic anhydrase VI	P23280	*CA6*
	9	CHEMBL4789	Carbonic anhydrase VA	P35218	*CA5A*
	10	CHEMBL3514	LDL-associated phospholipase A2	Q13093	*PLA2G7*
	11	CHEMBL1929	Xanthine dehydrogenase	P47989	*XDH*
	12	CHEMBL3510	Carbonic anhydrase XIV	Q9ULX7	*CA14*
	13	CHEMBL4445	Serine/threonine protein phosphatase 2B catalytic subunit, alpha isoform	Q08209	*PPP3CA*
	14	CHEMBL2326	Carbonic anhydrase VII	P43166	*CA7*
	15	CHEMBL3729	Carbonic anhydrase IV	P22748	*CA4*
	16	CHEMBL5281	Cytochrome P450 2E1	P05181	*CYP2E1*
	17	CHEMBL5282	Cytochrome P450 2A6	P11509	*CYP2A6*
	18	CHEMBL3243	Leukocyte common antigen	P08575	*PTPRC*
	19	CHEMBL4071	Cathepsin G	P08311	*CTSG*
	20	CHEMBL402	HMG-CoA reductase	P04035	*HMGCR*
	21	CHEMBL1835	Thromboxane-A synthase	P24557	*TBXAS1*
	22	CHEMBL3385	MAP kinase ERK1	P27361	*MAPK3*
	23	CHEMBL3242	Carbonic anhydrase XII	O43570	*CA12*
	24	CHEMBL1827	Phosphodiesterase 5A	O76074	*PDE5A*
	25	CHEMBL1914	Butyrylcholinesterase	P06276	*BCHE*
	26	CHEMBL1841	Tyrosine-protein kinase FYN	P06241	*FYN*
	27	CHEMBL3594	Carbonic anhydrase IX	Q16790	*CA9*
	28	CHEMBL221	Cyclooxygenase-1	P23219	*PTGS1*
	29	CHEMBL299	Protein kinase C alpha	P17252	*PRKCA*
	30	CHEMBL1868	Vascular endothelial growth factor receptor 1	P17948	*FLT1*
	31	CHEMBL4801	Caspase-1	P29466	*CASP1*
	32	CHEMBL321	Matrix metalloproteinase 9	P14780	*MMP9*
	33	CHEMBL1951	Monoamine oxidase A	P21397	*MAOA*
	34	CHEMBL248	Leukocyte elastase	P08246	*ELANE*
	35	CHEMBL1824	Receptor protein-tyrosine kinase erbB-2	P04626	*ERBB2*
	36	CHEMBL332	Matrix metalloproteinase-1	P03956	*MMP1*
	37	CHEMBL261	Carbonic anhydrase I	P00915	*CA1*
	38	CHEMBL230	Cyclooxygenase-2	P35354	*PTGS2*
	39	CHEMBL258	Tyrosine-protein kinase LCK	P06239	*LCK*
	40	CHEMBL205	Carbonic anhydrase II	P00918	*CA2*

续表

Target Classes	List	ChEMBL ID	Protein Names	UniProt Link	Gene Names
Enzyme	41	CHEMBL260	MAP kinase p38 alpha	Q16539	*MAPK14*
	42	CHEMBL220	Acetylcholinesterase	P22303	*ACHE*
	43	CHEMBL204	Thrombin	P00734	*F2*
	44	CHEMBL203	Epidermal growth factor receptor erbB1	P00533	*EGFR*
	45	CHEMBL3622	Cytochrome P450 2C19	P33261	*CYP2C19*
	46	CHEMBL4040	MAP kinase ERK2	P28482	*MAPK1*
	47	CHEMBL3356	Cytochrome P450 1A2	P05177	*CYP1A2*
	48	CHEMBL3397	Cytochrome P450 2C9	P11712	*CYP2C9*
	49	CHEMBL289	Cytochrome P450 2D6	P10635	*CYP2D6*
	50	CHEMBL340	Cytochrome P450 3A4	P08684	*CYP3A4*
	51	CHEMBL1075138	Tyrosyl-DNA phosphodiesterase 1	Q9NUW8	*TDP1*
Membrane receptor	52	CHEMBL3785	Hydroxycarboxylic acid receptor 2	Q8TDS4	*HCAR2*
	53	CHEMBL1832	Calcitonin receptor	P30988	*CALCR*
	54	CHEMBL5144	Vasoactive intestinal polypeptide receptor 1	P32241	*VIPR1*
	55	CHEMBL1798	Cysteinyl leukotriene receptor 1	Q9Y271	*CYSLTR1*
	56	CHEMBL4029	Interleukin-8 receptor A	P25024	*CXCR1*
	57	CHEMBL1942	Alpha-2b adrenergic receptor	P18089	*ADRA2B*
	58	CHEMBL4607	Angiotensin II type 2（AT-2）receptor	P50052	*AGTR2*
	59	CHEMBL3157	Bradykinin B2 receptor	P30411	*BDKRB2*
	60	CHEMBL1901	Cholecystokinin A receptor	P32238	*CCKAR*
	61	CHEMBL250	Platelet activating factor receptor	P25105	*PTAFR*
	62	CHEMBL2414	C-C chemokine receptor type 4	P51679	*CCR4*
	63	CHEMBL1916	Alpha-2c adrenergic receptor	P18825	*ADRA2C*
	64	CHEMBL1941	Histamine H2 receptor	P25021	*HRH2*
	65	CHEMBL4018	Neuropeptide Y receptor type 2	P49146	*NPY2R*
	66	CHEMBL1889	Vasopressin V1a receptor	P37288	*AVPR1A*
	67	CHEMBL2434	Interleukin-8 receptor B	P25025	*CXCR2*
	68	CHEMBL4777	Neuropeptide Y receptor type 1	P25929	*NPY1R*
	69	CHEMBL1867	Alpha-2a adrenergic receptor	P08913	*ADRA2A*
	70	CHEMBL4644	Melanocortin receptor 3	P41968	*MC3R*
	71	CHEMBL223	Alpha-1d adrenergic receptor	P25100	*ADRA1D*
	72	CHEMBL4608	Melanocortin receptor 5	P33032	*MC5R*
	73	CHEMBL2035	Muscarinic acetylcholine receptor M5	P08912	*CHRM5*
	74	CHEMBL2327	Neurokinin 2 receptor	P21452	*TACR2*
	75	CHEMBL3155	Serotonin 7（5-HT7）receptor	P34969	*HTR7*
	76	CHEMBL246	Beta-3 adrenergic receptor	P13945	*ADRB3*
	77	CHEMBL252	Endothelin receptor ET-A	P25101	*EDNRA*

续表

Target Classes	List	ChEMBL ID	Protein Names	UniProt Link	Gene Names
Membrane receptor	78	CHEMBL1821	Muscarinic acetylcholine receptor M4	P08173	*CHRM4*
	79	CHEMBL2056	Dopamine D1 receptor	P21728	*DRD1*
	80	CHEMBL287	Sigma opioid receptor	Q99720	*SIGMAR1*
	81	CHEMBL274	C-C chemokine receptor type 5	P51681	*CCR5*
	82	CHEMBL213	Beta-1 adrenergic receptor	P08588	*ADRB1*
	83	CHEMBL4015	C-C chemokine receptor type 2	P41597	*CCR2*
	84	CHEMBL1833	Serotonin 2b（5-HT2b）receptor	P41595	*HTR2B*
	85	CHEMBL231	Histamine H1 receptor	P35367	*HRH1*
	86	CHEMBL245	Muscarinic acetylcholine receptor M3	P20309	*CHRM3*
	87	CHEMBL2487	Beta amyloid A4 protein	P05067	*APP*
	88	CHEMBL259	Melanocortin receptor 4	P32245	*MC4R*
	89	CHEMBL211	Muscarinic acetylcholine receptor M2	P08172	*CHRM2*
	90	CHEMBL219	Dopamine D4 receptor	P21917	*DRD4*
	91	CHEMBL249	Neurokinin 1 receptor	P25103	*TACR1*
	92	CHEMBL210	Beta-2 adrenergic receptor	P07550	*ADRB2*
	93	CHEMBL3371	Serotonin 6（5-HT6）receptor	P50406	*HTR6*
	94	CHEMBL216	Muscarinic acetylcholine receptor M1	P11229	*CHRM1*
	95	CHEMBL225	Serotonin 2c（5-HT2c）receptor	P28335	*HTR2C*
	96	CHEMBL224	Serotonin 2a（5-HT2a）receptor	P28223	*HTR2A*
	97	CHEMBL237	Kappa opioid receptor	P41145	*OPRK1*
	98	CHEMBL236	Delta opioid receptor	P41143	*OPRD1*
	99	CHEMBL234	Dopamine D3 receptor	P35462	*DRD3*
	100	CHEMBL256	Adenosine A3 receptor	P0DMS8	*ADORA3*
	101	CHEMBL251	Adenosine A2a receptor	P29274	*ADORA2A*
	102	CHEMBL218	Cannabinoid CB1 receptor	P21554	*CNR1*
	103	CHEMBL226	Adenosine A1 receptor	P30542	*ADORA1*
	104	CHEMBL233	Mu opioid receptor	P35372	*OPRM1*
	105	CHEMBL217	Dopamine D2 receptor	P14416	*DRD2*
	106	CHEMBL1793	Parathyroid hormone receptor	Q03431	*PTH1R*
Transcription factor	107	CHEMBL242	Estrogen receptor beta	Q92731	*ESR2*
	108	CHEMBL2034	Glucocorticoid receptor	P04150	*NR3C1*
	109	CHEMBL206	Estrogen receptor alpha	P03372	*ESR1*
Transporter	110	CHEMBL1697668	Solute carrier organic anion transporter family member 1B1	Q9Y6L6	*SLCO1B1*
	111	CHEMBL1743121	Solute carrier organic anion transporter family member 1B3	Q9NPD5	*SLCO1B3*
	112	CHEMBL238	Dopamine transporter	Q01959	*SLC6A3*

续表

Target Classes	List	ChEMBL ID	Protein Names	UniProt Link	Gene Names
Transporter	113	CHEMBL222	Norepinephrine transporter	P23975	*SLC6A2*
	114	CHEMBL228	Serotonin transporter	P31645	*SLC6A4*
Epigenetic regulator	115	CHEMBL2093865	Histone deacetylase	Q13547，O15379，Q9UBN7，Q92769，Q9UQL6，Q8WUI4，Q9BY41，Q96DB2，P56524，Q9UKV0，Q969S8	*HDAC10* *HDAC3* *HDAC2* *HDAC4* *HDAC8* *HDAC9* *HDAC5* *HDAC1* *HDAC7* *HDAC11*
	116	CHEMBL1293226	Lysine-specific demethylase 4D-like	B2RXH2	*KDM4E*
Ion channol	117	CHEMBL240	HERG	Q12809	*KCNH2*
Unclassified protein	118	CHEMBL1293278	Geminin	O75496	*GMNN*

表 12.4　棕榈酸调控靶点信息

Target Classes	List	ChEMBL ID	Protein Names	UniProt Link	Gene Names
Enzyme	1	CHEMBL1978	Cytochrome P450 19A1	P11511	*CYP19A1*
	2	CHEMBL1781	DNA topoisomerase I	P11387	*TOP1*
	3	CHEMBL1795087	Ubiquitin carboxyl-terminal hydrolase 1	O94782	*USP1*
	4	CHEMBL2581	Cathepsin D	P07339	*CTSD*
	5	CHEMBL2363044	Alcohol dehydrogenase 1B	P00325	*ADH1B*
	6	CHEMBL3285	Alcohol dehydrogenase 1C	P00326	*ADH1C*
	7	CHEMBL221	Prostaglandin G/H synthase 1	P23219	*PTGS1*
	8	CHEMBL230	Prostaglandin G/H synthase 2	P35354	*PTGS2*
	9	CHEMBL4296308	Rhodopsin	P08100	*RHO*
Transcription factor	10	CHEMBL6103	Transcription factor Sp1	P08047	*SP1*
	11	CHEMBL2047	Bile acid receptor FXR	Q96RI1	*NR1H4*
	12	CHEMBL3979	Peroxisome proliferator-activated receptor delta	Q03181	*PPARD*
	13	CHEMBL1871	Androgen Receptor	P10275	*AR*
	14	CHEMBL239	Peroxisome proliferator-activated receptor alpha	Q07869	*PPARA*
	15	CHEMBL2034	Glucocorticoid receptor	P04150	*NR3C1*
	16	CHEMBL206	Estrogen receptor alpha	P03372	*ESR1*
	17	CHEMBL235	Peroxisome proliferator-activated receptor gamma	P37231	*PPARG*

续表

Target Classes	List	ChEMBL ID	Protein Names	UniProt Link	Gene Names
Transcription factor	18	CHEMBL2095163	Nuclear receptor coactivator 2	Q15596	*NCOA2*
Auxiliary transport protein	19	CHEMBL4879	Fatty acid binding protein intestinal	P12104	*FABP2*
	20	CHEMBL3674	Fatty acid binding protein epidermal	Q01469	*FABP5*
	21	CHEMBL3344	Fatty acid binding protein muscle	P05413	*FABP3*
	22	CHEMBL2083	Fatty acid binding protein adipocyte	P15090	*FABP4*
Unclassified protein	23	CHEMBL1293278	Geminin	O75496	*GMNN*
Membrane receptor	24	CHEMBL4163	Toll-like receptor 2	O60603	*TLR2*
Transporter	25	CHEMBL4302	P-glycoprotein 1	P08183	*ABCB1*
Ion channol	26	CHEMBL4860	Apoptosis regulator Bcl-2	P10415	*BCL2*
—	27	—	Ig gamma-1 chain C region	P01859	*IGHG2*

表 12.5　单棕榈酸甘油酯调控靶点信息

Target Classes	List	ChEMBL ID	Protein Names	UniProt Link	Gene Names
Enzyme	1	CHEMBL335	*Protein-tyrosine phosphatase 1B*	P18031	PTPN1

表 12.6　洋川芎内酯 C 调控靶点信息

Target Classes	List	ChEMBL ID	Protein Names	UniProt Link	Gene Names
Enzyme	1	CHEMBL221	Prostaglandin G/H synthase 1	P23219	*PTGS1*
	2	CHEMBL230	Prostaglandin G/H synthase 2	P35354	*PTGS2*
	3	CHEMBL2039	Amine oxidase[flavin-containing]B	P27338	*MAOB*
	4	CHEMBL4101	mRNA of PKA Catalytic Subunit C-alpha	P17612	*PRKACA*
Membrane receptor	5	CHEMBL216	Muscarinic acetylcholine receptor M1	P11229	*CHRM1*
	6	CHEMBL211	Muscarinic acetylcholine receptor M2	P08172	*CHRM2*
	7	CHEMBL1942	Alpha-2B adrenergic receptor	P18089	*ADRA2B*
	8	CHEMBL210	Beta-2 adrenergic receptor	P07550	*ADRB2*
Transporter	9	CHEMBL228	Sodium-dependent serotonin transporter	P31645	*SLC6A4*
Ion channol	10	CHEMBL1962	Gamma-aminobutyric acid receptor subunit alpha-1	P14867	*GABRA1*
—	11	—	cAMP-dependent protein kinase inhibitor alpha	P61925	*PKIA*

表 12.7　洋川芎内酯 D 调控靶点信息

Target Classes	List	ChEMBL ID	Protein Names	UniProt Link	Gene Names
Enzyme	1	CHEMBL230	Prostaglandin G/H synthase 2	P35354	*PTGS2*
	2	CHEMBL4803	Nitric-oxide synthase, endothelial	P29474	*NOS3*

续表

Target Classes	List	ChEMBL ID	Protein Names	UniProt Link	Gene Names
Ion channol	3	CHEMBL1962	Gamma-aminobutyric acid receptor subunit alpha-1	P14867	*GABRA1*
	4	CHEMBL4016	Glutamate receptor 2	P42262	*GRIA2*
	5	CHEMBL2579	Gamma-aminobutyric-acid receptor subunit alpha-6	Q16445	*GABRA6*

表 12.8 洋川芎内酯 F 调控靶点信息

Target Classes	List	ChEMBL ID	Protein Names	UniProt Link	Gene Names
Enzyme	1	CHEMBL230	*Prostaglandin G/H synthase* 2	P35354	PTGS2
Ion channol	2	CHEMBL1962	*Gamma-aminobutyric acid receptor subunit alpha*-1	P14867	GABRA1

表 12.9 洋川芎内酯 I 调控靶点信息

Target Classes	List	ChEMBL ID	Protein Names	UniProt Link	Gene Names
Enzyme	1	CHEMBL221	Prostaglandin G/H synthase 1	P23219	*PTGS1*
	2	CHEMBL230	Prostaglandin G/H synthase 2	P35354	*PTGS2*
	3	CHEMBL2039	Amine oxidase[flavin-containing]B	P27338	*MAOB*
	4	CHEMBL4101	mRNA of PKA Catalytic Subunit C-alpha	P17612	*PRKACA*
Membrane receptor	5	CHEMBL216	Muscarinic acetylcholine receptor M1	P11229	*CHRM1*
	6	CHEMBL211	Muscarinic acetylcholine receptor M2	P08172	*CHRM2*
	7	CHEMBL1942	Alpha-2B adrenergic receptor	P18089	*ADRA2B*
	8	CHEMBL210	Beta-2 adrenergic receptor	P07550	*ADRB2*
	9	CHEMBL3155	Serotonin 7（5-HT7）receptor	P34969	*HTR7*
Transporter	10	CHEMBL228	Sodium-dependent serotonin transporter	P31645	*SLC6A4*
Ion channol	11	CHEMBL1962	Gamma-aminobutyric acid receptor subunit alpha-1	P14867	*GABRA1*
—	12	—	cAMP-dependent protein kinase inhibitor alpha	P61925	*PKIA*

表 12.10 洋川芎内酯 J 调控靶点信息

Target Classes	List	ChEMBL ID	Protein Names	UniProt Link	Gene Names
Enzyme	1	CHEMBL221	Prostaglandin G/H synthase 1	P23219	*PTGS1*
	2	CHEMBL230	Prostaglandin G/H synthase 2	P35354	*PTGS2*
Ion channol	3	CHEMBL1962	Gamma-aminobutyric acid receptor subunit alpha-1	P14867	*GABRA1*
	4	CHEMBL4016	Glutamate receptor 2	P42262	*GRIA2*
	5	CHEMBL2579	Gamma-aminobutyric-acid receptor subunit alpha-6	Q16445	*GABRA6*

表 12.11 入血成分调控靶点基因汇总

10 种成分调控 182 种基因按 A-Z 排序如下									
ABCB1	*ACHE*	*ADH1B*	*ADH1C*	*ADORA1*	*ADORA2A*	*ADORA3*	*ADRA1D*	*ADRA2A*	*ADRA2B*
ADRA2C	*ADRB1*	*ADRB2*	*ADRB3*	*AGTR2*	*AKR1B1*	*AKR1B10*	*ANTXR2*	*APP*	*AR*
AVPR1A	*BCHE*	*BCL2*	*BDKRB2*	*CA1*	*CA12*	*CA14*	*CA2*	*CA3*	*CA4*
CA5A	*CA5B*	*CA6*	*CA7*	*CA9*	*CALCR*	*CASP1*	*CCKAR*	*CCR2*	*CCR4*
CCR5	*CHRM1*	*CHRM2*	*CHRM3*	*CHRM4*	*CHRM5*	*CNR1*	*CTSD*	*CTSG*	*CXCR1*
CXCR2	*CYP19A1*	*CYP1A2*	*CYP2A6*	*CYP2C19*	*CYP2C9*	*CYP2D6*	*CYP2E1*	*CYP3A4*	*CYSLTR1*

续表

10 种成分调控 182 种基因按 A-Z 排序如下									
DRD1	*DRD2*	*DRD3*	*DRD4*	*DUSP3*	*EDNRA*	*EGFR*	*EHMT2*	*ELANE*	*ERBB2*
ESR1	*ESR2*	*F2*	*FABP2*	*FABP3*	*FABP4*	*FABP5*	*FLT1*	*FYN*	*GABRA1*
GABRA6	*GLS*	*GMNN*	*GRIA2*	*HCAR2*	*HDAC1*	*HDAC10*	*HDAC11*	*HDAC2*	*HDAC3*
HDAC4	*HDAC5*	*HDAC7*	*HDAC8*	*HDAC9*	*HMGCR*	*HRH1*	*HRH2*	*HSPA5*	*HTR2A*
HTR2B	*HTR2C*	*HTR6*	*HTR7*	*HTT*	*HYAL1*	*IDH1*	*IGHG2*	*KCNH2*	*KDM4A*
KDM4E	*LCK*	*MAOA*	*MAOB*	*MAPK1*	*MAPK14*	*MAPK3*	*MC3R*	*MC4R*	*MC5R*
MMP1	*MMP9*	*NCOA2*	*NOS3*	*NPY1R*	*NPY2R*	*NR1H4*	*NR3C1*	*OPRD1*	*OPRK1*
OPRM1	*PDE5A*	*PKIA*	*PLA2G7*	*POLI*	*PPARA*	*PPARD*	*PPARG*	*PPP3CA*	*PRKACA*
PRKCA	*PTAFR*	*PTGS1*	*PTGS2*	*PTH1R*	*PTPN1*	*PTPN11*	*PTPN2*	*PTPN6*	*PTPRC*
RAPGEF3	*RAPGEF4*	*RHO*	*SIGMAR1*	*SLC37A4*	*SLC6A2*	*SLC6A3*	*SLC6A4*	*SLCO1B1*	*SLCO1B3*
SP1	*SRC*	*STAT1*	*STAT3*	*STAT5B*	*TACR1*	*TACR2*	*TBXAS1*	*TDP1*	*TLR2*
TOP1	*TPMT*	*TTR*	*TYR*	*UGT1A1*	*UGT1A4*	*UGT1A6*	*UGT1A9*	*UGT2B15*	*USP1*
VIPR1	*XDH*								

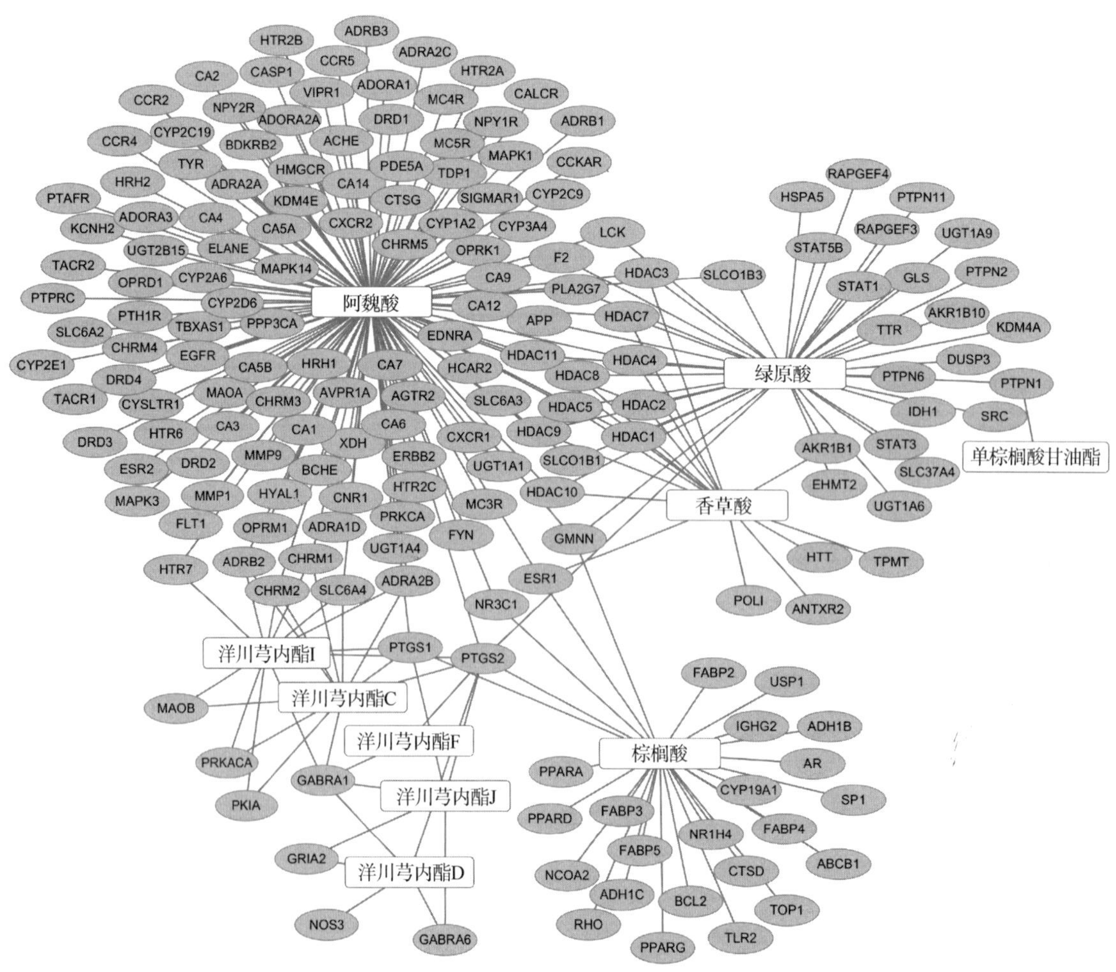

图 12.1　复方大川芎片化学成分调控靶点网络图

▭代表成分；⬭代表靶点

第二节 疾病相关靶点与复方大川芎片作用机制分析

（一）实验材料

仪器与设备

GeneCards 数据库（https://www.genecards.org）；Cytoscape 3.7.2 软件（http://www.cytoscape.org）；联川生物云平台（https://www.omicstudio.cn/index）；STRING 数据库（https://string-db.org）；基迪奥生物分析平台（https://www.genedenovo.com）。

（二）方法与结果

1. 基于 GeneCards 数据库的复方大川芎片治疗疾病调控靶点分析

采用 GeneCards 数据库，寻找与复方大川芎片治疗偏头痛等疾病相关靶点，结果偏头痛相关靶点有 2263 个[4~6]，血管性头痛相关靶点有 5148 个，丛集性头痛相关靶点有 6128 个，脑缺血相关靶点有 3411 个[7, 8]，神经系统疾病相关靶点有 11982 个[9, 10]。将复方大川芎片化学成分所调控 182 个靶点分别与各疾病相关靶点取交集，结果发现，复方大川芎片化学成分可调控 111 个偏头痛靶点，可调控 137 个脑缺血靶点，可调控 148 个血管性头痛靶点，可调控 158 个丛集性头痛靶点，可调控 174 个神经系统疾病靶点，排除共同靶点，复方大川芎片化学成分共可调控 177 个疾病相关靶点。采用联川生物云平台在线分析系统中 Upset 图（高级韦恩图）模块绘制大川芎片调控 5 种疾病靶点韦恩图，可见 5 种疾病共有靶点为 91 个，除偏头痛外 4 种疾病共有靶点为 31 个，除脑缺血外 4 种疾病共有靶点为 12 个，除血管性头痛外 4 种疾病共有靶点为 3 个，除丛集性头痛外 4 种疾病共有靶点为 1 个。神经系统疾病独有靶点为 8 个，丛集性头痛独有靶点为 2 个，脑缺血独有疾病靶点为 1 个。其他疾病交叉情况见图 12.2。采用 Cytoscape 3.7.2 软件构建复方大川芎片成分-靶点-疾病网络图[11]，见图 12.3。

2. 基于 STRING 数据库的靶点 GO 基因功能注释分析

为了说明靶点之间的相互关系，将复方大川芎片调控的 91 个头痛疾病共有靶点导入 STRING 数据库，得到靶点之间蛋白质互作网络图（Protein Protein Interaction Network，PPI），见图 12.4。共有 91 个节点和 227 条边，PPI 富集 P 值小于 1.0×10^{-16}。调控靶点的 GO 基因功能注释分析结果表明，复方大川芎片活性成分参与的生物过程有 1239 个（FDR＜0.05）；分子功能方面有 148 个（FDR＜0.05）；细胞组成方面有 99 个（FDR＜0.05）。进一步采用基迪奥生物分析平台 GO 富集分析工具对结果进行可视化，生物过程、分子功能、细胞组成方面总体富集情况见图 12.5。对排名前 20 的生物过程进行分析见图 12.6，发现复方大川芎片活性成分在生物过程方面主要富集于血液循环、对药物/化学刺激的反应、对血管/管径的调整、G 蛋白耦联受体信号通路等。对排名前 20 的分子功能进行分析见图 12.7，发现复方大川芎片活性成分在分子功能方面主要富集于信号受体活性、分子信号转导活性、G 蛋白耦联受体活性、神经递质受体活性等。对排名前 20 的细胞组成进行分析见图 12.8，发现复方大川芎片活性成分在细胞组成方面主要富集于质膜固有成分、质膜组成部分、突触后膜组成部分、突触前膜组成部分、突触前膜固有成分、神经元投射等。

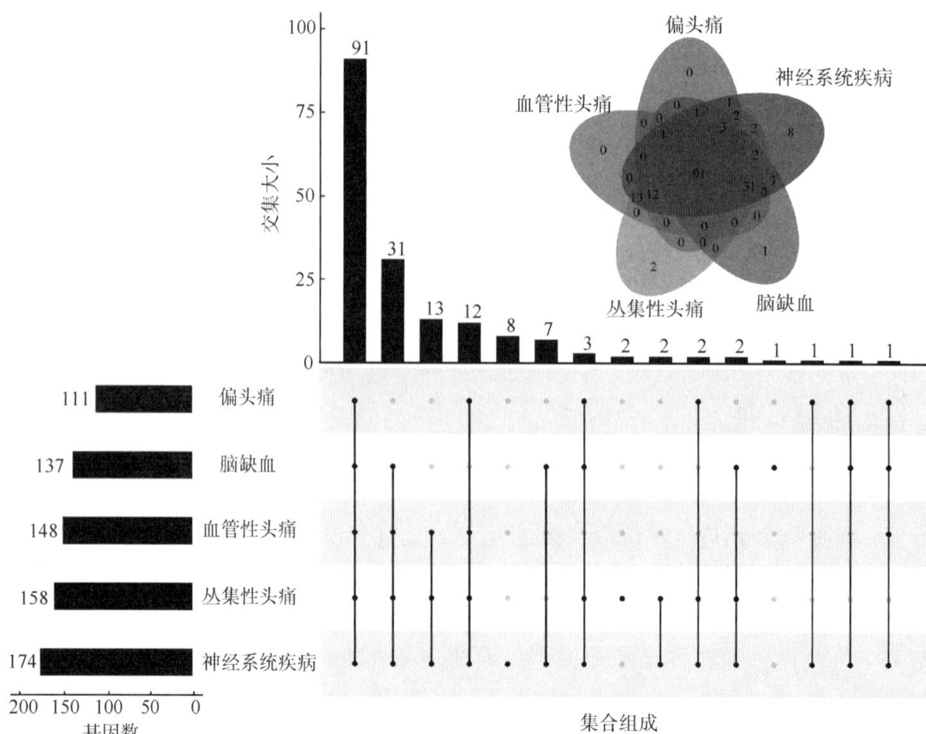

图 12.2 复方大川芎片调控 5 种疾病靶点 Upset 图

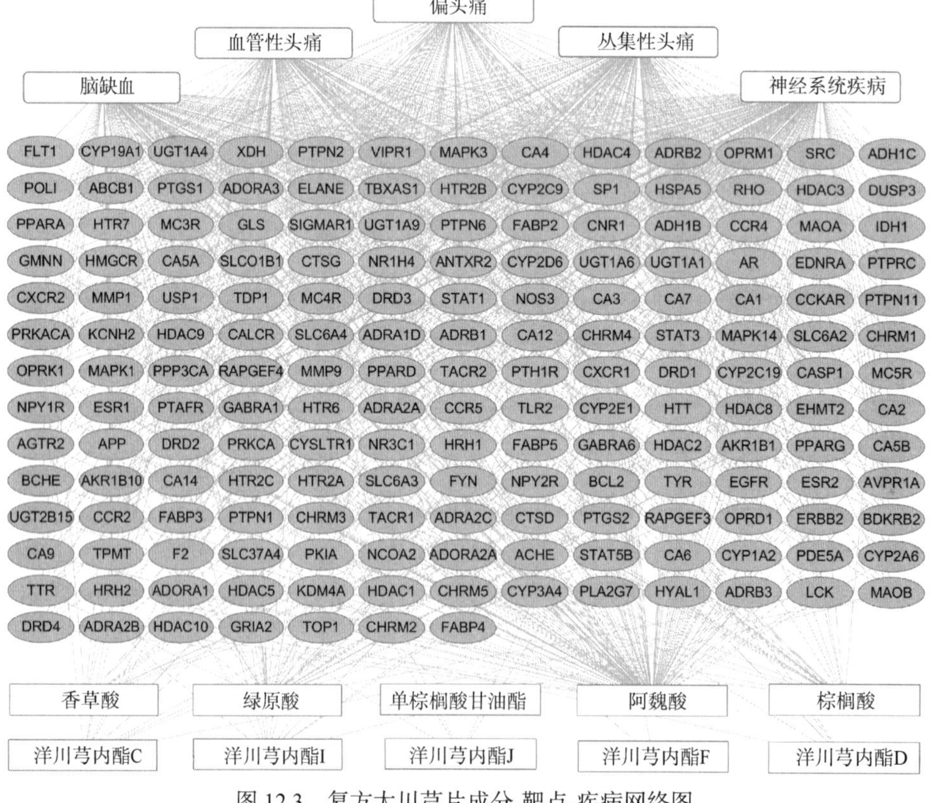

图 12.3 复方大川芎片成分-靶点-疾病网络图

▭代表成分；⬭代表靶点；▢代表疾病

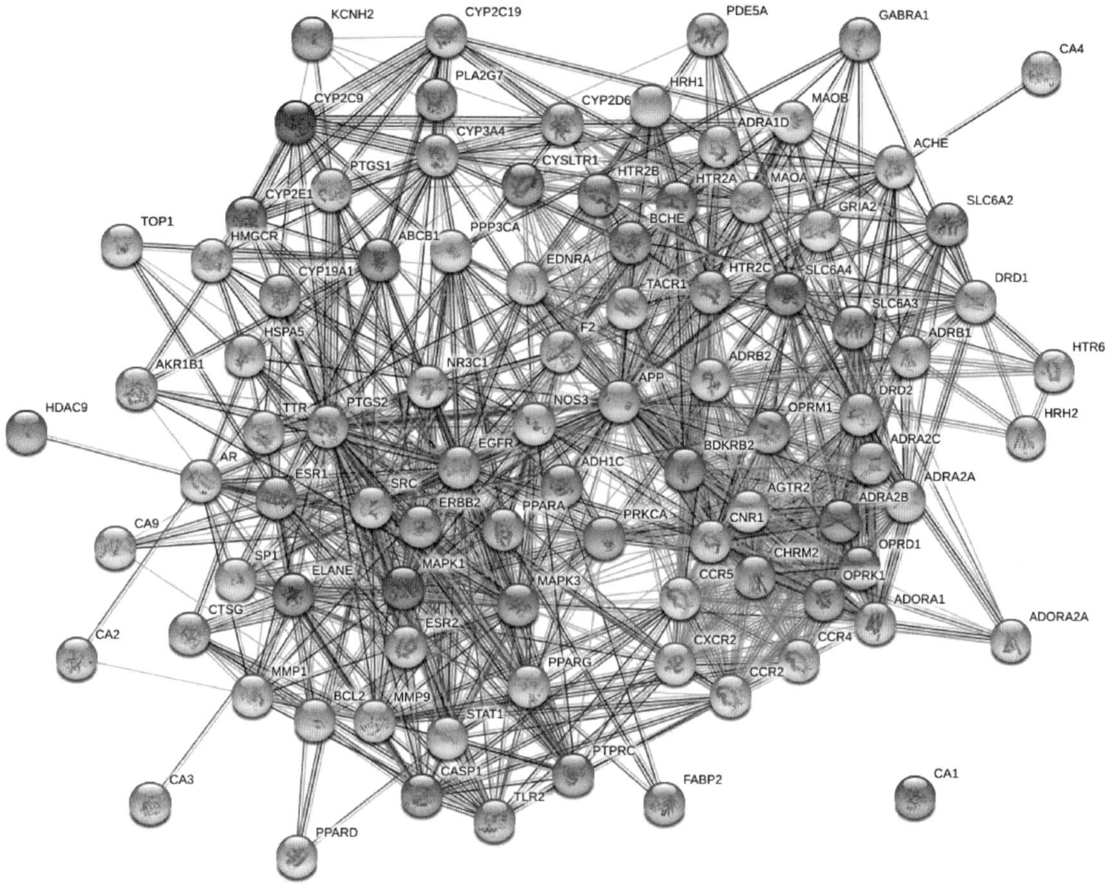

图 12.4　复方大川芎片活性成分调控的头痛相关靶点蛋白质互作网络图

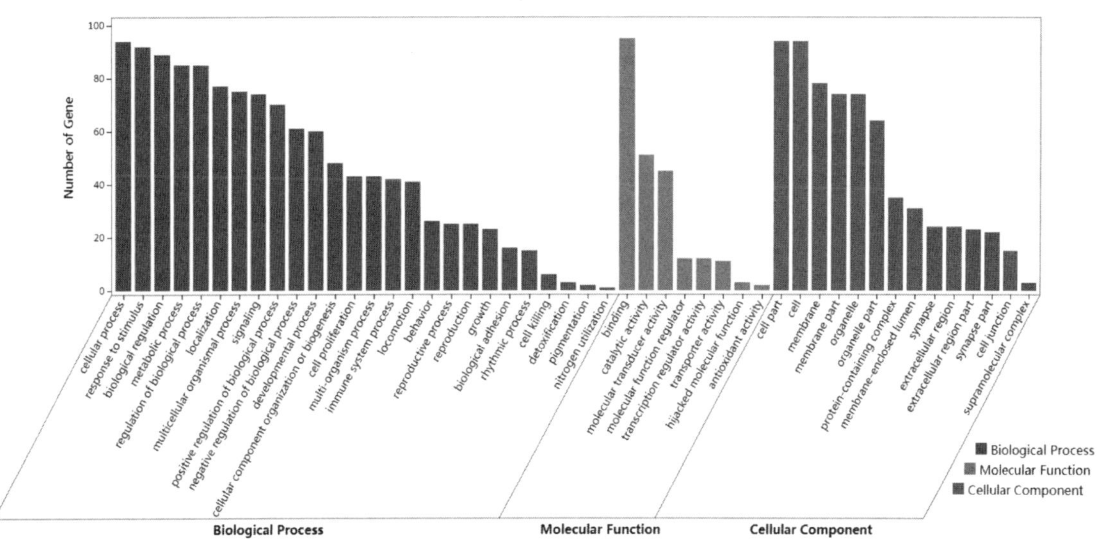

图 12.5　GO 富集分析结果

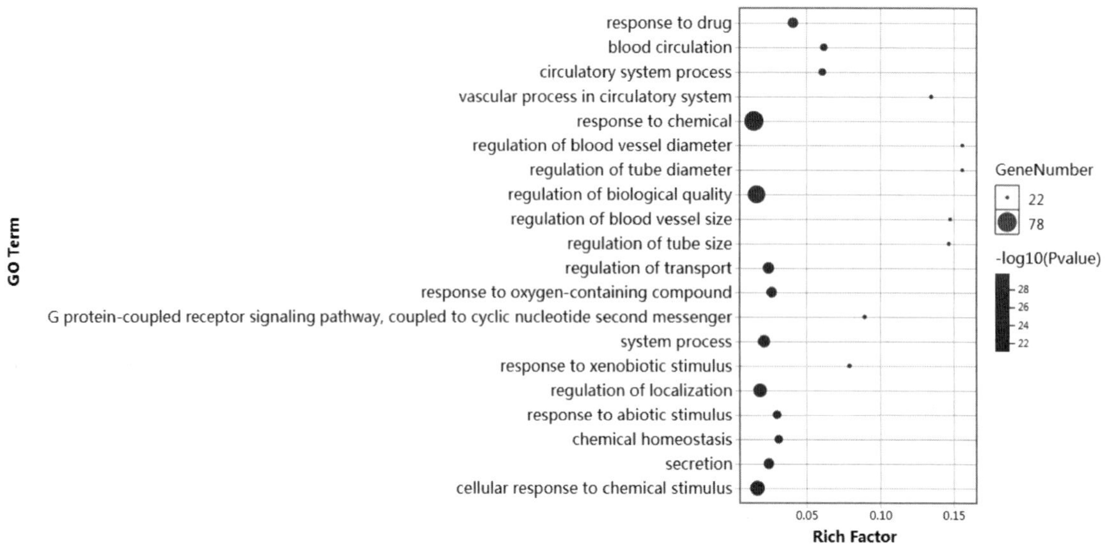

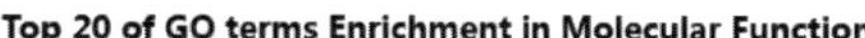

图 12.6　生物过程 GO 富集分析结果

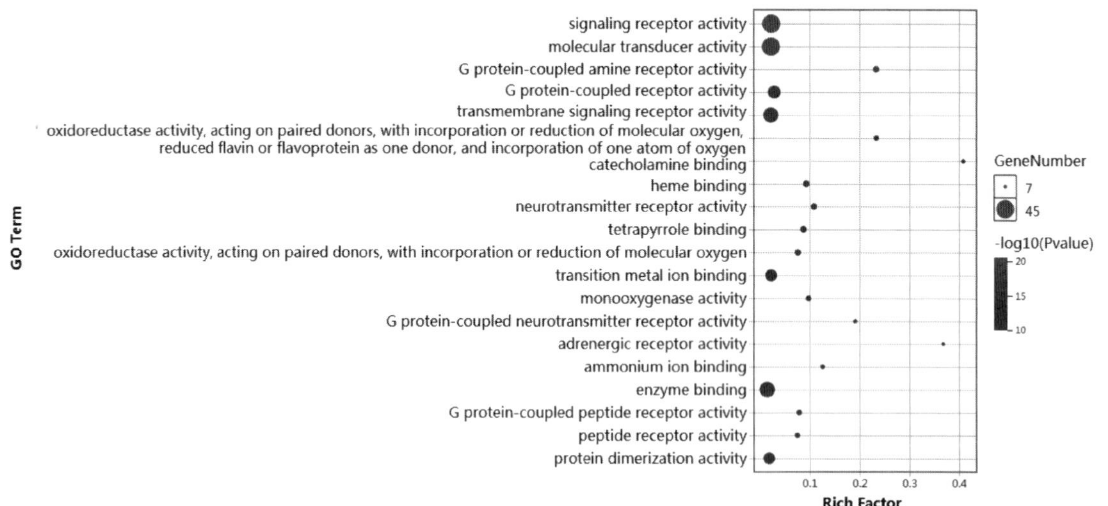

图 12.7　分子功能 GO 富集分析结果

3. 靶点调控 KEGG 信号通路富集分析

采用基迪奥生物分析平台 KEGG 富集分析工具，对 91 个基因进行信号通路富集分析，结果复方大川芎片调控通路在对环境信息处理方面涉及信号转导、信号分子和相互作用、膜转运方面；在器官系统方面涉及神经系统、内分泌系统、免疫系统、循环系统、消化系统等；在代谢方面涉及外源性生物降解与代谢、脂代谢、氨基酸代谢、能量代谢等；在细胞过程方面涉及运输和分解代谢、细胞运动、细胞生长与死亡等，见图 12.9。$P<0.05$ 的具体信号通路见表 12.12。第十一章基于代谢组学和相关基因研究，发现复方大川芎片可影响信号转导、脂代谢、氨基酸代谢发挥治疗偏头痛作用。本章基于网络药理学研究，验证了复方大川芎片在信号转导方面可调控钙信号通路、鞘脂类信号通路；在脂代谢方面可调控花生四烯酸代谢；在氨基酸代谢方面可调控酪氨酸代谢发挥治疗偏头痛作用，揭示了复方大川芎片多靶点、多途径治疗疾病的部分作用机制。

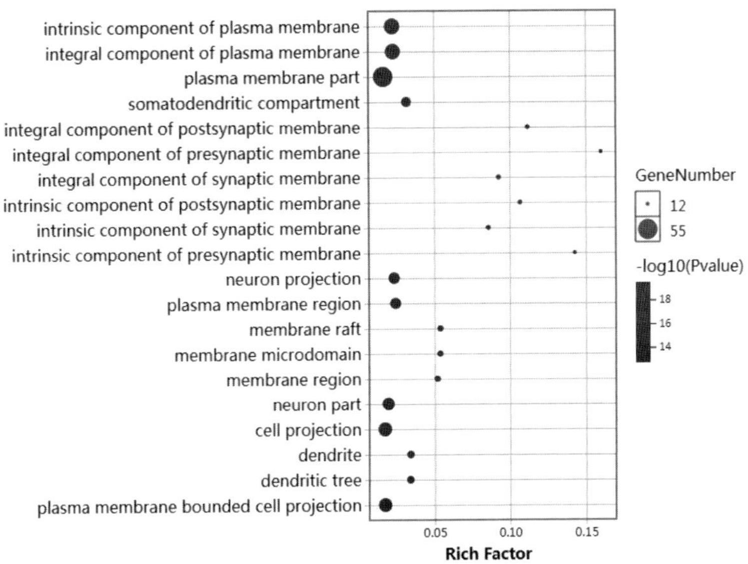

图 12.8　细胞组成 GO 富集分析结果

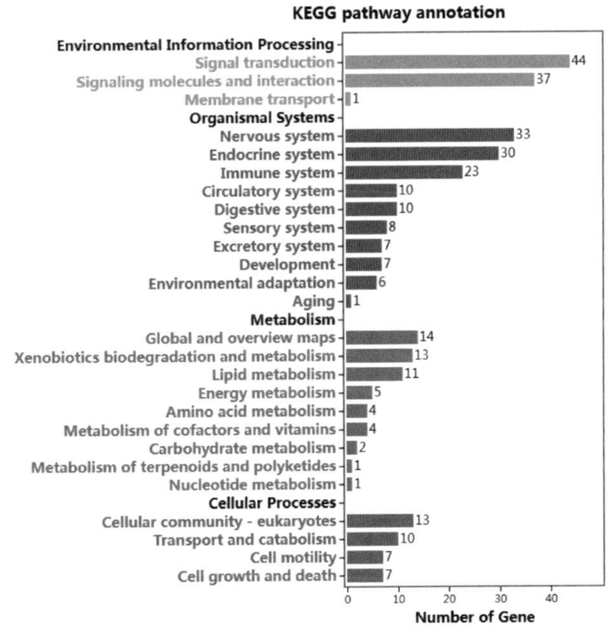

图 12.9　KEGG 信号通路注释图

表 12.12　KEGG 信号通路富集结果（$P<0.05$）

No.	KEGG_A_class	KEGG_B_class	Pathway	Gene Number	P value	Q value
1	Environmental Information Processing	Signaling molecules and interaction	Neuroactive ligand-receptor interaction	31	1.25×10^{-22}	2.64×10^{-20}
2		Signal transduction	Calcium signaling pathway	21	9.01×10^{-16}	6.33×10^{-14}
3		Signal transduction	cGMP-PKG signaling pathway	15	5.60×10^{-10}	1.97×10^{-8}

续表

No.	KEGG_A_class	KEGG_B_class	Pathway	Gene Number	*P* value	*Q* value
4	Environmental Information Processing	Signal transduction	cAMP signaling pathway	13	4.54×10^{-7}	9.58×10^{-6}
5		Signal transduction	VEGF signaling pathway	7	4.60×10^{-6}	6.47×10^{-5}
6		Signal transduction	Sphingolipid signaling pathway	8	0.0001	1.12×10^{-3}
7		Signal transduction	HIF-1 signaling pathway	7	0.0001	1.23×10^{-3}
8		Signal transduction	ErbB signaling pathway	6	0.0004	2.65×10^{-3}
9		Signal transduction	Rap1 signaling pathway	8	0.0024	1.03×10^{-2}
10		Signal transduction	PI3K-Akt signaling pathway	9	0.0233	6.08×10^{-2}
11		Signal transduction	Phospholipase D signaling pathway	5	0.0308	7.29×10^{-2}
12	Metabolism	Xenobiotics biodegradation and metabolism	Drug metabolism-cytochrome P450	13	5.00×10^{-12}	2.11×10^{-10}
13		Xenobiotics biodegradation and metabolism	Metabolism of xenobiotics by cytochrome P450	10	3.65×10^{-8}	9.62×10^{-7}
14		Energy metabolism	Nitrogen metabolism	5	8.66×10^{-7}	1.66×10^{-5}
15		Lipid metabolism	Linoleic acid metabolism	4	0.0003	2.41×10^{-3}
16		Lipid metabolism	Arachidonic acid metabolism	5	0.0010	5.90×10^{-3}
17		Amino acid metabolism	Tyrosine metabolism	3	0.0085	2.82×10^{-2}
18		Amino acid metabolism	Phenylalanine metabolism	2	0.0169	4.66×10^{-2}
19		Amino acid metabolism	Arginine and proline metabolism	3	0.0190	5.09×10^{-2}
20		Amino acid metabolism	Histidine metabolism	2	0.0290	7.03×10^{-2}
21		Lipid metabolism	Steroid hormone biosynthesis	3	0.0462	1.03×10^{-1}
22	Organismal Systems	Nervous system	Serotonergic synapse	21	1.40×10^{-19}	1.48×10^{-17}
23		Endocrine system	Estrogen signaling pathway	11	2.82×10^{-6}	4.25×10^{-5}
24		Nervous system	Dopaminergic synapse	9	2.70×10^{-5}	3.55×10^{-4}
25		Sensory system	Inflammatory mediator regulation of TRP channels	7	0.0001	1.21×10^{-3}
26		Endocrine system	Relaxin signaling pathway	8	0.0001	1.27×10^{-3}
27		Endocrine system	Prolactin signaling pathway	6	0.0002	1.40×10^{-3}
28		Immune system	C-type lectin receptor signaling pathway	7	0.0003	2.40×10^{-3}
29		Circulatory system	Adrenergic signaling in cardiomyocytes	8	0.0003	2.40×10^{-3}
30		Endocrine system	Oxytocin signaling pathway	8	0.0004	2.65×10^{-3}
31		Endocrine system	Regulation of lipolysis in adipocyte	5	0.0004	2.65×10^{-3}
32		Endocrine system	Renin secretion	5	0.0009	5.10×10^{-3}
33		Nervous system	Long-term potentiation	5	0.0011	5.90×10^{-3}
34		Endocrine system	PPAR signaling pathway	5	0.0018	9.19×10^{-3}
35		Endocrine system	Parathyroid hormone synthesis, secretion and action	6	0.0019	9.27×10^{-3}
36		Immune system	Chemokine signaling pathway	8	0.0021	9.68×10^{-3}

续表

No.	KEGG_A_class	KEGG_B_class	Pathway	Gene Number	*P* value	*Q* value
37	Organismal Systems	Nervous system	Cholinergic synapse	6	0.0022	9.93×10^{-3}
38		Nervous system	Retrograde endocannabinoid signaling	7	0.0026	1.10×10^{-2}
39		Circulatory system	Vascular smooth muscle contraction	6	0.0027	1.10×10^{-2}
40		Endocrine system	Thyroid hormone signaling pathway	6	0.0034	1.36×10^{-2}
41		Immune system	Fc gamma R-mediated phagocytosis	5	0.0041	1.63×10^{-2}
42		Endocrine system	GnRH signaling pathway	5	0.0043	1.67×10^{-2}
43		Nervous system	Long-term depression	4	0.0044	1.69×10^{-2}
44		Immune system	IL-17 signaling pathway	5	0.0065	2.29×10^{-2}
45		Excretory system	Aldosterone-regulated sodium reabsorption	3	0.0079	2.66×10^{-2}
46		Immune system	T cell receptor signaling pathway	5	0.0088	2.85×10^{-2}
47		Digestive system	Bile secretion	4	0.0097	2.96×10^{-2}
48		Nervous system	Glutamatergic synapse	5	0.0101	2.97×10^{-2}
49		Immune system	Platelet activation	5	0.0173	4.74×10^{-2}
50		Excretory system	Endocrine and other factor-regulated calcium reabsorption	3	0.0181	4.89×10^{-2}
51		Environmental adaptation	Circadian entrainment	4	0.0245	6.30×10^{-2}
52		Digestive system	Salivary secretion	4	0.0253	6.38×10^{-2}
53		Endocrine system	Renin-angiotensin system	2	0.0268	6.65×10^{-2}
54		Excretory system	Proximal tubule bicarbonate reclamation	2	0.0313	7.34×10^{-2}
55		Immune system	Toll-like receptor signaling pathway	4	0.0472	1.04×10^{-1}
56		Immune system	B cell receptor signaling pathway	3	0.0494	1.07×10^{-1}
57		Development	Axon guidance	5	0.0495	1.07×10^{-1}
58	Cellular Processes	Cellular community- eukaryotes	Gap junction	11	9.33×10^{-9}	2.81×10^{-7}
59		Cellular community-eukaryotes	Adherens junction	5	0.0019	9.27×10^{-3}
60		Cellular community- eukaryotes	Focal adhesion	7	0.0093	2.94×10^{-2}
61		Cell motility	Regulation of actin cytoskeleton	7	0.0108	3.12×10^{-2}

（三）小结

网络药理学是在系统生物学与计算机技术高速发展的基础上发展起来的，基于疾病-基因-靶点-药物相互作用网络基础，通过网络分析系统、综合地观察药物对疾病网络的干预与影响。该思想与中医药多成分、多途径、多靶点治疗疾病的特点相符。网络药理学将大数据医疗资源与信息化手段相结合，充分利用丰富的中药化学成分相关数据库、系统生物学相关数据库、疾病相关数据库资源，挖掘与解析中药复方治疗疾病的科学内涵，可以实现中药复方作用机制的快速、系统分析。本研究将代谢组学、相关基因实验研究与网络药理学手段相结合，二者相互验证，揭示了复方大川芎片在调控信号转导、脂代谢、氨基酸代谢等方面多成分、多靶点、多途径治疗偏头痛的作用机制，其对器官系统、细胞过程方面的作用机制还有待深入研究，而通过网络药理学的挖掘，为机制的进一步深入研究提供了良好方向。

第三节 本 章 小 结

系统生物学在中医药研究领域的应用为传统中医药的现代化发展提供了强有力的手段与工具，可以让临床医生更好地理解中药的治病机制并加以合理应用。但由于中药化学成分的复杂性，基于传统系统生物学理论的中药作用机制研究往往需要多年的研究，耗时较长。网络药理学将大数据医疗资源与信息化手段相结合，充分利用丰富的中药化学成分相关数据库、系统生物学相关数据库、疾病相关数据库资源，挖掘与解析中药治疗疾病的科学内涵，可以实现中药作用机制的快速、系统分析。本研究将网络药理学与代谢组学等研究相结合，在快速挖掘药物作用机制的同时，可以对结果进行有效的验证。

前期实验采用代谢组学结合相关基因研究方法，发现复方大川芎片可影响信号转导、脂代谢、氨基酸代谢发挥治疗偏头痛作用。本章采用网络药理学研究手段，根据“起效的成分首先要在体内吸收”的血清药物化学理论，针对大鼠生理及偏头痛病理状态下，复方大川芎片在大鼠体内吸收的入血成分，利用 ChEMBL、TCMSP、UniProt 等网络数据库平台的大数据资源，挖掘成分调控靶点基因信息。进而采用 GeneCards 数据库，寻找偏头痛、血管性头痛、丛集性头痛、脑缺血、神经系统疾病等复方大川芎片治疗疾病相关靶点，挖掘复方大川芎片活性成分所调控的疾病共有靶点。进而采用 Cytoscape 软件，构建复方大川芎片活性成分调控靶点-疾病网络图，直观反映成分、靶点、疾病信息；采用 STRING 数据库，构建靶点之间蛋白质互作网络图，通过对靶点进行 GO 基因功能注释分析，明确复方大川芎片活性成分参与的生物过程、细胞组成和分子功能；进而利用基迪奥生物分析平台，对靶点进行 KEGG 信号通路富集分析，验证了复方大川芎片在信号转导方面可调控钙信号通路、鞘脂类信号通路；在脂代谢方面可调控花生四烯酸代谢；在氨基酸代谢方面可调控酪氨酸代谢发挥治疗偏头痛的作用机制。

本研究将代谢组学、相关基因实验研究与网络药理学手段相结合，二者相互验证，揭示了复方大川芎片在调控信号转导、脂代谢、氨基酸代谢方面多成分、多靶点、多途径治疗偏头痛的作用机制，在进一步揭示复方大川芎片作用机制的同时，为其他中药及其复方作用机制的深入研究提供方法学参考。

参 考 文 献

[1] Zhang R Z，Yu S J，Bai H，et al. TCM-Mesh：the database and analytical system for network pharmacology analysis for TCM preparations[J]. Sci Rep，2017，7（1）：2821.

[2] Huang J，Cheung F，Tan H Y，et al. Identification of the active compounds and significant pathways of yinchenhao decoction based on network pharmacology[J]. Mol Med Rep，2017，16（4）：4583-4592.

[3] Li S，Zhang B. Traditional Chinese medicine network pharmacology：theory，methodology and application[J]. Chin J Nat Med，2013，11（2）：110-120.

[4] 董亚楠，韩彦琪，王磊，等. 基于网络药理学的六经头痛片治疗偏头痛的作用机制探讨[J]. 中草药，2017，48（20）：4174-4180.

[5] 苟美玲，李玲，杨文宇，等. 虚拟筛选白芷治疗硝酸甘油诱导的偏头痛的活性成分[J]. 中成药，2014，36（4）：789-795.

[6] 聂西周，杜霞，张瑞瑞，等. 基于系统药理学方法研究头痛宁胶囊治疗偏头痛的 TNF 机制[J]. 中国中药杂志，2017，42（3）：548-554.

[7] 向净匀，吴杰，王琰，等. 基于网络药理学的黄芩素、京尼平抗脑缺血作用机制研究[J]. 中草药，2019，50（23）：5802-5811.

[8] 祁琳. 基于代谢组学探索大黄黄连泻心汤抗脑缺血的分子作用机制[D]. 哈尔滨：哈尔滨商业大学硕士论文，2020.

[9] 陈杉杉，郭潇潇，周寿红. 酸敏感离子通道与神经退行性疾病关系的研究进展[J]. 临床与病理杂志，2020，40（5）：1291-1297.

[10] 杨银凤. 银杏叶活性成分的神经保护机制研究[D]. 大连：大连理工大学博士论文，2020.

[11] Hao D C, Xiao P G. Network pharmacology:a Rosetta Stone for traditional Chinese medicine [J]. Drug Dev Res, 2014, 75（5）:299-312.